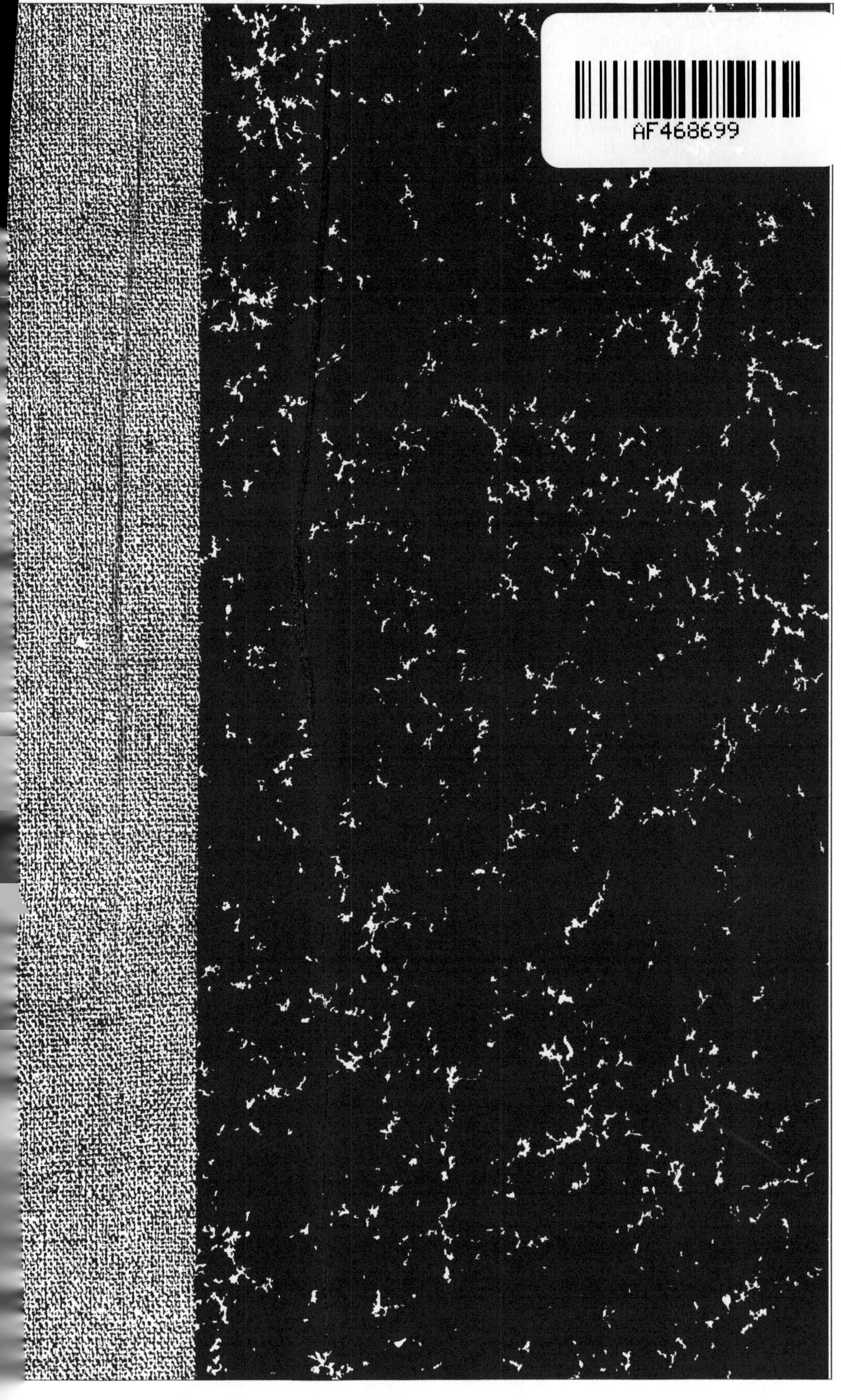

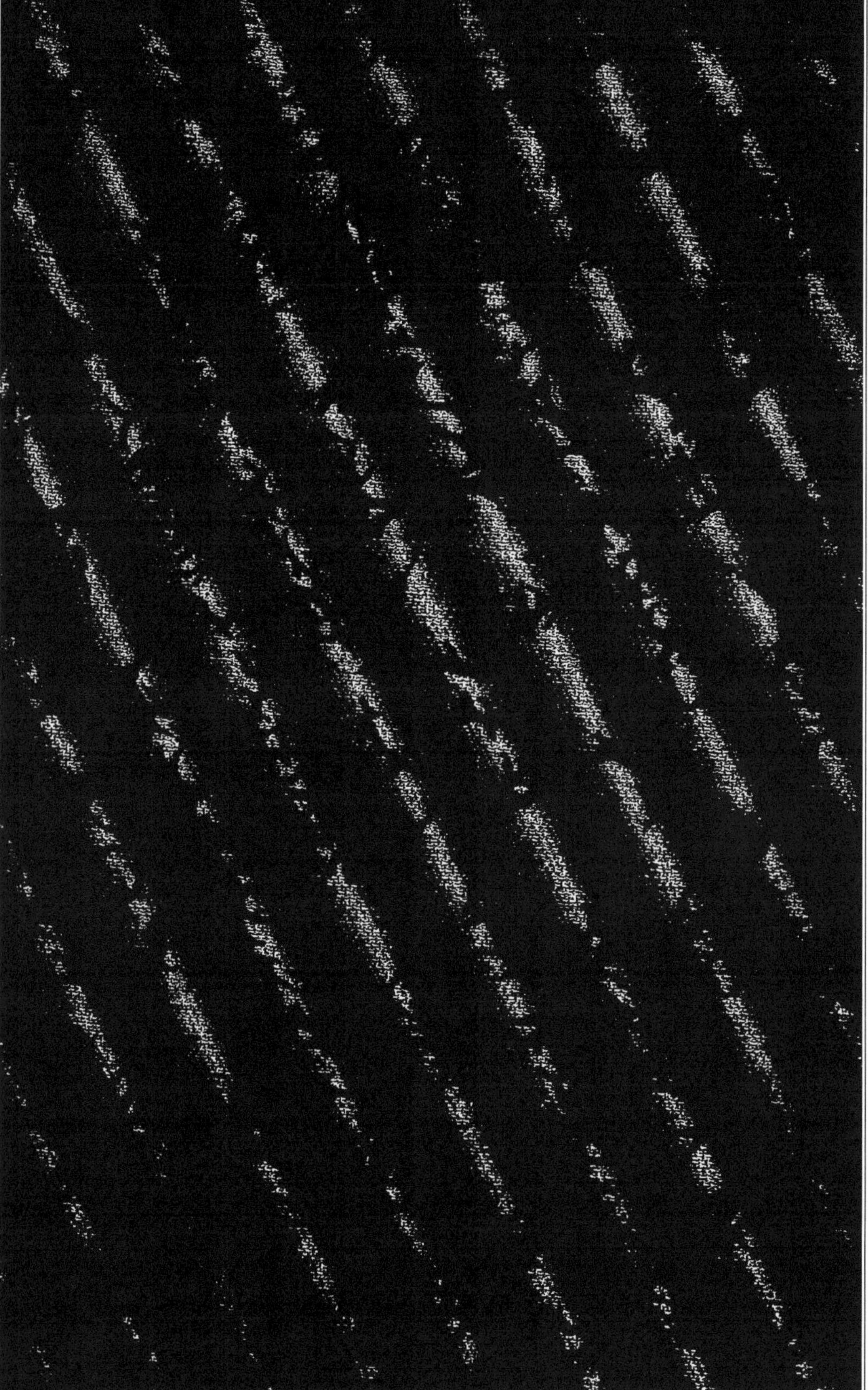

Arthritisme et Artério-sclérose

Par le Dr J. LAUMONIER

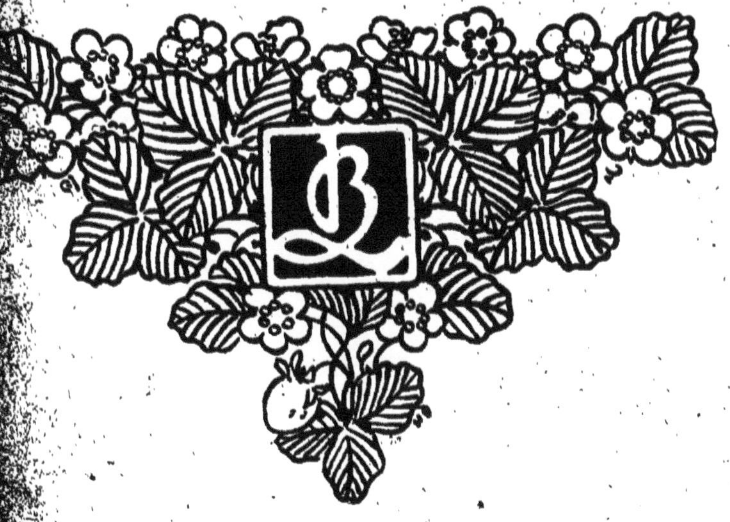

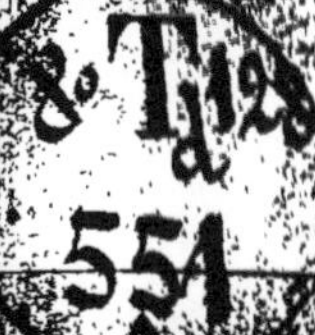

Bibliothèque Larousse

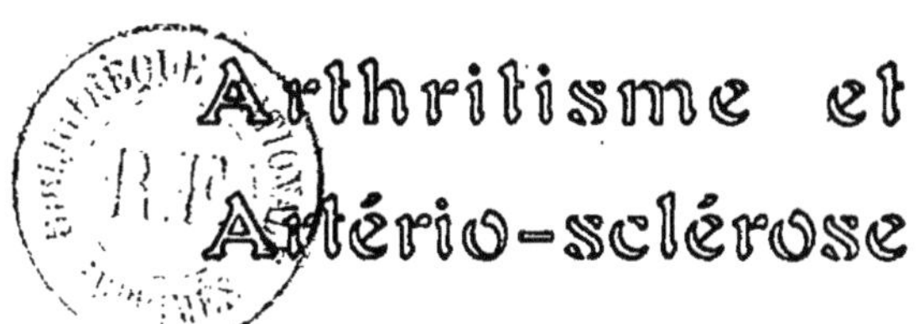

Arthritisme et Artério-sclérose

Arthritisme

et Artério-sclérose

Par le Dr J. LAUMONIER

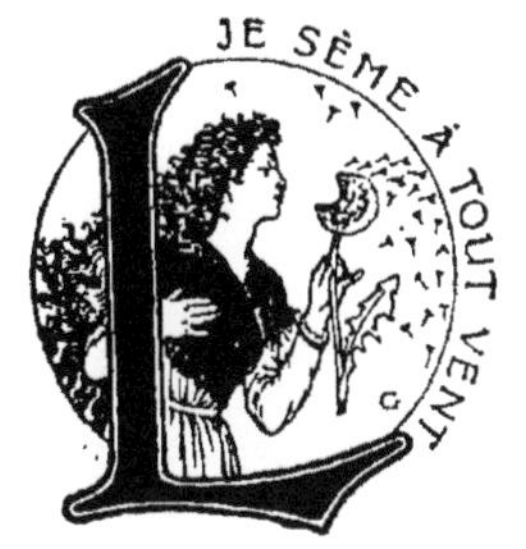

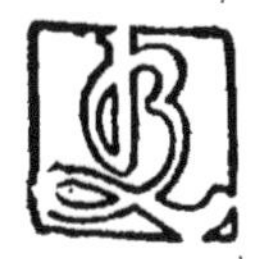

Bibliothèque Larousse
Paris. - 13-17, rue Montparnasse

Arthritisme et artério-sclérose

CHAPITRE PREMIER

Qu'est-ce que l'arthritisme?

I. — *Définition.*

L'ARTHRITISME et l'artério-sclérose sont des maladies à la mode; tout le monde en parle, tout le monde croit en être plus ou moins atteint. Mais en quoi consistent-elles? Quelles sont leurs origines, leurs formes, leurs caractères? Comment évoluent-elles? Cela, on le sait fort mal ou on l'ignore, et cependant c'est la connaissance de ces notions indispensables qui, seule, permet de les éviter ou de les soigner et de s'en guérir.

Mon but est précisément de fournir au grand public ces notions nécessaires, mais simplement, et débarrassées de la phraséologie savante et des théories compliquées et obscures qui les rendent souvent peu intelligibles. Être

clair et exact sera ma préoccupation constante, et je trouve tout de suite à faire l'application de cette règle de conduite.

L'artério-sclérose est liée à l'arthritisme ; elle en est une conséquence plus ou moins proche ou lointaine. Pour comprendre ses lésions, ses symptômes, sa thérapeutique, il faut donc au préalable que nous sachions ce qu'est l'arthritisme, et c'est pourquoi nous ne nous occuperons tout d'abord que de ce dernier.

Les manuels médicaux classiques définissent l'arthritisme : « Diathèse relevant d'un ralentissement dans les mutations nutritives et se traduisant en clinique par différents troubles : obésité, diabète, gravelle urinaire, goutte, etc. » (Garnier et Delamare.)

Ainsi, il y a deux choses dans l'arthritisme : la diathèse et les différentes formes cliniques qu'elle affecte.

Tout individu a une constitution et un tempérament. La constitution, c'est l'état des organes ; le tempérament, c'est la manière propre dont ils jouent. On appelle *diathèse* un tempérament morbide, un vice, hérité ou héritable, dans le fonctionnement des organes d'un individu.

Pour le professeur Ch. Bouchard, le caractère essentiel, dans la diathèse arthritique, de cette viciation, est un ralentissement des échanges. La cellule, l'élément anatomique, devenu incapable, pour une raison ou pour une autre, d'élaborer complètement les matériaux circulants, dérivés de l'alimentation ou des tissus, les laisse à un point insuffisant de dislocation chimique. Impressionnées par la viciation conséquente des humeurs de l'organisme, les cellules des descendants, par exemple, exagèrent le trouble fonctionnel, le ralentissement nutritif, et, réagissant chacune suivant son mode particulier d'activité, traduisent la diathèse ainsi constituée, chez tel descendant par la goutte ou l'obésité, chez tel autre par la gravelle ou le diabète.

Ces diverses maladies : goutte, obésité, gravelle, diabète, etc., sont des variétés, définies et connues, de la

diathèse arthritique, la forme concrète qu'elle revêt chez les malades qui, tout en présentant chacun des symptômes particuliers, ont pourtant en commun cette viciation fondamentale, le ralentissement des échanges nutritifs, l'incomplète élaboration des matériaux circulants.

Comme on le voit, la théorie de Bouchard est plus une constatation qu'une explication. Il ne suffit pas de dire : « l'hérédo-arthritisme, voilà la base de la diathèse arthritique » (Richardière et Sicard) ; il faut préférablement montrer par quel mécanisme l'ancêtre a tout d'abord modifié le terrain organique qui donnera, chez le descendant, la diathèse arthritique. Autrement dit, en quoi consistent les premières altérations des mutations nutritives destinées à donner ultérieurement naissance à l'arthritisme confirmé?

Voilà ce qu'on expliquait fort mal, parce que ces premières altérations présentent, ainsi que nous le verrons, des caractères tout à fait différents de ceux que l'on rencontre dans l'arthritisme franc et qu'elles échappent par suite, le plus souvent, à l'observation, sous prétexte qu' « on ne fait pas de la maladie avec de la santé ».

Donc, nous connaissions les formes cliniques, les modalités constituées de l'arthritisme, et Bouchard avait eu le grand mérite de nous apprendre qu'elles étaient liées les unes aux autres et qu'elles dérivaient du tronc commun de la nutrition ralentie ou retardante; nous savions que l'hérédité est presque toujours la condition de cette diathèse et de la manifestation de ses troubles concrets; mais nous n'allions pas encore au delà, et la cause réelle, première, de la viciation héritée nous échappant, nous ne possédions pas de l'arthritisme une idée nette et précise.

Le rôle même du système nerveux, dont l'importance si grande est attestée non seulement par les observateurs attentifs, mais aussi par beaucoup de malades, restait dans l'ombre. Sans doute, les poisons intérieurs qui résultent d'une dislocation chimique insuffisante des matériaux cir-

culants influencent le système nerveux et y déterminent des modifications réactionnelles variées. Mais cet amoindrissement excessif de son rôle, devenu presque la règle dans nos théories pathogéniques modernes, ne cadrait guère avec ce que l'observation des malades et la physiologie nous enseignent, puisque partout s'atteste, de sa part, une telle prépondérance que, en dehors de certains éléments de soutien et des *leucocytes* (1), aucune cellule n'échappe à son contrôle et à son impulsion. L'influence du système nerveux apparaît dans les moindres phénomènes vitaux des organismes les plus complexes, comme les mammifères et l'homme, précisément parce qu'il est la condition essentielle de la coordination organique et fonctionnelle, de l'harmonie des réactions et de leur adaptation au but, sans laquelle ces organismes périraient.

Certains médecins, et non des moindres, ont bien vu cette lacune et se sont efforcés de la combler. Le professeur Lancereaux, en particulier, définit l'*herpétisme*, qui répond en grande partie à l'arthritisme de Bouchard, un trouble d'origine nerveuse de l'irrigation sanguine et de la nutrition, constitutionnel et héréditaire, caractérisé par deux ordres successifs de manifestations : les unes de la circulation, qui se montrent pendant la première période de la vie (éruptions de la peau, laryngite striduleuse, purpuras symétriques, coryzas rebelles, pertes séminales, acné, blépharite ciliaire, migraines et névralgies, etc.), les autres de la nutrition, cantonnées dans la seconde moitié de l'existence (calvitie précoce, emphysème, trachéo-bronchite, artério-sclérose, rhumatisme chronique, obésité, diabète, gravelle, goutte, etc.). La valeur de cette conception n'était pas niable et le système nerveux y tenait une place plus conforme à son rôle. Malheu-

(1) *Leucocytes*, globules blancs du sang, qui jouent un rôle important dans la défense de l'organisme. On les appelle aussi *phagocytes* (mangeurs de cellules), et *macrophages*, ceux qui s'attaquent aux cellules dégénérées des tissus; *microphages*, ceux qui s'attaquent aux microbes.

reusement ici encore nous nous trouvions en présence d'un état acquis, d'une évolution presque achevée. L'herpétique de Lancereaux, comme l'arthritique de Bouchard, est un aboutissant qu'ont lentement amené, à sa situation de malade défini, des phénomènes antérieurs, vaguement entrevus depuis longtemps, mais insuffisamment connus et étudiés.

C'est que, en effet, les anciens, qui étaient de grands observateurs, avaient mieux vu que nous, dont les préoccupations théoriques dénaturent trop souvent la pure constatation des faits. Ils avaient deviné, sans connaître la parenté qui unit les différentes maladies arthritiques, l'état précurseur de la goutte et de l'obésité, c'est-à-dire la trop grande richesse du sang ou *pléthore* et le mode d'activité fonctionnelle qui y conduit, la *diathèse congestive*. Ils pensaient que le tempérament sanguin ou nervoso-sanguin est la cause originelle de ces troubles, parce qu'ils éclatent de préférence chez les individus trop bien nourris, trop pourvus de bien-être, trop adonnés aux passions. De nos jours aussi, tous les médecins ont fait les mêmes constatations, mais sans y voir une notion explicative, sans en déduire une démonstration pathogénique rigoureuse. Il a fallu l'inspiration des vieux maîtres ou une observation plus longue et plus attentive accumulant enfin les preuves, pour que l'idée causale réapparût et s'imposât. Le premier, le professeur Maurel, de Toulouse, a, dans son livre sur la *Dépopulation de la France*, incriminé la suralimentation comme cause primordiale de l'arthritisme et tracé de main de maître l'évolution conséquente de cette diathèse. Puis le Dr Huchard a prouvé que l'empoisonnement alimentaire ou *toxémie alimentaire* entraîne, par le mécanisme de l'irritation nerveuse vaso-constrictive (1), l'artério-sclérose et les scléroses viscérales qui s'échelonnent dans les différentes formes de l'arthritisme et en marquent souvent la terminaison ;

(1) La *vaso-constriction* est le rétrécissement du calibre des vaisseaux.

enfin, dans des domaines plus spéciaux, mais concourant à la même démonstration, G. Bardet, de Grandmaison, Combe (de Lausanne), Haig, Glénard, Sigaud, Pascault, Monteuuis, d'autres encore, ont montré les dangers de l'abus des viandes et de l'albuminisme, les réactions diverses, abdominales, circulatoires, nerveuses qui s'ensuivent et qui, pour être peu remarquées, n'en tiennent pas moins en puissance tous les désordres ultérieurs.

Nous connaissions les modalités cliniques définies, les localisations individuelles, les formes de terminaison de l'arthritisme; nous entrevoyons à présent les conditions de ses origines, de sa genèse chez des individus parfaitement sains, sans tares antérieures, et la manière dont il se prépare, s'entretient et s'aggrave. On peut donc le considérer, dans ses grandes lignes, comme l'effet d'un surmenage initial, fonctionnel et nerveux, entraînant des insuffisances progressives tant dans l'élaboration des matériaux circulants que dans le jeu des organes. L'ensemble de ces effets, localisés et généralisés, constitue la diathèse.

Ces notions, sinon tout à fait nouvelles, au moins renouvelées, sont d'une extrême importance pratique parce qu'elles permettent non seulement de manier plus savamment les agents de la thérapeutique curative et d'en instituer de nouveaux, mais aussi et surtout d'appliquer de bonne heure le traitement préventif dont l'efficacité est toujours certaine, prompte et définitive. Mais, en même temps, nous constatons combien le mot arthritisme, qui désigne, étymologiquement, une affection articulaire, est mal choisi; le vocable *bradytrophie*, imaginé par le professeur Landouzy, serait peut-être préférable, encore que bien barbare; *maladie de surmenage* est trop vague. D'ailleurs le mot arthritisme est aujourd'hui entré dans la langue; il est compris par tout le monde; on sait, en gros, ce qu'il désigne et ce qu'il comporte. C'est pourquoi je continuerai à l'employer, mais avec le sens que lui donne la définition précédente.

II. — Fréquence croissante et dangers de l'arthritisme.

Les arthritiques francs, c'est-à-dire les obèses, goutteux, calculeux, diabétiques, etc., sont extrêmement nombreux, beaucoup plus nombreux qu'on le croit communément. Malheureusement, les statistiques ne donnent pas à cet égard des chiffres certains. La proportion moyenne des arthritiques (environ 6 pour 100) sur la population hospitalisée ne peut nous fournir aucun renseignement à cet égard, parce que le nombre des malades de cette catégorie varie assez sensiblement avec les classes sociales et que, même chez les ouvriers, les arthritiques vont rarement à l'hôpital, sauf pendant les crises et aux périodes terminales. Mais ce qu'on peut affirmer, c'est que l'arthritisme étend actuellement ses ravages, augmente notablement de fréquence. Je suis en rapport constant avec beaucoup de praticiens des campagnes, et les vieux surtout, qui peuvent comparer, reconnaissent que les manifestations arthritiques se font de plus en plus nombreuses dans des régions rurales où elles étaient presque inconnues il y a seulement vingt ans. Il en est de même, on le sait, dans la population ouvrière des villes. Quant aux familles riches ou même simplement aisées, bourgeoises, il en est bien peu qui n'en présentent pas plusieurs exemples.

Mais à côté de ces arthritiques à manifestations définies, précises, il en est beaucoup d'autres qui ne présentent que des signes atténués ou des symptômes avant-coureurs. Tous ces préarthritiques, ces arthritiques latents, sont destinés à devenir un jour des arthritiques francs; ils doivent donc être comptés avec ces derniers, car la proportion de ceux qui, pris à temps, ont eu l'énergie de se soigner et de guérir, est relativement infime. Or le nombre des préarthritiques est sensiblement plus élevé que celui des arthritiques francs, et, ici, je puis apporter quelques chiffres qui donneront au

moins une idée approximative de la proportion de ces deux sortes de malades.

Sept familles arthritiques de mes relations comptent ensemble (parents, grands-parents, enfants, oncles et tantes célibataires) 52 personnes, parmi lesquelles 9 paraissant indemnes de toute tare arthritique. Des 43 autres, 2 sont diabétiques, 3 lithiasiques (graveleux ou calculeux), 2 goutteux, 7 obèses, 3 neuro-arthritiques, avec états neurasthéniques ou psychasthéniques (1). Il reste donc 26 personnes, dont 11 enfants, qui toutes présentent, à un degré quelconque, les signes avant-coureurs ou prémonitoires, névralgies et migraines toxiques, dyspepsie des gros mangeurs, éruptions cutanées diverses, calvitie précoce, acné, hypertension vasculaire ou pression sanguine exagérée, etc. Il faut noter, en outre, que, sur les 17 personnes à manifestations franches, 4 sont artério-scléreuses et 3 néphritiques, avec albuminurie. D'après cela on voit que, sur 100 personnes, 40 seulement sont arthritiques francs et 60 préarthritiques. Je ne crois pas cependant qu'il faille prendre cette proportion au pied de la lettre, attendu que ces familles sont *arthritisées* à un degré d'intensité rare, et que, la plupart du temps, les arthritiques francs sont beaucoup moins nombreux par rapport aux préarthritiques et aux personnes indemnes de tares ou de stigmates arthritiques. Je suis disposé à croire, d'après mes observations personnelles et les renseignements qu'ont bien voulu me communiquer quelques confrères, que les arthritiques francs sont moitié moins nombreux que les préarthritiques ou les arthritiques

(2) Ils sont caractérisés surtout : les premiers (*états neurasthéniques*) par des douleurs, des névralgies, des troubles digestifs, de la dépression ; les seconds (*états psychasthéniques*) par de l'indécision de l'esprit, des scrupules, des peurs irraisonnées et impulsives, etc. Les premiers dépendent plus du système nerveux que de l'état mental ; c'est le contraire pour les seconds ; ces états résultent d'une foule de causes et ne semblent pas constituer une maladie vraiment définie.

latents, les enfants représentant environ 60 à 70 pour 100 de ces derniers.

Le professeur Maurel, dans ses belles recherches sur la *Dépopulation de la France*, a montré que l'infécondité suit une marche parallèle au développement de l'arthritisme. Nous aurons à examiner plus loin comment l'arthritisme héréditaire aboutit à l'infécondité. Pour le moment il nous suffit de connaître cette relation pour en tirer quelques déductions, relativement au nombre des arthritiques. Suivant Maurel, 10 pour 100 au moins des unions actuelles restent sans enfants. Il convient aujourd'hui plus que jamais de faire une large part à la restriction volontaire, mais il n'en est pas moins vrai que cette stérilité est souvent imputable à des causes morbides ou physiologiques, puisque le nombre des demandes d'adoption d'enfants augmente. D'ailleurs, presque toujours, la restriction volontaire, le néo-malthusisme, s'applique à diminuer le nombre des enfants d'un ménage, non à les supprimer complètement. Or, dans la statistique de Maurel, il s'agit uniquement de ménages tout à fait inféconds, sans enfants. Si maintenant on se rappelle qu'il y a, en France, 21000 ménages pour 100000 habitants, soit 8200000 au total pour une population de 39000000 d'âmes environ, on s'aperçoit que le nombre des hérédo-arthritiques inféconds mariés s'élève à plus de 1600000! Et ce nombre, déjà formidable, doit être au moins quadruplé si l'on tient compte des célibataires, des veufs et veuves, des enfants atteints d'arthritisme franc et de tous les préarthritiques.

Naturellement, ces chiffres n'ont qu'une valeur problématique. J'ai cru bon néanmoins d'en faire état, pour attirer l'attention sur l'extrême fréquence de l'arthritisme et sur les dangers, à la fois individuels et sociaux, que comporte cette maladie.

On a dit quelquefois : « L'arthritisme est un brevet de santé. » Rien n'est plus faux et l'opinion aujourd'hui n'a pas

fort heureusement gardé cette fâcheuse illusion. Mais ce qui, trop longtemps, a induit le public en erreur, c'est que l'arthritique jeune, et le préarthritique surtout, gardent plus ou moins longtemps l'aspect floride (1), vigoureux, bien portant. Le préarthritique notamment est, en général, un bon vivant, *qui n'a peur de rien*. Mais cette belle santé apparente n'a qu'un temps. Il ne faut pas oublier, en effet, que le préarthritique succombe presque toujours à une mort précoce et brusque. L'apoplexie, l'urémie et les auto-intoxications aiguës sont, en quelque sorte, sa spécialité, et de très bonne heure, entre 45 et 55, 60 ans au plus tard. Quant à l'hérédo-arthritique, sa vie n'est souvent qu'une longue souffrance. Les névralgies et les migraines, les fluxions articulaires, les troubles digestifs, les coliques hépatique et rénale, les éruptions cutanées, l'essoufflement, les fatigues d'un embonpoint exagéré, l'impuissance, les scrupules, les phobies, les obsessions, etc., isolément, successivement ou simultanément, marquent beaucoup de ses jours, et d'une manière d'autant plus pénible que, par suite de l'irritabilité de son système nerveux, il est extraordinairement sensible à la douleur. A cela s'ajoute, pour certains, le regret de ne pas avoir d'enfants et de voir s'éteindre la lignée familiale; pour d'autres, le chagrin de perdre en bas âge les enfants qu'ils avaient eus, succombant aux insuffisances organiques léguées par les parents ou à des infections surajoutées.

Car, contrairement à ce qu'on a dit, l'arthritisme héréditaire ne protège point contre les infections, contre la tuberculose notamment; il semble bien plutôt, dans certaines circonstances au moins, les faciliter et les aggraver. Je le prouverai ultérieurement.

On comprend maintenant que l'arthritisme soit un véritable fléau social, plus redoutable même que la tuberculose,

(1) Aspect *floride*, type *floride* équivaut à aspect ou type florissant, plein de santé *en apparence*.

car non seulement il détermine, pour son propre compte, un chiffre de décès annuels supérieur à celui dont cette dernière est comptable, mais encore il stérilise la race, augmente le nombre des malformés, des dégénérés, des impuissants et provoque ainsi l'affaissement de la population et l'amoindrissement national qui appellent la conquête. « Le moment approche où les cinq fils pauvres de la famille allemande, alléchés par les ressources et la fertilité de la France, viendront facilement à bout du fils unique de la famille française. Quand une nation grossissante en coudoie une plus clairsemée, qui, par suite, constitue un centre de dépression, il se forme un courant, vulgairement appelé *invasion*, pendant lequel la loi et la morale sont mises provisoirement de côté. » (Rummel.)

En présence d'un tel danger, à la fois individuel et social, des mesures énergiques et promptes s'imposent. On lutte partout contre la tuberculose. Pourquoi ne lutterait-on pas avec la même ardeur contre l'arthritisme, puisque aussi bien les moyens dont nous disposons sont efficaces et faciles. Ici, en effet, il n'y a pas besoin de précautions collectives, l'arthritisme n'étant pas contagieux, ne reconnaissant pas une origine microbienne. Tout se borne donc à des soins individuels, sûrs, simples et économiques. Sans doute, contre l'hérédo-arthritisme, nous ne pouvons prétendre qu'à des améliorations, mais ces améliorations sont suffisantes pour permettre à l'individu de vivre, et de vivre utilement, en remplissant toute sa tâche familiale et sociale. En revanche, contre le préarthritisme et ses menaces ultérieures, nous sommes assez vigoureusement armés pour en assurer la guérison définitive.

Mettre ces moyens d'amélioration et de guérison à la portée de tous, tel est le but de ce petit livre. Mais, pour combattre utilement ce mal, il faut savoir sous quelles conditions il apparaît et se développe, par quelle ignorance et par quelles erreurs on l'entretient et on l'aggrave. Alors

seulement, en pleine connaissance de cause, informé des risques présents et des dangers à venir, on peut et on doit se prémunir et se soigner. A l'arthritique, en effet, mieux qu'à tout autre malade, il est permis d'appliquer la vieille formule : « La crainte de la maladie est le commencement de la guérison. »

CHAPITRE II

Comment on devient arthritique.

I. — La suralimentation. — Comment et pourquoi on se suralimente.

On a vu, dans le chapitre précédent, que les médecins ont trouvé, dans la pléthore et la suralimentation, la cause initiale de l'état arthritique franc, acquis ou hérité. C'est là une affirmation qu'il convient maintenant de prouver, en recherchant de quelle manière on devient arthritique.

Beaucoup de causes immédiates ont été invoquées pour expliquer l'apparition des accidents arthritiques : la grossesse et la ménopause, l'anémie, la chlorose, les affections cardiaques et pulmonaires qui restreignent la ventilation du sang et la fixation de l'oxygène sur les globules rouges, certaines maladies infectieuses et notamment celles qui troublent profondément les fonctions du foie, les intoxications professionnelles, comme la goutte saturnine, l'alcoolisme, et même les intoxications médicamenteuses et le gavage thérapeutique. Il est incontestable que ces diverses causes agissent parfois pour déterminer l'apparition d'un état arthritique presque rigoureusement individuel, sans portée héréditaire bien nette et constante. Cependant ces constatations ont suffi pour que les médecins qui les avaient faites

le plus fréquemment aient attribué à l'arthritisme banal les origines les plus spéciales, qui n'interprètent que des cas très particuliers, rares, dans lesquels l'effet est parfois pris pour la cause. Mais, quand on interroge beaucoup de malades, on s'aperçoit que ces causes n'interviennent que d'une manière secondaire ou détournée, tout à fait occasionnellement, et que, neuf fois sur dix, les accidents constatés ont une source héréditaire.

Que cache cette hérédité? Il n'est pas impossible de le savoir quand les difficultés de l'enquête ne rebutent pas le médecin. Je dis bien *difficultés*, car, pour un malade qui connaît l'histoire morbide de ses ascendants : grands-parents, père, mère, oncles, tantes, beaucoup l'ignorent totalement et ne paraissent pas se douter de l'importance que cette histoire a pour eux-mêmes. Si cependant, après beaucoup d'interrogations, en évoquant les souvenirs des uns et des autres, on arrive à obtenir des renseignements précis, on constate ce qui suit :

Parmi les ascendants immédiats de l'arthritique franc, — parents ou grands-parents, suivant les cas, — il y a eu de gros mangeurs, des pléthoriques, des gens d'aspect vigoureux, bien portants, trop bien portants même, dit justement Pascault. Souvent on note que ces ascendants ont été doués d'une activité très grande et heureuse, que ce sont eux qui ont créé la situation et l'aisance de la famille. Les femmes se référant à ce type furent aussi des mères fécondes et de robustes ménagères. Mais, à partir de ces parents vigoureux, — dont bon nombre moururent jeunes, sans avoir, pour ainsi dire, jamais été malades, foudroyés en pleine santé, — la vitalité de la famille semble décroître. Chez leurs enfants, encore florides dans la jeunesse, bien que fréquemment soumis dès leur bas âge à l'emprise des fièvres éruptives, des troubles apparaissent à la maturité. Pour l'homme, ce sont des accidents digestifs, cutanés, respiratoires, des douleurs rhumatoïdes, la calvitie précoce; pour la femme, des acci-

dents nerveux, des crises névralgiques, et une diminution de la fécondité, avec ou sans altérations spontanées des organes du petit bassin. Parfois même les signes des formes cliniques définies de l'arthritisme se montrent : obésité, goutte, diabète, lithiases, etc.

Ainsi nous pouvons remonter, comme l'a indiqué Maurel et comme chacun de nous est à même de le faire, du diathésique notoire à l'ascendant pléthorique, autrement dit de l'effet à la cause. Car les relations ainsi constatées sont trop fréquentes pour être fortuites. Des phénomènes qui se succèdent toujours dans le même ordre doivent se conditionner l'un l'autre. Mais de quelle manière? Comment l'hyperactivité fonctionnelle de l'état pléthorique conduit-elle aux troubles, aux insuffisances et aux lésions de l'état arthritique franc?

Examinons un des gaillards sanguins que l'on trouve à l'origine des lignées arthritiques. Ils ne sont pas rares autour de nous. Tout le monde connaît leur aspect extérieur, mais cela ne suffit pas et il convient de les étudier de plus près.

Le cœur, le poumon, le rein semblent intacts; l'ensemble de la charpente est solide et l'individu semble fabriqué pour vivre cent ans, encore qu'il dépasse rarement la soixantaine. Cependant il y a un peu de dilatation, de ptose (1) gastriques, mais la tension abdominale est encore élevée. Le foie gauche est légèrement congestionné et il y a de l'hypertension (2) portale. La richesse du sang est excessive et la pression vasculaire dépasse plus ou moins la normale. Voilà ce que le médecin peut constater par un examen attentif; mais il le constate bien rarement parce qu'il n'est presque jamais consulté par des personnes qui se croient débordantes de santé et le semblent en effet. Elles-

(1) *Ptose,* déplacement, le plus ordinairement descente d'un viscère, estomac, intestin (entéroptose), d'un rein (néphroptose), etc.

(2) *Hypertension, hypotension,* accroissement ou diminution exagérés de la pression exercée par le sang sur les parois des vaisseaux; ici, de la veine porte.

mêmes d'ailleurs se sentent parfaitement bien et s'en vantent, ce qui, quelque paradoxal que cela paraisse, constitue un signe dont il faut tenir compte. Ces personnes au surplus ont grand appétit et boivent beaucoup ; elles sont toujours en mouvement et ont le travail facile, dorment bien et longtemps. A peine, de temps à autre, sont-elles soumises à des accès de colère ou à des périodes de fébrilité, qui passent vite, mais leur intelligence reste nette et leur système nerveux paraît suffisamment équilibré, quoiqu'en incessante activité. En somme, ce sont des individus dont toutes les fonctions s'exagèrent et qui, à cause de cela, se trouvent momentanément protégés contre les causes occasionnelles de maladies, telles que le refroidissement, et même contre les infections. On en rencontre qui traversent indemnes, et sans précautions, les épidémies les plus sévères. Aussi ne les voit-on jamais malades, très durs du reste souvent à la souffrance, et le sang riche qu'ils portent à fleur de peau leur conserve longtemps une jeunesse d'emprunt.

Sont-ce là vraiment des malades ? Non, et cependant il est manifeste qu'ils ont dépassé l'état de réelle bonne santé. Sous leurs belles apparences, ils portent un vice qui tient en puissance tout à la fois et leur santé présente et la brusque catastrophe qui menace leurs jours et les désordres morbides dont souffriront leurs fils : c'est l'habitude de la suralimentation.

La suralimentation est à la base de tout état pléthorique ou sanguin. Elle en explique les caractères et l'évolution, parce que, seule, elle vient fournir cette excessive richesse de matériaux nutritifs qui entraîne l'hyperactivité fonctionnelle de tous les tissus. Et nous allons voir que cette suractivité fonctionnelle n'est pas la cause, comme on le croit parfois, mais bien l'effet de la suralimentation, quand elle est habituelle, continue. La question maintenant est de savoir sous quelles influences nous contractons la fâcheuse habitude de nous suralimenter.

Il ne faut pas confondre l'appétit avec la faim. L'appétit est un besoin artificiel, créé et entretenu par l'habitude et dont la satisfaction ne répond pas du tout aux mêmes nécessités que la faim. L'appétit vient en mangeant, dit un adage populaire souvent exact, et cela nous indique par quoi il se distingue essentiellement de la faim physiologique. Or, pour manger, nous n'attendons pas que la faim apparaisse, nous n'attendons même pas toujours l'appétit; il suffit qu'il *soit l'heure*. Dès la plus petite enfance, l'habitude nous est ainsi imposée de manger à heure fixe, quel que soit notre besoin réel, et nos parents, les premiers, nous poussent consciencieusement au gavage. Quand nous mangeons beaucoup, ils sont fiers de nous, et nous citent en exemple, tandis qu'il n'est point exceptionnel qu'on nous punisse si nous mangeons peu. D'ailleurs les gros mangeurs jouissent partout, on le sait, d'une considération qui fait bien des jaloux. On leur fait fête, on les honore; eux-mêmes cherchent des prosélytes et en trouvent, qui les imitent. Et c'est ainsi, aussi bien dans la famille qu'ailleurs, que nous sommes entraînés ou nous nous entraînons volontairement à manger plus qu'il n'est besoin. Les médecins eux-mêmes n'ont point échappé à l'influence de l'imitation; la suralimentation thérapeutique a été et est encore fort à la mode. Nul ne saura jamais les désastres causés chez les tuberculeux, les convalescents, les neurasthéniques, les enfants débiles, par ce redoutable procédé de traitement.

Mais, dira-t-on, qu'est-ce qui prouve que nous mangeons trop? La capacité gastrique et intestinale a des limites et, quand elles sont dépassées, des accidents notables se produisent : indigestion, vomissements, diarrhée, etc. Or, on l'a vu tout à l'heure, ces pléthoriques ne présentent pas de troubles digestifs manifestes.

Que répondre à cela?

D'abord, il est bien certain que, grâce à l'entraînement, à l'habitude, on peut arriver à ingérer des quantités considé-

rables d'aliments sans en éprouver immédiatement des inconvénients sérieux. L'estomac surtout, mais l'intestin aussi, sont des organes particulièrement patients et résistants, dont le surmenage et l'insuffisance n'apparaissent qu'à la longue. Souvent alors il est bien tard pour y porter remède et la palliation des accidents, par un régime sévère et prolongé, n'en comporte pas toujours la guérison. Mais, du fait que les troubles fonctionnels s'installent sournoisement, que les accidents graves n'apparaissent pas tout de suite, il n'en résulte point qu'il n'y ait pas suralimentation, et c'est là précisément ce qui fait son plus sérieux danger. On ne se méfie pas d'un ennemi qui s'introduit chez vous d'une manière insidieuse et hypocrite, en flattant vos préjugés, vos habitudes et vos goûts.

Il y a suralimentation toutes les fois que nous consommons plus d'aliments que les besoins divers de l'organisme n'en réclament réellement. Mais comment peut-on savoir qu'on mange habituellement trop? La faim apaisée, l'appétit satisfait, les sensations digestives de réplétion et de bien-être qui suivent les repas ne constituent-ils pas des signes auxquels on puisse se fier pour reconnaître que les besoins de réparation n'ont pas été outrepassés? Non et voici pourquoi. Nos sensations digestives dépendent plus de nos habitudes que de nos besoins. Des gens qui mangent beaucoup et qui cependant maigrissent parce qu'ils assimilent mal éprouvent une impression pénible d'inanition quand on les met à un régime restreint qui cependant augmente leur poids. De même le paysan, habitué à une nourriture grossière et forte, se plaint que les aliments ne lui tiennent pas au ventre si on les lui donne sous une forme plus digeste et plus concentrée. Certains hypersthéniques (1) ressentent la

(1) *Hypersthéniques,* malades chez lesquels les forces fonctionnelles sont exaltées anormalement; *hyposthéniques,* chez lesquels, au contraire, ces mêmes forces sont restreintes.

faim peu de temps après avoir fait un repas suffisant. Ces exemples prouvent que les sensations digestives renseignent généralement mal sur la quantité de nourriture que nous prenons en trop. Cependant les personnes qui s'observent attentivement peuvent reconnaître parfois, à divers petits signes particuliers et fugaces : pesanteurs vagues, léger sentiment de lassitude, chaleur à la peau, rapidité plus grande des battements du cœur, quand elles ont dépassé la mesure, alors même qu'en apparence elles n'ont pas beaucoup mangé. On ne saurait évidemment tabler sur de tels signes que beaucoup ne ressentent pas ou dont elles ne se rendent pas compte, et c'est donc autrement, par des considérations d'un ordre différent, qu'on peut toujours savoir assez exactement quand il y a suralimentation continue.

Les physiologistes, expérimentant sur les animaux et sur l'homme, ont montré qu'il existe une ration alimentaire minima d'entretien, au-dessous de laquelle l'organisme est obligé d'emprunter ce qui lui manque à ses propres tissus. Tout homme, par conséquent, sous peine d'inanition, d'amaigrissement, de misère physiologique et de maladie, doit donc consommer au moins cette ration d'entretien pour conserver son équilibre nutritif et fonctionnel et sa santé. Naturellement, cette ration varie considérablement suivant les individus, suivant l'âge, le sexe, les occupations et le travail, suivant les saisons, les climats et même les races. On a établi, par de longues et patientes recherches, des échelles de correspondance entre ces différents facteurs et les rations qu'ils nécessitent; autrement dit, étant donnés l'âge, le poids, la taille d'une personne, le travail qu'elle a à fournir, etc., on peut fixer avec précision la ration alimentaire qui lui est nécessaire, en consultant les traités spéciaux et notamment ceux de Maurel, de A. Gautier, etc. (1).

1. Voir l'article *Alimentation* du *Larousse mensuel*, n° de mars 1909, et le *Précis d'alimentation rationnelle*, par le Dr L. Pascault (Bibl. Larousse).

Assurément, ces échelles sont approximatives et globales; elles ont le grave inconvénient d'être presque exclusivement basées sur des données énergétiques, qui laissent dans l'ombre le rôle capital des aliments minéraux et ne tiennent pas compte des réactions endothermiques (c'est-à-dire absorbant de la chaleur au lieu d'en dégager, comme dans les oxydations) de l'assimilation. Néanmoins, elles ont leur utilité parce qu'elles restreignent l'amplitude des erreurs que nous pouvons commettre; en utilisant les chiffres qu'elles fournissent, nous pouvons encore pécher par excès, mais nous sommes sûrs de ne pas pécher par défaut. Quand les rations sont très exagérées, qu'elles dépassent notablement les besoins réels, la possibilité de rendement diminue, au contraire, rapidement, de telle sorte qu'il y a consommation de luxe, gaspillage alimentaire et que l'excès de ration ingérée s'accumule sous forme de réserves adipeuses qui surchargent les organes et entravent leur fonctionnement, ou est détruit en pure perte, ou enfin s'élimine par les matières fécales, sans autre profit que d'avoir imposé une fatigue inutile et une surcharge dangereuse à l'appareil digestif.

Si maintenant nous comparons les différents termes de ces échelles expérimentales aux valeurs thermiques des rations consommées par la majorité de nos concitoyens, nous constatons que ces dernières sont très exagérées pour les besoins et les dépenses auxquels elles sont censées répondre. Prenons, par exemple, la consommation alimentaire du Parisien moyen, si bien étudiée par le professeur Ch. Richet. Le rendement de ce Parisien correspond à une dépense énergétique de 35 à 40 calories au maximum par kilogramme, alors que sa ration consommée fournit de 45 à 50 calories pour le même poids. Elle est donc sensiblement trop forte pour ses besoins réels et nous devons en conclure qu'une partie importante de la population parisienne se livre à la suralimentation continue. On peut d'ailleurs, le plus facilement du monde, s'en convaincre par des observations

directes. Faites le calcul de vos dépenses énergétiques et de la valeur thermique de vos rations quotidiennes (1) et, neuf fois sur dix, si vous êtes ce qu'on appelle bien portant, vous constaterez que vous mangez trop, que vous gaspillez vos aliments. Nous verrons tout à l'heure les conséquences de ce gaspillage.

En regardant autour de soi, il est aisé de reconnaître que la suralimentation n'est pas l'apanage des classes riches, de la bourgeoisie; elle se répand de plus en plus chez les ouvriers des villes; elle est notamment très visible à présent chez les ouvriers d'art et les électriciens, qui se nourrissent d'une manière excessive sans avoir à faire des dépenses physiques correspondant à leur consommation. Lorsque j'ai commencé à étudier l'alimentation collective, les restaurants et cantines populaires, les bouillons ouvriers (2), j'ai été très frappé du choix que les ouvriers font de leurs aliments. Rien de trop bon pour eux. Suivant les saisons, huîtres et crustacés, primeurs, volailles et gibiers, constituent pour certains des menus presque quotidiens. Les sauces grasses ont aussi leur préférence, tandis que les légumes herbacés sont généralement dédaignés. Comme ces aliments sont fort riches, que d'ailleurs ils tiennent moins au ventre que les mets grossiers, pain bis, choux, pommes de terre, lard, etc., il n'y a rien d'étonnant à ce que les ouvriers fassent de la suralimentation. Les campagnes, elles aussi, commencent à être atteintes; le paysan se nourrit infiniment mieux qu'autrefois, mais ses excès, plus rares, sont compensés par son genre de vie et l'intensité de son labeur et restreints souvent par ses instincts d'économie.

1. On trouve dans les traités d'alimentation et d'hygiène alimentaire des tableaux qui permettent de faire aisément ces calculs. Consultez ma *Physiologie générale*, p. 231 et suiv., et l'article *Alimentation* du *Larousse mensuel*. Voir le *Précis d'alimentation rationnelle*, par le Dr L. Pascault (Bibl. Larousse).

2. *Bulletin de Thérapeutique* du 28 février 1901.

Des constatations précédentes et des enquêtes locales, comme celles de Maurel et de Landouzy, il ressort que la suralimentation habituelle est de plus en plus répandue. Beaucoup de causes interviennent dans ce résultat : l'accroissement des richesses, l'augmentation du bien-être, le perfectionnement de l'outillage et des procédés de production, la facilité des communications, l'élévation des salaires, certaines conditions économiques, les assurances, les mutualités et autres moyens de prévoyance qui, en garantissant l'avenir pour une somme modique, donnent plus de latitude à la satisfaction des besoins immédiats de chaque jour. Et puis il y a la contagion de l'exemple et l'effet des prédications hygiéniques. Les nobles jadis, les bourgeois, forts et gros, se gavaient de viande et s'abreuvaient de boissons alcooliques. L'ouvrier, qui se croit à présent leur égal en tout et pour tout, veut faire comme eux. Monteuuis émet l'avis, justifié en apparence, que la généralisation de la suralimentation date de la Révolution française, de la proclamation de l'égalité de tous les citoyens et de la vente des biens nationaux. Le fait est que le gavage alimentaire de l'ouvrier (l'alcoolisme reconnaît souvent des causes absolument différentes) est plutôt affaire d'ostentation que de goût; il ne comprend pas en effet la saveur des mets raffinés, parce que le goût est le résultat d'une éducation qui lui manque et que d'ailleurs beaucoup de bourgeois ne possèdent pas non plus. Enfin, sous l'empire d'une philanthropie louable mais simpliste et qui a dépassé le but, on a dit à l'ouvrier qu'il se nourrissait mal, qu'il ne mangeait pas assez de viande saignante, qu'il ne buvait pas assez de bon vin. Et il l'a cru d'autant plus facilement que le langage de la philanthropie concordait absolument avec les impulsions de sa jalousie et de sa vanité. Il a mangé en conséquence, il a bu, — et a bu plus encore qu'il n'a mangé, comme avait fait le riche d'hier, et, comme ce dernier aussi et par le même mécanisme, il paye maintenant, en souffrances, en

infirmités, en déformations, en impuissance, en mort précoce, la rançon d'un bien-être trop subit, mal compris et disproportionné.

Résumons brièvement les points acquis. A l'origine des lignées arthritiques, nous trouvons la pléthore par suralimentation. La suralimentation habituelle est un fait : nous mangeons au delà de nos besoins, et cette habitude, sous l'influence des divers facteurs de la civilisation, de l'imitation, de l'entraînement, se répand de plus en plus. Le développement de l'arthritisme suit une marche parallèle, et nous sommes ainsi portés à croire qu'il y a entre la suralimentation et l'arthritisme un rapport de causalité. Mais ce rapport n'est ni évident, ni prouvé. Il s'agit donc maintenant de démontrer comment la suralimentation produit l'arthritisme.

II. — Comment la suralimentation produit l'arthritisme.

La conséquence première de la suralimentation est la suractivité de toutes les fonctions, et cette suractivité entraîne à la longue la fatigue des organes et la viciation des échanges qui constituent l'arthritisme. Nous allons voir par quel mécanisme.

Tout d'abord il faut admettre, dans l'état actuel de la physiologie, que l'unité fonctionnelle des organismes humains n'est pas une cellule, mais un ensemble de cellules, parmi lesquelles figurent un ou plusieurs éléments nerveux appelés *neurones*. De cette organisation résulte la *synergie,* en vertu de laquelle, suivant l'expression du professeur Ch. Richet, l'excitation d'une cellule retentit sur toutes les autres, comme l'excitation des autres retentit sur elle-même.

L'activité d'une cellule — et on doit entendre par là la manifestation de ses propriétés, y compris l'assimilation — est sous la dépendance exclusive des excitations. Les divers éléments histologiques réagissent différemment, suivant

leur nature propre, aux excitations, mais tous ont, par définition, un excitant commun, l'aliment. Et naturellement, l'intensité de l'excitation alimentaire varie avec l'espèce de l'aliment considéré.

On distingue deux catégories principales d'aliments : les aliments *plastiques* (albuminoïdes ou substances azotées et matières minérales) qui s'incorporent à la trame même des tissus vivants, et les aliments *dynamophores* (graisses, hydrates de carbone et alcool, appelés ternaires) qui fournissent, par la dislocation de leurs molécules, l'énergie dont les substances vivantes ont besoin pour leur fonctionnement, leurs synthèses assimilatrices et leurs dépenses de travail. Ces deux catégories d'aliments sont utiles, mais inégalement, attendu que les albuminoïdes, indispensables à la réfection des tissus, peuvent, par leurs dédoublements et leur oxydation, fournir de l'énergie et par conséquent se substituer aux seconds, tandis que ces derniers sont inaptes à l'assimilation et ne peuvent jamais remplacer les matières plastiques.

Cette simple constatation montre déjà que ces deux groupes d'aliments ne peuvent pas produire des excitations identiques. Mais le problème est beaucoup plus complexe qu'il n'en a l'air, parce qu'un aliment donné peut agir primitivement par lui-même, par sa constitution, son état colloïdal, ses affinités propres, et secondairement par les déchets d'utilisation qu'il laisse. Malheureusement nous sommes très mal renseignés sur ces divers points. Nous ignorons notamment la structure dans l'espace de la molécule d'albumine, et nous ne savons pas du tout en quoi la chair du bœuf, par exemple, diffère de la chair de l'homme. A peine est-il permis de soupçonner que, en vertu de la loi du moindre effort, l'affinité de nos protoplasmas cellulaires soit plus grande pour l'albumine animale que pour l'albumine végétale, encore que l'adaptation devienne parfaitement capable de modifier cette affinité (chez les herbivores,

frugivores, granivores, etc.). Il est incontestable cependant que, chez l'homme normal, l'affinité pour les albumines animales est très marquée. Deux faits le prouvent : 1° L'albumine de viande pure a une assimilabilité parfaite que ne possède pas l'albumine végétale pure (Munk et Ewald); 2° Dans un repas copieux de viande et de pain ou de pommes de terre, par exemple, si le rapport des ternaires aux azotés dépasse sensiblement 5 : 1, la viande est utilisée et détruite de préférence aux ternaires, dont la dislocation est ralentie de telle sorte que ces derniers, au lieu d'acide carbonique et d'eau, donnent des acides gras (Ch. Richet, A. Gautier).

En ce qui concerne les déchets d'utilisation, nous ne sommes guère mieux fixés. Il est admis que les ternaires doivent aboutir à l'eau et à l'acide carbonique, et les matières albuminoïdes à l'urée. Mais ce sont là des aboutissants extrêmes; il serait aussi fort important de connaître les intermédiaires, les formes de dislocation ménagées des molécules alimentaires. Certaines ont été cependant indiquées par Kossel, Haliburton, A. Gautier. Ce dernier a même prouvé que plusieurs tissus de notre corps fonctionnent en anaérobie, c'est-à-dire à l'abri de l'oxygène libre, mode de fonctionnement qui entraîne nécessairement toute une série de passages entre la molécule alimentaire initiale et le déchet final oxydé : eau, acide carbonique, urée. Beaucoup de ces formes de passage nous échappent et par conséquent nous ignorons comment elles agissent sur l'élément cellulaire. Celles qui nous sont connues ont des propriétés très variables, les unes sont nettement toxiques et insolubles, les autres (alcools et acides) peuvent être ultérieurement utilisées comme dynamophores et brûlées par l'organisme.

L'exposé précédent justifie la distinction, bien faite par Pascault, entre la valeur d'assimilation d'un aliment et sa puissance d'excitation. Le lait, les pâtes alimentaires ont une valeur alimentaire élevée et une faible puissance d'excitation; la viande a une grande valeur alimentaire et une

grande puissance d'excitation ; les condiments (poivre, moutarde, etc.), les boissons alcooliques et alcaloïdiques (café, thé) ont une faible valeur alimentaire et une forte puissance d'excitation. Ces différences tiennent non seulement à la substance alimentaire, mais aussi à la nature des déchets d'utilisation qu'elle donne. Si la chair animale est plus excitante que la légumine (albumine végétale), cela provient manifestement de la nature des déchets fournis par la première et qui se montrent plus toxiques. Mais, et je ne crois pas avoir besoin d'insister sur ce point, la valeur d'assimilation et le pouvoir d'excitation d'un aliment donné varient avec les espèces, avec les individus et même, dans quelque mesure au moins, avec les dispositions journalières. La viande n'est pas également excitante chez tous les hommes et de plus, certains, qui y sont peu sensibles, se montrent très excitables par le sucre ou par des légumes ou des fruits particuliers.

L'exposé précédent va nous permettre de mieux comprendre comment la suralimentation produit l'arthritisme.

Le suralimenté mange trop par définition et peut manger trop de tout, mais ce n'est pas le cas habituel. Il y a sans doute des gens qui ont toujours vraiment faim et qui se nourrissent de tout ce qui leur tombe sous la main, soit qu'ils payent de longues périodes de privation, soit que leur ration reste toujours au-dessous de leurs besoins. Mais ceux-là sont l'exception et n'ont guère le loisir de faire de l'arthritisme. Le plus ordinairement, on se suralimente avec de la viande, parce que la viande est, de tous les aliments, le plus appétissant, le plus sapide, celui qui se prête aux préparations les plus variées, qui se digère le plus vite et qui donne le mieux la sensation de bien-être, de force et d'activité expansive.

On a beaucoup vanté la viande comme aliment. J'ai connu le temps où on en bourrait les enfants, les malades et les convalescents. Crue ou rôtie, jamais on n'en mangeait assez,

mais la réaction est venue naturellement, et Maurel, Huchard, Bardet ont montré les graves inconvénients de l'abus de la viande. Les végétariens ont même prétendu que son simple usage était excessivement nocif. C'est aller au delà de la vérité.

Nous aurons à étudier tout à l'heure le mécanisme de l'action excitante de l'abus carné et ses conséquences proches ou lointaines, mais auparavant il me faut disculper la viande d'une accusation dont Pascault s'est fait l'écho. Elle a de grands défauts, mais aussi de précieuses qualités. En niant ces dernières, connues expérimentalement de tous, on s'expose à n'être pas cru quand on parle de ses dangers.

La viande, dit-on, ne tient pas au ventre, nourrit mal. Est-ce vrai? Il est utile de le savoir, puisque certains médecins, et parfois non des moindres, se sont fait les défenseurs de cette manière de voir.

En effet, la viande tient moins au ventre, c'est-à-dire fait moins longtemps sentir le travail digestif que les autres aliments, parce qu'elle se digère normalement plus vite et plus complètement. Mais je ne puis pas croire que ce soit là un inconvénient. Je crois, au contraire, que la période digestive est une période d'élaboration pénible qui rend à peu près inapte à tout travail extérieur, comme le prouve l'exemple des animaux, qu'il faut en conséquence s'efforcer de faciliter et de raccourcir. Ce sont les aliments les plus indigestes qui tiennent le mieux au ventre et personne ne soutiendra, je pense, que pour la meilleure élaboration digestive, il faille choisir ceux-là de préférence.

Il n'est pas plus difficile de trancher la question de savoir si la viande nourrit mal, moins bien, en tout cas, que le sucre, l'amidon ou le beurre. Seulement nous touchons ici à un problème compliqué. Je ne puis, dans ce petit livre de vulgarisation, expliquer complètement l'erreur funeste que l'on commet si souvent aujourd'hui, en appréciant exclusivement la valeur d'un aliment par la chaleur qu'il dégage

dans la bombe calorimétrique. Nous ne savons pas sous quelle forme particulière et en quelle quantité l'énergie est utilisée pour les synthèses assimilatrices et le fonctionnement, et quel rapport existe entre l'intensité de l'assimilation et le taux de la chaleur dégagée, si bien que le professeur Chauveau, qui a cependant été l'un des initiateurs de l'introduction de l'énergétique en physiologie, en est réduit à écrire : « Il faut renoncer à chercher la valeur nutritive des aliments dans leur chaleur de combustion. La théorie de l'aliment et de l'alimentation ne peut plus être présentée sous cette forme simpliste. » Et cependant, c'est sur ces données insuffisantes, et peut-être fallacieuses, de la calorimétrie que sont basés les calculs des rations alimentaires dans l'état de santé et de maladie. Dans tous les traités classiques, la dépense *théorique* de chaleur, établie en additionnant la chaleur approximativement excrétée (son calcul exact ne peut se faire que dans la chambre calorimétrique des laboratoires de physiologie) et le travail approximativement fourni, tant intérieurement qu'extérieurement, est l'unique mesure dont on se sert pour fixer les besoins alimentaires d'un individu. Le rôle plastique, reconstitutif de la matière vivante, si important, capital sans doute, des matières minérales, le fait que l'albumine fixée par l'assimilation n'est pas brûlée et ne peut par suite figurer dans la dépense théorique de chaleur, — fait sur lequel d'ailleurs j'ai inutilement insisté au Congrès d'Hygiène alimentaire de Paris en 1906, — sont ignorés ou méconnus. On trouve évidemment plus commode d'aligner un certain nombre d'aliments, du reste pris à peu près au hasard, dont la somme des valeurs calorimétriques (dans le calorimètre, bien entendu, et non *in vivo*, ce qui serait tout différent) soit équivalente à la chaleur dépensée.

Mais, de ce point de vue, la hiérarchie naturelle des aliments se trouve presque complètement changée. Les matières minérales, dont on tient du reste fort peu compte

dans l'établissement des rations, sont réléguées au dernier rang, tandis que les graisses et l'alcool sont promus au premier. On ne se préoccupe pas de savoir si le muscle a besoin d'albumine autant que de sucre; on lui donne du sucre et voilà tout. A lui d'emprunter aux autres tissus de l'organisme l'albumine qui lui est nécessaire, puisqu'*il augmente de masse vivante en fonctionnant*. Il n'y a plus fixation chimique de certains aliments dans le protoplasma, il n'y a plus échange de matière; il n'y a plus que des échanges de force. La physiologie se trouve bien simplifiée. Et voilà pourquoi, après beaucoup d'autres, Pascault déclare que la viande ne nourrit pas. Ne donne-t-elle pas, en effet, en brûlant, moins de chaleur que les graisses, le sucre et l'amidon? Ces derniers lui sont donc préférables, puisque l'action plastique, qui est le phénomène fondamental et caractéristique de la vie, est décidément considérée comme négligeable. C'est sous l'empire des mêmes idées, ainsi que je le disais tout à l'heure, que l'alcool tend de plus en plus à être regardé comme un aliment, et un aliment précieux, puisqu'il donne, par gramme, deux fois plus de chaleur que l'albumine. En présence de cette haute valeur énergétique, ses propriétés toxiques sont laissées dans l'ombre.

De cette discussion un peu longue, mais qui était nécessaire pour fixer certains points, il doit ressortir que la viande est un aliment très digeste et très nutritif, mais plus toxique, plus excitant que l'albumine végétale, probablement par ses déchets d'utilisation. Si son usage modéré est souvent avantageux et parfois indispensable, son abus, en revanche, peut devenir fort dangereux.

Tout d'abord l'excessive digestibilité de la viande, le fait que sa digestion a lieu en grande partie dans l'estomac, et enfin l'appétence qu'elle produit conduisent facilement à une consommation exagérée. On se lasse moins vite de la viande que des autres mets et, comme nous obéissons volontiers

aux sollicitations d'un appétit artificiel, plus nous mangeons de viande, plus nous désirons en manger. Mais la viande, par son fumet et son aspect engageant, excite puissamment les sécrétions; elle exige et produit une véritable hyperacidité gastrique, et détermine, par réflexe, une abondante sécrétion des sucs biliaires, pancréatiques et intestinaux qui doivent à la fois et neutraliser l'acidité du bol gastrique et achever l'élaboration des albumines; enfin l'absorption de ses produits élaborés amène l'intervention active, d'une part, de la muqueuse intestinale elle-même; d'autre part, de la glande hépatique, à laquelle semble réservé le rôle spécial de transformer les dérivés ammoniacaux toxiques. Ce rôle explique que, chez les individus qui consomment beaucoup de viande, on constate souvent une congestion du foie, surtout à gauche, et de l'hypertension portale (veine porte). Au cours de ces actions, le système nerveux intervient dans les phénomènes sécrétoires et moteurs, dans la congestion active des viscères, et avec une intensité d'autant plus grande que l'irritation digestive est plus forte. Cet hyperfonctionnement glandulaire et nerveux a des conséquences multiples.

Dans l'organisme, il n'y a pas, à proprement parler, de réserves d'albumine. L'albumine circulante doit être ou fixée par l'assimilation, ou brûlée. L'obésité des gros mangeurs ne résulte pas du dédoublement de l'albumine, mais du dépôt, sous forme de graisse, des aliments ternaires dont la combustion est économisée par l'abondance de l'albumine circulante. Cette abondance dans le milieu intérieur, ainsi qu'il arrive après un repas copieux de viande, est donc une puissante sollicitation à l'activité générale, puisque, comme l'a dit Le Dantec, assimilation et fonctionnement sont inséparables. Et, en effet, le mangeur de viande est un être très actif, dépensant en peu de temps une somme énorme de travail et ayant de précieuses qualités d'initiative et de combativité. Buckle, il y a déjà long-

temps, affirmait que, si quelques milliers d'Anglais ont jusqu'ici tenu dans l'obéissance plus de 200 millions d'Hindous, c'est qu'ils mangent de la viande alors que ces derniers se nourrissent principalement de riz. Or, chose bien singulière, les intellectuels Hindous qui, actuellement, sont à la tête du mouvement nationaliste contre l'administration britannique, ont précisément, au contact de la culture européenne, pris l'habitude, eux aussi, de manger de la viande.

Des constatations analogues peuvent être faites à peu près partout. Je n'en rappellerai que deux. Mme Workmann, la grande exploratrice de l'Himalaya, avait des porteurs hindous végétariens. Quand on arrivait aux passages difficiles de l'ascension, elle était obligée de leur donner de la viande, sans quoi ils eussent été incapables de l'effort nécessaire. De même, pendant la guerre de Mandchourie, l'administration japonaise devait augmenter la ration de poisson ou procurer de la viande aux troupes pour leur permettre de lutter jusqu'au bout, au cours des grandes et longues batailles de Liao-Yang et de Moukden; une augmentation de la ration de riz ne donnait pas du tout les mêmes résultats (1). L'excitation digestive de la viande galvanisait le corps entier, ce que l'amidon, malgré toute la chaleur qu'il fournit dans le calorimètre, ne peut faire. Si le simple usage a une telle influence, on comprend que l'abus de la viande détermine et entretienne un hyperfonctionnement de tous les organes : glandes, muscles, poumons, reins et surtout système nerveux.

Certaines conditions viennent renforcer l'excitation générale produite par la viande. Les gros mangeurs par habitude n'abusent pas seulement de la viande; ils abusent aussi souvent des condiments et des boissons alcooliques. Les

1. Les Japonais font une énorme consommation de bonbons de chocolat contenant 3 grammes d'hémoglobine. Je tiens le renseignement du fabricant allemand qui exporte ces bonbons par millions de boîtes.

condiments excitent puissamment les organes digestifs, qui réagissent par l'hypersécrétion et ensuite par une abondante production de mucus, entraînant la pituite et l'entérite muqueuse des gros mangeurs. L'alcool est plus nocif encore. En brûlant dans l'économie, il modère simultanément l'oxydation des ternaires alimentaires qui se dédoublent incomplètement (acides) ou se déposent sous forme de réserves (obésité alcoolique). En outre, il irrite les muqueuses, y crée des lésions souvent irréparables (gastrite, cirrhose, néphrite), altère les vaisseaux, intoxique le système nerveux. Condiments et alcool hâtent donc, en somme, l'évolution de l'arthritisme et en précipitent la terminaison.

Pawloff a dit très exactement : « Un organisme est en état pathologique quand, à l'ordinaire, il fonctionne avec une intensité anormale. » C'est le cas des suralimentés, des pléthoriques. En outre, ainsi qu'il a été expliqué ci-dessus, par les réflexes partis des organes digestifs, le système nerveux est mis en état presque continu de suractivité, laquelle réagit à son tour sur les autres organes, parfois sous la forme d'une grande activité mentale. D'ailleurs, ne l'oublions pas, si la suralimentation est la cause la plus habituelle de l'arthritisme, l'excès de travail physique ou intellectuel peut également le produire, car il réalise cet hyperfonctionnement qui constitue l'origine, le point de départ de tous les troubles et accidents ultérieurs. Mais ce point sera examiné tout à l'heure plus en détail. Pour le moment, il suffit de constater que l'hyperfonctionnement ne peut durer indéfiniment, car il entraînerait une hypertrophie exclusive de certains éléments au détriment des autres, à quoi s'oppose la corrélation, le balancement des organes. Et puis, les déchets interviennent, avec leur influence empêchante et toxique; en dehors des déchets d'utilisation alimentaire, il y a, en effet, les déchets de fonctionnement, d'autant plus abondants que l'activité générale est plus

grande, et qui, en partie transformés par le foie et par certaines glandes closes, doivent toujours être éliminés par le rein. On voit d'ici le surcroît de travail, le surmenage que la suralimentation, à elle seule, entraîne pour ces organes. La machine est à son maximum de tension. A la moindre imprudence, au plus petit excès surérogatoire, les accidents éclatent, et ils vont se succéder avec une rapidité croissante.

Les auteurs, Maurel et Pascault notamment, ont groupé ces accidents en trois périodes successives, qui peuvent parfaitement bien se dérouler chez le même individu, mais qui, le plus habituellement, occupent, jusqu'à leurs manifestations ultimes, trois ou quatre générations :

La *période d'hyperfonctionnement*, ou de fonctionnement exagéré, préarthritique, dont nous venons de voir les sources et le mécanisme et que nous allons examiner dans ses caractères morbides;

La *période de dysfonctionnement*, c'est-à-dire de fonctionnement vicié, qui constitue l'arthritisme franc, classique, et dans laquelle on voit apparaître les modalités cliniques à forme défensive, le diabète, la goutte, l'obésité, etc.;

Enfin, la *période d'hypofonctionnement*, ou de fonctionnement diminué, dans laquelle toutes les fonctions deviennent insuffisantes et qui est caractérisée par les dégénérescences et les scléroses, la mort précoce et l'infécondité.

Naturellement, c'est là une division schématique, qui n'a d'autre utilité que de faire comprendre l'enchaînement des phénomènes morbides. En réalité, le pléthorique, le suralimenté, dont les ancêtres furent sains et qui, lui-même, ne présentait pas de tares héréditaires, meurt, sauf le cas d'infections surajoutées ou d'accidents, par le même mécanisme que l'arthritique cachectique (1), issu de plusieurs générations de tarés héréditaires. Seulement l'insuffisance

(1) *Cachexie, cachectisation*, trouble profond et progressif de toutes les fonctions de l'organisme. C'est l'aboutissant des maladies chroniques.

organique qui entraîne la mort est plus rapide dans son évolution; elle surprend parfois sa victime en pleine santé apparente. D'où la fréquence des morts subites chez les préarthritiques. Il n'est pas rare même de les voir manifester une des formes de l'arthritisme franc, l'obésité avant tout, ou le diabète, ou la goutte. De telle sorte que, en définitive, les trois périodes du cycle arthritique complet peuvent, comme il a été dit, se dérouler chez le suralimenté ou le surmené. Mais ses descendants n'en présentent pas moins, en vertu de la constitution et du tempérament dont ils ont hérité, des accidents du même ordre, rentrant dans le même cycle, quoique manifestant d'une façon plus prolongée et plus frappante l'une de ses périodes. Et c'est pourquoi nous aurons à rechercher, après avoir vu comment on devient arthritique, comment on naît arthritique et dans quelles conditions la maladie évolue alors, et comment meurent les arthritiques par acquisition ou par hérédité.

III. — *Le préarthritisme.*

Chez le suralimenté, au moment où commence le préarthritisme, les premiers troubles qui éclatent sont des accidents de fatigue ou de surmenage. Il importe d'abord de préciser le sens de ces deux mots qui ne sont pas toujours parfaitement compris.

En manifestant ses propriétés, — c'est-à-dire en fonctionnant et en assimilant, — toute cellule, tout tissu produit des déchets, non d'usure comme on le dit ordinairement à tort, mais d'*utilisation*, représentés par *ce qui reste* des molécules plastiques ou dynamophores utilisées, et dont la qualité varie avec la nature des substances (protoplasmas et aliments) mises en présence, et la quantité avec l'intensité de l'activité vitale. Ces déchets sont de deux sortes : insolubles ou solubles dans le milieu intérieur, dans les humeurs de l'individu. Les premiers précipitent là même où ils appa-

raissent, encroûtent les tissus et les organes et, par la diminution de résistance que ce dépôt entraîne, préparent la voie à l'intervention des leucocytes macrophages et à la formation des tissus de sclérose. Cette accumulation, intimement et indissolublement liée au fonctionnement, est la cause de tous les phénomènes de la vieillesse (1), laquelle devient ainsi d'autant plus précoce que l'hyperfonctionnement a été plus notoire.

Les déchets solubles diffusent dans le milieu intérieur; ils jouissent de la propriété d'inhiber ou d'empêcher le fonctionnement quand ils atteignent, dans ce milieu, un certain degré de concentration. Cette inhibition constitue la *fatigue;* elle est la conséquence de l'hyperfonctionnement, parce que la machine humaine est réglée pour éliminer, en un temps donné, par ses organes d'élimination et d'excrétion (rein, peau, poumons, etc.), une quantité déterminée de déchets, correspondant à ce fonctionnement moyen que l'on qualifie de normal. Du moment que ce fonctionnement moyen est dépassé, — ce qui est le cas des suralimentés, nous le savons, — il y a accumulation de déchets solubles, fatigue. A la fatigue, il n'y a qu'un remède, le repos; parce qu'alors, la production des déchets diminuant et leur élimination continuant cependant, leur concentration s'abaisse assez dans le milieu intercellulaire pour que le fonctionnement ne soit plus entravé.

Même quand l'activité a été momentanément très intense, le repos, le repos nocturne surtout, suffit à l'élimination des déchets qui causent la fatigue. Mais, si cette activité est en outre continue, si elle se reproduit tous les jours, pendant longtemps, le sommeil n'est plus capable d'éliminer l'excédent des déchets. Ces derniers s'accumulent donc de plus en plus, la fatigue persiste au réveil, l'auto-intoxica-

1. Cf. J. Laumonier : *Physiologie générale,* Livre III et divers articles sur la *Fatigue* et la *Vieillesse,* dans la *Vulgarisation scientifique,* 1903.

tion s'installe en permanence et entraîne, par l'inaction forcée à laquelle l'inhibition conduit certains éléments tissulaires, des altérations dégénératives. C'est le *surmenage,* auquel il est bien plus difficile de porter remède qu'à la fatigue, parce qu'il laisse après lui des points de résistance diminuée, des « manques » dans la continuité fonctionnelle, de véritables lésions.

Grâce à ces notions, nous comprenons que l'hyperfonctionnement du suralimenté ne puisse indéfiniment durer et que, à un moment donné, tôt ou tard, des troubles apparaissent qui sont tout d'abord des accidents de fatigue ou de surmenage.

Les premiers troubles qui se manifestent ne sont pas toujours des troubles digestifs ; ils sont parfois nerveux, et dépendent d'un travail mental ou musculaire excessif, des excès, des veilles, de l'abus des sports ; ils peuvent être aussi néphrétiques, vasculaires, cardiaques, suivant l'espèce de l'organe le moins vigoureux. Mais, comme il convient que leur exposé reste clair et méthodique, je crois avantageux de suivre l'ordre de succession le plus habituel des phénomènes morbides.

C'est entre quarante-cinq et cinquante ans, parfois plus tôt, rarement plus tard, qu'ils se montrent. Les glandes et la musculature de l'estomac se sont fatiguées à la longue et cessent de remplir convenablement leur rôle. Les digestions se font plus lentes, pénibles : le séjour prolongé des aliments dans l'estomac entraîne des pesanteurs, des fermentations anormales, des ballonnements. Il y a des malaises vagues, de la somnolence après les repas. Le sommeil devient moins bon, agité, coupé par des cauchemars ; même on peut constater une insomnie périodique, se reproduisant presque à heure fixe.

De l'estomac, les altérations fonctionnelles passent vite à l'intestin. L'hyperacidité du bol gastrique a été, pendant un temps, neutralisée par les sécrétions biliaires et entériques,

mais ces sécrétions elles-mêmes finissent par devenir insuffisantes à ce point de vue et alors les ferments pancréatiques et intestinaux qui ont besoin, pour agir, d'un milieu neutre ou faiblement alcalin, deviennent incapables d'achever l'élaboration des aliments. Alors les résidus de digestion s'accumulent et de préférence dans la région cæcale, comme l'ont bien montré Pascault et Sigaud, où ils sont la proie des micro-organismes. De là l'excessive fréquence des crises appendiculaires et de l'appendicite chronique chez les suralimentés. D'autre part, contre l'acidité anormale de son contenu, la muqueuse intestinale réagit, et par les contractions irritatives, qui produisent le spasme, la constipation, la douleur, les diarrhées intermittentes, et par une sécrétion muqueuse défensive et abondante qui protège cette paroi, mais en même temps restreint et empêche l'absorption alimentaire. De là les entérites et entéro-colites, et les manifestations nerveuses qui leur font cortège. Labbé, qui a étudié les accidents de la suralimentation, note aussi assez souvent le passage des éléments de la bile dans le sang.

Cette étape digestive est naturellement accompagnée de troubles corrélatifs du côté du foie, des vaisseaux, du système nerveux, qui ont été déjà signalés dans l'état pléthorique, mais qui maintenant s'aggravent notablement. A l'examen, en effet, en outre de la distension gastrique, de l'encombrement cæcal, d'une modification plus ou moins marquée de la tension abdominale, d'un côlon plus ou moins en chapelet, on constate un foie plus ou moins augmenté de volume et douloureux, plus spécialement dans son lobe gauche, des signes d'hypertension portale, une pression artérielle souvent supérieure à la normale, des varices ou des hémorroïdes, un cœur émotif. Le système nerveux est particulièrement irritable; il y a des maux de tête continus ou des migraines, des douleurs névralgiques ambulantes, des vertiges, parfois de l'hypersensibilité cutanée, de l'agi-

tation ou de la dépression, un état de trouble encore mal défini, mais qui aboutit souvent à la neurasthénie franche ou à la psychasthénie. Enfin l'examen des urines achève de compléter ce tableau. Elles sont foncées, odorantes et renferment quelquefois un peu d'albumine; tous les rapports d'échanges sont en augmentation, la toxicité, la déminéralisation et la phosphaturie relative, attestant qu'il y a destruction intraorganique des matériaux nutritifs en excès sur les besoins réels, mauvaise élaboration de ces matériaux, et production de substances nocives qui, pour s'éliminer, attaquent la trame même des tissus vivants. L'analyse des matières fécales, suivant la méthode de René Gaultier, montre clairement du reste qu'il y a un défaut notable de l'absorption intestinale et des fonctions hépatiques.

Tels sont les principaux signes du préarthritisme, de la période hyperfonctionnelle de l'arthritisme. Ils constituent bien, comme je l'ai dit, des troubles de surmenage survenus dans des organes parfaitement sains, par des excès continus de travail. Mais ils ne s'arrêtent pas à cette étape, et si un traitement énergique n'intervient pas rapidement — traitement que nous exposerons dans le dernier chapitre — leur évolution se continue, amenant tantôt la brusque insuffisance du foie, du rein, des vaisseaux ou du cœur, tantôt une forme définie de l'arthritisme franc, diabète, goutte, lithiase, obésité, etc., reconnaissant d'ailleurs elle-même une terminaison identique, quoique plus éloignée. Toutefois ces manifestations de l'arthritisme franc se montrent de préférence, avec tous leurs caractères, chez les descendants des préarthritiques, chez les hérédo-arthritiques. C'est donc chez ceux-là surtout que nous devons les étudier.

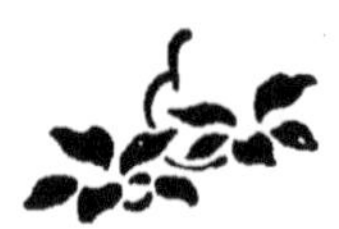

CHAPITRE III

L'ARTHRITISME FRANC

Comment on naît arthritique

I. — Conditions de l'hérédo-arthritisme.

Au début de ce travail, j'ai reproduit la phrase de Richardière et Sicard : « L'hérédo-arthritisme, voilà la base de la diathèse arthritique. » Elle veut dire ceci : l'arthritisme franc, classique, avec le tempérament, la diathèse propre qu'il comporte, s'observe surtout chez les descendants d'individus déjà tarés, soit simplement suralimentés et pléthoriques, soit arthritiques plus ou moins notoires.

C'est qu'alors, en effet, sous l'influence de l'hérédité, les troubles apparaissent beaucoup plus nets, beaucoup mieux définis, et il est facile, en raison des manifestations variées et amples auxquelles ils donnent lieu, d'en suivre l'évolution presque depuis le début. Il n'en est pas de même dans le préarthritisme, la pléthore ou la suralimentation continue. Les troubles initiaux, fugaces ou peu importants, sont masqués par la belle santé apparente et la suractivité vitale. Même à la veille d'une insuffisance organique mortelle ou du moins grave, d'une cirrhose, d'une néphrite, d'une sclé-

rose du cœur, d'une apoplexie, ils sont si peu perceptibles que le malade souvent les ignore et que le médecin peut les méconnaître. Là d'ailleurs est le grand danger du préarthritisme, qui sournoisement, à petit bruit, étend ses ravages et ne les révèle enfin que quand il est déjà bien tard pour y porter remède.

Dans l'arthritisme franc, les signes sont plus précoces, plus accusés, ils attirent rapidement l'attention, d'autant que, comme nous le verrons, ils expriment, ils traduisent extérieurement les moyens de défense que l'organisme va employer contre le surmenage fonctionnel et les insuffisances conséquentes. Certes, l'héréditaire ne les manifeste que rarement d'emblée, dès la jeunesse. Cependant on connaît, chez les enfants, des exemples d'obésité, de lithiase urique, de migraines toxiques dans le bas âge. Évidemment, dans de tels cas, il faut une hérédité très forte, *très imprégnante*, ou déjà longue.

Mais, pour l'apparition et la consolidation de la diathèse arthritique, l'hérédité toute seule ne suffit pas; elle prédispose, elle prépare; elle rend les organes moins résistants, plus facilement surmenés et insuffisants, mais ce sont les conditions de vie surtout, les mêmes erreurs répétées d'alimentation, de travail, d'excès, d'hygiène, déjà commises par l'ancêtre, qui déclanchent les défectuosités et font apparaître les troubles latents, rapidement aggravés. Si ces conditions, favorables à l'éclosion de la diathèse, viennent à manquer, les organes restent fragiles, les humeurs plus ou moins viciées; mais, comme aucune fatigue excessive n'est imposée aux premiers, aucune addition notable de poison faite aux secondes, l'équilibre peut se maintenir indéfiniment, tant qu'aucun excès n'est commis, aucun surmenage imposé.

Le fait que l'hérédité arthritique n'est pas absolument fatale, qu'on y peut échapper par une série de précautions méthodiques et rigoureuses, dont nous aurons à parler au

chapitre du traitement, rendrait son pronostic extrêmement bénin, si les malades étaient suffisamment avertis et énergiques pour se soigner convenablement et au moment opportun. Mais il n'en est malheureusement pas ainsi et presque tous les héréditaires, sauf dans certains cas, fortuits presque toujours, retombent dans les errements dont leurs pères furent coupables. Il faut donc leur montrer à quel danger ils s'exposent ainsi, et, pour cela, expliquer le mécanisme, tel du moins qu'il est possible de l'entrevoir actuellement, de l'hérédo-arthritisme.

Rappelons tout d'abord que, chez le pléthorique, le suralimenté, le préarthritique, on attribue généralement l'ensemble des troubles morbides qu'il éprouve à une autointoxication d'origine alimentaire. Il était admis en effet que les produits toxiques, résultant des putréfactions intestinales qu'entraînent l'arrêt des matières et l'insuffisance fermentative, sont résorbés au niveau de la muqueuse, et normalement retenus et modifiés par la glande hépatique. Mais, si la fonction antitoxique du foie est, pour une cause ou pour une autre, insuffisante, ces poisons tombent dans la circulation générale et vont intoxiquer tout l'organisme et spécialement le système nerveux. Ainsi s'expliquaient tous les prétendus accidents toxiques des fermentations digestives anormales et de la constipation habituelle, les migraines, les névralgies, certaines dermatoses, la chlorose, etc. Il n'était donc pas surprenant déjà que l'organisme du suralimenté, du préarthritique, saturé de poisons qui devaient nécessairement imprégner les cellules germinales aussi bien que les autres tissus, léguât à ses descendants un fonctionnement vicié comme s'il eût été lui-même et directement influencé par les poisons de l'auto-intoxication digestive.

Cependant les recherches récentes de Falloise fournissent de ces phénomènes une autre interprétation.

Falloise, qui a eu la bonne fortune d'avoir à sa disposi-

tion un malade portant une fistule de l'intestin grêle, a démontré en effet ce qui suit :

1° La toxicité du contenu intestinal n'est pas due surtout à la putréfaction des albuminoïdes, puisque la toxicité des matières fécales est de beaucoup inférieure à celle du contenu de l'intestin grêle, où cependant l'albumine n'est pas attaquée par les microbes, et ne subit pas la putréfaction;

2° Le foie ne modifie pas sensiblement les poisons de l'intestin, puisque des chiens, injectés par la veine porte ou par la jugulaire avec une même quantité d'extrait aqueux de matières fécales, meurent avec les mêmes symptômes et à peu près dans le même temps;

3° Enfin l'épithélium intestinal modifie et arrête, *quand il est intact*, les poisons intestinaux, puisqu'une certaine quantité d'extrait aqueux de matières fécales, injectée dans une anse isolée de l'intestin, est absorbée comme une solution saline, sans aucun symptôme d'intoxication, quand la muqueuse est saine, mais détermine au contraire les accidents classiques de l'intoxication, quand cette muqueuse a été lésée par un moyen quelconque, artificiellement ou naturellement.

Ces expériences sont extrêmement importantes parce qu'elles permettent de donner, de certains phénomènes, une interprétation plus admissible. En effet, les accidents généraux d'hyperfonctionnement et de surmenage, relevés plus haut chez le suralimenté, ne peuvent plus être considérés comme le résultat direct de l'intoxication digestive. Tant que la muqueuse est intacte, anatomiquement, ils sont surtout attribuables à l'irritation réflexe et la toxine ne joue aucun rôle dans leur production. Quand au contraire la muqueuse est suffisamment altérée et lésée, alors, oui, les phénomènes peuvent être surtout d'ordre toxique; ils présentent en effet une allure bien différente, comme on le constate aisément en comparant ce qui se passe dans la

constipation simple, mais tenace, avec encombrement cæcal, et dans l'entéro-colite avec selles sanglantes. Ce sont donc, on peut le dire, les lésions intestinales qui ouvrent la porte aux manifestations bruyantes de l'empoisonnement provenant des poisons fournis par l'organisme lui-même, mais, avant elles, le système nerveux irrité avait réagi par ces accidents douloureux, vasculaires, congestifs, nutritifs, que présentent les suralimentés à la phase du surmenage, les préarthritiques.

Ainsi, de ces expériences, confirmées par de nombreuses observations cliniques, on peut conclure que la suralimentation, tant que des lésions digestives ne sont pas constituées, agit immédiatement, non point par les poisons auxquels elle donne lieu dans le tube intestinal et qui sont modifiés ou éliminés en grande partie par ce tube lui-même, mais par les réflexes nerveux dont elle provoque l'apparition dans l'appareil digestif. Une grande excitabilité nerveuse, qui peut s'étendre à tous les territoires qu'innerve la moelle et gagner les centres, est la conséquence première de la suralimentation continue, de telle sorte que, si nous faisons l'hypothèse (d'ailleurs souvent réalisée) d'une conception à ce moment précis, l'enfant n'aurait chance de présenter que des tendances à des troubles nerveux, à un simple défaut de coordination. Et, de fait, il y a toute une catégorie de jeunes hérédo-arthritiques chez lesquels les seuls signes des tares préexistantes sont un certain degré de déséquilibre nerveux, avec périodes de paresse ou de fébrilité, crises spasmodiques variées, au larynx, à la vessie, à l'intestin, et enfin manifestations cutanées fugaces ou peu importantes. Ces jeunes héréditaires n'en évoluent pas moins ultérieurement vers l'arthritisme franc en raison de leur genre d'existence, qui, copié sur celui des parents, entretient et aggrave les dispositions morbides.

Mais, chez le préarthritique, l'excitabilité nerveuse conditionne, comme nous l'avons appris, l'hyperfonctionne-

ment de tous les organes, et cet hyperfonctionnement, nous le savons aussi, entraîne la production de nouveaux poisons, les déchets tissulaires du fonctionnement, dont l'accumulation amène le surmenage et les insuffisances. On le voit donc, ces poisons qui, eux, circulent dans le milieu intérieur, qui sont modifiés normalement par le foie, — rôle qu'il partage probablement avec certaines glandes vasculaires closes, comme la glande thyroïde, — dérivent secondairement de la suralimentation continue, par la voie indirecte du système nerveux irrité et surmené.

Or, à ces poisons tissulaires, à ces déchets de fonctionnement, on attribue un rôle considérable dans la production des accidents de l'arthritisme franc et de ses lésions terminales. Il importe donc, au plus haut point, de les étudier, dans leur nature et dans leur rôle, car ils existent non seulement chez l'arthritique notoire, mais aussi chez le pré-arthritique où leur présence explique précisément, au moins d'après les idées aujourd'hui généralement admises, ces modifications, ces altérations des humeurs et des tissus qu'il va léguer à ses descendants sous forme de diathèse arthritique, d'arthritisme héréditaire ou hérédo-arthritisme.

Malheureusement, de ces poisons, qu'il serait si important, si nécessaire de connaître pour la pathogénie et la thérapeutique rationnelle de l'arthritisme, nous ne savons que fort peu de chose, moins encore sans doute que nous ne le croyons en vertu de théories séduisantes mais fragiles, qui nous ont donné l'illusion d'être renseignés. Les divers poisons, *leucomaïnes, ptomaïnes, toxalbumines,* observés dans les putréfactions et dans certaines conditions expérimentales comme les cultures, ne s'observent pas dans l'économie elle-même, soit que nos moyens d'investigation chimiques restent trop grossiers pour les y déceler, soit qu'ils n'y existent réellement pas sous la forme définie et précise qu'enseignent les traités de chimie biologique. Les *toxolécithides,* récemment découvertes, semblent douées

de propriétés intéressantes, mais elles sont encore trop mal connues pour qu'on puisse en faire sérieusement état dans la pathogénie de l'arthritisme. Quant aux poisons de l'urine et du sérum, ils existent incontestablement, du moins pour les animaux auxquels on les injecte. Mais leurs propriétés toxiques semblent tenir surtout à leur état colloïdal spécifique, et non peut-être à l'existence de composés chimiques définis. En tout cas, leur toxicité pour l'homme est faible et accidentelle, comme le prouvent deux faits : le succès de beaucoup de transfusions sanguines, même à une époque où la technique n'était guère perfectionnée et aseptique, et la survie de gens qui avaient bu, pendant plusieurs jours de suite, leur propre urine, à défaut de tout autre moyen d'étancher leur soif. Si donc d'une part nous devons nécessairement admettre que certains déchets de fonctionnement sont nocifs, d'autre part il nous faut reconnaître que nous sommes encore très mal fixés sur leur véritable nature et sur le mécanisme grâce auquel ils agissent. Cependant toute une catégorie de substances de ce groupe nous est plus familière ; ce sont les *purines*, ou *dérivés puriques* de Kossel, auxquelles se rattache l'acide urique.

On leur attribue les principaux accidents de l'auto-intoxication arthritique. Cela demande quelques explications.

Il va de soi d'abord que l'abondance des dérivés puriques n'explique pas *tous* les accidents de l'arthritisme défini, mais seulement quelques-uns, comme la goutte uricémique ou la gravelle urique, et encore n'est-ce pas leur présence qu'il convient d'incriminer, mais bien les troubles antérieurs qui la rendent exagérée. On ne saurait donc, pour le moment, affirmer que l'abondance relative de l'acide urique, par exemple, dans une urine humaine, soit le signe certain d'un trouble profond des échanges, de la diathèse arthritique. En effet, les oiseaux, dont les oxydations intra-organiques sont cependant beaucoup plus intenses que les nôtres, n'éliminent l'azote que sous forme d'acide urique. Sans

doute, nous ne sommes pas des oiseaux, mais des phénomènes comparables s'observent chez l'homme. Ainsi, dans les tumeurs de la rate, dans certaines néphrites, dans la malaria, dans la leucémie surtout, le malade fait de l'acide urique en quantités énormes, sans cependant manifester à aucun degré la diathèse arthritique, sans être le moins du monde ni goutteux, ni lithiasique, en d'autres termes, sans retenir d'une manière appréciable l'acide urique, pourtant en considérable excès. Il y a donc, comme nous le verrons tout à l'heure, *autre chose,* dans la goutte et l'arthritisme urique, que le fait de la présence de l'acide urique dans le sang.

On dit souvent que l'élimination des corps puriques est presque rigoureusement parallèle à l'ingestion alimentaire de ces corps. Cela ne me paraît pas rigoureusement exact, si, comme je le suppose, on parle ici d'élimination urinaire. Chez un goutteux, que j'ai suivi pendant longtemps, l'usage de certains aliments riches en purines (foie gras, cervelle, boudin) était suivi d'un abaissement dans le taux de l'élimination urinaire de l'acide urique, que l'on retrouvait toutefois en excès dans les matières fécales. On sait d'ailleurs que l'acide urique, administré en nature, se retrouve en effet presque totalement dans les excréments. Aussi tend-on à considérer de plus en plus l'acide urique urinaire comme un produit de synthèse et non, ainsi qu'on le croyait autrefois, comme le résultat de l'oxydation incomplète de certains corps azotés.

On entrevoit ainsi une nouvelle orientation des conceptions relatives à l'origine de la goutte, et les plus récentes recherches viennent en effet affirmer d'une part que la réaction acide des humeurs et la présence de l'acide urique dans le sang ne sont pas forcément obligatoires dans la goutte, et d'autre part qu'une altération de la solubilité normale de l'acide urique est au contraire absolument constante.

Normalement, je veux dire chez l'homme sain, l'acide

urique est soluble et éliminable ; il ne s'accumule pas, ne se dépose pas dans l'économie. Comment donc se fait-il qu'il soit à l'état normal parfaitement éliminé, sans difficulté ni rétention? C'est qu'il a un solubilisant physiologique, qui ne serait autre, d'après Schmoll (de Baltimore), que l'acide thyminique, dérivé, par dédoublement, des nucléines, substances azotées riches en phosphore.

Chez le goutteux, chez le lithiasique urique, il y a insuffisance de l'acide thyminique circulant. L'acide urique et les urates ne pouvant plus, par suite, être solubilisés, s'accumulent d'abord sous la forme d'urates hydratés et gélatineux, puis sous la forme anhydre et cristallisée ; à ce dernier état, ils se déposent dans les articulations et les tissus et donnent alors naissance aux divers accidents de la goutte et de la gravelle urique.

Par conséquent, en vertu de cette théorie, un individu devient goutteux, non point parce qu'il a une nutrition ralentie, que les oxydations intraorganiques ne sont pas poussées assez loin, ou que les aliments renferment beaucoup de substances puriques, mais uniquement parce que l'acide thyminique fait défaut ou est en quantité insuffisante dans la circulation.

Maintenant pourquoi l'acide thyminique est-il déficient dans certains organismes? A cette question, on n'a fourni jusqu'ici que des réponses assez obscures.

Peu importe, du reste. Le fait essentiel, c'est qu'il ne s'agit plus d'une auto-intoxication, d'un poison, mais seulement d'une insuffisance fonctionnelle, se traduisant par l'accumulation, la précipitation et le dépôt d'un déchet devenu véritable corps étranger, l'acide urique, les urates, qui se localisent dans certains tissus, y créent des altérations et des lésions caractéristiques et défensives à la fois.

L'acide urique en excès ne se retrouve pas, à titre de symptôme ou de signe dominant, dans le diabète ou l'obésité, qui sont aussi, et au même titre que la goutte et la gra-

velle urique, des formes de l'arthritisme franc. Ici non plus, le poison causal n'existe pas ou du moins reste encore complètement inconnu. L'acide β-oxybutyrique ne peut entrer en ligne de compte, car s'il provoque le coma diabétique, il apparaît comme résultat et non comme cause de l'élimination du sucre par l'urine. Par conséquent, il faut renoncer désormais à considérer l'hérédité arthritique comme préparée et réalisée par des poisons ayant impressionné les cellules sexuelles et se reproduisant dans l'être nouveau auquel ces cellules ont donné naissance. Cela ne veut pas dire qu'il n'y ait pas de poisons, de déchets nocifs accumulés, mais seulement que ces poisons traduisent l'insuffisance fonctionnelle et ne la conditionnent pas. A cette période, les poisons de la suralimentation ont fait toute leur œuvre; ils ont produit le surmenage et particulièrement le surmenage du système nerveux, et c'est des défaillances consécutives dans la synergie organique qu'hérite seulement le descendant, l'hérédo-arthritique.

Résumons en quelques mots les considérations précédentes.

Le préarthritique est un surmené digestif, mais aussi et presque surtout un surmené du système nerveux. Ce qu'il lègue, par suite, à ses descendants, ce n'est point une viciation humorale, mais un système nerveux impressionné, déjà moins résistant, moins apte au maintien d'une synergie parfaite, si bien que de bonne heure, quand les circonstances sont favorables, c'est-à-dire quand le fils mène à peu près la même existence antihygiénique que le père, ce déséquilibre nerveux va se manifester par toute une série de phénomènes, ceux que Lancereaux inscrit dans la première période de l'existence de l'herpétique, qui est notre hérédo-arthritique. (Voyez p. 8.) A partir de ce moment, la diathèse arthritique est constituée; elle va seulement évoluer et revêtir une forme différente suivant les individus.

Dans l'hypothèse d'une altération purement humorale, il

serait difficile de comprendre que les descendants d'un suralimenté, pléthorique, mort d'apoplexie par exemple, fassent l'un de la goutte, l'autre du diabète, un troisième de l'obésité. Mais si l'on admet, ce que la clinique tend à démontrer de mieux en mieux, que l'héritage porte principalement sur l'équilibre et la susceptibilité du système nerveux, on entrevoit alors la raison pour laquelle le descendant d'un goutteux n'est pas forcément un goutteux, ou celui d'un diabétique, un diabétique, encore qu'il y ait naturellement plus de chance pour qu'il en soit ainsi. Tout dépend des conditions dans lesquelles vivra l'hérédo-arthritique. Suivant les habitudes, la profession, les passions, les émotions qu'il est appelé à éprouver et à ressentir, il fera de l'obésité, de la goutte, de la gravelle ou du diabète, pour nous en tenir aux formes principales de l'arthritisme franc.

Pourtant, nous devons le reconnaître, la véritable cause pour laquelle telle de ces maladies éclate plutôt que telle autre chez un individu donné nous échappe encore presque complètement. Nous dirons le peu que nous en savons en traitant, dans les paragraphes suivants, de ces diverses affections. Toutefois, une remarque importante s'impose. Chacune de ces formes cliniques de l'arthritisme franc se traduit par l'insuffisante élaboration de l'un quelconque des principes alimentaires essentiels ou même de tous à la fois. Dans la goutte et la gravelle urique, certains dérivés azotés échappent à la dislocation ou à la solubilisation et causent, par leur accumulation ou leur dépôt, la crise aiguë ou la colique néphrétique. Dans l'obésité, les oxydations intraorganiques sont impuissantes à brûler tous les éléments ternaires, qui se déposent dans les tissus sous forme de graisse, laquelle apparaît comme un produit de réduction. Dans le diabète, le sucre cesse d'être utilisé et est éliminé au prorata de ce que l'organisme ne peut pas consommer. Dans le diabète phosphatique et les maladies par déminéralisation qui se rattachent nettement à la diathèse arthri-

tique, les matières minérales cessent d'être retenues par les tissus et s'échappent. Il semble donc, et c'était là, comme on l'a vu, la conception ingénieuse de Ch. Bouchard, qu'il s'agisse d'un ralentissement de la nutrition, puisque les matériaux alimentaires qui devraient être utilisés ne le sont plus ou le sont incomplètement, d'une manière en quelque sorte inachevée. Mais l'analyse des phénomènes morbides, faite à la lumière des dernières découvertes, atteste le peu de fondement de cette conception, comme j'en ai donné une preuve à propos de l'origine de l'acide urique, que l'on ne peut plus considérer désormais comme un produit de l'incomplète oxydation de certains matériaux azotés. Alors, si ce ne sont pas là des manifestations d'une nutrition ralentie, incomplète, la goutte, le diabète, l'obésité, etc., ne peuvent être et ne sont, suivant l'heureuse expression de Pascault, que des procédés de défense à l'égard des substances en excès dont l'organisme est devenu incapable de faire convenablement usage.

Les phénomènes qui précèdent et qui suivent la crise de goutte aiguë, les concrétions tophacées de la goutte chronique, ont un caractère trop manifestement défensif pour qu'il soit nécessaire d'insister ; on retrouve ce même caractère dans l'obésité, où le dépôt de corps gras, produits de réduction, est le signe certain d'un déficit dans les oxydations ; elle représente donc le moyen à l'aide duquel l'organisme se protège contre des surcharges alimentaires qu'il se trouve incapable d'utiliser. La glycosurie du diabétique est aussi une réaction protectrice, puisque, grâce à elle, l'économie élimine le sucre qu'elle ne peut ni transformer ni fixer et qui, s'il restait dans le milieu intérieur, subirait des dédoublements toxiques et causerait rapidement la mort.

Grâce à ces divers procédés de défense, il se produit une sorte d'arrêt momentané dans l'évolution de l'arthritisme. On sait que la crise de goutte, l'apparition du sucre dans l'urine, etc., mettent souvent fin aux troubles multiples, névralgiques, cutanés, viscéraux, dont souffrent les hérédi-

taires, ce qui serait peu compréhensible si l'on ne considérait pas la localisation clinique comme une réaction défensive. Cette période d'arrêt momentané constitue, on l'a vu, la seconde phase du cycle arthritique, l'arthritisme franc. A cette phase, l'hyperfonctionnement antérieur fait place à un fonctionnement, sinon déjà tout à fait insuffisant, au moins profondément altéré, dont il nous faut rappeler brièvement les principales formes cliniques.

II. — La goutte.

Elle est l'apanage presque exclusif des races du Nord et des climats tempérés ou froids, parce que ces climats favorisent plus particulièrement la suralimentation, mais, naturellement, les conditions physiques n'ont par elles-mêmes aucune influence connue. Aussi voit-on les Lapons et les Groenlandais échapper à la goutte malgré l'usage constant des substances grasses et de la viande. Inversement, dans les pays tropicaux, les Européens qui ont conservé les mauvaises habitudes alimentaires et hygiéniques de l'Europe centrale et septentrionale deviennent parfaitement goutteux, ce qui montre bien l'influence étiologique prépondérante du genre de vie et de la suralimentation. D'ailleurs une autre preuve est tirée de la fréquence beaucoup plus grande de la goutte chez l'homme que chez la femme, malgré que cette dernière soit souvent très sédentaire et que la passivité de son tempérament la prédispose à une activité médiocre. Mais néanmoins quand une femme se suralimente d'une manière continue, elle est, tout comme l'homme, exposée à la goutte; les cas féminins de goutte qu'on observe intéressent en effet toujours de grosses mangeuses par goût ou par métier.

D'après Scudamore, la goutte est héréditaire dans 64 pour 100 des cas, et directement (père, mère, grands-parents) dans 39. Bouchard croit cette hérédité plus

faible : 43-44 pour 100; Braun (de Wiesbaden), la croit, au contraire, absolument constante; il n'y aurait pas, d'après cet auteur, de goutte réellement acquise. Cette dernière manière de voir semble exagérée. On a cité des cas où le patient ne comptait absolument aucun taré dans ses ascendants. Mais en est-on bien sûr? Ce qui est certain cependant, c'est que la crise classique est tout à fait exceptionnellement le seul signe de la diathèse arthritique. D'autres symptômes se montrent antérieurement à la crise, et parfois dès l'enfance : migraines, impétigo, eczéma, pharyngite granuleuse, conjonctivites à répétition, etc., qui, en raison de l'âge où ils apparaissent, semblent bien indiquer une influence héréditaire méconnue.

Quoi qu'il en soit, la crise éclate, souvent précédée de ces avant-coureurs que connaissent bien les goutteux : irritabilité, changement de caractère, douleurs errantes, maux de tête, troubles dyspeptiques, état vertigineux. Elle peut éclater sans cause provocatrice discernable. Pourtant on a observé que les excès alimentaires, les fatigues et les traumatismes (1) en précèdent fréquemment l'éclosion. On conçoit du reste fort bien que l'adjonction de poisons nouveaux, provenant d'une incomplète élaboration alimentaire ou d'un fonctionnement exagéré, à la masse des poisons préexistants chez tout arthritique suffise à déclancher l'arthrite, qui apparaît bien ainsi avec son véritable caractère de procédé défensif.

Elle éclate généralement la nuit, et s'attaque de préférence à l'articulation métatarso-phalangienne du gros orteil. On a donné de cette crise des descriptions nombreuses, dont la plus remarquable est celle de Sydenham; elles sont trop connues pour qu'il soit indispensable de les répéter. Nous en retiendrons cependant deux faits, l'un relatif à l'état local,

(1) *Traumatismes,* toutes les actions mécaniques capables de léser les tissus : chocs, coups, blessures, etc.

l'autre à la réaction générale. En ce qui concerne le premier, la jointure est tuméfiée et douloureuse et présente les signes d'un épanchement; la peau qui la recouvre est très chaude, violacée, tendue, luisante et menace de s'ulcérer; néanmoins, malgré l'intensité des phénomènes inflammatoires, l'arthrite goutteuse ne suppure pas. A noter aussi que la douleur, extrêmement vive la nuit, s'amende notablement le jour, sans qu'on sache bien pourquoi. Quant à la réaction générale, elle se manifeste par une soif vive, la suppression de l'appétit, des troubles digestifs variés, de la sensibilité de la région hépatique, de la constipation, enfin de la fièvre pouvant monter jusqu'à 40° centigrades. Au moment de la période fébrile, l'examen du sang atteste un état défensif bien caractérisé. L'urine enfin, qui était abondante et souvent riche en acide urique avant la crise, se fait beaucoup plus rare; sa densité, sa coloration et son acidité augmentent, tandis que l'acide urique diminue considérablement. Mais aussitôt que l'accès a atteint son apogée, il se produit une décharge urinaire intense; la quantité d'urine monte à 1 500, 2 000 centimètres cubes et l'acide urique est très abondant.

Ces constatations diverses permettent d'entrevoir le mécanisme au moyen duquel se produit l'accès de goutte aiguë. Un excès de nourriture ou de travail a versé dans la circulation un surcroît de poisons dont quelques-uns sont apparentés à l'acide urique, dont beaucoup, en tout cas, ont une fonction acide. Déjà insuffisamment solubilisé, soit par la réaction des humeurs, soit par le défaut d'acide thyminique, l'acide urique, libre ou combiné, se précipite et de préférence aux points où la circulation est la moins active, et où des lésions favorisantes (traumatisme) facilitent le dépôt uratique, ce qui est, d'après Garrod, le cas de la jointure du gros orteil, dépôt qui, irritant par son action locale, chimique et mécanique, les tissus au milieu desquels il se fait, produit la crise et ses douleurs. A cette action localisée,

l'organisme réagit par ses moyens habituels de défense, la fièvre, la soif, la destruction et l'oxydation des déchets toxiques en excès, retenus pendant l'attaque, et enfin leur élimination ultérieure.

Aussi ne faut-il pas être surpris de ce sentiment très particulier de bien-être qu'éprouvent maintes fois les goutteux, surtout après leurs premières crises. Il traduit en somme le soulagement momentané que l'organisme ressent de s'être débarrassé d'une partie des poisons qui l'encombraient. Toutefois le bien-être qui, au début, se montre au moment où la desquamation de l'épiderme se produit au niveau de l'arthrite, et où l'appétit renaît, apparaît plus tardivement à mesure que les accès se répètent et finit même par faire défaut, quand la douleur à la pression et l'œdème persistent ou que de nouvelles attaques viennent frapper successivement plusieurs articulations.

En effet, si au début, comme il a été dit, le gros orteil est de beaucoup la région la plus atteinte, il n'en est plus de même au cours des attaques successives. Toutes les articulations du pied, notamment les chevilles, peuvent se prendre, puis le genou, le poignet, le coude, la hanche même, etc. Il peut alors se faire que la goutte, qui a débuté au gros orteil ou au cou-de-pied, lors d'une crise, gagne ensuite la cheville et le genou du même côté, ou du côté opposé. Mais, simultanément à cette tendance à la généralisation, au moins dans les cas ordinaires, l'espacement, la durée et l'intensité des attaques se modifient; elles se font plus rapprochées, plus longues, moins violentes, et finissent même par laisser des engorgements articulaires qui persistent indéfiniment. Cette nouvelle forme de la goutte est dite chronique ou asthénique. On l'observe comme conséquence des attaques répétées de goutte aiguë, mais aussi quelquefois elle se montre d'emblée. Elle est de préférence et pour cause l'apanage des vieillards, tandis que la goutte aiguë peut se manifester de très bonne heure, avant la quarantaine.

Les deux principaux caractères de la goutte chronique sont la fixité des lésions et l'atténuation de la réaction générale et locale. Les douleurs sont peu intenses, les signes inflammatoires manquent; il n'y a pas de fièvre, mais la résolution de l'arthrite n'est jamais complète et il se produit des déformations périarticulaires persistantes. Ces déformations, qui se compliquent de dépôts crayeux ou *tophus*, finissent par rendre le malade impotent; elles s'aggravent d'ailleurs des accidents variés de la goutte viscérale, dont nous parlerons tout à l'heure, et aboutissent à la cachectisation.

Les déformations sont le résultat de l'ostéite des extrémités osseuses et des dépôts uratiques qui se font dans les os, les cartilages, les ligaments et les tendons. Elles se montrent surtout aux doigts et aux poignets, aux pieds, aux genoux, et, d'après Lécorché, à la région cervicale et lombaire. Les tophus se forment particulièrement dans le tissu cellulaire qui entoure les jointures, dans les bourses muqueuses sous-cutanées, et enfin dans la peau, où ils ont pour siège de prédilection le pavillon de l'oreille. Ils apparaissent toujours à la suite de crises répétées, sous la forme d'une petite tumeur, de dimensions variables, de consistance molle, dont le contenu durcit peu à peu et prend l'allure d'un corps solide étranger; il est formé à peu près exclusivement d'urate acide de soude et de phosphate de chaux. La plupart du temps, les tophus persistent indéfiniment, peuvent même s'accroître notablement et se développer en cuirasse; plus rarement, ils se résorbent. Enfin ils peuvent s'ulcérer et suppurer, l'urate acide ayant déterminé une violente inflammation sur laquelle sont venus se greffer les microbes de la suppuration. Ces abcès donnent issue à du pus et à de l'urate de soude; ils peuvent alternativement se fermer et se rouvrir suivant les poussées de goutte.

Mais il y a, dans cette maladie, autre chose que des accidents articulaires; il y a les manifestations viscérales, ce

que l'on appelait parfois la *goutte remontée,* parce qu'elle semblait devenir visible seulement quand la crise articulaire avortait, notamment par le fait d'une médication intempestive. La gravité des accidents alors constatés résulte des lésions préexistantes, notamment au cœur, au cerveau, au rein. En fait, cette goutte viscérale n'est qu'une généralisation, pour ainsi dire, de l'arthrite, qui se porte sur les différents organes et y donne lieu à des réactions en rapport avec la nature et le rôle de chacun d'eux. Il en résulte que l'origine de ces affections et leurs relations avec la diathèse ne sont souvent reconnues que lorsqu'il existe d'autres manifestations goutteuses franches. Quand ces dernières font défaut (goutte larvée), le diagnostic pathogénique est plus difficile.

Les manifestations de la goutte viscérale sont moins souvent aiguës que chroniques, mais, dans ce dernier cas, elles tendent à perdre leur caractère gouttogène, car elles sont alors surtout conditionnées par l'artérite goutteuse, à la faveur de laquelle la lésion s'installe et se développe. Parmi ces manifestations, on peut citer, du côté de l'appareil respiratoire, l'asthme, qui alterne parfois avec la fluxion articulaire, ou bien qui disparaît quand la crise de goutte se montre, la congestion pulmonaire à répétition et le catarrhe, avec dilatation des bronches et cœur forcé; du côté de l'appareil digestif, la dyspepsie et l'entéralgie; on y rattache la goutte aiguë du pharynx et les vomissements acétonémiques des enfants, que Comby et Richardière considèrent comme une véritable crise larvée de goutte, et la lithiase biliaire dont les statistiques de Lécorché et Bouchard ont montré les rapports avec la goutte; du côté du système nerveux, l'insomnie, la céphalée et la crise épileptiforme goutteuses, et les intermittences cardiaques au moment de la crise articulaire; les grands accidents cérébraux, la goutte cérébrale de Lécorché, doivent être plus correctement rattachés à l'artérite, à la thrombose et à leurs conséquences; du

côté du cœur, surtout la myocardite; du côté des artères, la sclérose, l'aortite chronique, l'endartérite oblitérante et la périartérite cérébrale, l'angine de poitrine; du côté des veines, les hémorroïdes et les phlébites; enfin, du côté du rein, qui est l'organe le plus constamment touché, d'abord l'albuminurie fonctionnelle (dans 92 pour 100 des cas, suivant Grandmaison), puis la lithiase rénale, que nous allons étudier tout à l'heure, enfin la néphrite, avec ou sans dépôts uratiques. Ajoutons, cependant, pour compléter ce tableau déjà un peu chargé, les accidents goutteux de l'œil : conjonctivite, iritis, choroïdite, rétinite; de l'oreille, l'otite avec infiltration crétacée, la goutte parotidienne et la goutte musculaire, caractérisée par des douleurs, des crampes, l'atrophie des muscles, et que Grandmaison regarde comme la manifestation la plus fréquente de la diathèse acide et de l'uricémie.

Évidemment, le goutteux ne manifeste point toutes ces localisations viscérales de la goutte ou, du moins, ne les supporte pas toutes avec la même intensité. D'ailleurs, par le fait même de l'évolution et du progrès de la diathèse, quand un traitement très énergique et très prolongé n'est pas intervenu à temps, les divers organes s'altèrent et se prennent successivement, et amènent cet état d'insuffisance généralisée de la nutrition et de l'oxygénation du sang, avec lésions du cœur, du sang, des artères, des poumons et des reins qui constitue la *cachexie goutteuse*. Nous étudierons plus en détails, dans le chapitre suivant, la terminaison la plus habituelle de l'évolution goutteuse; il nous suffit actuellement de constater que la cachexie est l'aboutissant d'une évolution très longue et que, en somme, un nombre relativement peu élevé de goutteux meurent de cette manière, après avoir supporté les divers accidents de l'arthrite goutteuse; la plupart du temps, le malade succombe, d'une manière précoce, à une maladie intercurrente, souvent d'origine infectieuse, à laquelle d'ailleurs l'auto-intoxication chronique de l'état

uricémique et les insuffisances organiques qu'il commande le prédisposent d'une manière particulière.

Les quelques notions qui précèdent montrent, je pense, clairement, le caractère nettement défensif, au moins au début, de la goutte aiguë ou subaiguë et des manifestations primaires de la goutte chronique, c'est-à-dire les déformations et les dépôts tophacés. Sans doute, plus tard et par la force des choses, la protection tout d'abord exercée par l'attaque devient un danger qui s'ajoute au péril de l'empoisonnement continu. Néanmoins, la constatation de ce caractère défensif est très importante pour comprendre non seulement les causes initiales et le développement de la maladie, mais aussi et surtout le traitement soit préventif, soit curatif qu'il convient d'appliquer rationnellement à ses différentes étapes.

III. — *La lithiase rénale.*

Entre la lithiase rénale ou gravelle et la goutte, il existe d'étroites parentés que démontrent l'association très fréquente de ces deux formes de l'arthritisme et leur alternance, ou encore leur succession, de telle sorte que la goutte articulaire succède à la gravelle, que l'on désigne par suite quelquefois sous le nom de *goutte rénale*. D'ailleurs, il ne faut pas oublier que dans la goutte, même sans manifestation franche de lithiase, il existe parfois des dépôts d'urate dans le tissu même du rein.

Les conditions qui déterminent la goutte déterminent aussi la gravelle : suralimentation, surmenage, etc. Dans les deux cas, il y a exagération de production de l'acide urique et diminution de sa solubilité, tant par l'élaboration incomplète des nucléines que par l'acidité élevée des humeurs et l'excès de phosphates acides. Mais, dans la goutte, la crise est provoquée par le dépôt d'éléments uratiques aux points de moindre résistance, représentés principalement par les

articulations des membres inférieurs; dans la gravelle, l'apparition de sables ou de calculs peut se faire bien avant que les moindres résistances organiques soient constituées et par le seul fait des variations de solubilité que les urates éprouvent dans la filtration rénale. Au surplus, le rein, par le fait qu'il a à éliminer des quantités anormales d'acide urique, se fatigue parfois d'une manière précoce. Et c'est pourquoi d'une part le rein est si souvent altéré dans la goutte et, d'autre part, la gravelle précède assez souvent l'arthrite ou les autres manifestations de la goutte.

Lécorché distingue la gravelle de la lithiase rénale; dans la première, il y aurait émission de sables et de petits graviers (d'où son nom); dans la seconde, il y aurait production de concrétions uratiques, de volume variable, de forme arrondie ou irrégulière, qui, en s'engageant dans l'uretère, détermineraient la crise, la *colique néphrétique.* Quand le calcul est trop volumineux, il peut produire des accidents extrêmement graves, soit qu'il demeure dans le bassinet, déterminant des douleurs, de l'hydronéphrose, de la suppuration, soit que, parvenu au col de l'uretère, il ne puisse aller plus loin. Il en est de même pour les calculs vésicaux, qui se concrètent par l'adjonction de plusieurs graviers et qui deviennent ainsi trop gros pour pouvoir être expulsés par l'urètre. L'intervention chirurgicale s'impose alors : ouverture ou ablation du rein, écrasement des calculs.

Les graveleux et lithiasiques présentent en général le même ensemble de symptômes morbides que les goutteux, et les troubles fonctionnels du côté de l'appareil digestif, du foie, des vaisseaux, du cœur et des poumons — sans parler des reins — sont sensiblement de même ordre. Néanmoins, le seul signe dont le malade s'inquiète est la colique néphrétique, parce qu'elle est accompagnée de douleurs extrêmement violentes. Les sables n'attirent point beaucoup l'attention et passent parfois inaperçus. Pourtant ils représentent bien souvent les avant-coureurs de la crise, et toute per-

sonne qui constate des dépôts uratiques rougeâtres, tapissant le fond de son vase de nuit, doit se méfier d'une prochaine colique néphrétique et prendre ses précautions en conséquence.

Parfois cependant la crise paraît éclater sans aucun trouble avant-coureur perceptible. A peine constate-t-on quelques douleurs sourdes dans les reins, avec envies fréquentes d'uriner et sensation plus ou moins nette de pesanteur. Puis brusquement, à l'occasion d'un mouvement un peu brusque, par exemple, une douleur vive éclate, au niveau des lombes, continue, exaspérante, mais unilatérale et se produisant souvent du même côté (mais non nécessairement; il y a d'ailleurs parfois alternance presque régulière) ; elle s'irradie à gauche vers la rate, à droite vers le foie, mais de préférence dans la direction du petit bassin et des organes génitaux. Chez l'homme, le testicule devient sensible et remonte vers l'anneau, et il y a une impression sensible de brûlure et de tension du côté de la vessie et jusqu'au méat urinaire. En même temps se produisent des envies d'uriner (les urines sont diminuées ou même supprimées) et d'aller à la garde-robe, des sueurs, des nausées et même des vomissements. Le malade est pâle, courbé en deux, immobilisé, se plaint ou gémit, mais ne présente de fièvre que s'il y a menace de complications : pyélo-néphrite calculeuse, phlegmon périnéphrétique, etc. Le pissement de sang est assez fréquent quand le calcul est hérissé d'aspérités qui déchirent les muqueuses.

La crise est d'une durée très variable, tantôt une heure, tantôt un jour. Elle cesse brusquement au moment où le gravier tombe dans la vessie; mais il peut subsister encore un peu de gêne ou d'engourdissement dans la région lombaire.

Pendant le parcours de l'uretère, il y a parfois des rémissions dans la douleur, et le patient se croit au bout de ses souffrances, mais bientôt la colique reprend, le gravier momentanément arrêté reprenant sa descente.

La chute du gravier dans la vessie est suivie d'une abondante émission d'urine, qui entraîne ordinairement la concrétion uratique au dehors, sans déterminer de nouvelles sensations pénibles du côté de l'urètre. En raison de cette abondante miction, il est rare que les calculs provoquent la formation de concrétions vésicales ; ces dernières résultent plus souvent de l'agglomération de sables ou de petits graviers; si, avant d'être très volumineuses, elles s'engagent dans l'urètre, elles peuvent être la cause d'une sorte de colique urétrale, d'ailleurs fort rare, mais qui réclame l'intervention du chirurgien.

Rappelons enfin que le traitement même de la lithiase rénale peut amener des coliques néphrétiques, en détachant les petits calculs du bassinet et en augmentant la sécrétion rénale.

A côté de la gravelle urique, dont je viens de parler, beaucoup d'auteurs placent la gravelle oxalique, caractérisée par la présence de concrétions d'oxalates au lieu de concrétions d'urates. L'acide oxalique, en effet, paraît dériver, dans certains cas, de l'acide urique et est considéré comme le produit d'une élaboration défectueuse des matériaux azotés. Enfin la gravelle oxalique peut coexister avec la gravelle urique. Malgré cela, elle ne paraît pas sous la dépendance de la diathèse arthritique, attendu qu'elle existe indépendamment de toute manifestation certaine, héréditaire ou acquise, de l'arthritisme, et notamment chez des dyspeptiques ou des nerveux. D'ailleurs, l'observation attentive montre qu'elle est souvent d'origine purement alimentaire.

L'évolution de la lithiase aboutit soit à la goutte articulaire et à toutes ses conséquences, soit à une sorte d'état cachectique, dans lequel on retrouve les manifestations viscérales paragoutteuses mentionnées ci-dessus à propos de la goutte. Ici encore on constate les altérations rénales, vasculaires, cardiaques, qui conditionnent la terminaison habituelle de la goutte.

Par ce qui précède, on voit que la lithiase rénale et la goutte sont les deux formes corrélatives d'un même trouble des échanges nutritifs, conditionnées par les mêmes circonstances et aboutissant aux mêmes insuffisances organiques. Toutefois, dans la lithiase, le caractère défensif est moins net, en dehors de la douleur, qui constitue cependant un avertissement réellement protecteur. Sous ces deux modalités cliniques s'exprime l'effort de l'organisme pour éliminer un excès de poison qui a sa source dans une destruction exagérée des matériaux azotés les plus riches, que ces matériaux proviennent du dehors, dans la suralimentation, ou du dedans, dans le surmenage, ou des deux à la fois et dans l'absence ou l'insuffisance du solubilisant physiologique de ce poison. Cette constatation s'éclaire d'ailleurs des notions étiologiques fournies dans les chapitres précédents et servira ultérieurement pour l'établissement d'une thérapeutique méthodique et rationnelle.

IV. — *L'obésité.*

Il est assez difficile de dire exactement ce qu'est l'obésité, ou adipose, et en quoi elle diffère du simple embonpoint. Normalement, les tissus humains contiennent, en moyenne, 50 grammes de graisse pour 1000. A partir de quel taux cette proportion de graisse devient-elle de l'obésité? Quant à présent on ne sait pas au juste et le diagnostic de l'obésité ne se porte que d'après l'aspect extérieur et la constatation de certains troubles spéciaux dont nous parlerons tout à l'heure.

Mais l'impossibilité où nous sommes de tracer scientifiquement une démarcation nette entre la corpulence ou l'embonpoint et l'obésité n'empêche pas de comprendre l'exacte signification de ce processus morbide, et Maurel (de Toulouse), dans son *Rapport sur l'obésité*, au Congrès de Paris de 1904, la considère, à juste raison, comme un des moyens employés par la nature pour éviter les inconvénients de la

suralimentation et de la surnutrition, consistant dans la mise en réserve, sous la forme de tissus adipeux, répartis dans le tissu sous-cutané et les organes, d'une quantité de corps gras dépassant sensiblement la proportion normale. En d'autres termes, l'obésité est un procédé de dépense contre l'excès de matériaux alimentaires que l'organisme ne peut utiliser.

Si l'on se rappelle ce que j'ai dit précédemment du rôle de la suralimentation dans la production et l'évolution de la diathèse arthritique, on ne sera pas étonné de constater que l'obésité, plus ou moins franche et marquée, est le signe de beaucoup le plus fréquent de l'arthritisme, celui qui précède et complique souvent tous les autres et se retrouve constamment au début, tout au moins, des autres formes cliniques de l'arthritisme. Au surplus, le fait seul d'être *gros* indique, sinon toujours la diathèse en voie d'évolution, du moins la réalisation des conditions qui la préparent et l'imminence de son éclosion.

D'après A. Mathieu, trois éléments peuvent intervenir dans la pathogénie de l'obésité : la prédisposition constitutionnelle, l'augmentation des recettes nutritives et enfin la diminution des dépenses correspondantes.

Par prédisposition constitutionnelle, il faut surtout entendre ici l'hérédité, dont l'influence majeure a été bien mise en évidence par les statistiques de Chambers, de Bouchard et de Warthington. Les femmes sont, le fait est bien connu, beaucoup plus souvent atteintes que les hommes, puisque, sur 100 obèses, il faut en moyenne compter 65 femmes. Cette fréquence ne tient pas uniquement à la sédentarité plus grande de la femme, comme nous le verrons plus loin.

En dehors de l'hérédité directe, il faut mentionner les rapports de l'obésité avec les autres formes de l'arthritisme, avec la goutte, la lithiase, le diabète, le neuro-arthritisme et le nervosisme. En dehors de l'obésité modérée, qui

s'observe, comme il a été dit, au début de presque toutes les manifestations arthritiques, l'obésité difforme peut alterner avec ces autres manifestations, et traduire alors, presque à elle seule, l'emprise définitive de la diathèse. Mais Maurel a bien fait remarquer que cette adipose ne doit pas être confondue avec l'obésité, pour ainsi dire banale, du début de toute évolution arthritique, laquelle disparaît quand l'hyperfonctionnement fait place à des insuffisances fonctionnelles de plus en plus généralisées.

L'obésité banale a sa source, nous le savons, dans la suralimentation, la pléthore. C'est la plus fréquente; c'est celle qui marque l'excès des recettes sur les dépenses et traduit les limites de l'hyperfonctionnement. Voilà pourquoi on la trouve constamment au début de l'évolution arthritique et pendant les premières générations, d'apparition de plus en plus précoce et jusque dans l'enfance.

Mais si cette obésité par suralimentation tend à disparaître à mesure que le cycle arthritique s'avance, que le fonctionnement devient plus difficile, une autre peut, simultanément et presque sans transition ou sans changement apparent, faire son apparition : c'est celle qui tient à une réduction des dépenses *par intoxication*. La plupart des théories pathogéniques de l'obésité ne s'appliquent guère qu'à cette dernière, comme la théorie digestive, qui attribue l'obésité des dyspeptiques au non-dédoublement des graisses; comme la théorie asphyxique, qui rattache l'obésité de certains anémiques et chlorotiques aux troubles de l'hématose et à la diminution conséquente des oxydations intra-organiques; comme la théorie en vertu de laquelle, les sécrétions internes des glandes closes et des glandes génitales étant des régulateurs des phénomènes d'oxydation, la dégénérescence morbide ou physiologique de ces glandes ou leur ablation (insuffisance de la glande thyroïde, ménopause, castration, etc.) entraînerait une diminution des oxydations et l'obésité des myxœdémateux, des castrats et des femmes au

retour d'âge; comme la théorie toxi-infectieuse, qui admet que certaines infections : tuberculose, convalescence de fièvre typhoïde, amènent l'obésité. L'alcool, l'arsenic, le phosphore produisent également une obésité toxique.

Dans ces différentes formes de l'adipose par intoxication, le rôle du système nerveux est manifeste, puisque c'est par lui de toute nécessité que se produit la régulation dans le mécanisme et le taux des échanges nutritifs, et c'est, par conséquent, à un trouble de son fonctionnement qu'est due aussi l'altération de cette régulation. Or cette perturbation nerveuse se montre, relativement de bonne heure, dans l'évolution de l'arthritisme, comme le résultat des excitations multiples et de l'hyperfonctionnement. Et c'est ainsi que, à l'obésité par suralimentation qui caractérise le début de cette évolution, succède au bout d'un temps variable chez l'individu, de deux ou trois générations dans la lignée, une obésité d'une autre nature, toxique, grave par conséquent, à signification très différente, puisque, quelle que soit sa forme, elle est, au même titre que l'amaigrissement qui survient parfois à sa place, le signe des insuffisances progressives. Chez ces malades, d'ailleurs, la suralimentation n'est plus généralement en cause et beaucoup d'entre eux continuent à engraisser avec un régime parfois tout à fait insuffisant.

Sans doute, toutes les obésités toxiques ne sont pas dépendantes de l'arthritisme; les personnes qui deviennent obèses à la suite d'une castration, de la ménopause, de myxœdème, d'un empoisonnement par le phosphore ou d'un abus de l'arsenic ou de l'alcool, ne sont pas du tout nécessairement des arthritiques. Mais néanmoins, et c'est là ce qu'il importe de retenir, ces obésités toxiques se produisent plus aisément, plus fréquemment (les statistiques le prouvent) chez les hérédo-arthritiques, en raison précisément des troubles nerveux préexistants et des insuffisances variées qu'ils commandent.

Les deux types d'obèses d'Albert Robin : les obèses hyperazoturiques, ou *par excès*, et les obèses hypoazoturiques, ou *par défaut*, répondent en somme aux deux formes d'obésité dont nous venons de parler, les premiers dépendant de l'obésité par suralimentation et hyperfonctionnement, les seconds de l'obésité par intoxication avec insuffisance.

D'ailleurs la physiologie expérimentale démontre que la graisse peut apparaître aux dépens des différents matériaux alimentaires et des différents tissus de l'organisme. Dans ma *Physiologie générale*, j'ai longuement discuté les expériences qui attestent que les corps gras, bien entendu, mais aussi les albuminoïdes purs et même les hydrates de carbone donnent de la graisse. Je ne puis naturellement reprendre ici cet exposé, dont nous nous bornerons à accepter les conclusions. Mais il faut néanmoins bien se rendre compte que, normalement, cette transformation est limitée et ne porte que, d'une part, sur un léger excès de matériaux alimentaires momentanément inutilisés et qui se déposent sous forme de réserves nutritives, et, d'autre part, sur cette partie des tissus qui, cessant de fonctionner ou privée d'oxygène, fournit par réduction des substances grasses, comme l'adipocire des noyés. Dans l'état morbide qui aboutit à l'obésité vraie, ces phénomènes de réduction prennent une beaucoup plus grande ampleur, pour les raisons suivantes : ingestion alimentaire dépassant notablement les besoins et les limites d'utilisation digestive, insuffisances des ferments des graisses, de l'hématose et de la circulation de l'oxygène, du système nerveux enfin, qui, irrité ou intoxiqué, cesse d'exercer son contrôle et son action synergiques et laisse ainsi certains tissus ou organes s'infiltrer de graisse et dégénérer.

Ce qui précède rend compte des lésions constatées dans l'obésité. On observe en effet une accumulation anormale de graisse dans la peau et le tissu cellulaire sous-cutané, dans les interstices celluleux des muscles et des organes

internes. Or, il importe de remarquer que ces tissus sont ceux où l'irrigation sanguine est à son minimum et où par conséquent l'apport d'oxygène est extrêmement réduit, ce qui explique que la graisse s'y montre toujours d'abord et de préférence. Mais la lésion peut s'étendre davantage et s'attaquer aux éléments anatomiques nobles eux-mêmes (1). Ainsi, dans le foie, la graisse se dépose à peu près exclusivement à l'intérieur des cellules hépatiques. Les muscles du cœur subissent eux aussi très souvent une transformation, la dégénérescence graisseuse. Ici la lésion a une signification différente; elle est le résultat d'un phénomène de fatigue. Chez les suralimentés, les intoxiqués, les obèses, le foie et le cœur se surmènent en effet de bonne heure et le ralentissement fonctionnel qui en est la conséquence entraîne la transformation partielle des éléments anatomiques en corps gras.

Le dépôt adipeux et les lésions qu'il détermine commandent les différents symptômes de l'obésité. Nous ne nous y attarderons pas, car ils sont connus de tout le monde. Notons cependant que, chez certains malades, la peau est fortement colorée, tandis qu'elle est pâle chez les autres; parfois même, elle est non seulement décolorée mais comme bouffie. Ces derniers appartiennent au type toxique ou atonique, les premiers au contraire au type pléthorique. Ceux-ci sont souvent des obèses par acquisition, ou des héréditaires de la première génération; ceux-là sont des héréditaires plus anciens, marchant vers la période terminale et constituant souvent ces *grands* obèses, qui meurent généralement avant la quarantaine.

Les troubles fonctionnels du début sont sous la dépendance de la surcharge de poids qu'entraînent les dépôts adipeux et de la gêne mécanique qu'ils apportent au fonc-

(1) On entend par éléments anatomiques *nobles* le système nerveux, les muscles et les glandes.

tionnement des organes. De là, l'apathie intellectuelle, la somnolence, l'essoufflement au moindre mouvement, l'anémie, l'état dyspeptique et l'hypertrophie du foie, la frigidité, l'impuissance, la stérilité, etc. Ultérieurement, quand la dégénérescence graisseuse survient, les troubles cardiaques font leur apparition; il y a des palpitations, des intermittences; le cœur, dont les fibres musculaires sont infiltrées de graisse, se dilate et le malade meurt par insuffisance progressive de la contraction du cœur ou même subitement par rupture. L'obésité infantile (celle qui apparaît seulement après le sevrage, vers 2 ans) peut avoir une évolution plus rapide, non par le fait même de l'obésité, mais par une infection intercurrente, notamment la tuberculose. Cette infection en effet exerce, chez les jeunes obèses, des ravages très prompts et qu'il est difficile d'enrayer. L'adulte lui-même est exposé à cette complication, dont la terminaison alors est parfois moins rapide. Enfin rappelons, pour mémoire seulement, que la goutte, la lithiase, le diabète, la néphrite se superposent souvent à l'obésité et, indépendamment des accidents de cette dernière, peuvent donner lieu à l'apoplexie, au coma, à la crise d'urémie.

Somme toute, il y a deux types d'obésité : l'obésité par suralimentation ou floride et l'obésité toxique. La première est la forme la plus banale de l'arthritisme; elle en est le signe du début, l'avant-coureur, et peut accompagner les autres formes cliniques, mais seulement pendant un certain temps, jusqu'à ce que des insuffisances d'un autre ordre, mais graves, soient constituées. Alors, comme l'a montré Maurel, elle disparaît pour faire place à un état de déchéance plus ou moins notoire. La seconde, au contraire, est elle-même une forme définie de l'arthritisme, à manifestations et à terminaison spéciales, pouvant ou non succéder à l'obésité floride, mais évoluant pour son propre compte. Elle cesse complètement d'être en relation avec des excès alimentaires, puisque les malades mangent souvent très peu.

Ce qui la caractérise, c'est la diminution des ferments qui dissolvent les graisses et l'état asphyxique du sang, de telle sorte que tous les tissus ont tendance à faire de la graisse et, par conséquent, à devenir fonctionnellement insuffisants. Si donc l'obésité floride est incontestablement un moyen de protection contre l'excès des matériaux alimentaires utilisables, l'obésité toxique ne jouit plus des mêmes propriétés défensives; elle marque au contraire une déchéance progressive qu'il est souvent très difficile et parfois impossible d'enrayer.

V. — Le diabète sucré.

Dans la goutte et la lithiase rénale, certains dérivés protéiques ou azotés sont mal élaborés et retenus; dans l'obésité, c'est la graisse qui se produit anormalement et encombre les tissus. Nous allons voir que, dans le diabète sucré, le sucre, à son tour, entre en jeu et provoque des accidents par son incomplète utilisation.

Le diabète est en effet caractérisé par la présence d'une quantité notable de sucre dans l'urine, accompagnée de polyurie, de polydipsie et, quelquefois seulement, de polyphagie (1) avec peau sèche, prurigineuse, troubles de la vue, migraines, fourmillements, gingivite, suppression des règles et perte de l'appétit sexuel chez les femmes, impuissance chez l'homme. Plus tard, ces symptômes s'aggravent et se compliquent de troubles digestifs, hépatiques, pulmonaires, circulatoires, cardiaques, rénaux et nerveux, qui provoquent l'amaigrissement et la cachectisation, puis la mort par coma, par infection, urémie ou défaillance cardiaque.

Les rapports du diabète et des autres formes de l'arthri-

(1) Ces mots barbares sont commodes parce qu'ils disent beaucoup de choses en peu de lettres, et c'est pourquoi les médecins les emploient. *Polyurie* veut dire : émission très abondante d'urine; *Polydipsie*, soif continuelle amenant à boire constamment; *Polyphagie*, appétit exagéré et consommation énorme d'aliments.

tisme sont connus depuis longtemps, et Bouchard a insisté sur ce point avec raison. Dans le cycle arthritique, le diabète peut alterner avec la goutte, la gravelle, le nervosisme, l'obésité, mais il est moins banal et moins précoce que cette dernière. Je veux dire par là qu'il apparaît presque toujours postérieurement à l'obésité chez les arthritiques par acquisition; chez les hérédo-arthritiques, au contraire, il peut se montrer dès l'enfance, mais alors sa gravité est beaucoup plus grande. D'ailleurs, dans certaines familles, où le diabète se transmet de père en fils, on a pu constater qu'il devient dans les générations successives de plus en plus précoce et grave.

Toutefois, le diabète peut se montrer, indépendamment de l'arthritisme, chez des individus indemnes de toute tare ou hérédité diathésique. Ainsi les traumatismes et les lésions de l'encéphale (surtout du quatrième ventricule), certaines vésanies, la paralysie générale, la maladie de Basedow, les lésions du pancréas, même un simple choc nerveux, une émotion, pourvu qu'elle soit suffisamment intense, suffisent à le provoquer. Mais alors les caractères de ce diabète — ou, pour parler plus exactement, de ces diabètes — ne sont plus les mêmes : tantôt ils sont purement transitoires et guérissent assez vite; tantôt, au contraire, ils s'affirment d'emblée comme progressifs et graves, amenant rapidement l'amaigrissement, l'autophagie (1) et la mort.

Enfin certaines infections : le typhus, la diphtérie, le choléra, les oreillons, etc., produiraient le diabète, par lésion du pancréas. Cette étiologie est possible et vraisemblable; mais les observations sont encore trop rares ou trop incomplètes pour qu'on puisse admettre cette origine sans conteste. Quant à la nature infectieuse du diabète, soutenue par Teissier, elle semble absolument improbable

(1) *Autophagie*, état des gens qui ne peuvent plus se nourrir qu'aux dépens de leurs propres tissus.

et n'a d'ailleurs jamais été démontrée. Ce qui a donné quelque vraisemblance à cette opinion, c'est l'existence bien constatée — quoique assez peu fréquente — du diabète conjugal ou familial. Il arrive parfois, en effet, que deux époux, sans aucune parenté, soient successivement atteints de diabète. Debove, Martinet, Deléage, ont pensé à la contagion. Mais cette hypothèse ne repose que sur une simple apparence. Pour expliquer la coïncidence, il suffit de constater, d'abord que le diabète qui apparaît ainsi est un diabète arthritique gras, ou tout au moins un diabète hépatico-nerveux, à évolution floride et lente, et, en second lieu, de remarquer que l'identité des conditions d'existence, la communauté des peines et des joies, les mêmes excès, les mêmes fatigues doivent amener nécessairement chez les deux conjoints, surtout s'ils ont, comme c'est le cas souvent, quelque prédisposition héréditaire, l'éclosion des mêmes phénomènes morbides. Nous verrons d'ailleurs plus loin que les habitudes et les circonstances du milieu représentent les facteurs essentiels des manifestations arthritiques : vicieuses et fâcheuses, elles suffisent à les créer, comme elles suffisent à les faire disparaître (au début, bien entendu) quand elles redeviennent salutaires et favorables.

Cliniquement, on peut distinguer trois formes de diabète sucré : la forme dite *arthritique*, généralement bénigne, intermittente souvent, que le régime améliore toujours quand il ne la fait pas disparaître; la forme proprement *hépatique* et *nerveuse*, plus tenace et plus grave; enfin la forme *pancréatique*, à évolution plus rapide, à pronostic toujours sombre, contre laquelle l'emploi des extraits d'organes, malgré les espérances du début, s'est montré à peu près complètement impuissant.

A ces formes simples, pour ainsi dire, il faut adjoindre les formes aggravées et compliquées, comme le diabète avec albuminurie, cardiopathies, infections diverses (streptococcies, pneumococcies, tuberculose surtout).

Nombreuses sont les explications que les auteurs ont tenté de donner de ces formes. Il serait fastidieux et inutile de les passer toutes en revue ; je me contenterai de rappeler seulement les trois théories principales qui départagent aujourd'hui les médecins, à savoir : la théorie du défaut de consommation du sucre par ralentissement de la nutrition ; la théorie de l'hypersécrétion du sucre par exagération des échanges, et enfin la théorie pancréatique par réduction de la destruction du sucre.

La théorie par ralentissement de la nutrition est due au professeur Ch. Bouchard. Pour lui, l'excès de sucre du sang provient de ce que l'organisme n'utilise pas tout le sucre produit par le foie. Le foie donne, en effet, par jour environ 1 500 grammes de sucre, dont 800 seulement sont utilisés pour les dépenses de force. Le reste, ce sont les tissus qui l'emploient. Mais si un trouble, d'origine intestinale principalement, survient, qui modifie les échanges, la nutrition n'est plus capable d'utiliser le sucre en excès qui apparaît alors dans l'urine. Aussi le diabète est-il fréquent chez les surmenés digestifs, chez les individus à nutrition dite ralentie, chez les arthritiques et leurs descendants et chez les alcooliques.

La théorie de l'hypersécrétion par hyperfonctionnement appartient au professeur Albert Robin, qui a montré que, dans beaucoup de cas de diabète sucré, il y a une exagération plus ou moins considérable des échanges et de la désassimilation. En effet, ce n'est pas seulement la production du sucre qui est exagérée, c'est aussi celle de l'urée et de l'acide carbonique; le coefficient d'oxydation de l'azote dépasse la normale et peut monter jusqu'à 87 et 90 pour 100 ; il en est de même pour la consommation de l'oxygène. Il n'y a donc pas diminution des oxydations. La théorie de l'hypersécrétion explique les grands symptômes du diabète et la cachectisation; elle suppose une altération ou une lésion, primitive ou secondaire, du système nerveux central, puisque ce n'est que par l'intermédiaire de ce système que peuvent

se produire et la non-compensation entre la production et l'utilisation du sucre, et la consomption.

La théorie pancréatique a été créée surtout par le professeur Lancereaux. Un diabète, reproduit expérimentalement par Von Mering et Minkowski et bien étudié par Thiroloix, s'observe, en effet, dans les lésions étendues et profondes du pancréas. Mais comment ces lésions peuvent-elles expliquer l'apparition de la glycosurie (présence du sucre dans l'urine)? Le professeur Lépine, de Lyon, a soutenu que le pancréas sécrète un ferment glycolytique, qui, versé dans le torrent circulatoire, jouit de la propriété de dédoubler le sucre en acide carbonique et eau. A l'état normal, ce ferment détruirait 25 pour 100 du sucre circulant; à l'état pathologique, quand le pancréas est profondément lésé, il en détruirait à peine dix fois moins. Cet écart dans la destruction du sucre expliquerait la glycosurie et, par le trouble qui en est la conséquence, la rapide déchéance des diabétiques graves.

Telles sont les trois principales théories en présence. Que faut-il pratiquement en retenir?

La théorie pancréatique, en premier lieu, ne saurait être adoptée dans tous les cas. D'ailleurs le ferment glycolytique, qui est la base de l'interprétation pathogénique, semble hypothétique. On n'a pas pu l'isoler et les expériences d'Arthus rendent son existence peu probable. Cependant Lépinois a trouvé un ferment oxydant (oxydase) dans le sang, et Abelous et Biarnès en ont également découvert un. En admettant — ce qui n'est pas prouvé — que cette hémoxydase vienne du pancréas, on pourrait expliquer par les lésions de cet organe l'incomplète oxydation du sucre chez les diabétiques, si l'on ne savait que beaucoup d'autres tissus non atteints produisent également des ferments oxydasiques, qui viennent largement en suppléance. Cela n'empêche pas d'ailleurs que le diabète pancréatique soit une réelle « personnalité clinique ». La coïncidence des lésions pancréatiques et d'un diabète à forme spéciale est un fait parfaitement établi,

et pour ce diabète — mais pour lui seulement — la théorie pancréatique se trouve justifiée. Lancereaux, au surplus, reconnaît que c'est par l'intermédiaire obligé du système nerveux que le pancréas agit sur la cellule hépatique et que, physiologiquement et embryologiquement, il y a d'étroites relations entre ces deux glandes que Renault considère comme les deux parties différenciées d'un seul et même appareil. Par là aussi peut s'expliquer le fait que le diabète purement nerveux réagisse parfois secondairement sur le pancréas et y détermine des lésions qui transforment à la longue le diabète hépatique en diabète pancréatique.

La théorie de M. Bouchard n'interprète que le diabète des arthritiques francs, à la période des insuffisances commençantes. C'est pourquoi il est beaucoup plus fréquent chez les hérédo-arthritiques que chez les arthritiques par acquisition. Néanmoins, on l'observe aussi chez ces derniers, mais à une période plus tardive; le malade est généralement floride encore et reste floride pendant un certain temps jusqu'à ce que le trouble retentisse sur le pancréas, ce qui détermine l'apparition d'un amaigrissement morbide.

Quant à la conception du professeur A. Robin, elle s'applique cliniquement à deux catégories de malades très différentes au point de vue de l'évolution et du pronostic : d'abord aux suralimentés et aux pléthoriques à la période d'hyperfonctionnement, chez lesquels l'exagération des échanges et la glycosurie sont conditionnées par le surmenage alimentaire et nerveux. Aussi ce diabète par hypersécrétion se rencontre-t-il souvent chez les diabétiques par acquisition, non héréditaires. Il peut être intermittent et passe maintes fois inaperçu, la polydipsie et la polyphagie qui l'accompagnent étant coutumières chez les suralimentés, et les troubles accessoires, tels que la sécheresse de la peau, les migraines, l'impuissance, ne s'accusant pas assez pour attirer spécialement l'attention du patient et éveiller ses inquiétudes. Bien que fréquemment compliqué d'obésité,

ce diabète est parfaitement curable par le régime et l'hygiène. Mais s'il n'est pas soigné à temps, il aboutit, au bout d'une durée variable, à un diabète plus grave, avec diminution des échanges et menaces de coma.

En second lieu, le diabète par hypersécrétion s'observe chez les nerveux, dans l'hystérie, l'épilepsie, la paralysie générale, les vésanies, chez des individus non suspects de tares arthritiques. Son évolution est ici beaucoup plus rapide et conduit promptement à la cachectisation. Son pronostic est donc aussi plus sombre. Le diabète traumatique ou purement nerveux (émotion) se rattache à cette forme, mais on sait qu'alors deux cas peuvent se présenter. Si le diabète apparaît immédiatement après le choc, il est parfois curable ; il cesse de l'être ordinairement si son apparition est tardive. Le diabète par hypersécrétion est enfin celui qui aboutit le plus vite aux lésions pancréatiques.

Pour résumer ce qui précède, nous dirons que : 1° La suralimentation et le surmenage conditionnent un diabète hyperfonctionnel, parfois intermittent, curable, qu'on observe de préférence chez les pléthoriques, même non héréditaires ; il est souvent compliqué d'obésité ; — 2° Lorsque les insuffisances fonctionnelles s'installent, c'est le diabète avec ralentissement des échanges qui apparaît ; aussi est-il surtout fréquent chez les hérédo-arthritiques, chez les descendants de pléthoriques et de surmenés. Il représente le diabète classique des arthritiques, souvent floride au moins au début, mais aboutissant au diabète hépatico-nerveux et à la cachectisation ; — 3° Les lésions nerveuses créent, soit d'emblée et alors sans que la maladie se trouve en rapport avec l'arthritisme, soit secondairement, un diabète avec exagération des échanges, qui peut aboutir rapidement à la cachectisation et à la mort. Ce diabète, comme il a été dit, est en relation d'une part avec le diabète purement pancréatique, d'autre part avec le diabète arthritique, dont il représente le terme ultime ; — 4° Enfin l'hérédité, longue et

chargée, peut déterminer, dès l'enfance, l'apparition d'un diabète maigre, à évolution rapidement fatale, avec autophagie d'emblée et souvent mort dans le coma. C'est l'aboutissant logique du diabète héréditaire.

Cette évolution du diabète, comprise entre la période de tolérance ou défensive, pendant laquelle le traitement est toujours efficace, et la période d'autophagie ou de déchéance, qu'aucune thérapeutique n'est encore capable de guérir définitivement, est souvent modifiée profondément par un certain nombre de complications, qui en abrègent plus ou moins notablement la durée.

Parmi ces complications très nombreuses qui toutes résultent des troubles et des lésions créés par le diabète, nous nous contenterons de citer : la gastro-entérite grave et la cirrhose hypertrophique pigmentaire du foie, la néphrite, l'endocardite, la dilatation et l'hypertrophie du cœur, sa dégénérescence graisseuse avec défaillance cardiaque, l'angine de poitrine, la gangrène sèche ou humide du tégument et le mal perforant plantaire, le vertige diabétique et les petites attaques apoplectiformes, les paralysies typiques et le pseudo-tabès (qu'il importe de ne pas confondre avec la paralysie générale et le tabès vrai), le délire vésanique et enfin les diverses infections : furoncles et anthrax, pneumonie et broncho-pneumonie, gangrène pulmonaire, tuberculose, etc. Mais la plus fréquente de ces complications, et la plus redoutable aussi, est le coma diabétique.

Il est admis que ce coma résulte d'une véritable intoxication par l'acide β-oxybutyrique, provenant de l'abus du régime carné ou d'une autophagie excessive dans la phase d'amaigrissement. Diverses circonstances peuvent en favoriser l'apparition : la fatigue, les excès, l'abus des opiacés.

La crise débute par une période d'excitation, de bavardage avec incohérence dans le langage, puis la dépression s'installe. Ses caractères sont : odeur aigrelette (de pomme) de l'haleine et de l'urine, troubles gastro-intestinaux, dysp-

née (1) avec respiration en deux temps séparés, dilatation pupillaire, abaissement de la température et accélération du pouls. La mort est très rapide, et malheureusement nous sommes à peu près désarmés contre elle, car tous les médicaments échouent, même les alcalins à hautes doses, à moins qu'ils ne soient utilisés de bonne heure, dès l'apparition des tout premiers symptômes avant-coureurs que le médecin n'a qu'exceptionnellement l'occasion de constater.

Dans le cycle arthritique, le diabète occupe une place notable, quoique moins importante que celle que détient l'obésité. Sur 100 arthritiques par hérédité, moins d'un tiers environ est diabétique, tandis que près des deux tiers sont obèses. Néanmoins, l'influence sociale du diabète est plus redoutable, parce que chez les héréditaires, et quand la maladie est assez précoce, on constate une atteinte rapide portée à la fécondité, soit par avortements, soit par impuissance ou anaphrodisie. Les familles diabétiques se trouvent être ainsi assez souvent, d'après les statistiques, celles qui s'éteignent le plus rapidement.

VI. — Le diabète phosphatique ou phosphaturie.

A côté du diabète sucré, il faut faire une place à la phosphaturie, qui exprime une excrétion exagérée de substances minérales nécessaires à l'organisme, et spécialement de phosphates, comme le diabète exprime une excrétion exagérée de sucre.

Il y a plusieurs sortes de phosphaturies : la phosphaturie dite essentielle et les phosphaturies secondaires, liées à la dyspepsie, au diabète, à la tuberculose et à certaines maladies du système nerveux. La première seule nous intéresse ici, car elle constitue une forme définie et trop souvent méconnue de la diathèse arthritique.

---

(1) *Dyspnée,* difficulté pour respirer. — Les dyspnéiques « cherchent leur respiration ».

Elle s'observe en effet à la suite de la suralimentation, surtout carnée, du surmenage musculaire et nerveux, et enfin parfois au cours de la croissance, où les deux conditions précédentes se trouvent réalisées. Tous ceux qui en sont atteints sont des arthritiques par acquisition et le plus souvent par hérédité.

Les principaux caractères de la phosphaturie essentielle sont : 1° l'augmentation absolue ou relative, et dans des proportions anormales, de l'élimination de l'acide phosphorique, déphosphorisation et déminéralisation (il y a simultanément excès de chaux et de magnésie urinaires) qui portent principalement sur le système nerveux; on constate en même temps le plus ordinairement un excès prononcé d'azote dans l'urine; 2° la mauvaise assimilation des matières minérales alimentaires; 3° enfin, la diminution des oxydations. Comme symptômes, on peut noter des troubles nerveux d'intensité variable, et plus souvent par défaut que par excès, la polyurie et la polydipsie, l'état anémique, l'amaigrissement, la perte des forces et la cachexie. La phosphaturie se complique souvent de diabète, de goutte, de néphrite. En diminuant la minéralisation des tissus et des humeurs, elle diminue les défenses organiques et la résistance vitale; aussi la terminaison par infection et surtout par tuberculose est-elle fréquente.

Les maladies que nous venons de passer brièvement en revue : goutte et lithiase rénale, obésité, diabète, phosphaturie, sont les formes principales de l'arthritisme franc, de la diathèse définitivement constituée. D'autres modalités morbides, telles que l'asthme, les migraines, les états neurasthéniques et psychasthéniques, etc., sont parfois ajoutées à cette liste par les auteurs, mais comme on les retrouve toujours, les unes ou les autres, superposées aux types cliniques qui ont été étudiés ci-dessus, je crois inutile de leur consacrer ici une étude spéciale.

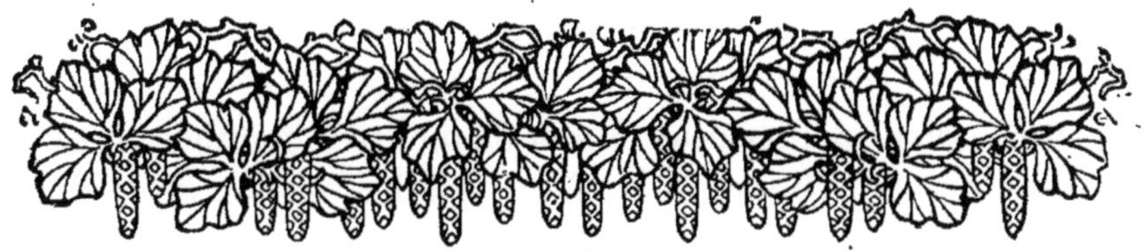

CHAPITRE IV

L'ARTÉRIO-SCLÉROSE

Comment meurent les arthritiques.

I. — L'évolution terminale de l'arthritisme.

Nous avons vu que, dans l'évolution de la diathèse arthritique, on peut distinguer trois périodes successives :

1° La période de fonctionnement exagéré préarthritique;

2° La période de fonctionnement vicié et d'arthritisme confirmé, donnant lieu à des maladies de forme plus ou moins nettement défensive ;

3° Enfin la période d'insuffisance, frappant un ou plusieurs des organes indispensables à la vie, soit même la faculté de reproduction.

C'est à cette dernière que nous en sommes, mais, malgré son importance évidente, elle nous arrêtera moins longtemps que la précédente, parce que la progression et l'étendue des lésions désarment presque complètement la thérapeutique. Nous devons néanmoins en dire quelques mots pour montrer les graves et imminents dangers que court l'arthritique qui néglige d'observer les précautions et de prendre les soins nécessaires pour enrayer les progrès de sa maladie.

Mais, avant d'aller plus loin et de montrer comment meurt l'individu arthritique, il me faut signaler l'action de sa diathèse sur la fécondité et la natalité vivante, et prouver ainsi l'immense et néfaste influence sociale de l'arthritisme. Maurel (de Toulouse), un des premiers, a appelé l'attention sur ce point capital. Depuis ses premiers travaux sur la *Dépopulation de la France et ses causes*, d'autres recherches sont venues vérifier sa manière de voir. (Manquat.)

En raison même de ses habitudes de suralimentation et de l'activité fonctionnelle conséquente, le pléthorique préarthritique est généralement très fécond : il a parfois une ribambelle d'enfants. Mais cela est moins apparent maintenant que jadis, par suite de l'usage trop répandu de la restriction volontaire. Quoi qu'il en soit, d'ailleurs, ces enfants, dont l'hérédité fait, la plupart du temps, des arthritiques à manifestations défensives, sont déjà moins féconds; ils ont un, deux, trois rejetons au plus, parmi lesquels les filles dominent, comme toutes les fois qu'une race est menacée dans son existence. Ces derniers, suivant les conditions de leur vie propre, peuvent être ultérieurement encore aptes à la reproduction, mais le plus souvent, hérédo-arthritiques notoires, ils n'ont plus rien qui rappelle l'ancêtre pléthorique et exubérant de santé. Ce sont de petits êtres malingres, souffreteux et grognons, parfois fort intelligents, de sensibilité accrue et d'émotivité forte, mais de vitalité minime. On les élève difficilement, c'est-à-dire qu'ils semblent plus aptes que d'autres à contracter les infections de l'enfance, et d'ailleurs beaucoup d'entre eux meurent jeunes, avant l'âge de la reproduction, fauchés par ces infections ou la tuberculose. Les autres survivent péniblement, instables de mentalité et de fonctions perpétuellement détraquées, en proie à mille misères, corporelles et nerveuses, qui font d'eux de grands douloureux et constituent cette catégorie de dégénérés dits supérieurs, dont certains pourtant réussissent à se faire un nom, de préfé-

rence dans l'art ou la littérature. Enfin, ils ont rarement des enfants; la fécondité, cette dernière défense de la race, est, chez eux, défaillante à son tour.

Cette diminution croissante de la natalité ne s'observe pas seulement en France; elle s'observe partout où on a abusé de la suralimentation, des excitants fonctionnels et du surmenage mental, dans les grandes familles anglaises, allemandes, yankees, australiennes et jusque dans l'aristocratie japonaise. Sans doute, la restriction volontaire intervient de plus en plus souvent, grâce à la connivence de certains appétits ou de certaines sentimentalités déplacées dont quelques médecins se sont malheureusement constitués les défenseurs. Mais cette influence ne saurait expliquer que l'infécondité frappe partout de préférence les descendants d'arthritiques, et c'est pourquoi nous croyons, avec Maurel, que c'est avant tout la diathèse arthritique qu'il faut incriminer.

Mais si le fait est patent, attesté par d'intéressantes statistiques, nous devons reconnaître que son mécanisme nous échappe. Chez bon nombre de grands arthritiques mâles, à la période des insuffisances, le sens génésique reste très éveillé et il est impossible de constater soit des malformations anatomiques, soit des altérations dans les sécrétions génitales. Aussi est-ce à la femme surtout que l'on impute l'infécondité; chez la femme arthritique, en effet, les déviations utérines sont assez fréquentes; il y a souvent de la dysménorrhée et parfois de l'aménorrhée ; on peut noter en outre des inversions sexuelles, comme chez l'homme, du reste, et de l'inappétence génitale. Mais, dans beaucoup d'autres cas, les causes de l'infécondité restent obscures : certains troubles fonctionnels peuvent être signalés, mais aucune lésion n'est réellement accusable. On en est donc réduit aux hypothèses, notamment aux altérations ou à l'insuffisance des sécrétions internes d'origine génitale et, chez la femme, à la fragilité spéciale de la muqueuse utérine inapte à fixer l'ovule fécondé. En faveur de cette dernière hypothèse, on peut noter que, chez les femmes arthritiques, l'avortement précoce et la morti-natalité sont un peu plus fréquents que chez les femmes non diathésiques, en dehors des avariés.

Si nous discernons encore mal le mécanisme au moyen duquel l'arthritisme stérilise et supprime la race, la descendance, pour ainsi dire, avant de frapper l'individu lui-même, nous sommes mieux fixés en ce qui concerne les causes qui, habituellement, déterminent la mort de l'arthritique. Je dis habituellement, parce qu'il y a une évolution normale de l'arthritisme et que cette évolution normale aboutit à une mort de forme parfois différente, mais de cause identique. Or, cette cause, c'est l'insuffisance par sclérose ; que le foie, le rein, les vaisseaux, le cœur, le cerveau soient frappés et provoquent l'accident mortel, peu importe en ce qui nous occupe ici. La terminaison fatale a toujours son origine dans une lésion de même ordre et de même provenance. Mais il peut aussi arriver que la mort soit le résultat d'un accident spécifique, comme le coma dans le diabète, comme la congestion pulmonaire suraiguë dans la goutte *remontée*, comme la dégénérescence graisseuse du cœur dans l'obésité, ou encore et plus souvent d'une infection surajoutée. Nous n'avons pas à insister ici sur les accidents spécifiques mortels dont il a déjà été parlé au chapitre précédent; nous dirons plus loin quelques mots des infections qui viennent se greffer sur l'évolution arthritique. Pour le moment, nous n'avons à nous occuper que des insuffisances et des scléroses qui déterminent habituellement, *normalement*, pourrait-on dire, la mort chez l'arthritique.

II. — Présclérose et artério-sclérose.

Plusieurs théories ont été proposées pour expliquer l'artério-sclérose. Nous n'avons pas à en parler ici, car il s'agit seulement de savoir *ce qui est* pour en tirer, si possible, des applications pratiques.

Or, dans l'évolution morbide qui aboutit à la sclérose des vaisseaux et des organes, on doit distinguer deux étapes dont la signification pronostique et la maniabilité thérapeutique sont très différentes : la première ne produit que des troubles fonctionnels parfaitement curables, tandis que la seconde aboutit à des lésions que l'on peut tout au plus pallier, mais qu'il faut renoncer à guérir.

La première étape constitue ce que le Dr H. Huchard a appelé la *présclérose,* pour bien faire comprendre qu'elle précède et conditionne la sclérose vraie, dans la plupart des cas.

Cette présclérose s'observe chez les suralimentés, les pléthoriques, les surmenés et les intoxiqués, et est essentiellement formée de trois éléments : l'intoxication primitive, l'insuffisance hépatique et rénale, et l'hypertension, lesquels commandent tous les troubles constatés.

Nous avons vu, en effet, que le suralimenté et le surmené (physique ou nerveux) produisent une grande quantité de déchets d'élaboration et de fonctionnement, que nous connaissons mal au point de vue de la composition chimique, mais dont nous sommes arrivés à discerner convenablement les actions physiologiques. Ces actions sont diverses, mais elles peuvent se résumer en un pouvoir toxique qui s'exerce de préférence sur le système nerveux et aboutit à une irritation générale. De là, de multiples conséquences.

D'abord l'abondance de ces déchets toxiques exige, comme il a été dit précédemment, un travail considérable de la part du foie, auquel appartient le rôle de modifier ou de retenir ces poisons. Nous savons que toute suractivité anormale et continue d'un organe entraîne sa fatigue inhibitoire. Il arrive donc un moment où le foie cesse de pouvoir remplir convenablement sa tâche.

A partir de ce moment, des poisons, en abondance variable suivant les cas, passent dans la circulation générale et vont impressionner le système nerveux qu'ils irritent. Cette irri-

tation se manifeste de plusieurs façons, par des maux de tête, par des douleurs irrégulières, par des actions réflexes du côté des viscères, par la vaso-constriction périphérique. Presque tous les déchets d'élaboration et de fonctionnement et notamment l'acide urique sont en effet vaso-constricteurs.

Pendant un certain temps, le rein vient en suppléance du foie déficient. Il élimine avec une activité plus grande les poisons accumulés dans l'organisme. Mais son rôle physiologique n'est pas essentiellement d'éliminer ces poisons anormaux. Aussi se fatigue-t-il bientôt à cette besogne et il se passe alors pour lui ce qui s'est passé pour le foie : il devient plus ou moins insuffisant, et l'élimination rénale ne suffit plus à débarrasser l'économie des toxines en excès. A partir de ce moment, les troubles précédemment notés, d'intermittents et passagers, se font continus et s'aggravent. Il y a des migraines, des troubles digestifs réflexes, un état psychasthénique ou neurasthénique plus ou moins marqué, des vertiges, de la dyspepsie, de l'insomnie, parfois de l'albuminurie, des intermittences du rythme cardiaque et des palpitations, etc., tous les symptômes constitutifs de la présclérose.

Il faut noter cependant que les poisons intérieurs de la suralimentation et du surmenage, qui créent le préarthritisme d'abord, puis l'arthritisme confirmé, tels qu'ils ont été ci-dessus définis, ne sont pas les seuls à produire cet ensemble de troubles morbides. Certains poisons d'origine extérieure et surtout le plomb, l'alcool, peut-être aussi le tabac, produisent des effets analogues. C'est pourquoi il y a une sorte d'arthritisme alcoolique et saturnin, dont les symptômes sont voisins de ceux de l'arthritisme ordinaire. Quant au tabac, il ne paraît pas, à lui seul, apte à produire tous ces désordres; il agit cependant sur la circulation périphérique et le cœur et sur certaines fonctions psychiques (amnésie tabagique) et peut-être prédispose à l'athérome, mais

le mécanisme de son intervention reste peu clair, puisque les chiqueurs sont moins exposés que les fumeurs à ces accidents. Au surplus, l'intoxication alcoolique et tabagique se superpose souvent à la suralimentation et au surmenage pour en accélérer et en aggraver les effets.

On voit donc que, par les conditions qui la déterminent, la présclérose est presque exclusivement l'apanage des arthritiques latents ou confirmés et des hérédo-arthritiques. Elle précède ou accompagne les manifestations de l'arthritisme classique, la goutte et les lithiases, l'obésité, le diabète, et leur communique, par la manière dont elle évolue ultérieurement, leur caractère de gravité. Elle n'est en effet que la première étape de ces cardiopathies artérielles qui terminent si souvent le cycle arthritique.

La présclérose ne comporte pas cependant de lésions irrémédiables; elle est donc parfaitement curable à l'aide du traitement antitoxique et rénal que j'exposerai dans le prochain chapitre, traitement qui du reste se confond presque entièrement avec celui de l'arthritisme. Mais elle évolue et se transforme. Du moment que persistent les causes qui la produisent, l'intoxication va donner naissance progressivement aux lésions de l'artério-sclérose et de la sclérose généralisée.

De quelle manière?

Limitons-nous à l'artério-sclérose. La constriction continue des vaisseaux périphériques détermine des modifications dans leur structure. C'est ce qui a lieu toutes les fois qu'un organe ou qu'un tissu est en hyperfonctionnement. La vaso-constriction représente cet hyperfonctionnement, dû à l'irritation permanente du système nerveux sous l'influence des poisons circulants. Nous voyons en effet que, dans l'artério-sclérose, les altérations des artères de petit et de moyen calibres consistent en une augmentation des éléments musculaires, accompagnée d'une dégénérescence de l'appareil élastique. Le double résultat de ces modifications

structurales est, en premier lieu, une diminution du calibre des vaisseaux et, en second lieu, la fragilité et la menace de rupture. Dans tous les cas, l'organe irrigué par les artérioles ainsi altérées tend à devenir de plus en plus anémique et insuffisant.

Naturellement, ces lésions ne sont pas généralisées d'emblée; elles n'envahissent tout d'abord que certains territoires vasculaires, limités précisément aux organes dont l'hyperfonctionnement est le plus intense. C'est pourquoi nous voyons la sclérose rénale, la sclérose viscérale précéder, chez les arthritiques et les toxémiques, l'artério-sclérose franche. C'est pourquoi encore M. Huchard propose justement de donner à cette dernière le nom de *sclérose artério-viscérale*.

Toutefois, ici encore, on peut trouver, à cette maladie, ou du moins à certaines de ses formes, d'autres causes que la suralimentation et le surmenage. C'est ainsi que la scarlatine, la fièvre typhoïde, le rhumatisme aigu, le paludisme paraissent pouvoir aboutir à des lésions d'artério-sclérose, bien qu'en réalité il soit possible, comme l'indique Josué, de distinguer les lésions inflammatoires de l'artérite des processus artério-scléreux.

Les symptômes propres de l'artério-sclérose confirmée sont maintenant bien connus; les uns ne font qu'aggraver les signes constatés dans la présclérose, les autres au contraire sont nouveaux et spéciaux. Ces divers symptômes peuvent se montrer seuls, à l'état pur, mais la plupart du temps ils se superposent à ceux qui caractérisent l'une des formes de l'arthritisme. Nous nous contenterons de les énumérer très brièvement.

Parmi les signes objectifs, il faut mentionner : la rigidité des artères (artères en tuyau de pipe) qui s'écrasent difficilement, la saillie anormale et les sinuosités des temporales, la persistance des battements de l'arcade palmaire après l'écrasement de la radiale; le pouls est serré et stable et ne

se modifie pas par les changements d'attitude. L'hypertension, au moins dans l'artère, est toujours forte, mais elle peut être fixe ou oscillante; de plus, elle est parfois inégalement distribuée, et la pression dans les gros vaisseaux se montre plus élevée que dans les capillaires. Cette constatation est fort importante, car Potain a bien montré que, dans certains cas, la circulation viscérale peut conserver une véritable indépendance à l'égard de la pression dans les gros vaisseaux, et le pronostic est toujours plus favorable si la tension reste peu élevée dans les capillaires et forte à la radiale, que si elle est faible à la radiale et forte dans les capillaires. Du côté du cœur, on constate soit un éclat anormal des bruits aortiques et auriculo-ventriculaires, soit le bruit de galop.

Les troubles fonctionnels se réfèrent au système nerveux central et aux viscères. D'origine encéphalique sont : la pâleur marquée du visage et les signes de l'anémie cérébrale, les bourdonnements d'oreille, les vertiges, et ultérieurement les crises d'aphasie ou d'hémiplégie transitoires, la cécité brusque, certaines crises épileptiformes; d'origine médullaire ou nerveuse sont plus spécialement la paralysie des membres inférieurs, les fourmillements avec crampes. Du côté de l'appareil digestif, on note d'une part des accidents gastriques intenses, dépendant de l'anémie mécanique ou de la crampe vasculaire, d'autre part des crises diarrhéiques ou des accès d'entéro-colite glaireuse, avec réflexes cardiaques sévères, dépendant de la sclérose mésentérique. Du côté de l'appareil cardio-pulmonaire, la sclérose pulmonaire donne naissance à la bronchite tenace, avec crises dyspnéiques asthmatiformes et râles siégeant aux deux bases, et parfois hémoptysies, altérations du rythme respiratoire. A une période plus avancée, on constate l'œdème aigu du poumon et la crise de pseudo-angine de poitrine, due à la compression du plexus sous-aortique. D'ailleurs on observe aussi souvent la sclérose des artères coronaires pro-

duisant l'angine de poitrine vraie et toutes ses redoutables conséquences. Du côté du cœur, au surplus, les troubles et les lésions s'accumulent par l'évolution même de la cardiopathie artérielle : dilatation des cavités cardiaques et souvent des orifices, rupture du cœur. Des congestions viscérales, des œdèmes énormes peuvent apparaître, avec des symptômes d'insuffisance de la contraction cardiaque. Enfin du côté du rein, où les accidents sont et les plus fréquents et les plus précoces, on doit mentionner d'abord les troubles liés simplement à l'hypertension : polyurie claire avec albuminurie peu abondante et parfois intermittente, puis la néphrite interstitielle avec hypertrophie du ventricule gauche et bruit de galop, et accidents urémiques (1).

Tous ces troubles et lésions, qui viennent compliquer les accidents propres de la cachexie goutteuse, des lithiases, de la dégénérescence graisseuse, de l'obésité, des diabètes, etc., et qui évoluent toujours de préférence sur ce même terrain de l'arthritisme, attestent l'influence commune d'une intoxication primitive; mais, suivant la nature et l'origine des poisons accumulés, suivant aussi les prédispositions héréditaires, cette intoxication a des conséquences et des localisations différentes. Ici l'acide urique attaque les tissus fibreux et les parois de certains vaisseaux ; là l'alcool frappe le foie ou le système nerveux central, comme la nicotine les ganglions cardiaques; ailleurs la toxémie alimentaire ou fonctionnelle intéresse de préférence le rein. La sclérose elle-même et les accidents qu'elle conditionne ne sont que la conséquence de l'hyperfonctionnement imposé à tel ou tel organe ou à plusieurs par la continuité et l'intensité de l'irritation toxique.

L'artério-sclérose confirmée a une évolution plus ou

(1) *Urémie*, ensemble des troubles, souvent graves et parfois rapidement mortels, qui résultent de l'élimination insuffisante ou de la non-élimination par le rein des poisons de l'urine.

moins rapide, mais sa terminaison est toujours fatale; elle est précipitée ou retardée suivant les oscillations et la généralisation de l'hypertension, le degré de la résistance capillaire et l'état des organes d'élimination. La mort lente est l'effet de la néphrite interstitielle, des progrès de la cachexie cardiaque ou parfois de l'inflammation de l'écorce cérébrale; la mort brusque est sous la dépendance soit de l'angine de poitrine, soit de l'œdème aigu du poumon, soit d'une syncope bulbaire, soit enfin, et le plus ordinairement, d'une hémorragie cérébrale. Cette terminaison est souvent commandée par la forme même que revêt l'artério-sclérose suivant l'organe essentiel préférentiellement atteint. Et c'est pourquoi Edgren a reconnu trois grands types d'artério-sclérose : le type rénal, le type cardiaque et le type cérébral, auxquels il convient d'ajouter, avec Huchard, des types intermédiaires : type cardio-pulmonaire et pseudo-arthritique (avec crise d'œdème aigu du poumon) et le type cardio-rénal.

Comme on doit le comprendre par tout ce qui précède, les arthritiques, qui sont des surmenés et des intoxiqués, succombent le plus souvent aux accidents de l'artério-sclérose; c'est presque exceptionnellement que les accidents spécifiques des modalités de leur diathèse les emportent : goutte remontée, coma diabétique, dégénérescence graisseuse et rupture du cœur, etc. La sclérose, en effet, apparaît souvent avant que ces modalités ne se soient constituées; elle éclôt déjà chez le pléthorique, chez le suralimenté et le surmené et termine fréquemment leur existence. Chez l'arthritique franc et l'hérédo-arthritique, elle se manifeste parfois de très bonne heure, se traduisant par la gamme variée des insuffisances partielles, qui, malgré les localisations particulières de l'arthritisme, finissent par devenir totales, et frappent mortellement l'individu.

Pourtant il est une dernière cause de mort, indépendante de l'arthritisme, mais favorisée par lui : les complications infectieuses, qu'il nous reste à passer brièvement en revue.

III. — Les complications infectieuses de l'arthritisme.

Au point de vue de l'action infectante, il faut faire une grande différence entre le préarthritique et l'arthritique notoire, surtout l'hérédo-arthritique.

Le pléthorique, en effet, grâce à l'activité de son fonctionnement qui, pour le moment, maintient ses défenses naturelles et assure sa résistance vitale, n'offre qu'une prise médiocre à la pullulation microbienne. Certains pléthoriques sont même très remarquables sous ce rapport. Fiers de leur belle santé et dédaigneux par suite des précautions, ils bravent impunément non seulement les épidémies banales, mais aussi les grandes contagions, comme la diphtérie, la variole, le choléra, la fièvre jaune. Et ce n'est point là uniquement un résultat du hasard. La preuve que l'accroissement de l'immunité est, chez eux, bien réelle, c'est que, en ce qui concerne la diphtérie par exemple et aussi la tuberculose, ils sont porteurs de bacilles pathogènes, souvent fort abondants. Il serait intéressant de connaître, chez ces personnes, la valeur de l'index opsonique (1), mais cette recherche n'a pas, à ma connaissance du moins, encore été faite. En tout cas, la résistance notable des préarthritiques à l'égard des infections prouve le rôle capital que joue, dans ces maladies, la nature du terrain organique sur lequel tombe le germe morbide. Notons cependant que, contre le tétanos et la syphilis, les pléthoriques ne semblent dotés d'aucune immunité spéciale. Certaines observations tendraient même à prouver qu'ils sont particulièrement sensibles au microbe de Nicolaïer (tétanos).

Les arthritiques par acquisition et surtout les hérédo-arthritiques sont loin d'offrir la même résistance que les

(1) C'est un moyen d'apprécier l'état des défenses leucocytaires. V. l'article *Opsonines*, du LAROUSSE MENSUEL, n° de décembre 1909.

pléthoriques; tout au contraire, ils contractent avec la plus grande facilité les infections, qui revêtent souvent chez eux un caractère particulier et plus sévère. Voici probablement pour quelle raison. Gaube (du Gers), Charrin, Lewin, etc., ont montré que les substances minérales de nos humeurs et de nos tissus forment les éléments normaux de notre protection contre les microbes pathogènes, et que, par conséquent, toute cause de déminéralisation constitue une circonstance prédisposante à l'infection. Or, la plupart des poisons qui existent chez l'arthritique ne peuvent s'éliminer qu'après s'être combinés à certaines substances minérales qu'ils empruntent normalement, on le suppose du moins, aux apports alimentaires. Mais quand ils sont en excès, qu'au surplus les digestions se font mal, que le foie est insuffisant, c'est à la minéralisation des humeurs et des tissus que les déchets toxiques circulants, presque tous à réaction acide, empruntent les bases dont ils ont besoin. De là une déminéralisation plus ou moins profonde, mais presque toujours progressive. Les analyses urinaires en dénotent l'évolution, à la condition pourtant qu'on sache les interpréter. L'élimination minérale, et en particulier la phosphaturie, est en effet notablement accrue aux premières étapes du cycle arthritique, tandis qu'elle diminue et tend même à tomber bien au-dessous de la normale à la période des insuffisances irrémédiables. Cette diminution n'est pas un signe d'amélioration, bien au contraire; elle signifie que toutes les réserves minérales disponibles sont épuisées, et que, par conséquent, les conditions nécessaires aux échanges chimiques des tissus cessent ou vont cesser d'être réalisées. On comprend que ce soient là des circonstances éminemment favorables à la germination et à l'envahissement des bactéries pathogènes.

C'est pourquoi, en effet, les complications infectieuses sont si fréquentes et si redoutables dans l'arthritisme. Il m'est naturellement impossible de les passer toutes en re-

vue. Il me suffira d'en citer quelques-unes seulement, car le but que je poursuis ici est moins d'écrire une monographie de l'arthritisme, que d'en montrer les dangers multiples, afin que l'on mette tout en œuvre pour ne pas en être victime ou pour le combattre quand on en est atteint.

Parmi ces complications infectieuses, la grippe tient presque la première place. Ordinairement bénigne chez l'adulte, elle revêt chez l'arthritique, ainsi que Gaillard et Hirtz l'ont montré, une gravité singulière. L'attaque est courte, la fièvre parfois peu élevée, mais les phénomènes toxiques prennent une ampleur considérable. On note des accidents du côté du foie, du rein, du cœur et du système nerveux; enfin la convalescence est excessivement traînante. Chose curieuse, certains arthritiques deviennent de plus en plus sensibles à la grippe, dont les atteintes, répétées, se montrent de plus en plus sévères. Il y a là certainement une sorte de susceptibilité pour la grippe qui peut aboutir à la mort.

Chez eux aussi, la fièvre typhoïde, en raison peut-être de l'irritation constante dans laquelle se trouve leur tube intestinal, prend vite une allure inquiétante. J'ai noté que, dans une statistique de 23 cas, les complications, hémorragies et perforations, ne s'étaient rencontrées que chez des arthritiques gros mangeurs (1 goutteux, 2 obèses, 1 diabétique).

Les complications pulmonaires sont également très fréquentes et souvent mortelles, en raison du mauvais état du rein et du cœur. Quant aux infections dues aux streptocoques et aux staphylocoques (angines, gangrène pulmonaire, otites, pleurésies purulentes, phlegmons, érysipèles, hépatites infectieuses, phlébites, endocardites, etc.), on sait combien souvent elles se montrent chez les obèses, les diabétiques, etc.

Enfin il faut mentionner la tuberculose. On croyait jadis qu'il y avait une sorte d'antagonisme entre l'arthritisme et la tuberculose, la première étant un ralentissement des échanges, la séconde une consomption, une exagération

des échanges, et les abus pernicieux de la cure de suralimentation dérivent en partie de cette croyance. Mais les observations de Kuss, de Poncet, de Collières et de beaucoup d'autres cliniciens ont ruiné cette manière de voir, en montrant que, si l'arthritique, à la période floride, a tendance à localiser la tuberculose, à scléroser ses lésions, il la généralise au contraire rapidement et facilement à la période des insuffisances, le défaut de résistance des tissus et la superposition des toxines bacillaires aux poisons d'origine interne ne pouvant manquer de précipiter l'évolution morbide. D'ailleurs, même chez les préarthritiques et les arthritiques florides, on voit parfois la tuberculose brûler les étapes avec une rapidité foudroyante. Notons, pour terminer, que plus du tiers des jeunes hérédo-arthritiques meurent, avant vingt ans, de la tuberculose.

Enfin il faut rappeler que le cancer semble se développer de préférence sur le terrain arthritique. Plus des 2/3 des cancéreux sont des arthritiques plus ou moins notoires. Il semble au surplus que le cancer suive une marche parallèle aux progrès de l'arthritisme, ce qui expliquerait la fréquence de plus en plus grande des tumeurs malignes, constatée par toutes les statistiques.

Aussi, à tout bien considérer, par les accidents multiples auxquels il expose, par les tares qu'il entraîne, par la stérilité dont il frappe les familles qu'il atteint, l'arthritisme doit-il prendre place, à côté de la tuberculose, comme un fléau social. Et je me demande même s'il n'est pas encore plus redoutable qu'elle, puisqu'il associe à ses dangers propres ceux qui résultent de l'alcoolisme, de l'artério-sclérose, des infections dont il facilite et aggrave les ravages. Devenu ainsi le moteur commun des actions morbides qui désorganisent les fonctions individuelles et paralysent la fécondité de la race, c'est contre lui qu'il convient avant tout d'entrer en lutte par l'emploi des moyens hygiéniques et thérapeutiques dont l'exposition rapide va clôturer ce court travail.

CHAPITRE V.

PROPHYLAXIE ET THÉRAPEUTIQUE

Comment on évite et comment on soigne l'arthritisme.

I. — Pronostic.

Nous avons appris, dans les pages précédentes, à la faveur de quels excès et de quelles fatigues l'arthritisme naît chez un individu donné; comment il s'affirme et se développe chez cet individu ou chez ses descendants; quelles formes diverses il peut revêtir et enfin comment il se termine le plus habituellement. En décrivant ainsi sommairement l'histoire du cycle arthritique, j'avais surtout en vue de montrer d'abord par quels procédés insidieux et trompeurs, sous le couvert d'une santé en apparence florissante, l'arthritisme se crée, et en second lieu, à quelles misères, à quelles souffrances, à quelle déchéance irrémédiable il expose le malade et sa descendance elle-même quand il n'est pas de bonne heure énergiquement combattu à l'aide des moyens que l'hygiène et la thérapeutique mettent aujourd'hui à notre disposition. Ces moyens, il nous reste maintenant à en prendre connaissance, la notion des dangers multiples et presque toujours très sérieux auxquels est exposé l'arthritique, même floride, lui

ayant suffisamment fait comprendre la nécessité d'un traitement suivi et méthodique.

Mais, auparavant, il n'est peut-être pas inutile d'exposer, en quelques mots, la question du pronostic, car, à son égard, de graves erreurs ont cours dans le public. Il est, en effet, de croyance banale, et quelques médecins la partagent encore, que l'arthritisme est une maladie chronique à évolution très lente, à terminaison lointaine et normale, qui donne à ceux qu'il atteint comme un cachet de supériorité sociale et intellectuelle, beaucoup de riches étant podagres, beaucoup d'artistes névropathes; que la goutte et l'obésité, par exemple, sont des brevets de santé et que l'hypersthénie arthritique est une assurance contre la mort précoce. Je ne suis pas de cet avis, et mon opinion s'étaye sur les innombrables observations des cliniciens qui se sont particulièrement occupés de cette maladie et sur des statistiques très frappantes. Les arthritiques meurent relativement jeunes, entre cinquante et soixante ans de préférence, et souvent avant cinquante ans. 70 pour 100 meurent de leur maladie ou des complications qui en résultent immédiatement. Parmi les hérédo-arthritiques à tares anciennes, 16 pour 100 meurent sans postérité et 21 pour 100 succombent avant l'âge de la reproduction. Ces chiffres ne sont-ils pas effrayants, et est-il possible, après cela, d'accorder à l'arthritisme un pronostic bénin? Beaucoup des affections les plus redoutées, comme la fièvre typhoïde, la scarlatine ou la diphtérie, sont loin d'avoir des conséquences aussi désastreuses. Encore ne tient-on pas compte, dans ce bilan, des misères variées, des douleurs, des impotences dont souffrent nos malades et qui pourtant constituent une perspective assez pénible pour qu'on en puisse faire légitimement état.

Toutefois, et il est nécessaire d'insister sur ce point, si l'arthritisme franc, de même que l'artério-sclérose confirmée, sont rarement guérissables, encore qu'on puisse parfois

les amender, pallier dans une certaine mesure à leurs accidents, il n'en est pas de même du préarthritisme et de la présclérose qui restent longtemps parfaitement curables, jusqu'à la constitution définitive des lésions et, partant, des insuffisances. Malheureusement le préarthritique et parfois même le prescléreux ne se soignent pas ou se soignent mal. Le premier surtout, qui en est encore à la période hyperfonctionnelle, et dont le sentiment de plénitude et de force qu'il éprouve est l'accompagnement presque constant, ne se croit pas malade; il refuse en conséquence d'obéir aux conseils du médecin, de suivre le régime sévère qu'on prétend lui imposer et qui trouble ses habitudes et contrarie ses passions. Et c'est cela qui constitue avant tout, pour ainsi dire, le grand danger de l'arthritisme : cette belle santé apparente du début, à laquelle on se fie et à l'abri de laquelle néanmoins le processus morbide s'installe et se propage. Car, cette étape franchie, l'évolution arthritique va se poursuivre sans arrêt. Tout ce qu'on pourra faire, ce sera d'en reculer plus ou moins la terminaison fatale.

Remarquons au surplus que le préarthritisme n'est vraiment curable qu'à la condition *sine qua non* de changer radicalement la manière de vivre du patient. Supposer que la guérison soit possible autrement, par quelques moyens empiriques ou quelques drogues, est une erreur dangereuse. L'arthritisme, nous l'avons vu, est créé essentiellement par les habitudes et les circonstances ambiantes, et il ne devient héréditaire que parce que, comme l'a dit Pascault, « presque tous les membres d'une même famille sont soumis à des cas semblables qui le font naître, l'entretiennent et à la longue le perpétuent ». On ne peut donc modifier l'état acquis qu'en changeant aussi complètement que possible, mais naturellement par étapes ménagées, le genre antérieur de vie. Quant à l'état hérité, s'il ne date pas d'ancêtres trop éloignés, sans interruption dans l'évolution arthritique, auquel cas la thérapeutique reste inefficace ou n'est que

temporairement palliative, il demande un changement encore plus complet, des précautions plus constantes et plus prolongées.

On constate aussi parfois des guérisons en quelque sorte spontanées, dues précisément à un changement occasionnel d'existence. J'en ai cité, dans un autre travail (1), un exemple curieux qu'on me permettra de rappeler.

Une famille bourgeoise, composée du père, de la mère, d'un garçon et d'une fille, vivant de leurs rentes, sédentaires et gros mangeurs, souffrait de troubles variés : migraines et nervosisme chez la mère, calvitie, gros ventre, signes du petit brightisme chez le père, coryzas, angines à répétition, entérite, crises appendiculaires chez les enfants, bref tous les symptômes de l'arthritisme menaçant. Or, ces gens ayant perdu leur fortune dans le krach des métaux, furent obligés de se retirer dans un petit domaine qu'ils possédaient en Corrèze et où jusque-là ils n'avaient jamais mis les pieds, et de le faire valoir eux-mêmes. A partir du moment où ils vécurent à la campagne, menant une existence active, de plein air, ayant une alimentation pauvre, surtout végétarienne, se couchant de bonne heure, mais se levant avec l'aurore, toutes leurs misères et leurs douleurs disparurent et ne sont jamais revenues. Le garçon et la fille, aujourd'hui mariés là-bas, ont fait souche de beaux enfants parfaitement sains et bien portants, et les parents vivent toujours, sans aucune infirmité. Cette observation, tout à fait caractéristique, m'a permis de dire, avec Maurel, que l'arthritisme est la rançon du bien-être.

On voit, en somme, d'après ce qui précède, que le pronostic dépend en réalité, non seulement de l'état du malade, mais aussi de la manière dont il suit son traitement, de l'énergie de son caractère et des facilités matérielles dont il

1. Cf. *La Question de l'arthritisme par suralimentation.* (*Bulletin général de Thérapeutique,* octobre 1908.)

dispose. L'arthritisme n'atteint guère, nous le savons, que les gens *qui ne se privent pas,* et son traitement consiste essentiellement, comme on le verra tout à l'heure, à *se priver d'une certaine façon.* Or cette façon est toujours pénible, souvent onéreuse, par les soins divers qu'elle impose, et n'est pas, par conséquent, il faut bien le reconnaître, à la portée de toutes les bourses.

II. — Traitement.

Le préarthritique ayant un fonctionnement suractivé, l'arthritique franc et l'artério-scléreux présentant au contraire un fonctionnement troublé, vicié ou diminué, il semble théoriquement que le traitement doive notablement différer dans les deux cas. En réalité, il n'en est rien, du moins en général, parce qu'aux organes surmenés aussi bien qu'aux organes insuffisants, une même nécessité s'impose, le *repos.* Au fond, c'est là la grande, j'oserai même dire la seule thérapeutique de l'arthritisme, et ce repos s'applique à toutes les fonctions et à tous les organes, puisque toutes les fonctions et tous les organes sont successivement atteints. Mais, naturellement, cette indication globale doit être diversement comprise et appliquée suivant les modalités cliniques qu'elle vise à améliorer ou à guérir. Ses variations, néanmoins, sont relativement de faible amplitude, car, partout et toujours, la règle qui doit servir de guide reste *le repos par la restriction.*

Comment l'appliquer?

Par le régime alimentaire, par l'hygiène générale, corporelle, nerveuse, morale; par le traitement physique (physiothérapie), enfin par le traitement médicamenteux.

a) ***Régime alimentaire.*** — Le malade est incapable de le choisir lui-même, car, pour le formuler en pleine connaissance de cause, il faut connaître non seulement l'âge, la

taille, le poids, les occupations du sujet, mais encore son pouvoir d'utilisation et d'élaboration digestives. Par le repas d'épreuve d'Albert Robin et par l'examen clinique des fèces suivant la technique de René Gaultier, le médecin peut être aisément fixé sur ces deux derniers points. D'après les renseignements ainsi obtenus et ceux qui résultent de l'état morbide constaté, il détermine le choix et la quantité des aliments, en se rappelant : 1° que la valeur énergétique de la ration ne doit pas dépasser, au repos, 25 calories par kilogramme du poids du corps; 2° que la valeur énergétique de l'albumine doit être abaissée à 3 calories par gramme, en raison des fixations tissulaires, dans lesquelles l'albumine n'est pas brûlée; 3° que le rapport de 1 d'aliments azotés à 5-6 d'aliments ternaires doit être conservé autant que possible.

A cette ration *nette*, il convient de faire subir, suivant les circonstances, d'importantes modifications : 1° une majoration dans les périodes de croissance et dans les convalescences. Je n'ai pas à insister particulièrement sur ce point : on trouvera dans le *Traité de l'alimentation* de Maurel et dans mon *Hygiène de l'alimentation* toutes les indications nécessaires; elles sont trop variables pour qu'il soit possible même de les énumérer. En ce qui concerne les convalescents, le médecin sera surtout guidé par la perte de poids subie par le malade adulte; si le malade est un enfant ou un adolescent, il y aura à tenir compte, en outre, des besoins du développement. Les mêmes observations s'appliquent naturellement aux états physiologiques, grossesse et allaitement; 2° une diminution chez les vieillards. Mais la difficulté est de savoir quand commence réellement la vieillesse, car l'âge où elle apparaît varie singulièrement avec les individus. On dit quelquefois qu'on a l'âge de ses artères : cela est souvent vrai chez les arthritiques, dont les vaisseaux s'altèrent de bonne heure et qui, en effet, vieillissent très prématurément. D'une manière générale, la

ration du vieillard (homme ou femme) doit être diminuée d'un quart à partir de soixante ou soixante-cinq ans, d'un tiers et même de moitié, suivant Maurel, à partir de soixante-dix à soixante-quinze ans; 3° une majoration suivant le travail extérieur fourni, l'activité musculaire ou intellectuelle. On admet, un peu empiriquement, que la ration *nette* doit être augmentée d'un tiers à un demi pour un travail moyen, des deux tiers à un pour un travail intense. Mon expérience personnelle, déduite de longues observations, me porte à croire que, chez les préarthritiques et chez beaucoup d'arthritiques francs, qui ont d'assez abondantes réserves, qui sont florides et gras, ces chiffres sont trop élevés et j'estime qu'une majoration d'un tiers dans le travail moyen, d'un demi dans le travail intense, est suffisante. Au surplus, il est très rare que l'arthritique franc puisse se livrer effectivement à un travail intense; 4° enfin, une diminution ou une augmentation, suivant la saison et la température extérieure. La ration de travail pourra donc être majorée, en hiver, d'un cinquième à un quart, d'après la température et l'état hygrométrique; elle sera diminuée au contraire, dans les mêmes proportions, en été et pendant les grandes chaleurs (1).

Ces notions générales bien comprises, passons aux détails du régime alimentaire, en commençant par le préarthritique, qui est, de tous, le plus sensible aux effets bienfaisants de la diététique.

Le choix des aliments a naturellement une grande importance. La viande et le poisson, étant des aliments très riches et très excitants, devront être réduits au minimum, peut-être même supprimés à certains moments. Mais il faut proscrire absolument les gibiers faisandés, les abats, le foie

1. Voir, pour plus de détails, chez l'homme sain, mon article *Alimentation,* dans le *Larousse mensuel,* n° de mars 1909. On consultera aussi avec fruit le *Précis d'alimentation rationnelle* du Dr L. Pascault (Bibl. Larousse).

gras, le boudin, les crustacés. Cela ne veut pas dire que je partage le moins du monde les idées de ces végétariens qui considèrent l'homme comme frugivore par nature. Ni sa dentition, ni la qualité de ses sécrétions digestives normales, ni la longueur de son intestin, ni même les dimensions de son appendice, ne permettent d'adopter cette manière de voir. L'histoire entière des races auxquelles nous appartenons prouve tout justement le contraire (nos ancêtres furent même presque exclusivement carnivores aux temps préhistoriques) et, si certaines populations ont une alimentation à prédominance végétale, cela tient surtout à la nature des ressources dont elles disposent et aux préjugés religieux qui se sont très habilement inspirés non seulement des circonstances économiques, mais aussi des dangers locaux de certains aliments. Tous les peuples usent de la viande quand ils le peuvent, en raison de ses qualités sapides, nutritives et excitantes.

Mais le préarthritique n'est pas un individu normal. Qu'il soit hyperfonctionnel ou dysfonctionnel, l'excitation que lui procure la viande est nuisible, et c'est pourquoi il faut en restreindre autant que possible l'usage. Une ration de 100 à 150 grammes de viande de boucherie (sauf le veau, en raison de sa richesse en matières collagènes), de jambon ou de poisson frais, *une seule fois par jour*, doit suffire. On pourra utiliser également les œufs, moins riches que la viande en matières extractives nuisibles, mais une seule fois par jour aussi, à la condition qu'ils viennent en remplacement, ce jour-là, de la ration habituelle de viande ou de poisson. On restreindra aussi considérablement l'usage des légumineuses, pois, haricots, lentilles, qui, tout en étant moins excitantes que la viande, contiennent cependant beaucoup d'albumine et se prêtent à des fermentations aisément toxiques. Elles renferment, en outre, d'après Haig, beaucoup de purines, mais je ne suis pas convaincu du rôle de ces purines dans les accidents de

l'arthritisme; j'ai indiqué précédemment pourquoi. Du reste, en Vendée, où la consommation individuelle des haricots blancs est souvent énorme, on ne rencontre l'arthritisme que parmi les gens qui abusent de la viande ou de l'alcool. Chez le préarthritique, le régime lacté n'est généralement pas nécessaire; le lait d'ailleurs est souvent mal supporté, en raison de l'état gastrique; en outre, sa prétendue innocuité fait qu'on en abuse facilement, en mangeant, par exemple, ce qui constitue une nouvelle forme de suralimentation. Le mieux est de l'interdire comme boisson et de ne le permettre que sous les espèces de laitages et entremets ou encore de fromage frais (pas d'autres fromages). Il faut restreindre également la consommation du pain, qui augmente l'acidité humorale et facilite la déminéralisation. Le pain frais doit être interdit, mais on permettra l'usage du pain bien rassis ou très cuit (200 grammes par jour environ), car certaines personnes ne peuvent absolument pas s'en passer. Enfin, il faut proscrire tous les condiments, à cause aussi de leur action excitante non nutritive, les boissons alcooliques, vin rouge, vins cuits, bière, cidre, liqueurs et spiritueux, le café, le thé, le chocolat, le bouillon gras.

En somme, viandes de boucherie, jambon, poulet ou dinde, poissons ou œufs, une seule fois par jour; potages maigres, céréales et pâtes alimentaires, légumes verts, fruits et laitages, tels sont les aliments parmi lesquels il convient de choisir les éléments de la ration. Ils sont assez nombreux pour amener la variété indéfinie des menus et se prêtent aisément à toutes les préparations culinaires, à l'exclusion, bien entendu, des ragoûts de viandes et des sauces trop relevées. Comme boissons, des eaux pures de bonne qualité, des eaux minérales faibles, comme Cachat-Évian, ou Alliot-Plombières, en toutes quantités, et, à la rigueur, un peu de vin blanc léger abondamment coupé. On peut également user avantageusement des tisanes aromatiques chaudes : camomille, tilleul, violette, menthe, etc.

L'organisation des repas a une importance manifeste et celle que propose Monteuuis (de Sylvabelle) me semble de tous points excellente. On peut la résumer comme suit : le matin, au petit déjeuner, fruits frais ou gâteaux secs avec boissons abondantes ; à midi, pour commencer, un plat de légumes (pommes de terre, riz ou pâtes alimentaires), qui, calmant le première faim, empêche de manger la viande en excès; ensuite un plat de viande grillée ou rôtie, ou du poisson, ou des œufs, salade de saison (assaisonnée au jus de citron); enfin, pour terminer, fruits ou laitage. Le soir, potage maigre et légumes. C'est le *régime de réforme*, destiné à amener le malade au régime végétal pur. Mais je crois que l'on peut parfaitement s'y tenir sans inconvénient et j'ai maintes fois constaté que la suppression totale de la viande est très mal supportée par beaucoup d'arthritiques, même quand ils ne sont pas entéroptosiques.

Enfin un dernier point, et des plus importants aussi, est de surveiller la mastication. Beaucoup de personnes ne mastiquent pas leur nourriture ou la mastiquent mal, et il en résulte des accidents digestifs très sérieux, des pesanteurs, des stases, des fermentations anormales. Il faut donc souvent apprendre au malade à mastiquer, à manger lentement, à insaliver convenablement le bol alimentaire (même liquide, comme la soupe, le lait, les crèmes fluides). L'état de la dentition devra en conséquence être l'objet d'un examen attentif, afin que soient faites toutes les réparations nécessaires.

Grâce à ce régime de restriction et aux précautions diverses dont on l'entoure, grâce au choix et à la préparation convenables des aliments, on verra disparaître promptement tous les troubles constatés, digestifs, hépatiques, rénaux, nerveux, diminuer l'hyperfonctionnement et les échanges revenir vers la normale. La constipation, si tenace parfois et qui préoccupe tant certains malades, cessera d'elle-même par le simple effet du changement de régime,

à la condition toutefois, comme le veut Burlureaux, qu'on n'ait pas recours au purgatif, qui entretient l'irritation intestinale et augmente le spasme. Mais il faut reconnaître néanmoins que cette diététique, si efficace qu'elle soit dans tous les cas, est très difficile à faire accepter par les préarthritiques, presque tous gros mangeurs et qui n'ont encore éprouvé, la plupart du temps, que des troubles passagers ou des accidents peu graves en apparence, et restent par conséquent sceptiques et indociles. Cette difficulté, plus sérieuse qu'on ne croit, ne peut être vaincue que par le traitement moral dont je parlerai tout à l'heure.

Mais si le régime alimentaire du préarthritique est déjà sévère, il l'est cependant beaucoup moins que celui des différentes formes de l'arthritisme franc et de l'artério-sclérose, dont nous allons dire quelques mots.

Chez les goutteux, il faut supprimer aussi complètement que possible les aliments riches en substances puriques et capables d'augmenter la proportion d'acide urique ; on défendra donc la viande et même les légumineuses, les œufs, le lait, du moins pour les personnes en imminence d'accès ou dont les accès sont très rapprochés et tendent à la chronicité. Néanmoins, il ne faut pas pousser la restriction trop loin et supprimer, comme le demandent quelques auteurs, l'albumine de la ration. Il faut seulement la diminuer et l'emprunter de préférence aux céréales et pâtes alimentaires. Avec ces derniers aliments, les légumes herbacés et les fruits constitueront le régime, dans lequel, au surplus, il faut aussi réduire considérablement le sucre et les corps gras (sauf un peu de beurre frais pour assaisonner les légumes, et d'huile d'olive pour les salades) et les aliments riches en acide oxalique. Par conséquent, pas de confitures, de marmelades, d'entremets sucrés, pas de crèmes ni de sauces grasses, pas d'oseille ni d'épinards. Les légumes crus, tels que concombre, salade, céleri, radis, etc., sont assurément fort utiles par les oxydases et les matières

salines qu'ils renferment. Il ne convient pas cependant d'en abuser. Les médecins végétariens ont la fâcheuse tendance d'en exagérer l'utilité et d'en négliger les inconvénients. Ils sont, en effet, ces aliments crus, fort peu digestes et leur abus entraîne facilement des accidents digestifs qui se superposent aux troubles goutteux pour les aggraver notablement. Quant aux boissons, composées uniquement d'eaux faiblement minéralisées ou légèrement alcalines, ou encore de tisanes indifférentes, peu sucrées, leur quantité dépend de l'état de la pression sanguine : si cette pression est normale ou du moins n'oscille que faiblement, en plus ou en moins, autour de la normale, on peut et on doit prescrire des boissons abondantes, qui facilitent toujours, dans une certaine mesure, l'élimination des déchets ; si, au contraire, il y a hypertension, on restreindra les boissons, de manière à ne pas accroître la masse liquide du sang.

Chez les obèses, le régime est encore plus difficile à formuler et à pratiquer, parce que, comme on le sait, les obèses *font* de la graisse avec toutes les sortes d'aliments et, de plus, sont presque toujours de gros mangeurs. Aussi, le principe de la restriction alimentaire étant admis, la première difficulté à vaincre est-elle de diminuer l'apport nutritif tout en laissant au malade cette impression de réplétion digestive à laquelle il est fortement habitué. On y arrive en lui donnant, en abondance, des aliments peu nutritifs : légumes verts, brèdes, salades et fruits, avec boissons suffisamment copieuses (non alcooliques). On a traité quelquefois les obèses par la réduction des liquides. C'est une méthode qui amène, en effet, l'amaigrissement, mais qui produit en même temps la dénutrition et l'affaiblissement. On doit donc y renoncer. Une autre méthode consiste à permettre au malade de faire, le matin, dès le lever, un repas assez copieux, de manger à sa faim, ne lui laissant consommer ensuite, au cours du reste de la journée, que des légumes herbacés et des fruits, *sans pain*. Les résultats obtenus ainsi sont assez

satisfaisants, mais on a quelquefois constaté de la dénutrition, le malade n'ayant pas d'appétit le matin et se trouvant avoir de la sorte une ration insuffisante. Il ne faut pas oublier, en effet, que les obèses font souvent des exercices physiques assez énergiques, destinés à mobiliser les graisses, et que ces exercices réclament aussi de l'albumine pour pourvoir à l'assimilation fonctionnelle des muscles. Par suite, sous peine de dénutrition et d'accidents parfois très sérieux, il faut que la ration contienne au moins 50 à 60 centigrammes d'albumine *assimilable* par kilogramme brut du corps, ce qui représente sensiblement 1 gramme d'albumine par kilogramme vivant (la masse adipeuse n'est pas considérée comme une partie intégrante des tissus vivants). Le thé et le café peuvent être permis, en quantité modérée, aux obèses, mais naturellement les spiritueux et liqueurs, le vin, la bière et le cidre leur sont rigoureusement interdits.

Chez les diabétiques, la prescription classique est de supprimer complètement du régime non seulement le sucre en nature et les aliments qui en contiennent (melon, raisin, carotte, betterave, prune, etc.), mais aussi les féculents, légumineuses et céréales, dont l'amidon donne en effet du sucre par dédoublement. La pomme de terre seule a trouvé grâce depuis les travaux de Mossé (de Toulouse), et encore certains médecins, comme de Grandmaison, se refusent-ils toujours à la permettre. Mais cette prescription paraît, aujourd'hui que nous connaissons un peu mieux la physiologie pathologique du diabète, trop rigoureuse et même dangereuse, si l'on remarque que la suppression des fécules du régime entraîne une augmentation considérable de la ration carnée, augmentation qui, par l'hyperacidité humorale qu'elle entraîne, accroît fâcheusement les chances de coma diabétique. D'ailleurs, il n'est pas exact que tout le sucre ou l'amidon ingéré par le diabétique fasse du sucre éliminable par l'urine. Il est bien prouvé maintenant, depuis les travaux de Laufer et de Labbé, que tout diabétique peut utiliser une

Le lait est souvent interdit aux diabétiques, en raison du lactose qu'il contient. Mais cette interdiction, comme on le comprend maintenant, n'est pas justifiée, au moins dans certains cas. La clinique prouve en effet que le régime lacté améliore souvent d'une manière remarquable les diabètes avec auto-intoxication, hypertension et albuminurie.

Tout récemment, Guelpa (de Paris) a simplifié le traitement diététique du diabète. Il a prescrit un jeûne rigoureux, absolu, de *trois jours pleins*, pendant lesquels on ne prend qu'une bouteille quotidienne d'Hunyadi-Janos. D'après cet auteur, le sucre diminue rapidement et disparaît même complètement au troisième jour. Ce résultat a été constaté par Albert Robin chez un diabétique de son service. Il s'explique du reste par l'abstinence même et les physiologistes savent depuis longtemps que l'inanition diminue et supprime la glycosurie. Mais faire disparaître un symptôme n'est pas guérir le malade. D'ailleurs, dans l'intervalle des périodes de jeûne, le sucre remonte rapidement à son taux précédent. Cependant Guelpa affirme que, au bout de quatre à cinq périodes d'abstinence et de purgation, le sucre parfois ne reparaît plus. La chose est surprenante, mais possible après tout chez les diabétiques arthritiques, gros mangeurs, car la cure de Guelpa réalise évidemment la restriction idéale. Néanmoins, ce procédé radical n'est peut-être pas, comme l'a dit Linossier, inoffensif chez tous les diabétiques, et c'est pourquoi il ne faut y recourir que sur l'avis formel de son médecin.

L'hygiène alimentaire des déminéralisés et spécialement des phosphaturiques est sensiblement celle des préarthritiques, mais il faut insister sur les céréales et les légumes verts qui sont particulièrement riches en phosphates. Si le malade n'a pas, comme cela arrive souvent, d'hypertension, on peut autoriser le bouillon gras avec beaucoup de légumes et surtout du bouillon d'os bien frais, les œufs, les cervelles, le poisson, même le bœuf et le mouton, les petits oiseaux

grillés. Interdire les sucreries, les pâtisseries, les condiments. Comme boisson, du vin rouge non acide largement coupé.

Enfin, dans la néphrite interstitielle et l'artério-sclérose, le régime doit être aussi restreint que possible en albumine, pour ne pas augmenter les déchets toxiques qui s'accumulent d'autant plus facilement que le rein est moins perméable; en eau, pour ne pas augmenter le travail du rein et l'hypertension; en chlorure de sodium, pour éviter les œdèmes ou favoriser leur résorption, s'il s'en produit. En conséquence, il faut prescrire le régime végétarien pur, sans lait, œufs, viandes ni légumineuses, alcool, café, thé ou chocolat. On se nourrira exclusivement de pâtes alimentaires, de légumes frais et verts cuits à l'étuvée et dans leur eau de condensation, de pommes de terre et de riz, de fruits, de compotes, de marmelades, de confitures, d'entremets sucrés; pas de pain frais, un peu de pain grillé ou des biscottes; comme boisson, de l'eau ou une tisane indifférente (tilleul, camomille, menthe), pas plus de 150 centimètres cubes par repas (quatre repas peu copieux par jour). Ce régime doit être aussi peu salé que possible; mais, quand il y a des œdèmes, il faut s'efforcer de supprimer le sel culinaire, celui qu'on ajoute aux aliments : pain, légumes, etc., lors de leur préparation. Or le régime déchloruré est très difficile à supporter; il amène promptement le dégoût et la dénutrition et peut d'ailleurs donner lieu à des troubles gastriques. Il ne faut donc l'utiliser que pendant quelques jours, jusqu'à ce qu'il ait produit la résorption des œdèmes. Quand cette résorption, traduite par une abondante diurèse, aura eu lieu, il faudra revenir progressivement au régime chloruré normal. Si la résorption ne se produit pas au bout de cinq à six jours, revenir au régime végétarien ordinaire et recourir, suivant les cas, à la théobromine ou à la digitale. Le médecin seul sera juge de la drogue à prescrire et de ses doses.

Dans la néphrite interstitielle aussi bien que dans l'artério-sclérose et les cardiopathies artérielles, le régime lacté est loin de toujours donner de bons résultats; il est trop riche en albuminoïdes et en beurre; il favorise l'hydrémie et l'hypertension si on le prend à la dose de 3 ou 4 litres; si on le prend à dose plus faible, 1 litre ou 1 litre 1/2, il ne suffit plus à couvrir les besoins nutritifs, surtout en sucre. Pour ces raisons, il convient de lui préférer le régime végétal pur, tel qu'il a été ci-dessus formulé.

b) ***Hygiène générale.*** — Au point de vue de l'hygiène générale, comme à celui de la diététique, le repos relatif s'impose et pour les mêmes raisons. Ici encore naturellement, repos relatif veut dire simplement que le travail exigé des différents organes doit être strictement proportionné au rendement qu'ils peuvent fournir.

A cette fin, dans l'ordre des moyens physiques d'abord, l'hydrothérapie rend de grands services, principalement sous forme de douches tièdes, qui sont éminemment sédatives, et de grands bains tièdes à 34°-35° C., assez fréquents, qui modèrent promptement l'excitabilité des malades et favorisent la diurèse. Mais, comme nous le verrons plus loin, ces bains sont contre-indiqués dans certains cas. Les douches froides, le tub froid, réussissent beaucoup moins bien, parce que les arthritiques et même souvent les préarthritiques font mal leur réaction, et que d'ailleurs ces procédés sont nettement excitants.

Le massage général doux, sous forme d'effleurage, de pression lente et peu appuyée, qui facilite la circulation périphérique et la progression des déchets et décongestionne les viscères, est indispensable, surtout chez les pléthoriques. Il en est de même du massage abdominal, à la condition qu'il soit très surveillé et pratiqué par un médecin spécialiste, car il peut avoir de nombreuses contre-indications, même dès le début des insuffisances, ainsi que Cautru l'a

montré. Enfin les frictions cutanées, sèches ou alcooliques, avec le gant de flanelle ou de crin, sont presque toujours très utiles, parce qu'elles rétablissent ou activent les fonctions de la peau, ordinairement troublées ou viciées. Comme très utiles encore, chez maints arthritiques, il faut mentionner les bains de lumière et de soleil. Les bains de lumière exigent un outillage très compliqué et leurs effets me paraissent beaucoup plus restreints et beaucoup moins sûrs que ceux des bains de soleil. Pour ces derniers, que Malgat en particulier a préconisés, il n'est besoin, en réalité, ni d'appareils coûteux, ni même de l'atmosphère limpide et chaude du Midi. Il suffit de couvrir la tête du malade, de le vêtir d'un maillot de laine à mailles lâches et de le laisser exposé, pendant un temps variable (de quelques minutes à une demi-heure, même une heure), aux radiations solaires diffuses ou directes. Ces radiations paraissent agir comme des agents très actifs de l'équilibration du fonctionnement, puisque l'on constate que le bain de soleil (qu'il faut toujours préférer au simple bain d'air) produit une sensation très agréable de bien-être, l'amélioration des échanges et le calme nerveux.

En ce qui concerne les exercices physiques, je me range à l'avis de Pascault. Il faut être très sobre de prescriptions à leur égard. En dehors des mouvements de gymnastique passifs, puis actifs, très méthodiquement réglés, on ne peut recommander que la marche et une marche lente, progressive et peu à peu variée. A cette condition, la marche devient un exercice excellent pour les arthritiques, car elle augmente l'hématose, régularise la respiration, tonifie les muscles, active les échanges sans fatiguer le cœur ni les reins. Mais il convient toujours de s'arrêter avant l'apparition d'une lassitude appréciable, car autrement on ne ferait qu'aggraver l'état d'auto-intoxication. C'est pourquoi les exercices violents et prolongés, comme la bicyclette en vitesse, les jeux sportifs, les ascensions pénibles, etc., doi-

vent demeurer absolument interdits, à mon avis du moins, aux préarthritiques ordinaires et, *à fortiori*, aux arthritiques francs et aux artério-scléreux. Ils ont, en effet, le grave inconvénient de produire un double surmenage, musculaire et nerveux, dont les poisons s'ajoutent à ceux déjà existants, de telle sorte que les organes de transformation et d'élimination menacent de devenir insuffisants, et que le cœur se fatigue. Les palpitations, l'essoufflement, l'angoisse traduisent ces troubles. L'expérience prouve d'ailleurs, contrairement à ce qu'on croit communément, que ces exercices violents n'ont pas d'action sensible sur l'oxydation finale des déchets, en ce sens que l'abondante production des déchets tissulaires compense et au delà la combustion plus active des graisses de l'organisme.

Cette interdiction toutefois ne s'applique pas à certains préarthritiques et même à quelques arthritiques bien entraînés, qui arrivent à exécuter, sans phénomènes de fatigue (ce qui atteste leur adaptation), de longues marches, des courses en montagne, des jeux de plein air, tous exercices très favorables, quand ils sont bien supportés, à d'avantageuses modifications des échanges cellulaires. On peut, au surplus, arriver à un certain degré d'entraînement chez les préarthritiques les plus sédentaires, à cœur et à reins normaux; il faut même s'efforcer, dans ces conditions, de l'obtenir, en raison de la transformation qui en résulte dans les conditions d'existence de ces malades, transformation qui est, nous le savons, un facteur important de la cure. Notons enfin, avec P. Le Gendre, que l'automobilisme à allures modérées et pendant peu de temps chaque jour est favorable par les réactions cutanées et la sédation qu'il produit.

On conseille souvent aux préarthritiques de dormir peu. C'est à mon avis une erreur. Pendant le sommeil, il n'y a pas d'apports alimentaires et la production des déchets de fonctionnement est réduite au minimum. Par l'élimination

urinaire, qui est continue, la teneur des poisons diminue donc dans le milieu intérieur en même temps que certains organes de la vie de relation jouissent d'un repos relatif. On sait que certains préarthritiques, au début des insuffisances hépatiques et nerveuses, éprouvent, en se levant le matin, une lassitude plus grande qu'au moment du coucher. Il suffit, comme je l'ai constaté à plusieurs reprises, de prolonger d'une heure ou deux le séjour au lit, pour voir disparaître cette sensation de fatigue, à la condition toutefois que le repas de la veille au soir ait été, comme il est de règle pour ces malades, très sobre. Remarquons aussi que, pour les raisons précédemment dites, la diurèse est souvent augmentée par l'alitement, notamment chez les petits hypertendus. C'est pourquoi, bien loin de restreindre le sommeil et le repos au lit, chez les préarthritiques, je leur conseille au contraire de se coucher tôt après le dîner (les veilles tardives sont d'ailleurs particulièrement excitantes et fatigantes), de se lever d'assez bonne heure (neuf à dix heures de lit suffisent) et de dormir ou du moins de s'étendre sur le lit ou la chaise longue pendant une heure environ après le repas de midi. Les animaux, d'ailleurs, dorment toujours après avoir mangé, et cet instinct a une raison d'être que les expériences bien connues de Vulpian mettent en évidence.

Étant donné le rôle capital du système nerveux dans l'hyperfonctionnement et le dysfonctionnement, l'hygiène nerveuse et psychique a nécessairement une importance de premier ordre. Par la diététique, le repos et les moyens physiques, on peut déjà obtenir une sédation réflexe incontestable. Mais cela est loin de toujours suffire. Beaucoup de préarthritiques sont des cérébraux dont l'activité mentale est considérable, et cette activité exagérée n'est pas moins fâcheuse que le surmenage alimentaire et musculaire. Il est très difficile de l'enrayer. On y peut cependant arriver par deux méthodes différentes : le changement complet des

habitudes et des occupations qui est fréquemment impossible, en raison des nécessités de la vie, et l'éducation de la volonté.

Le « retour à la terre », à la vie des champs, à ses occupations lentes et monotones, sédatives de nature et par le milieu où elles s'exécutent, donne, quand il est accepté, des résultats immédiats et sûrs, dont j'ai fourni précédemment un exemple caractéristique. Mais bien peu de personnes consentent à cet abandon de leur bien-être, de leur profession, de leurs relations, de leurs habitudes et de leurs plaisirs, et d'ailleurs, bon nombre, même le voulant, ne le peuvent pas. Car il ne s'agit pas seulement d'aller vivre au grand air, dans une propriété confortable, en conservant la fâcheuse manière de vivre du citadin aisé ou riche. Il s'agit de mener la vie rude et frugale du paysan, sinon sous ses habits et dans sa chaumière, du moins en gardant le caractère physique et extérieur de ses travaux. Quel bourgeois, non contraint par les circonstances, s'y résignerait? On peut à la rigueur substituer à ce changement, trop radical pour beaucoup, et quand les ressources le permettent, la cure de campagne, au voisinage des bois, ou la cure d'altitude, par exemple dans un chalet un peu isolé et éloigné surtout des stations connues. Il n'est pas besoin de monter très haut : 600, 800, 1 000 mètres au plus suffisent. Le malade y vivra au grand air et au repos, faisant d'abord de très courtes marches, se nourrissant comme le montagnard de laitage, de pommes de terre et de pain. La cure marine, au contraire, est souvent contre-indiquée ; elle est beaucoup trop excitante, à moins qu'on ne choisisse les petites criques tranquilles de la côte des Maures et de l'Estérel, ou de la Corse, qui sont plutôt sédatives. On conçoit trop bien comment ce changement de milieu et de préoccupations influence et calme le système nerveux pour que j'y insiste. Mais il importe cependant que le malade ne passe pas subitement d'une activité débordante à une inertie intellectuelle trop

grande. Il faut et il suffit qu'il se crée des occupations nouvelles plus simples, moins excitantes : la pêche, le jardinage (la chasse est quelquefois trop fatigante, du moins au début de la cure), les collections de plantes, d'insectes, de fossiles, de minéraux, la photographie, le dessin ou la peinture (sans prétention au grand art, ce qui est particulièrement énervant), le modelage, les arts mécaniques, etc. Pas trop de lectures et seulement celles qui sont d'un intérêt immédiat, par conséquent plutôt des ouvrages techniques que des œuvres d'imagination, poésies, pièces de théâtre et romans; les bons classiques seuls seront exceptés de cette prohibition. Pas trop de correspondances non plus, même et surtout quand elles ont un caractère sentimental. Naturellement un facteur très favorable est la longue durée de ces transplantations. Si elles sont courtes (quelques semaines), l'effet produit est trop superficiel pour amener un résultat durable. C'est pourquoi je n'aime pas beaucoup les voyages, les voyages « circulaires » en particulier, pour les préarthritiques. Ils y goûtent sans doute des distractions utiles, mais la multiplicité des impressions et les déplacements répétés augmentent l'énervement et la fatigue, sans compter les troubles qui dérivent d'une nourriture changeante et surabondante, quoique le plus habituellement mauvaise.

A la vérité, la transplantation, chez les préarthritiques, est très pénible. Le malade s'y plie à la longue et même finit par y trouver des satisfactions toutes nouvelles, mais, au début, il lui faut faire un énergique appel à sa volonté. C'est alors surtout que les suggestions du médecin traitant doivent venir à son aide. Le rôle de ce dernier, en effet, est de préparer son client à tous les changements qu'il est obligé de lui imposer, dans sa nourriture, dans son hygiène, dans sa manière de vivre. Presque toujours le malade se refuse d'abord à ces changements, parce qu'il n'en comprend pas les raisons, se sentant ou se croyant moins exposé qu'il ne

l'est en réalité, et aussi parce que sa volonté est trop faible pour résister à l'entraînement des habitudes, des sentiments et des passions. Le médecin doit donc lui expliquer, avec patience et clarté, la nécessité des différents termes du traitement, puis lui indiquer comment il dressera sa volonté à les observer rigoureusement. A cet égard, les moyens diffèrent : suggestion et auto-suggestion continue, journal de cure, confession écrite des fautes commises contre le traitement, etc.; tous sont bons pourvu qu'ils réussissent, et ils réussissent toujours si le médecin a pu, dès le début, prendre, par son autorité, son tact, sa fermeté, un empire suffisant sur l'esprit du malade. La transplantation rompt trop souvent ces liens; il importe de les maintenir le plus longtemps possible par l'envoi réciproque de brèves communications, le malade exposant, sans phrase, les résultats obtenus et les fautes commises, le médecin y répondant par des encouragements, des blâmes modérés et, s'il y a lieu, la nature des modifications à introduire dans la thérapeutique.

Ce qui précède s'applique spécialement, comme on l'a vu, aux préarthritiques et aux arthritiques francs au début de la période des manifestations défensives. Quand il s'agit d'arthritiques plus gravement atteints, les règles de l'hygiène générale doivent nécessairement être plus ou moins modifiées.

Ainsi, chez les goutteux, il faut recommander le repos dès que s'annoncent les signes prémonitoires de l'accès; la marche ne sera reprise qu'avec prudence au moment de la convalescence. D'autre part, chez ces malades, les soins de la peau ont une importance toute particulière; il faut recourir aux frictions sèches régulières et aux affusions d'eau tiède. Bien que tolérées par Lécorché, les affusions froides rendent de moins bons services. Les bains chauds alcalins (35°-36° C.) sont excellents; on a également vanté les bains électriques lithinés, qui activent la résorption des tophus et des exsudats articulaires, mais, pour ma part, je n'ai jamais

constaté, par cette méthode, de résultats bien nets. Enfin le goutteux, chronique ou non, doit éviter les climats froids et humides; ce sont les régions sèches qui lui conviennent le mieux, dans nos pays tempérés.

Chez les obèses, l'exercice est très utile, parce qu'il active la fonte et l'oxydation des dépôts adipeux; mais, en raison de l'état du cœur, il faut qu'il soit modéré. La cure d'Œrtel, en terrain varié, n'obtient guère qu'une sudation abondante, et si le malade boit ensuite, il récupère presque immédiatement la perte de poids qui résulte de l'élimination d'eau. Il faut lui préférer souvent la gymnastique suédoise, avec mouvements passifs et actifs progressifs. On doit utiliser également le massage doux et non le pétrissage. Les bains de lumière, de soleil, les bains chauds, les bains de vapeur sont excellents, mais ces derniers doivent être cependant rigoureusement interdits aux obèses cardiaques.

Chez les diabétiques florides, les règles de l'hygiène générale restent celles que nous avons exposées à propos des préarthritiques. Notons cependant qu'il faut leur éviter toute sudation abondante, et notamment les bains trop chauds, les bains de vapeur, les marches et les voyages en pleine chaleur de l'été, etc., qui peuvent déterminer des accidents graves et même mortels. Les bains tièdes et les lotions d'eau de Cologne ou d'eau de lavande (qui aseptisent en quelque sorte la peau) sont, au contraire, très recommandables, de même que les bains de lumière et les courants de haute fréquence : ces derniers s'appliquent principalement aux diabétiques déjà sérieusement atteints, avec hypertension forte et continue. En raison de la facilité des infections pulmonaires, ces malades doivent éviter les refroidissements et, dans ce but, ne porter que des vêtements de laine. Les climats de faible altitude, sans variations thermiques trop grandes, leur sont particulièrement favorables. Enfin, il faut éviter toute émotion forte et tout excès, la fatigue physique comme le surmenage intellectuel, sans cependant

tomber dans l'oisiveté, qui entraîne souvent la mélancolie.

Chez les artério-scléreux, de plus strictes précautions sont nécessaires. On pratiquera les frictions cutanées, les lotions tièdes, le massage général et abdominal, parce que tous ces moyens agissent sur le cœur périphérique pour soulager le cœur central; pour cette même raison, on évitera toute cause de fatigue, et notamment la marche en ascension, qui surmène le cœur central. Les bains carbogazeux (Royat, Bourbon-Lancy) et les courants de haute fréquence peuvent être plus utiles, parce qu'ils tendent à diminuer l'hypertension, modèrent la dyspnée et font disparaître la sensibilité anormale au froid. Enfin, il faut leur prescrire d'éviter les endroits où l'air est confiné, et de vivre dans une région de faible altitude (ne pas dépasser 500 à 600 mètres), à l'abri du vent et des variations brusques de température. On leur interdira les rapports sexuels, bien entendu, et le tabac. S'il y a des œdèmes (néphrite), on ordonnera le lit, les bains de jambes à 38° centigrades, réchauffés jusqu'à 42° centigrades (30 à 40 minutes) et tous les soins les plus minutieux de propreté tant de la peau que des muqueuses.

c) *Traitement médicamenteux et hydrominéral.* — Dans la thérapeutique des préarthritiques, le traitement médicamenteux ne me paraît qu'exceptionnellement utile. C'est à la diététique et à l'hygiène qu'il faut demander avant tout non seulement la prévention des accidents de l'arthritisme franc, mais aussi la disparition définitive des troubles constatés. Cependant, étant donnée l'hypéracidité humorale qui est censée les caractériser, l'emploi du bicarbonate et du sulfate de soude (1 gramme le matin à jeun dans un verre d'eau), la cure d'oranges ou de citron, la cure de raisin, qui alcalinisent les humeurs, donnent souvent de bons résultats. Cette dernière est également utile contre certains troubles gastro-intestinaux.

Contre l'encombrement intestinal, presque constant, et qui entraîne des altérations fonctionnelles du foie et de l'estomac, Pascault préconise la double purgation successive à l'huile de ricin et à l'ipéca (à doses fractionnées, non vomitives), qui a pour but d'évacuer non seulement les résidus alimentaires, mais le dépôt muqueux qui encrasse les parois intestinales, l'*entéro-ripose*. Je ne suis pas très partisan de la purgation, qui entraîne un choc intense, constaté par la dépression marquée du patient. La plupart du temps, le changement de régime amène une évacuation naturelle et l'atténuation progressive de l'entéro-ripose. Dans certains cas cependant, s'il n'a pas été déjà fait un abus des laxatifs et des purgatifs et si le spasme entérique n'est pas trop accusé, et quand, notamment, l'encombrement intestinal est énorme, malgré de petites selles journalières, la purgation est indispensable et doit être utilisée, malgré ses inconvénients. On prescrira les purgatifs salins ou les eaux purgatives, si le rein est normal, l'huile de ricin ou l'eau-de-vie allemande, si, au contraire, il est fragile ou déjà touché.

On n'a que rarement l'occasion d'employer les uratolytiques, c'est-à-dire les médicaments qui favorisent la solubilisation et l'élimination des urates ou modèrent leur formation. Si cela est nécessaire pourtant, on donnera la préférence à l'acide thyminique (solurol), qui est, nous l'avons vu, d'après Schmoll, le dissolvant ou solubilisant physiologique de l'acide urique, et qui, chez certains goutteux et lithiasiques rénaux, m'a donné des résultats tout à fait remarquables. Le sidonal et l'urotropine sont aussi de bons uratolytiques; les benzoates sont déjà moins actifs (à ce point de vue seulement, car ils agissent efficacement sur le foie), et quant aux sels de lithine, ils seraient, d'après Fauvel, tout à fait inefficaces. Les produits du groupe du pyramidon, et particulièrement le quino-salicylate (antalgol), lequel peut se substituer au salicylate de soude

comme moins offensant pour le rein, sont des médicaments très précieux dans toutes les formes de douleurs toxiques, dans les névralgies, migraines et douleurs rhumatoïdes. Ils sont énergiquement analgésiques, tout en paraissant augmenter les échanges et les oxydations intra-organiques, contrairement aux drogues qui les restreignent, comme l'antipyrine et l'aspirine, plus toxiques, et qui sont par suite contre-indiqués.

Enfin, comme cures hydro-minérales, on n'a guère que l'embarras du choix, étant données la richesse, l'abondance et la spécialisation des stations françaises. Nous n'indiquerons donc ici, principalement comme eaux de simple lavage, en boissons abondantes, destinées surtout à débarrasser l'économie des déchets qui l'encrassent, que, d'une part, Alet, pour tous ceux qui souffrent à un titre quelconque du surmenage digestif, et d'autre part la source Alliot à Plombières et la source Cachat à Évian. Ces sources sont extrêmement peu minéralisées et la source Alliot jouit, en outre, de propriétés radio-actives remarquables sur la valeur thérapeutique desquelles cependant nous ne sommes pas encore définitivement fixés.

Dans les diverses formes de l'arthritisme franc, en revanche, on use souvent trop surabondamment des remèdes. Je ne saurais naturellement passer ici en revue, même sommairement, tous les traitements qui ont été proposés et qui souvent diffèrent profondément les uns des autres. Je dois cependant fournir quelques indications.

En ce qui concerne la goutte d'abord, il faut distinguer le traitement de la crise du traitement général. Le premier comporte les soins à donner à l'arthrite ; ils se résument en ceci : immobilisation de la jointure malade, applications émollientes, enveloppement avec du coton hydrophile recouvert de taffetas gommé ; si la douleur est très vive, on recourra aux badigeonnages de laudanum ou aux onctions avec la pommade belladonée. Nous avons vu déjà qu'il fallait

aussi prescrire la diète hydrique ou lactée et des boissons abondantes (limonades citriques) pour augmenter la diurèse et faciliter l'élimination des déchets uriques. Comme médicaments à l'intérieur, quand la crise est particulièrement douloureuse et longue, on doit indiquer d'une part le colchique, sous forme de teinture, de vin ou de pilules, ou encore la liqueur Laville ou la potion diurétique de Graves, et, d'autre part, le salicylate de soude ou mieux l'antalgol (quino-salicylate de pyramidon), qui est un puissant analgésique, favorisant les combustions intraorganiques et la diurèse.

Dans l'intervalle des crises, on devra suivre le traitement général indiqué précédemment pour les arthritiques, mais on y adjoindra l'usage alternatif de la médication alcaline et des uratolytiques (solurol, sidonal, antalgol, urotropine, etc.); enfin une cure hydro-minérale sera recommandée : Évian, Vittel, Martigny, Contrexéville, pour les goutteux sans complications spéciales; Vichy, pour les goutteux avec foie gros et gras; Châtelguyon ou Plombières, pour les goutteux constipés et entéritiques; Alet, pour les goutteux hypersthéniques; La Bourboule, Aix, Bourbonne-les-Bains, pour les goutteux chroniques.

Les manifestations viscérales de la goutte seront naturellement traitées suivant leur nature propre et la modalité particulière qu'elles affectent. Quant à la goutte asthénique (goutte chronique à la période cachectique), il importe surtout de pallier à ses dangers par une médication tonique (arséniate de soude, cacodylates) et d'utiliser, si l'on constate l'hypoacidité urinaire, l'acide phosphorique, suivant la méthode de Joulie.

Nous nous contenterons de rappeler ici pour mémoire le traitement chirurgical, qui a pour objet de débarrasser la partie malade de ses tophus douloureux ou de ses concrétions uratiques et d'extirper en même temps la capsule articulaire. Les résultats de ce traitement semblent favorables,

mais ne sont pas encore fort nombreux; on a d'ailleurs bien rarement à y recourir.

Le traitement de la lithiase rénale (goutte rénale) est celui même de la goutte, en ce qui concerne du moins le traitement général. La colique néphrétique comporte, comme indications principales, le repos, la diète hydrique et les bains tièdes prolongés, qui calment les douleurs et favorisent la diurèse et l'élimination du calcul. Si la crise est longue et particulièrement douloureuse, on peut recourir aux injections d'héroïne ou de morphine, mais en agissant avec beaucoup de prudence, car ces injections, outre qu'elles peuvent être l'origine d'une opiomanie, ont tendance à prolonger la crise en ralentissant la sécrétion urinaire. Enfin, si les calculs sont volumineux, logés dans le rein ou la vessie, s'ils déterminent de l'hydronéphrose, de la suppuration, de la cystite, des douleurs, de la fièvre, il faut recourir à l'intervention chirurgicale, soit lithotritie (quand le calcul est dans la vessie), soit néphrotomie ou même néphrectomie, si le rein est intéressé.

Du traitement de l'obésité, il n'y a pas grand'chose à dire, parce que l'obésité sans complication aucune (qui est rare) est uniquement dépendante du régime, de l'hygiène et des moyens physiques indiqués ci-dessus, et que l'obésité compliquée doit être traitée suivant la nature et l'importance de la complication. Il convient cependant d'indiquer la cure alcaline, sous forme d'un grand verre d'eau de Vichy tiédie au bain-marie et pris le matin à jeun (15 jours par mois), et surtout l'iode, sous forme soit d'iodure alcalin, soit d'iode organique (iodalose, iodone, iodocéréol, etc.) pris à petites doses, mais continué pendant longtemps (avec interruption de 10 jours par mois au moins). Les préparations de glandes thyroïdes et la thyroïdine ont été vantées comme particulièrement efficaces contre l'obésité; elles déterminent en effet un amaigrissement assez rapide, mais aussi des accidents cardiaques et nerveux qui doivent absolument les

faire repousser, sauf dans le cas d'obésité compliquée de myxœdème. Comme cure hydro-minérale, une surtout est à recommander, c'est celle de Brides (Savoie). Châtelguyon donne également de bons résultats chez les constipés; à l'étranger, Marienbad, Kissingen et Hambourg sont les stations indiquées de préférence contre l'obésité.

Extrêmement nombreux et complexes sont les divers traitements du diabète, et souvent contradictoires aussi parce qu'ils s'inspirent d'une pathogénie encore incertaine en bien des points. Je n'indiquerai ici que les principaux. La médication alcaline, sous forme de bicarbonate de soude ou d'eaux naturelles bicarbonatées sodiques (Vichy, Vals, Carlsbad), est, comme l'a dit Lécorché, la pierre de touche du diabète; tous les cas qu'elle n'amende pas doivent être considérés comme graves. Elle est cependant contre-indiquée dans la forme pancréatique et le diabète maigre ou cachectique et dans la tuberculose pulmonaire avérée. Cette médication constitue souvent une mesure préventive à l'égard du coma diabétique dont nous parlerons tout à l'heure. La médication sédative, par l'opium ou la morphine, la valériane, les bromures, a été préconisée par les auteurs qui considèrent le diabète comme le résultat d'une exagération notable des échanges, d'origine nerveuse. L'opium (qu'il faut préférer à ses alcaloïdes : morphine, codéine, etc.) ne semble en réalité indiqué que dans les formes nerveuses de la maladie; il peut alors produire la diminution et même la disparition du sucre urinaire. Les bromures, moins dangereux, donnent, suivant Albert Robin, de bons résultats dans le diabète hyperazoturique. Ce même auteur préconise aussi l'emploi de l'antipyrine, qui diminue les échanges. Le sulfate de quinine a également été utilisé avec succès. Comme médicament modérateur, on a enfin vanté l'arsenic, sous ses diverses formes : liqueur de Fowler, cacodylate, arrhénal, eaux naturelles arsenicales; cependant Frerich lui dénie toute valeur et le considère même comme dangereux.

Le glycogène a donné quelques résultats très satisfaisants, mais il n'a pas encore été suffisamment expérimenté. La médication opothérapique a suscité beaucoup d'espérances. Dans le diabète gras, Gilbert, Carnot, Lépine ont obtenu des résultats assez encourageants avec des extraits hépatiques, mais à la condition qu'il n'y ait pas hyperhépatie (c'est-à-dire fonctionnement exagéré du foie), car alors, sous l'influence de cette médication, la glycosurie monte au lieu de diminuer. Dans le diabète maigre, pancréatique, Lancereaux a préconisé l'opothérapie pancréatique, qui a en effet donné quelques résultats, précisément dans les cas ou l'opothérapie hépatique échoue. Toutefois ces deux méthodes en sont encore à leurs débuts et il faut attendre, pour juger définitivement de leur valeur, de plus nombreuses observations. Rappelons aussi le procédé de Guelpa, mentionné ci-dessus, consistant en jeûne absolu et purgation par périodes de trois jours, qui paraît faire disparaître momentanément le sucre urinaire, mais semble aussi capable, chez certains pléthoriques faisant purement de la glycosurie alimentaire, de déterminer une amélioration décisive. Enfin, il faut se souvenir que, en raison de la facilité avec laquelle il s'infecte, toute opération chirurgicale est dangereuse chez le diabétique et que, par conséquent, il ne faut y recourir qu'en cas de nécessité, et en prenant toutes les mesures possibles d'antisepsie et d'asepsie. En outre, dans le cas, par exemple, d'une intervention pour la gangrène diabétique d'un membre, il faut administrer au malade, avant l'opération, des doses élevées d'alcalins, et l'anesthésier à l'éther, de préférence au chloroforme. Enfin, quant au coma diabétique, il ne paraît guère curable et son traitement est encore purement empirique. On recommande l'usage, à la période prémonitoire d'apathie et de somnolence, du bicarbonate de soude à très fortes doses (30 à 50 grammes par jour), le lavage de l'estomac, les purgatifs drastiques, les inhalations d'oxygène, et, quand la période comateuse est commencée, des

injections hypodermiques d'eau salée ou mieux intraveineuses d'une solution stérilisée de bicarbonate de soude à 4-5 pour 100. D'après Lépine, on a obtenu, par ces moyens, dans quelques cas, une amélioration et la disparition, au moins temporaire, des accidents comateux.

Comme cures hydro-thermales pour les diabétiques : Vichy et Carlsbad, chez les diabétiques francs; Saint-Nectaire, chez les diabétiques albuminuriques; Pougues, Vittel, Contrexéville, Martigny, Capvern, pour les diabétiques goutteux et lithiasiques; Brides, pour les diabétiques obèses; la Bourboule, Forges, Orezza, pour les diabétiques anémiés, épuisés; et Royat enfin pour les diabétiques qui veulent recourir aux bains carbo-gazeux. Naturellement ces cures sont interdites aux malades qui présentent des altérations scléreuses.

Le traitement de l'artério-sclérose confirmée comporte un certain nombre de moyens visant, les uns l'état général, les autres les symptômes.

Parmi les premiers, il faut avant tout mentionner les bains carbo-gazeux (Royat, Bourbon-Lancy, Nauheim) appliqués de telle sorte que l'on obtienne la dépression périphérique sans accélérer l'action cardiaque, et la d'*arsonvalisation*, ou courants de haute fréquence agissant exclusivement par auto-conduction. Comme troisième moyen, on a préconisé le sérum de Truneček, à base de sels alcalins. Mais l'expérience clinique a prouvé que ce sérum artificiel, tout en paraissant pouvoir agir contre l'athérome, n'est en rien capable de modifier les lésions scléreuses; il semble cependant abaisser quelque peu la pression artérielle, et c'est pourquoi quelques cliniciens continuent à l'employer, soit par la voie gastrique, soit par la voie rectale, soit enfin et de préférence par la voie sous cutanée. Plus volontiers, du reste, on prescrit les iodures alcalins. L'iodure de potassium ou de sodium ou les iodes organiques, qui évitent les accidents d'iodisme, doivent être pris à petites

doses (20 à 30 centigrammes par jour d'iodure, d'après Huchard), mais continuées pendant longtemps. On interrompra toutefois la cure d'iode au moins 8 à 10 jours par mois.

L'auto-intoxication étant, comme il a été dit précédemment, un des éléments déterminants des troubles et des accidents de l'artério-sclérose, il convient de la combattre par tous les moyens, et notamment par l'emploi : des purgatifs salins à petites doses (une cuillerée à café de citrate de magnésie ou de sulfate de soude, le matin à jeun, dans un peu d'eau); du régime lacté ou déchloruré, suivant les cas, dont il a été parlé ci-dessus, et enfin des diurétiques, tels que la théobromine (0 gr. 50 à 1 gramme par jour, associée ou non au benzoate de soude), qui active l'élimination des poisons et facilite la résorption des œdèmes.

Pour amener la dilatation périphérique des vaisseaux et soulager ainsi le travail du cœur, on prescrit soit la trinitrine, soit le tétranitrol. La première ayant une action inconstante et fugace et déterminant souvent de la céphalée pulsatile, on ordonne plus ordinairement le second (à la dose de 10 à 20 milligrammes par jour), dont l'action est plus durable, mais qui transforme l'hémoglobine en méthémoglobine.

Contre les paroxysmes dyspnéiques, on peut utiliser les vapeurs d'iodure d'amyle. S'ils sont dus à l'œdème aigu du poumon, il faut pratiquer d'urgence la saignée.

Quand le cœur commence à faiblir, à se dilater, on doit recourir à la digitale, surtout à la digitaline cristallisée qui, à petites doses (cinq gouttes de la solution au 1 000e de digitaline cristallisée pendant 8 à 10 jours), est le toni-cardiaque par excellence. D'ailleurs, à cette période, la digitale est le meilleur des remèdes contre la dyspnée, les palpitations, quand le cœur et les reins sont touchés à la fois. Même quand le muscle cardiaque est sclérosé, que les cavités cardiaques sont dilatées et que les œdèmes apparaissent, la digitale donne encore de bons résultats, ainsi que l'a montré Huchard. Dans ce cas, il convient d'associer à la médication

digitalique le repos au lit, le régime hydro-lacté réduit, la théobromine. Enfin à la période ultime de la maladie, quand s'installe l'insuffisance du cœur d'origine valvulaire, c'est aux injections de caféine qu'il faut s'adresser comme médicament d'urgence. Rappelons enfin que l'on peut aussi utiliser contre la dyspnée et les palpitations, pour faciliter la diurèse, le sulfate de spartéine, la strophantine et les teintures de grindelia robusta, de convallaria maialis et de scille.

Comme cures hydro-minérales, on ne peut guère recommander aux artério-scléreux que : Évian, Vittel, Contrexéville, Martigny, Capvern, et encore à petites doses, pour éviter d'accroître l'hypertension, et, à titre de médication iodurée, les eaux de Bondonneau (Drôme) et de Saxon (Valais).

Pour résumer brièvement tout ce qui précède, on peut dire que l'arthritisme n'est réellement et même facilement curable qu'à sa période prémonitoire. A partir du moment où les troubles fonctionnels se localisent et où les lésions tendent à apparaître, la guérison devient moins probable; elle est même relativement rare, malgré les soins prodigués au malade et l'énergie qu'il met alors, trop tardivement souvent, à observer son régime. A une période plus avancée enfin, quand les insuffisances se sont généralisées et que la sclérose frappe les organes, la guérison cesse d'être réalisable. Mais, même alors, et *à fortiori*, pendant l'étape des manifestations franches de l'arthritisme : goutte et lithiases, obésité, diabète, etc., de grandes améliorations. sont toujours possibles, qui permettent au malade de vivre encore très longtemps, et sans trop souffrir en somme de sa maladie. Mais ces améliorations, si importantes, si nettes parfois qu'on serait tenté de les confondre avec la guérison, ne peuvent être obtenues que par un régime et une hygiène très sévères, scrupuleusement observés et ne laissant prise ni aux imprudences, ni aux négligences, ni aux omissions

quantité d'hydrates de carbone, variable à la vérité, mais telle que si on ne la dépasse pas dans la ration, le sucre urinaire n'augmente pas et diminue même peu à peu. Par conséquent, la détermination, par tâtonnements successifs, de cette quantité doit être le point de départ de l'organisation du régime qui convient à un diabétique donné. La quantité d'hydrates de carbone ainsi utilisée est représentée dans la ration, non par des sucres, mais par des amidons, et il faut l'emprunter de préférence non pas au pain, qui a des cendres acides, mais à la pomme de terre, dont les cendres sont alcalines. L'alcalinité des aliments doit être la seconde préoccupation. Quoi qu'on en dise, il faut restreindre autant que possible les viandes; l'hyperazoturie, sous forme d'urée, n'est souvent que la conséquence d'un excès d'aliments carnés et elle diminue aussitôt qu'on restreint l'usage de ces aliments. L'autophagie elle-même ne s'observe nettement que dans le diabète pancréatique grave. Enfin, c'est à tort que l'on considère comme d'un pronostic grave l'amaigrissement des diabétiques. Cet amaigrissement est plutôt favorable quand il est le résultat du régime. Toujours pour les mêmes raisons, il ne faut pas non plus abuser des corps gras. En somme, ration normale de viande (en deux fois si l'on veut, mais de préférence à midi), pommes de terre pour remplacer le pain, au prorata de l'utilisation sans augmentation du sucre urinaire et, pour compléter la ration, légumes à minéralisation alcaline (choux, salsifis, cardons, céleri, salades) et fruits peu sucrés (noix, amandes, groseilles, cassis, cerises aigres, pommes, etc.). Comme boisson, de l'eau ou du vin très largement coupé, en quantité correspondante à la soif du malade. Il ne faut jamais le priver de boire, car les boissons abondantes éliminent le sucre en excès et les déchets toxiques. On peut permettre un peu de thé ou de café sans sucre (interdire la saccharine à cause de son action nocive sur l'appareil digestif), mais pas d'alcool pur, pas de liqueurs, de vins sucrés, de cidres.

Et c'est là qu'est la plus grande difficulté du traitement des arthritiques. A la phase des insuffisances, quand tous les organes fléchissent peu à peu, le malade, qui s'en rend compte, ne demanderait pas mieux alors que de se soigner, mais il est trop tard et la thérapeutique la plus énergique n'obtient guère qu'une palliation momentanée. A la phase floride, au contraire, à la période prémonitoire, l'arthritique, qui se sent peu touché, résiste aux conseils de son médecin et s'obstine dans ses habitudes dangereuses et sa manière de vivre. Si, par hasard, il se soumet au traitement qu'on lui impose, ce n'est que pour peu de temps, car il ne veut pas comprendre que ses fonctions ne se sont pas troublées en un jour, et que ce n'est pas non plus en un jour qu'elles reviendront à la normale, qu'il faut pour cela des mois et des années parfois. Et cependant le moment est précieux. Si on le laisse passer, tout espoir de guérison peut être perdu, tandis que, si on en profite, la santé rétablie est au bout des efforts que l'on va tenter. Ces efforts sont pénibles, certes; ils demandent de l'attention, de la volonté, de l'énergie, mais ne demandent guère que cela. C'est pourquoi, en fait d'arthritisme et surtout de préarthritisme, le malade est, bien plus que le médecin, l'auteur de sa propre cure; il suffit qu'il ait pris la ferme résolution de se soigner, pour être assuré d'une amélioration décisive et peut-être d'une prochaine et définitive guérison.

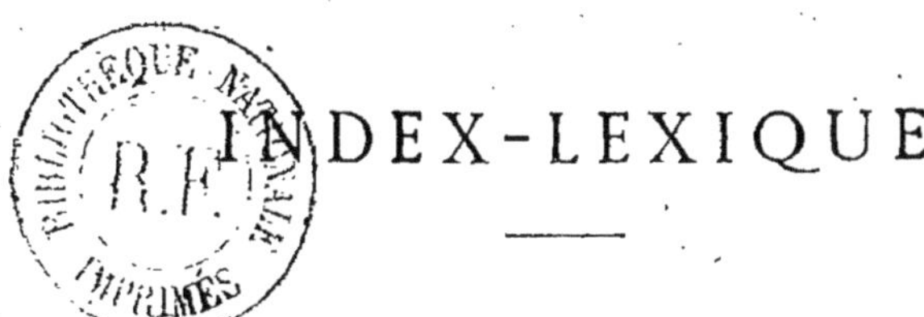

INDEX-LEXIQUE

Endothermique (Réaction), 24.
Energétique, 24. Qui est relatif à l'énergie.
Entéralgie, 60. Du gr. *entéron*, intestin, et *algos*, douleur. Douleur aiguë des intestins.
Entérite, 36. Inflammation de l'intestin.
Entéro-colite, 41. Inflammation de l'intestin grêle et du colon.
Entéroptose, 19.
Entéro-ripose, 123. Dépôt muqueux à la surface interne des intestins, qui empêche l'absorption intestinale.

Floride (Type, aspect), 14.

Gangrène, 80. Mort locale des tissus.
Gastrite, 36. Inflammation de la membrane muqueuse de l'estomac.
Gastro-entérite, 80. Association d'une gastrite et d'une entérite.
Gingivite, 73. Inflammation des gencives.
Glycosurie, 77.
Goutte, 55; — asthénique, 68; — cérébrale, 60; — larvée, 60; — remontée, 60; — rénale, 62.
Gravelle, 62.

Hématose, 68. Transformation, dans les poumons, du sang veineux en sang artériel.
Hémoptysie, 91. Du gr. *haima*, sang, et *ptusis*, crachement. Crachement de sang.
Hémorroïdes, 61.
Hérédo-arthritisme, 43.
Histologie. Étude des tissus.
Hydrémie, 114. Du gr. *udôr*, eau, et *haima*, sang. Etat du sang dilué par une quantité exagérée de liquide.
Hydronéphrose, 63. Du gr. *udôr*, eau, et *néphros*, rein. Distension du rein par l'accumulation de l'urine.
Hyper. Le préfixe *hyper*, du gr. *uper*, au delà, marque un excès.
Hyperactivité, 19. Activité exagérée.
Hyperazoturie, 111. Exagération de la quantité des produits azotés de l'urine.
Hyperfonctionnement, 37.
Hypersthénique, 22.
Hypertension, 19.
Hypertrophie, 36. De *hyper*, et du gr. *trophè*, nourriture. Excès de nutrition et de développement d'un organe.
Hypo. Le préfixe *hypo*, du gr. *upo*, au-dessous, marque une diminution.
Hypofonctionnement, 37.
Hyposthénique, 22.
Hypotension, 19.

Impétigo, 56. Dermatose donnant lieu à la formation de pustules.
Iritis, 61. Inflammation de l'iris de l'œil.

Laryngite striduleuse, 8. Faux croup.
Leucémie, 50. Du gr. *leukos*, blanc, et *haima*, sang. Maladie causée par l'augmentation des globules blancs du sang.
Leucocyte, 8. Du gr. *leukos*, blanc, et *kutos*, cellule. Globule blanc du sang.
Leucomaïnes, 48. Substances à réaction basique qui se forment dans les tissus au cours de leur fonctionnement.
Lithiase rénale, 62. Lithiase, du gr. *lithos*, pierre. Affection consistant dans la formation de sables ou de petites pierres dans le rein.
Lithotritie, 126. Du gr. *lithos*, pierre, et du lat. *terere*, broyer. Opération qui consiste à broyer, dans la vessie même, les calculs urinaires.

Maladie de Basedow, 74. Goitre exophtalmique, hypertrophie de la glande thyroïde.
Malaria, 50. Fièvre paludéenne.
Mal perforant plantaire, 80. Ulcère de la plante du pied qui progresse en profondeur.
Méat urinaire, 64. Orifice du canal urinaire.
Ménopause, 17. Du gr. *mèn*, mois, et *pausis*, cessation. Cessation définitive des règles.
Myocardite, 61. Du gr. *mus*, muscle, et *kardia*, cœur. Inflammation du myocarde, partie musculaire du cœur.
Myxœdème, 68. Atrophie de la glande thyroïde.

Néphrectomie, 126. Du gr. *néphros*, rein, et *tomè*, section. Extirpation totale ou partielle du rein.
Néphrite, 36. Du gr. *néphros*, rein. Inflammation du rein.
Néphroptose, 19.
Néphrotomie, 126. Incision du rein.
Neurasthénique (état), 12. Du gr. *neuron*, nerf, *a* privatif, et *sthénos*, force.

Neurone, 27. Du gr. *neuron*, nerf. Cellule nerveuse.
Nucléine, 51. Substance active du noyau cellulaire.

Obésité, 66.
Œdème, 58. Du gr. *oidein*, grossir. Enflure produite par l'infiltration de la sérosité du sang dans les tissus.
Opothérapie, 128. Du gr. *opos*, suc, et *thérapeia*, traitement. Traitement par les sucs extraits des glandes ou des tissus de provenance animale.
Ostéite, 59. Inflammation du tissu osseux.
Otite, 61. Inflammation de l'oreille.
Oxydase, 77.

Pathogénie, 9. Du gr. *pathos*, souffrance, et *génésis*, origine. Partie de la médecine qui s'occupe de la manière dont les maladies sont produites.
Périartérite cérébrale, 61. Inflammation de la tunique externe des artères cérébrales.
Pharyngite granuleuse, 56.
Phlébite, 61. Du gr. *phleps*, *phlébos*, veine. Inflammation des veines.
Phlegmon périnéphrétique, 64. Inflammation du tissu qui enveloppe le rein.
Phosphaturie, 81.
Pituite, 36. Rejet, sous forme de crachat ou de vomissement, d'un liquide glaireux venant de l'estomac.
Pneumococcies, 75. Maladies déterminées par le *pneumocoque*, microbe de la pneumonie.
Polydipsie, 73.
Polyphagie, 73.
Polyurie, 73.
Préarthritisme, 38.
Présclérose, 86.
Protéiques (Dérivés), 73. Matières albuminoïdes.
Protoplasma, 28. Du gr. *prôtos*, premier, et *plasma*, formation. Substance qui constitue le corps de la cellule vivante.
Psychasthénique (État), 12. Du gr. *psukhê*, âme, *a* privatif, et *sthénos*, force.
Ptomaïnes, 48.
Ptose, 19.
Purines, 49.
Purpura, 8. Taches rougeâtres de la peau, dues à l'issue des globules rouges des vaisseaux.
Pyélite. Du gr. *puélos*, bassin. Inflammation de la muqueuse du bassinet et des calices du rein.
Pyélo-néphrite, 64. Association d'une pyélite et d'une néphrite.

Rétinite, 61. Inflammation de la rétine.

Sclérose, 37. Du gr. *sklêros*, dur. Induration pathologique d'un tissu par développement exagéré des cellules de soutien.
Stase, 107. Du gr. *stasis*, arrêt. Arrêt, dans l'organisme, d'une matière circulante.
Streptococcies, 75. Maladies déterminées par le *streptocoque*, bacille en chaînettes qui cause l'érysipèle, la suppuration, la phlébite, la fièvre puerpérale, etc.
Synergie, 27. Association coordonnée de plusieurs organes pour l'accomplissement d'une fonction.

Tabès, 80. Incoordination des mouvements ou paralysie spasmodique dues à une lésion de la moelle épinière.
Thrombose, 60. Du gr. *thrombos*, caillot. Formation de caillots dans les vaisseaux sanguins.
Tophus, 59.
Toxalbumines, 48.
Toxémie, 9. Ensemble des accidents occasionnés par la présence de toxines dans le sang.
Toxolécithides, 48.
Trachéo-bronchite, 8.
Traumatisme, 56.

Urémie, 14, 92.
Uricémie, 61. De *urique*, et du gr. *haima*, sang. Accumulation d'acide urique dans le sang.

Vaso-constriction, 9.
Vésanies, 74. Du lat. *vesanus*, insensé. Nom donné à toutes les maladies mentales.

Table des matières

Paris. — Imp. LAROUSSE, 17, rue Montparnasse.

LIBRAIRIE LAROUSSE, 13-17, RUE MONTPARNASSE, PARIS (6e)

Bibliothèque LAROUSSE

encyclopédique et illustrée

Publiée sous la direction de Georges MOREAU

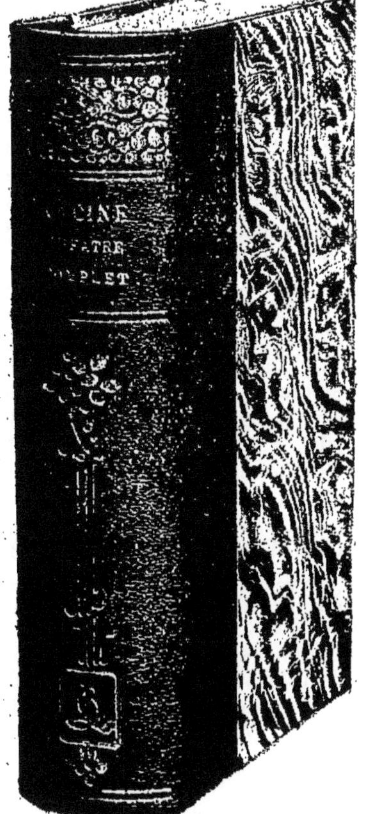

Reproduction réduite du *Théâtre complet illustré de Racine* en reliure demi-peau.

La *Bibliothèque Larousse* embrassera, dans une collection véritablement *encyclopédique*, à la fois tout ce qui intéresse la vie pratique (hygiène, économie domestique, connaissances techniques, etc.) et tout ce qui peut contribuer à la culture générale de l'esprit (lettres, arts, sciences, etc.). Divisée en plusieurs séries, elle ne comprend que de jolis volumes, illustrés toutes les fois qu'il y a lieu, et d'une forme soignée et élégante malgré leur extrême bon marché, et permettra à tout le monde de se constituer à peu de frais une bibliothèque d'un intérêt durable et d'une valeur réelle (format 13,5 × 20).

LITTÉRATURE

1° *Chefs-d'œuvre des grands écrivains.* — Cette section a pour objet de mettre à la portée du public, sous une forme aussi élégante qu'économique, tous les chefs-d'œuvre de nos grands écrivains, depuis les classiques du XVIe et du XVIIe siècle jusqu'aux auteurs modernes. C'est la plus jolie collection qui existe dans ce genre, et elle surpasse de beaucoup toutes les collections similaires publiées jusqu'ici.

Racine : Théâtre complet illustré. Avec biographie et notes, par Henri CLOUARD. *Trois volumes* illustrés de 32 gravures dont 12 hors texte d'après DE SÈVE. Chaque vol., br., **1** fr.; relié toile souple . . . . **1 fr. 30**

Se vend également en *un seul vol.*, reliure demi-peau, tête dorée, très élégante. **6** francs

Corneille : Théâtre choisi illustré. Avec biographie et notes, par Henri CLOUARD. *Trois vol.* illustrés de 24 gravures, dont 13 hors texte d'après GRAVELOT. Chaque volume, broché, **1** fr.; relié toile souple . . **1 fr. 30**

Se vend également en *un seul vol.*, reliure demi-peau, tête dorée, très élégante. **6** francs

(Voir la suite page suivante.)

Envoi franco contre mandat-poste (pour l'étranger, ajouter 20 cent. par vol.).

Bibliothèque Larousse

LITTÉRATURE (*Suite*)

Molière : Théâtre complet illustré. Avec biographie et notes, par Th. COMTE, agrégé de l'Université. *Sept volumes* illustrés de 63 gravures, dont 36 hors texte d'après BOUCHER. Chaque volume, broché, **1** fr.; relié toile souple. . . **1** fr. **30**

Se vend également en *deux volumes*, reliure demi-peau, tête dorée. **13** francs

La Fontaine : Fables illustrées. Avec biographie et notes, par M. MOREL, agrégé de l'Université. *Deux volumes* illustrés de 24 gravures d'après OUDRY et 4 hors texte. Chaque volume, broché, **1** fr.; relié toile souple. . . . . . **1** fr. **30**

Se vend également en *un seul volume*, reliure demi-peau, tête dorée. **4** fr. **50**

Boileau : Œuvres poétiques illustrées. Avec biographie et notes, par L. COQUELIN. 8 gravures et 1 autographe. Broché, **1** fr.; relié toile souple. . **1** fr. **30**

Chateaubriand : Œuvres choisies illustrées. Avec biographie et notes, par DUPOUY, agrégé de l'Université. *Trois volumes* illustrés de 17 grav. dont 15 hors texte. Chaque volume, broché, **1** fr.; relié toile souple . . . . **1** fr. **30**

Balzac : Le Père Goriot. Avec portrait. Broché, **1** fr.; relié toile. **1** fr. **30**

Balzac : Eugénie Grandet. 1 portrait et 1 autogr. Br., **1** fr.; relié t. **1** fr. **30**

Balzac : La Cousine Bette. *Deux vol.* Chaque vol., br., **1** fr.; rel. t. **1** fr. **30**

Balzac : Le Cousin Pons. Avec portrait. Broché, **1** fr.; relié toile. **1** fr. **30**

Balzac : Le Médecin de campagne. 1 gr. Broché, **1** fr.; relié t. **1** fr. **30**

Balzac : Le Lys dans la vallée. 1 grav. Broché, **1** fr.; relié toile. **1** fr. **30**

Balzac : La Peau de chagrin. 1 grav. Broché, **1** fr.; relié toile. **1** fr. **30**

(N. B. — *Les huit volumes de Balzac peuvent être achetés reliés sous étui au prix de* **11** *fr.*)

Alfred de Musset : Premières poésies. 1 grav. Br., **1** fr.; relié t. **1** fr. **30**

Alfred de Musset : Poésies nouvelles. 1 gr. Br., **1** fr.; relié toile. **1** fr. **30**

Alfred de Musset : Comédies et Proverbes. *Trois volumes.* Avec 2 gravures et 1 autographe. Chaque volume, broché, **1** fr.; relié toile . . . . **1** fr. **30**

A. de Musset : La Confession d'un enfant du siècle. Br., **1** fr.; rel. t. **1** fr. **30**

Alfred de Musset : Nouvelles. 1 grav. Broché, **1** fr.; relié toile. **1** fr. **30**

Alfred de Musset : Contes. 1 gravure. Broché, **1** fr.; relié toile. **1** fr. **30**

(N. B. — *Les huit volumes de Musset peuvent être achetés reliés sous étui au prix de* **11** *fr.*)

Anthologie des écrivains français du XIXe siècle. *Quatre volumes* (Poésie, 2 vol.; Prose, 2 vol.). Avec biographies et notes, par GAUTHIER-FERRIÈRES. Nombreux portraits et autographes. Chaque vol., broché, **1** fr.; relié toile. **1** fr. **30**

2° *Études littéraires.* — Conçus sur un plan uniforme, les volumes ci-dessous comportent, avec la vie des écrivains, l'étude de leur œuvre accompagnée d'extraits caractéristiques. Ils permettent ainsi de se faire une idée précise et complète de chacun d'eux.

Montaigne, par Louis COQUELIN. Vie de Montaigne et étude de son œuvre (nombreux extraits). 6 gravures. Broché, **0** fr. **75**; relié toile. . . . . **1** fr. **05**

Musset, par GAUTHIER-FERRIÈRES, lauréat de l'Académie française. Vie de Musset, avec extraits de son œuvre. 4 grav. Broché, **0** fr. **75**; relié toile. **1** fr. **05**

Daudet, par P. et V. MARGUERITTE, G. GEFFROY, etc. Vie de Daudet et étude de son œuvre (nombreux extraits). 8 grav. Broché, **0** fr. **75**; rel. toile. **1** fr. **05**

Schiller, par Charles SIMOND, lauréat de l'Académie française. Vie de Schiller et étude de son œuvre (nombreux extraits). 4 grav. Br., **0** fr. **75**; rel. t. **1** fr. **05**

Gœthe, par Charles SIMOND. Vie de Gœthe et étude de son œuvre (nombreux extraits). 4 gravures. Broché, **0** fr. **75**; relié toile. . . . . **1** fr. **05**

Envoi franco contre mandat-poste (pour l'étranger, ajouter 20 cent. par vol.).

Bibliothèque Larousse

LITTÉRATURE (Suite)

Tolstoï, par Ossip-Lourié, lauréat de l'Institut. Vie de Tolstoï et étude de son œuvre (nombreux extraits). 4 grav. Broché, **0** fr. **75**; relié toile. **1** fr. **05**

Ibsen, par Ossip-Lourié, lauréat de l'Institut. Vie d'Ibsen; son œuvre (nombreux extraits); l'*ibsénisme*. 4 gravures. Broché, **0** fr. **75**; relié toile. **1** fr. **05**

3° *Histoire de la Littérature.* — Cette section mettra à la disposition du public, sous une forme peu coûteuse, d'excellents précis des diverses littératures, pour la plupart desquelles il n'existait guère jusqu'ici que des traités d'un prix assez élevé.

La Littérature française au XIXe siècle, par Ch. Le Goffic. 76 gravures. Broché, **1** fr. **75**; relié toile. . . . . **2** fr. **25**

Littérature anglaise, par W. Thomas. 56 gr. Br., **1** fr. **20**; rel. t. **1** fr. **50**

Littérature italienne, par G.-M. Gatti. 23 gr. Br., **1** fr.; rel. toile. **1** fr. **30**

Histoire de la Littérature russe, par Louis Leger, membre de l'Institut. Nombreuses gravures. Broché, **0** fr. **75**; relié toile . . . . **1** fr. **05**

BEAUX-ARTS

Rembrandt, par Auguste Bréal. Vie de Rembrandt et étude de son œuvre. 24 gravures. Broché, **1** fr. **20**; relié toile . . . . **1** fr. **50**

L'Art à l'École, par Ch.-M. Couyba, sénateur, et les membres du Comité de la *Société nationale de l'Art à l'École*. 70 grav. Broché, **1** fr. **20**; relié toile. **1** fr. **50**

HISTOIRE ET GÉOGRAPHIE

Histoire de Russie, par L. Leger. 12 gr., 2 cartes. Br., **0** fr. **75**; rel. **1** fr. **05**

Géographie rapide de l'Europe, par O. Reclus. 16 gravures, 1 carte. Broché, **1** fr. **20**; relié toile. . . . . **1** fr. **50**

Géographie rapide de la France, par Reclus. 18 gr. Br., **1** fr. **20**; rel. **1** fr. **50**

VIE SOCIALE ET DROIT USUEL

Entre locataires et propriétaires, par D. Massé. Guide pratique de droit usuel en matière de location. Broché, **1** fr. **20**; relié toile . . . . . . **1** fr. **50**

Ce que la loi punit, par Guyon. Code pénal expliqué. Br., **0** fr. **90**; rel. **1** fr. **20**

Les Assurances, par E. Adam. Guide pratique. Br., **0** fr. **75**; rel. t. **1** fr. **05**

Les Accidents du travail, par Louis André. Exposé pratique de la législation actuelle et de ses conséquences. Broché, **0** fr. **90**; relié toile. . **1** fr. **20**

Assistance aux vieillards, aux infirmes, aux incurables. Guide pratique à l'usage des fonctionnaires départementaux, etc. Br., **1** fr. **20**; rel. toile. **1** fr. **50**

Code municipal, par Max Legrand. Manuel clair et commode à l'usage des maires, adjoints, secrétaires de mairie, etc. Br., **1** fr. **20**; relié toile **1** fr. **50**

SCIENCES PURES ET APPLIQUÉES

La Définition de la Science, entretiens philosophiques, par F. Le Dantec, chargé de cours à la Sorbonne. 88 gravures. Broché, **1** fr. **20**; relié toile. **1** fr. **50**

La Photographie des couleurs, par Coustet. 22 gr. Br., **0** fr. **75**; rel. t. **1** fr. **05**

Les Alliages métalliques, par Hémardinquer. 9 gr. Br., **0** fr. **50**; rel. t. **0** fr. **75**

La Voix professionnelle, par le Dr P. Bonnier. Leçons pratiques de physiologie appliquée aux carrières vocales, enseignement, barreau, théâtre (cours du théâtre Réjane 1907-1908). 39 gravures. Broché, **2** fr.; relié toile. . . **2** fr. **50**

(Voir la suite page suivante)

Bibliothèque Larousse

MÉDECINE ET HYGIÈNE

L'Estomac : hygiène, maladies, traitement, par le Dr M.-A. LEGRAND. 14 gravures. Broché, **1** fr.; relié toile. . . . . **1** fr. **30**

L'Œil : hygiène, maladies, traitement, par le Dr VALUDE, médecin de la clinique nationale des Quinze-Vingts. 54 grav. Broché, **1** fr.; rel. toile. **1** fr. **30**

L'Oreille : hygiène, maladies, traitement, par le Dr M.-A. LEGRAND. 74 gravures. Broché, **1** fr. **20**; relié toile . . . . **1** fr. **50**

La Bouche et les Dents : hygiène, maladies, traitement, par le Dr P. ROSENTHAL. 28 gravures. Broché, **1** fr.; relié toile . . . . **1** fr. **30**

Le Nez et la Gorge : hygiène, maladies, traitement, par le Dr A. NEPVEU. 48 gravures. Broché, **1** fr.; relié toile. . . . . **1** fr. **30**

La Peau et la Chevelure : hygiène, maladies, traitement, par le Dr M.-A. LEGRAND. 65 gravures. Broché, **1** fr. **20**; relié toile. . . . . . **1** fr. **50**

Précis d'alimentation rationnelle, p. le Dr PASCAULT. Br., **1** fr. **20**; r. **1** fr. **50**

Pour élever les nourrissons, par le Dr GALTIER-BOISSIÈRE. Conseils pratiques à l'usage des jeunes mères. 62 grav. Broché, **0** fr. **90**; relié toile **1** fr. **20**

Pour préserver des maladies vénériennes, par le Dr GALTIER-BOISSIÈRE. 34 gravures. Broché, **0** fr. **75**; relié toile. . . . . **1** fr. **05**

AGRICULTURE

Routine et progrès en agriculture, par R. DUMONT. Excellent ouvrage à répandre parmi les petits et moyens cultivateurs. 92 gr. Br., **1** fr. **80**; rel. **2** fr. **25**

Le Jardin de l'instituteur, de l'ouvrier et de l'amateur, par P. BERTRAND. Manuel pratique de jardinage. 60 grav. et 9 pl. Br., **1** fr. **20**; rel. t. **1** fr. **50**

Le Verger de l'instituteur, de l'ouvrier et de l'amateur, par P. BERTRAND. 193 gravures. Broché, **1** fr. **20**; relié toile. . . . . **1** fr. **50**

Le Bétail, par Marcel VACHER, membre du Conseil supérieur de l'Agriculture. Amélioration et reproduction. 10 grav. Broché, **0** fr. **75**; relié toile . . **1** fr. **15**

Le Porc, par Marcel VACHER. 10 gravures. Br., **0** fr. **75**; rel. toile. **1** fr. **15**

Toute la Basse-Cour, par H. VOITELLIER. Traité pratique et complet d'élevage productif. 11 gravures, 24 planches. Broché, **1** fr. **50**; cartonné... **1** fr. **95**

Améliorations du sol (*Drainage et irrigations*), par M. ABADIE, prof. à l'École natle d'agriculture de Rennes. 95 grav. Br., **0** fr. **90**; relié toile. **1** fr. **20**

Des fourrages verts toute l'année, par H. COMPAIN, chef de culture à l'École nationale de Grignon. 44 gravures. Broché, **0** fr. **90**; relié toile. **1** fr. **20**

CONNAISSANCES PRATIQUES

Défends ton argent, par G. SOREPH. 4 gr. Br., **0** fr. **90**; rel. toile. **1** fr. **20**

La Cuisine à bon marché, par Mme J. SÉVRETTE. Br., **0** fr. **90**; rel. **1** fr. **20**

Le Guide mondain, par la Ctesse DE MAGALLON. Br., **0** fr. **90**; rel. toile. **1** fr. **20**

Le Passe-temps des mois, par V. DELOSIÈRE. Mémento des diverses occupations à toutes les époques de l'année. 111 grav. Br., **0** fr. **75**; relié t. **1** fr. **05**

La Maison fleurie, par F. FAIDEAU. 61 grav. Br., **0** fr. **90**; rel. toile. **1** fr. **20**

Le Dessin de l'artisan et de l'ouvrier, par CHEVRIER. Manuel pratique à l'usage des ouvriers, contremaîtres, etc. Nombr. grav. Br., **0** fr. **75**; rel. t. **1** fr. **05**

Pour former un tireur, par VIOLET et VOULQUIN (publié sous le patronage de l'*Union des Sociétés de tir de France*). 38 gr. Br., **0** fr. **75**; rel. toile. **1** fr. **05**

Frontières françaises, forts, camps retranchés, par G. VOULQUIN. *Trois vol.* illustrés de nombreuses grav. et cartes. Chaque vol. br., **1** fr. **20**; rel. **1** fr. **50**

Envoi franco contre mandat-poste (pour l'étranger, ajouter 20 cent. par vol.).

Dictionnaires divers

Dictionnaire usuel de Droit, par Max LEGRAND, avocat. Un volume in-8° de 840 pages, 15 grav., 3 cartes. 8e mille. Br., **7 fr. 50**; relié toile. **9** francs

Supplément. 60 pages. Broché . . . . **1** franc

Rédigé dans un esprit essentiellement pratique, ce dictionnaire met à la portée de tous ce qu'il peut être utile de savoir en matière juridique, sous une forme aussi claire et accessible que possible, et l'ordre alphabétique en rend en outre la consultation infiniment plus commode que celle d'un code. Il est superflu d'insister sur les services qu'un ouvrage ainsi conçu peut rendre à chacun dans la conduite de ses affaires : ce sera en particulier un guide des plus précieux toutes les fois qu'on aura un contrat à passer, un procès à intenter ou à soutenir, ou simplement quelque formalité administrative ou judiciaire à remplir. Un appendice placé à la fin du volume donne la formule d'un certain nombre d'actes d'une application courante : reconnaissances, procurations, baux, etc.

Dictionnaire illustré de Médecine usuelle, par le Dr GALTIER-BOISSIÈRE (Ouvrage honoré de souscriptions des ministères de l'Instruction publique et de la Guerre). Un volume in-8° de 576 pages, 849 gravures, photographies, radiographies, 4 cartes, 4 pl. en couleurs. 32e mille. Broché, **6 fr.**; relié toile. **7** fr. **50**

Voici un ouvrage qui sera précieux dans la famille. Médications et traitements divers, description des organes, hygiène préventive et curative, pharmacie de ménage, soins spéciaux aux mères et aux enfants, accidents, empoisonnements, falsifications, etc., tout y est exposé avec une clarté remarquable et un sens pratique sur lequel on ne saurait trop insister dans un livre de ce genre. Un développement étendu a été donné en particulier à la médication par l'eau chaude ou froide, par la gymnastique française ou suédoise, par le massage, par l'électricité, par les petits moyens de la médecine d'urgence sans drogue proprement dite; à l'hygiène des exercices, comme le cyclisme, l'équitation, la chasse; à l'hygiène professionnelle, etc.

Dictionnaire synoptique d'étymologie française, par H. STAPPERS, donnant la dérivation des mots usuels, classés sous leur racine commune et en divers groupes : latin, grec, langues germaniques, etc. Un volume in-12 de 960 pages. 5e édition. Relié toile. . . . . **6** francs

Dans ce livre on trouvera, groupés d'une façon méthodique, tous les mots de la langue française de même provenance, qui, dans les autres dictionnaires, se trouvent forcément éparpillés d'après l'ordre alphabétique. On comprend quel intérêt présente cet ouvrage, tant au point de vue des recherches étymologiques qu'au point de vue de l'étude des mots.

Dictionnaire méthodique et pratique des rimes françaises, précédé d'un traité de versification, par Ph. MARTINON. Un volume petit in-12 de 300 pages. 3e édition. Relié toile. . . . . **2** fr. **50**

Ce dictionnaire offre des avantages considérables sur tous les ouvrages similaires. Outre que sa nouveauté le met au courant des derniers enrichissements de la langue, il se recommande par l'originalité de son plan, grâce auquel les rimes sont présentées d'une façon particulièrement pratique.

Dictionnaire des Opéras, par F. CLÉMENT et P. LAROUSSE, revu et mis à jour par Arthur POUGIN. Analyse et nomenclature de tous les opéras, opéras-comiques, opérettes et drames lyriques représentés en France et à l'étranger depuis l'origine de ces genres d'ouvrages jusqu'à nos jours. Un volume in-8° de 1 300 pages. Broché, **22** fr.; relié demi-chagrin. . . . . **25** francs

Envoi franco au reçu d'un mandat-poste.

Livres d'intérêt pratique

Pour choisir une carrière, par Daniel MASSÉ, juge de paix de Nogent-sur-Marne. Un vol. in-8° de XXXII-520 pages. 2e éd. Br., 4 fr. 50; relié. t. 5 fr. 50

Cet ouvrage se distingue de tous ceux qui ont déjà paru dans ce genre par la largeur de son plan et par une précision de renseignements à laquelle on n'avait pas encore atteint en pareille matière. On y trouvera, non seulement sur les professions administratives, libérales, commerciales et industrielles, mais même sur les métiers manuels, des indications aussi pratiques que détaillées.

Manuel du Commerçant, par E. SEGAUD, ancien président du Tribunal de commerce d'Arras. Un vol. in-8° de 320 pages. Broché, 3 fr. 50; rel. t. 4 fr. 50

Ce volume présente, sous une forme simple et commode à consulter, les diverses notions juridiques et pratiques d'un intérêt courant dans la vie commerciale. Dû à la plume d'un homme du métier, il rendra les plus grands services aux commerçants, qui auront avec lui sous la main la solution des mille cas qui peuvent journellement les embarrasser.

La Comptabilité commerciale, industrielle et domestique, avec notions sur le commerce, le crédit, les sociétés et la législation commerciale, par Gustave SOREPH. Un vol. in-8° de 270 pages. 3e édit. Br., 3 fr.; rel. toile. 4 francs

Cet ouvrage met la comptabilité à la portée de tous sous une forme véritablement pratique et claire; il se recommande tout particulièrement aux jeunes gens qui se destinent aux carrières commerciales, à ceux qui veulent se créer une position dans nos grands établissements financiers, aux candidats qui se préparent aux examens de la Banque de France, du Crédit foncier, etc.

Pour gérer sa fortune, par Pierre DES ESSARS. Conseils pratiques sur les placements de capitaux et les assurances. 4e édit. In-8°. Br., 2 fr. 50; rel. 3 fr. 50

Ce petit livre, qui a été l'objet des appréciations les plus élogieuses dans la presse quotidienne et financière, est essentiellement un ouvrage de vulgarisation pratique. Sous sa forme concise et condensée, il guidera utilement le capitaliste, en exposant avec simplicité et avec clarté les diverses opérations financières qu'un particulier peut être appelé à traiter dans son existence.

Les Impôts, *guide pratique du contribuable,* par un PERCEPTEUR. In-8°, 160 pages. Broché. . . . . 2 francs

Ce petit volume permettra à chacun de connaître avec précision l'étendue de ses obligations envers le fisc. On y trouvera sur chaque contribution des indications pratiques dues à la plume d'un professionnel (matière imposable, exemptions, mode de payement, poursuites, réclamations, etc.).

Hygiène nouvelle, par le Dr GALTIER-BOISSIÈRE. In-8°, 376 pages, 396 gravures. Broché. . . . . 3 fr. 75

La science de l'hygiène a fait de grands progrès à notre époque et tout le monde a le plus sérieux intérêt à les connaître. Le livre du Dr Galtier-Boissière sera à ce titre un guide des plus précieux. On y trouvera exposé, sous une forme simple et claire, avec nombreuses figures à l'appui, tout ce qu'il est pratiquement utile de savoir sur les microbes et les maladies infectieuses, l'air, la lumière, les aliments et les boissons, l'hygiène des vêtements, de l'habitation, etc.

Envoi franco au reçu d'un mandat-poste.

Livres d'intérêt pratique

La Cuisine et la Table modernes. Ouvrage écrit spécialement pour la maîtresse de maison. In-8°, 500 pages, 600 gravures, dont 135 reproductions photographiques d'après nature. 12e mille. Broché, **5** francs; relié toile . . **6 fr. 50**

Cet ouvrage n'est pas un banal livre de cuisine; c'est un guide pratique dû à la collaboration d'hommes du métier et dans lequel on trouvera non seulement les recettes culinaires proprement dites, mais encore tout ce qu'une femme doit savoir sur l'hygiène de l'alimentation, le pain, les condiments, la viande, la volaille, le poisson, les légumes, les conserves, le matériel de cuisine, le service de table, etc. L'illustration, comme le texte, vise toujours le côté utilitaire, l'initiation pratique, et toute une série de photographies instantanées constituent entre autres un véritable enseignement par les yeux.

La Chasse moderne, *encyclopédie du chasseur*, due à la collaboration des personnalités les plus autorisées du monde cynégétique. In-8°, 710 pages, 438 gravures (dessins d'après nature et photographies instantanées), 24 tableaux synthétiques, 85 airs de chasse. 14e mille. Br., **7 fr. 50**; relié toile. . **10** francs

Ce remarquable ouvrage forme une encyclopédie complète de l'art de la chasse, extrêmement sérieuse et documentée, où on trouvera tout ce qu'il est intéressant de savoir sur les armes et munitions, sur les chiens, leur dressage, leurs maladies, sur le tir, sur le gibier à poil et à plume, sur le gibier d'eau, le gibier de passage, les battues, la chasse à courre, la fauconnerie, etc. Les divers chapitres sont signés des personnalités les plus autorisées du monde cynégétique.

La Pêche moderne, *encyclopédie du pêcheur,* due à la collaboration de spécialistes compétents. In-8°, 600 pages, 680 gravures, 32 tableaux synthétiques. 7e mille. Broché, **6** fr. **75**; relié toile. **9** francs

Conçu sur le même plan que la *Chasse moderne*, cet ouvrage est le vade-mecum indispensable de tous ceux qui s'adonnent à la pêche. Tout ce qui peut intéresser un pêcheur y est passé en revue par des spécialistes compétents : histoire naturelle du poisson, pisciculture, amorces et appâts, engins et matériel, pêche en eau douce, pêche de plage, pêche au filet, pêche de l'écrevisse et de la grenouille, hygiène, législation, etc. L'ouvrage se termine par un calendrier du pêcheur et un dictionnaire index.

La Photographie, par H. DESMAREST. In-12, 65 gravures. 6e édition. Broché, **1** fr. **25**; relié toile. . . . . **2** francs

Épargner aux débutants des tâtonnements, les mettre à même de faire immédiatement de bonnes photographies et aider les amateurs sérieux de conseils résultant d'une longue expérience, tel est le but de ce livre sans prétention, dépourvu de formules chimiques trop compliquées, qui résume d'une façon simple et pratique toutes les opérations et manipulations photographiques et permettra à tous de devenir d'excellents praticiens.

Le Naturaliste amateur, par Maurice MAINDRON. Petit guide pratique : botanique, zoologie, minéralogie, géologie. Un volume in-8°, illustré de 166 gravures. 2e édition. Broché. . . . . **3** francs

Herbier classique, par F. FAIDEAU. 50 plantes caractéristiques des principales familles analysées et décrites. Un volume in-8° de 140 pages, 162 gravures (dessins d'après nature et reprod. photogr.). Broché, **2 fr. 25**; relié. **3** francs

Envoi franco au reçu d'un mandat-poste.

Collection in-4° Larousse

Donner à un prix très modéré de véritables ouvrages de luxe, imprimés avec soin sur un papier magnifique, merveilleusement illustrés par les procédés de reproduction photographique les plus perfectionnés et embellis de reliures originales signées d'artistes comme Grasset, Auriol, etc., tel est l'objet de la *Collection in-4° Larousse*. Cette superbe collection met ainsi à la portée de tous des satisfactions jusqu'ici réservées à un petit nombre de bibliophiles et d'amateurs. (Format 32×26.)

Le Musée d'Art (**des Origines au XIXe siècle**), publié sous la direction de E. MÜNTZ. 900 gravures photographiques, 50 planches hors texte. — Broché, **22** fr.; relié demi-chagrin . . . . **27** francs

Le Musée d'Art (**XIXe siècle**). 1 000 gravures photographiques, 58 planches hors texte. — Broché, **28** fr.; relié demi-chagrin . . . . **34** francs

Les Sports modernes illustrés, encyclopédie sportive illustrée, publiée sous la direction de P. MOREAU et G. VOULQUIN. 813 gravures, 28 planches hors texte. — Broché, **20** fr.; relié demi-chagrin. . . . . **26** francs

La Terre, géologie pittoresque, par Aug. ROBIN. 760 reproductions photographiques, 24 hors-texte, 53 tableaux de fossiles, 158 dessins et 3 cartes en couleurs. — Broché, **18** fr.; relié demi-chagrin. . . . . **23** francs

Atlas Larousse illustré. 42 cartes en couleurs hors texte, 1158 reproductions photographiques. — Broché, **26** fr.; relié demi-chagrin. . . . . **32** francs

Atlas Colonial illustré. 7 cartes en couleurs hors texte, 70 cartes en noir, 16 pl. hors texte, 768 reprod. photogr. — Broché, **18** fr.; relié . . . **23** francs

Paris-Atlas, par F. BOURNON. 595 reproductions photographiques, **32** dessins, 24 plans hors texte en huit couleurs. — Broché, **18** fr.; relié . . . . **23** francs

L'Allemagne contemporaine illustrée, par P. JOUSSET. 588 reproductions photographiques, 8 cartes en couleurs hors texte, 14 cartes ou plans en noir. — Broché, **18** fr.; relié demi-chagrin. . . . . **23** francs

L'Italie illustrée, par P. JOUSSET. 784 reprod. photogr., 14 cartes et plans en couleurs, 9 cartes en noir. — Broché, **22** fr.; relié demi-chagrin. . . **28** francs

L'Espagne et le Portugal illustrés, par P. JOUSSET. 772 reproductions photographiques, 10 cartes et plans en couleurs, 11 cartes et plans en noir. — Broché, **22** fr.; relié demi-chagrin. . . . . **28** francs

La Hollande illustrée, par VAN KEYMEULEN, BOOT, etc. 349 reproductions photographiques, 2 planches en couleurs, 15 planches en noir, 4 cartes en couleurs, 35 cartes en noir. — Broché, **12** fr.; relié demi-chagrin . . . **17** francs

En cours de publication :

Histoire de France illustrée (des Origines à nos jours). Magnifique ouvrage présentant l'histoire d'une façon toute nouvelle et réellement intéressante pour tous. Le *Tome Ier* (des Origines à la mort de Henri IV), est en vente (broché, **27** fr.; relié, **33** fr.); le *Tome II* (de Louis XIII à nos jours) paraîtra fin 1910. (Demander le prospectus spécimen avec les conditions de souscription.)

N. B. — *Les ouvrages de la Collection in-4° Larousse peuvent être acquis à raison de* **10** *francs par mois en France, Algérie, Tunisie, Alsace-Lorraine, Suisse et Belgique.*

Envoi franco au reçu d'un mandat-poste.

Paris. — Imp. LAROUSSE. (Avril 1910.)

14.
21.
30
33
97.

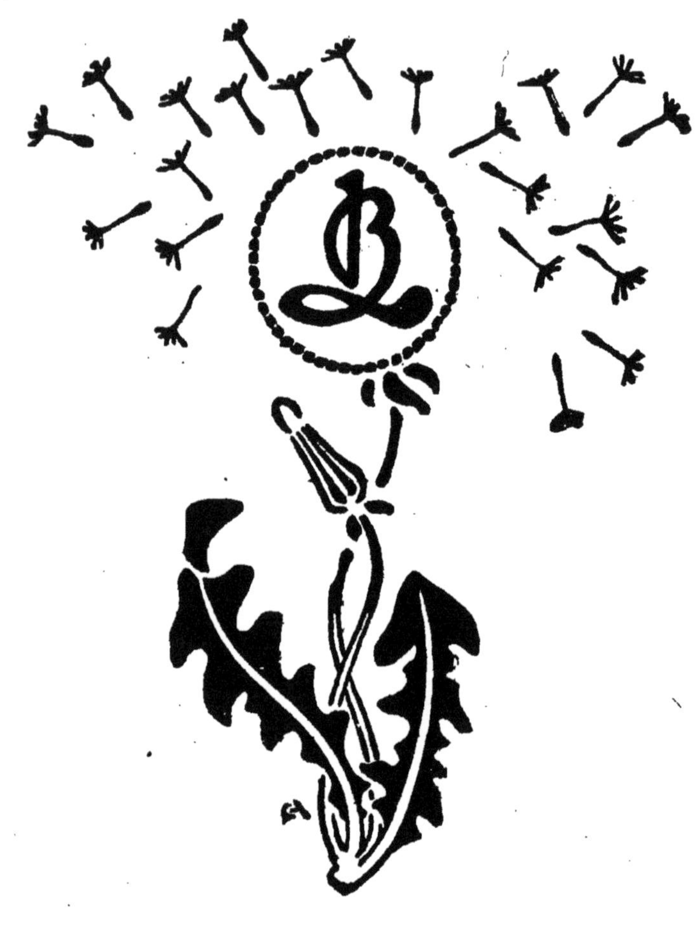

Arthritisme et Artério-sclérose

Par le Dr J. LAUMONIER

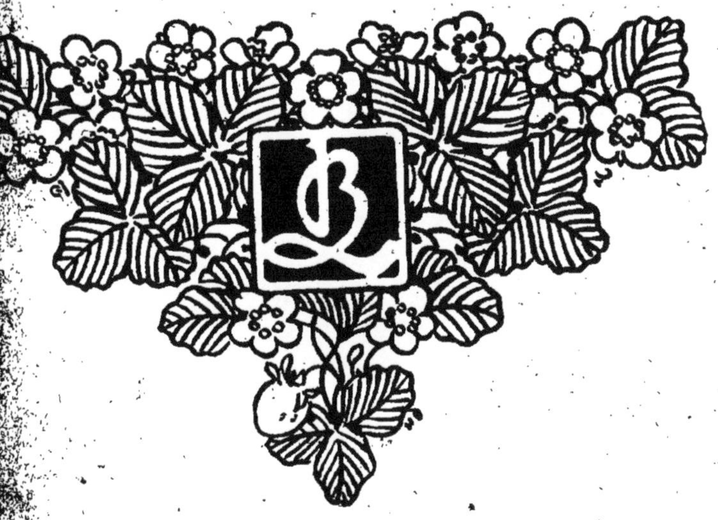

Bibliothèque Larousse

Arthritisme et Artério-sclérose

QUATRIÈME MILLE

PRINCIPAUX OUVRAGES DU MÊME AUTEUR

Chez F. Alcan, éditeur, Paris :

HYGIÈNE DE L'ALIMENTATION, 1 vol. in-12 de la *Collection médicale*, 4e édition (sous presse).

LES NOUVEAUX TRAITEMENTS, 1 vol. in-12 de la *Collection médicale*, 2e édition, 1905.

HYGIÈNE DE LA CUISINE, 1 vol. in-32 de la *Bibliothèque utile*.

Chez Schleicher frères, éditeurs, Paris :

LA PHYSIOLOGIE GÉNÉRALE, 1 vol. in-12 de la *Bibliothèque des sciences contemporaines*, 1897.

LA NATIONALITÉ FRANÇAISE, 2 vol. in-12, 1889-1892 (épuisé).

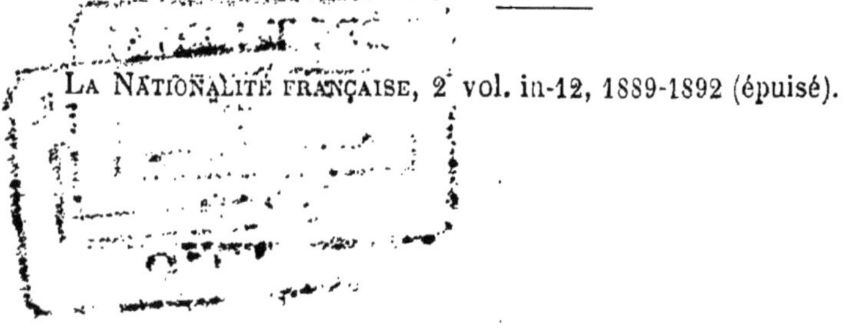

Arthritisme et Artério-sclérose

Par le Dr J. LAUMONIER

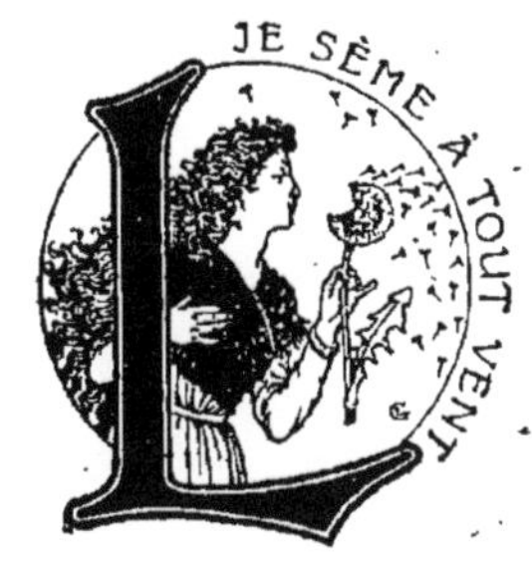

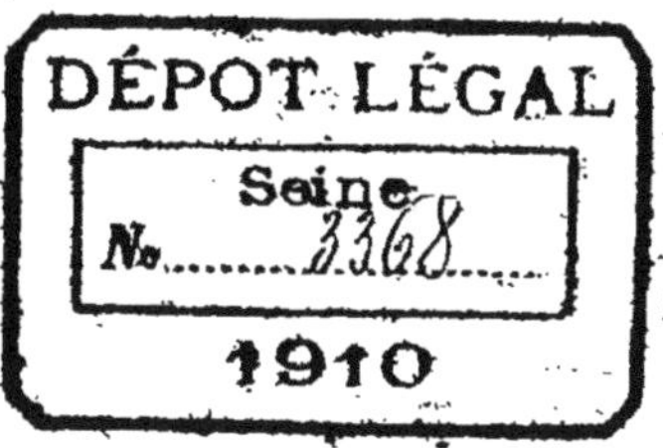

Bibliothèque Larousse
Paris. - 13-17, rue Montparnasse

Arthritisme et artério-sclérose

CHAPITRE PREMIER

Qu'est-ce que l'arthritisme?

I. — *Définition.*

L'ARTHRITISME et l'artério-sclérose sont des maladies à la mode; tout le monde en parle, tout le monde croit en être plus ou moins atteint. Mais en quoi consistent-elles? Quelles sont leurs origines, leurs formes, leurs caractères? Comment évoluent-elles? Cela, on le sait fort mal ou on l'ignore, et cependant c'est la connaissance de ces notions indispensables qui, seule, permet de les éviter ou de les soigner et de s'en guérir.

Mon but est précisément de fournir au grand public ces notions nécessaires, mais simplement, et débarrassées de la phraséologie savante et des théories compliquées et obscures qui les rendent souvent peu intelligibles. Être

clair et exact sera ma préoccupation constante, et je trouve tout de suite à faire l'application de cette règle de conduite.

L'artério-sclérose est liée à l'arthritisme ; elle en est une conséquence plus ou moins proche ou lointaine. Pour comprendre ses lésions, ses symptômes, sa thérapeutique, il faut donc au préalable que nous sachions ce qu'est l'arthritisme, et c'est pourquoi nous ne nous occuperons tout d'abord que de ce dernier.

Les manuels médicaux classiques définissent l'arthritisme : « Diathèse relevant d'un ralentissement dans les mutations nutritives et se traduisant en clinique par différents troubles : obésité, diabète, gravelle urinaire, goutte, etc. » (GARNIER et DELAMARE.)

Ainsi, il y a deux choses dans l'arthritisme : la diathèse et les différentes formes cliniques qu'elle affecte.

Tout individu a une constitution et un tempérament. La constitution, c'est l'état des organes ; le tempérament, c'est la manière propre dont ils jouent. On appelle *diathèse* un tempérament morbide, un vice, hérité ou héritable, dans le fonctionnement des organes d'un individu.

Pour le professeur Ch. Bouchard, le caractère essentiel, dans la diathèse arthritique, de cette viciation, est un ralentissement des échanges. La cellule, l'élément anatomique, devenu incapable, pour une raison ou pour une autre, d'élaborer complètement les matériaux circulants, dérivés de l'alimentation ou des tissus, les laisse à un point insuffisant de dislocation chimique. Impressionnées par la viciation conséquente des humeurs de l'organisme, les cellules des descendants, par exemple, exagèrent le trouble fonctionnel, le ralentissement nutritif, et, réagissant chacune suivant son mode particulier d'activité, traduisent la diathèse ainsi constituée, chez tel descendant par la goutte ou l'obésité, chez tel autre par la gravelle ou le diabète.

Ces diverses maladies : goutte, obésité, gravelle, diabète, etc., sont des variétés, définies et connues, de la

diathèse arthritique, la forme concrète qu'elle revêt chez les malades qui, tout en présentant chacun des symptômes particuliers, ont pourtant en commun cette viciation fondamentale, le ralentissement des échanges nutritifs, l'incomplète élaboration des matériaux circulants.

Comme on le voit, la théorie de Bouchard est plus une constatation qu'une explication. Il ne suffit pas de dire : « l'hérédo-arthritisme, voilà la base de la diathèse arthritique » (Richardière et Sicard); il faut préférablement montrer par quel mécanisme l'ancêtre a tout d'abord modifié le terrain organique qui donnera, chez le descendant, la diathèse arthritique. Autrement dit, en quoi consistent les premières altérations des mutations nutritives destinées à donner ultérieurement naissance à l'arthritisme confirmé?

Voilà ce qu'on expliquait fort mal, parce que ces premières altérations présentent, ainsi que nous le verrons, des caractères tout à fait différents de ceux que l'on rencontre dans l'arthritisme franc et qu'elles échappent par suite, le plus souvent, à l'observation, sous prétexte qu' « on ne fait pas de la maladie avec de la santé ».

Donc, nous connaissions les formes cliniques, les modalités constituées de l'arthritisme, et Bouchard avait eu le grand mérite de nous apprendre qu'elles étaient liées les unes aux autres et qu'elles dérivaient du tronc commun de la nutrition ralentie ou retardante; nous savions que l'hérédité est presque toujours la condition de cette diathèse et de la manifestation de ses troubles concrets; mais nous n'allions pas encore au delà, et la cause réelle, première, de la viciation héritée nous échappant, nous ne possédions pas de l'arthritisme une idée nette et précise.

Le rôle même du système nerveux, dont l'importance si grande est attestée non seulement par les observateurs attentifs, mais aussi par beaucoup de malades, restait dans l'ombre. Sans doute, les poisons intérieurs qui résultent d'une dislocation chimique insuffisante des matériaux cir-

culants influencent le système nerveux et y déterminent des modifications réactionnelles variées. Mais cet amoindrissement excessif de son rôle, devenu presque la règle dans nos théories pathogéniques modernes, ne cadrait guère avec ce que l'observation des malades et la physiologie nous enseignent, puisque partout s'atteste, de sa part, une telle prépondérance que, en dehors de certains éléments de soutien et des *leucocytes* (1), aucune cellule n'échappe à son contrôle et à son impulsion. L'influence du système nerveux apparaît dans les moindres phénomènes vitaux des organismes les plus complexes, comme les mammifères et l'homme, précisément parce qu'il est la condition essentielle de la coordination organique et fonctionnelle, de l'harmonie des réactions et de leur adaptation au but, sans laquelle ces organismes périraient.

Certains médecins, et non des moindres, ont bien vu cette lacune et se sont efforcés de la combler. Le professeur Lancereaux, en particulier, définit l'*herpétisme*, qui répond en grande partie à l'arthritisme de Bouchard, un trouble d'origine nerveuse de l'irrigation sanguine et de la nutrition, constitutionnel et héréditaire, caractérisé par deux ordres successifs de manifestations : les unes de la circulation, qui se montrent pendant la première période de la vie (éruptions de la peau, laryngite striduleuse, purpuras symétriques, coryzas rebelles, pertes séminales, acné, blépharite ciliaire, migraines et névralgies, etc.), les autres de la nutrition, cantonnées dans la seconde moitié de l'existence (calvitie précoce, emphysème, trachéo-bronchite, artério-sclérose, rhumatisme chronique, obésité, diabète, gravelle, goutte, etc.). La valeur de cette conception n'était pas niable et le système nerveux y tenait une place plus conforme à son rôle. Malheu-

(1) *Leucocytes*, globules blancs du sang, qui jouent un rôle important dans la défense de l'organisme. On les appelle aussi *phagocytes* (mangeurs de cellules), et *macrophages*, ceux qui s'attaquent aux cellules dégénérées des tissus; *microphages*, ceux qui s'attaquent aux microbes.

reusement ici encore nous nous trouvions en présence d'un état acquis, d'une évolution presque achevée. L'herpétique de Lancereaux, comme l'arthritique de Bouchard, est un aboutissant qu'ont lentement amené, à sa situation de malade défini, des phénomènes antérieurs, vaguement entrevus depuis longtemps, mais insuffisamment connus et étudiés.

C'est que, en effet, les anciens, qui étaient de grands observateurs, avaient mieux vu que nous, dont les préoccupations théoriques dénaturent trop souvent la pure constatation des faits. Ils avaient deviné, sans connaître la parenté qui unit les différentes maladies arthritiques, l'état précurseur de la goutte et de l'obésité, c'est-à-dire la trop grande richesse du sang ou *pléthore* et le mode d'activité fonctionnelle qui y conduit, la *diathèse congestive.* Ils pensaient que le tempérament sanguin ou nervoso-sanguin est la cause originelle de ces troubles, parce qu'ils éclatent de préférence chez les individus trop bien nourris, trop pourvus de bien-être, trop adonnés aux passions. De nos jours aussi, tous les médecins ont fait les mêmes constatations, mais sans y voir une notion explicative, sans en déduire une démonstration pathogénique rigoureuse. Il a fallu l'inspiration des vieux maîtres ou une observation plus longue et plus attentive accumulant enfin les preuves, pour que l'idée causale réapparût et s'imposât. Le premier, le professeur Maurel, de Toulouse, a, dans son livre sur la *Dépopulation de la France*, incriminé la suralimentation comme cause primordiale de l'arthritisme et tracé de main de maître l'évolution conséquente de cette diathèse. Puis le Dr Huchard a prouvé que l'empoisonnement alimentaire ou *toxémie alimentaire* entraîne, par le mécanisme de l'irritation nerveuse vaso-constrictive (1), l'artério-sclérose et les scléroses viscérales qui s'échelonnent dans les différentes formes de l'arthritisme et en marquent souvent la terminaison ;

(1) La *vaso-constriction* est le rétrécissement du calibre des vaisseaux.

enfin, dans des domaines plus spéciaux, mais concourant à la même démonstration, G. Bardet, de Grandmaison, Combe (de Lausanne), Haig, Glénard, Sigaud, Pascault, Monteuuis, d'autres encore, ont montré les dangers de l'abus des viandes et de l'albuminisme, les réactions diverses, abdominales, circulatoires, nerveuses qui s'ensuivent et qui, pour être peu remarquées, n'en tiennent pas moins en puissance tous les désordres ultérieurs.

Nous connaissions les modalités cliniques définies, les localisations individuelles, les formes de terminaison de l'arthritisme; nous entrevoyons à présent les conditions de ses origines, de sa genèse chez des individus parfaitement sains, sans tares antérieures, et la manière dont il se prépare, s'entretient et s'aggrave. On peut donc le considérer, dans ses grandes lignes, comme l'effet d'un surmenage initial, fonctionnel et nerveux, entraînant des insuffisances progressives tant dans l'élaboration des matériaux circulants que dans le jeu des organes. L'ensemble de ces effets, localisés et généralisés, constitue la diathèse.

Ces notions, sinon tout à fait nouvelles, au moins renouvelées, sont d'une extrême importance pratique parce qu'elles permettent non seulement de manier plus savamment les agents de la thérapeutique curative et d'en instituer de nouveaux, mais aussi et surtout d'appliquer de bonne heure le traitement préventif dont l'efficacité est toujours certaine, prompte et définitive. Mais, en même temps, nous constatons combien le mot arthritisme, qui désigne, étymologiquement, une affection articulaire, est mal choisi; le vocable *bradytrophie*, imaginé par le professeur Landouzy, serait peut-être préférable, encore que bien barbare; *maladie de surmenage* est trop vague. D'ailleurs le mot arthritisme est aujourd'hui entré dans la langue; il est compris par tout le monde; on sait, en gros, ce qu'il désigne et ce qu'il comporte. C'est pourquoi je continuerai à l'employer, mais avec le sens que lui donne la définition précédente.

II.— Fréquence croissante et dangers de l'arthritisme.

Les arthritiques francs, c'est-à-dire les obèses, goutteux, calculeux, diabétiques, etc., sont extrêmement nombreux, beaucoup plus nombreux qu'on le croit communément. Malheureusement, les statistiques ne donnent pas à cet égard des chiffres certains. La proportion moyenne des arthritiques (environ 6 pour 100) sur la population hospitalisée ne peut nous fournir aucun renseignement à cet égard, parce que le nombre des malades de cette catégorie varie assez sensiblement avec les classes sociales et que, même chez les ouvriers, les arthritiques vont rarement à l'hôpital, sauf pendant les crises et aux périodes terminales. Mais ce qu'on peut affirmer, c'est que l'arthritisme étend actuellement ses ravages, augmente notablement de fréquence. Je suis en rapport constant avec beaucoup de praticiens des campagnes, et les vieux surtout, qui peuvent comparer, reconnaissent que les manifestations arthritiques se font de plus en plus nombreuses dans des régions rurales où elles étaient presque inconnues il y a seulement vingt ans. Il en est de même, on le sait, dans la population ouvrière des villes. Quant aux familles riches ou même simplement aisées, bourgeoises, il en est bien peu qui n'en présentent pas plusieurs exemples.

Mais à côté de ces arthritiques à manifestations définies, précises, il en est beaucoup d'autres qui ne présentent que des signes atténués ou des symptômes avant-coureurs. Tous ces préarthritiques, ces arthritiques latents, sont destinés à devenir un jour des arthritiques francs; ils doivent donc être comptés avec ces derniers, car la proportion de ceux qui, pris à temps, ont eu l'énergie de se soigner et de guérir, est relativement infime. Or le nombre des préarthritiques est sensiblement plus élevé que celui des arthritiques francs, et, ici, je puis apporter quelques chiffres qui donneront au

moins une idée approximative de la proportion de ces deux sortes de malades.

Sept familles arthritiques de mes relations comptent ensemble (parents, grands-parents, enfants, oncles et tantes célibataires) 52 personnes, parmi lesquelles 9 paraissant indemnes de toute tare arthritique. Des 43 autres, 2 sont diabétiques, 3 lithiasiques (graveleux ou calculeux), 2 goutteux, 7 obèses, 3 neuro-arthritiques, avec états neurasthéniques ou psychasthéniques (1). Il reste donc 26 personnes, dont 11 enfants, qui toutes présentent, à un degré quelconque, les signes avant-coureurs ou prémonitoires, névralgies et migraines toxiques, dyspepsie des gros mangeurs, éruptions cutanées diverses, calvitie précoce, acné, hypertension vasculaire ou pression sanguine exagérée, etc. Il faut noter, en outre, que, sur les 17 personnes à manifestations franches, 4 sont artério-scléreuses et 3 néphritiques, avec albuminurie. D'après cela on voit que, sur 100 personnes, 40 seulement sont arthritiques francs et 60 préarthritiques. Je ne crois pas cependant qu'il faille prendre cette proportion au pied de la lettre, attendu que ces familles sont *arthritisées* à un degré d'intensité rare, et que, la plupart du temps, les arthritiques francs sont beaucoup moins nombreux par rapport aux préarthritiques et aux personnes indemnes de tares ou de stigmates arthritiques. Je suis disposé à croire, d'après mes observations personnelles et les renseignements qu'ont bien voulu me communiquer quelques confrères, que les arthritiques francs sont moitié moins nombreux que les préarthritiques ou les arthritiques

(1) Ils sont caractérisés surtout : les premiers (*états neurasthéniques*) par des douleurs, des névralgies, des troubles digestifs, de la dépression ; les seconds (*états psychasthéniques*) par de l'indécision de l'esprit, des scrupules, des peurs irraisonnées et impulsives, etc. Les premiers dépendent plus du système nerveux que de l'état mental ; c'est le contraire pour les seconds ; ces états résultent d'une foule de causes et ne semblent pas constituer une maladie vraiment définie.

latents, les enfants représentant environ 60 à 70 pour 100 de ces derniers.

Le professeur Maurel, dans ses belles recherches sur la *Dépopulation de la France*, a montré que l'infécondité suit une marche parallèle au développement de l'arthritisme. Nous aurons à examiner plus loin comment l'arthritisme héréditaire aboutit à l'infécondité. Pour le moment il nous suffit de connaître cette relation pour en tirer quelques déductions, relativement au nombre des arthritiques. Suivant Maurel, 10 pour 100 au moins des unions actuelles restent sans enfants. Il convient aujourd'hui plus que jamais de faire une large part à la restriction volontaire, mais il n'en est pas moins vrai que cette stérilité est souvent imputable à des causes morbides ou physiologiques, puisque le nombre des demandes d'adoption d'enfants augmente. D'ailleurs, presque toujours, la restriction volontaire, le néo-malthusisme, s'applique à diminuer le nombre des enfants d'un ménage, non à les supprimer complètement. Or, dans la statistique de Maurel, il s'agit uniquement de ménages tout à fait inféconds, sans enfants. Si maintenant on se rappelle qu'il y a, en France, 21 000 ménages pour 100 000 habitants, soit 8 200 000 au total pour une population de 39 000 000 d'âmes environ, on s'aperçoit que le nombre des hérédo-arthritiques inféconds mariés s'élève à plus de 1 600 000 ! Et ce nombre, déjà formidable, doit être au moins quadruplé si l'on tient compte des célibataires, des veufs et veuves, des enfants atteints d'arthritisme franc et de tous les préarthritiques.

Naturellement, ces chiffres n'ont qu'une valeur problématique. J'ai cru bon néanmoins d'en faire état, pour attirer l'attention sur l'extrême fréquence de l'arthritisme et sur les dangers, à la fois individuels et sociaux, que comporte cette maladie.

On a dit quelquefois : « L'arthritisme est un brevet de santé. » Rien n'est plus faux et l'opinion aujourd'hui n'a pas

fort heureusement gardé cette fâcheuse illusion. Mais ce qui, trop longtemps, a induit le public en erreur, c'est que l'arthritique jeune, et le préarthritique surtout, gardent plus ou moins longtemps l'aspect floride (1), vigoureux, bien portant. Le préarthritique notamment est, en général, un bon vivant, *qui n'a peur de rien*. Mais cette belle santé apparente n'a qu'un temps. Il ne faut pas oublier, en effet, que le préarthritique succombe presque toujours à une mort précoce et brusque. L'apoplexie, l'urémie et les auto-intoxications aiguës sont, en quelque sorte, sa spécialité, et de très bonne heure, entre 45 et 55, 60 ans au plus tard. Quant à l'hérédo-arthritique, sa vie n'est souvent qu'une longue souffrance. Les névralgies et les migraines, les fluxions articulaires, les troubles digestifs, les coliques hépatique et rénale, les éruptions cutanées, l'essoufflement, les fatigues d'un embonpoint exagéré, l'impuissance, les scrupules, les phobies, les obsessions, etc., isolément, successivement ou simultanément, marquent beaucoup de ses jours, et d'une manière d'autant plus pénible que, par suite de l'irritabilité de son système nerveux, il est extraordinairement sensible à la douleur. A cela s'ajoute, pour certains, le regret de ne pas avoir d'enfants et de voir s'éteindre la lignée familiale; pour d'autres, le chagrin de perdre en bas âge les enfants qu'ils avaient eus, succombant aux insuffisances organiques léguées par les parents ou à des infections surajoutées.

Car, contrairement à ce qu'on a dit, l'arthritisme héréditaire ne protège point contre les infections, contre la tuberculose notamment; il semble bien plutôt, dans certaines circonstances au moins, les faciliter et les aggraver. Je le prouverai ultérieurement.

On comprend maintenant que l'arthritisme soit un véritable fléau social, plus redoutable même que la tuberculose,

(1) Aspect *floride*, type *floride* équivaut à aspect ou type florissant, plein de santé *en apparence*.

car non seulement il détermine, pour son propre compte, un chiffre de décès annuels supérieur à celui dont cette dernière est comptable, mais encore il stérilise la race, augmente le nombre des malformés, des dégénérés, des impuissants et provoque ainsi l'affaissement de la population et l'amoindrissement national qui appellent la conquête. « Le moment approche où les cinq fils pauvres de la famille allemande, alléchés par les ressources et la fertilité de la France, viendront facilement à bout du fils unique de la famille française. Quand une nation grossissante en coudoie une plus clairsemée, qui, par suite, constitue un centre de dépression, il se forme un courant, vulgairement appelé *invasion*, pendant lequel la loi et la morale sont mises provisoirement de côté. » (RUMMEL.)

En présence d'un tel danger, à la fois individuel et social, des mesures énergiques et promptes s'imposent. On lutte partout contre la tuberculose. Pourquoi ne lutterait-on pas avec la même ardeur contre l'arthritisme, puisque aussi bien les moyens dont nous disposons sont efficaces et faciles. Ici, en effet, il n'y a pas besoin de précautions collectives, l'arthritisme n'étant pas contagieux, ne reconnaissant pas une origine microbienne. Tout se borne donc à des soins individuels, sûrs, simples et économiques. Sans doute, contre l'hérédo-arthritisme, nous ne pouvons prétendre qu'à des améliorations, mais ces améliorations sont suffisantes pour permettre à l'individu de vivre, et de vivre utilement, en remplissant toute sa tâche familiale et sociale. En revanche, contre le préarthritisme et ses menaces ultérieures, nous sommes assez vigoureusement armés pour en assurer la guérison définitive.

Mettre ces moyens d'amélioration et de guérison à la portée de tous, tel est le but de ce petit livre. Mais, pour combattre utilement ce mal, il faut savoir sous quelles conditions il apparaît et se développe, par quelle ignorance et par quelles erreurs on l'entretient et on l'aggrave. Alors

seulement, en pleine connaissance de cause, informé des risques présents et des dangers à venir, on peut et on doit se prémunir et se soigner. A l'arthritique, en effet, mieux qu'à tout autre malade, il est permis d'appliquer la vieille formule : « La crainte de la maladie est le commencement de la guérison. »

CHAPITRE II

Comment on devient arthritique.

I. — *La suralimentation. — Comment et pourquoi on se suralimente.*

On a vu, dans le chapitre précédent, que les médecins ont trouvé, dans la pléthore et la suralimentation, la cause initiale de l'état arthritique franc, acquis ou hérité. C'est là une affirmation qu'il convient maintenant de prouver, en recherchant de quelle manière on devient arthritique.

Beaucoup de causes immédiates ont été invoquées pour expliquer l'apparition des accidents arthritiques : la grossesse et la ménopause, l'anémie, la chlorose, les affections cardiaques et pulmonaires qui restreignent la ventilation du sang et la fixation de l'oxygène sur les globules rouges, certaines maladies infectieuses et notamment celles qui troublent profondément les fonctions du foie, les intoxications professionnelles, comme la goutte saturnine, l'alcoolisme, et même les intoxications médicamenteuses et le gavage thérapeutique. Il est incontestable que ces diverses causes agissent parfois pour déterminer l'apparition d'un état arthritique presque rigoureusement individuel, sans portée héréditaire bien nette et constante. Cependant ces constatations ont suffi pour que les médecins qui les avaient faites

le plus fréquemment aient attribué à l'arthritisme banal les origines les plus spéciales, qui n'interprètent que des cas très particuliers, rares, dans lesquels l'effet est parfois pris pour la cause. Mais, quand on interroge beaucoup de malades, on s'aperçoit que ces causes n'interviennent que d'une manière secondaire ou détournée, tout à fait occasionnellement, et que, neuf fois sur dix, les accidents constatés ont une source héréditaire.

Que cache cette hérédité? Il n'est pas impossible de le savoir quand les difficultés de l'enquête ne rebutent pas le médecin. Je dis bien *difficultés*, car, pour un malade qui connaît l'histoire morbide de ses ascendants : grands-parents, père, mère, oncles, tantes, beaucoup l'ignorent totalement et ne paraissent pas se douter de l'importance que cette histoire a pour eux-mêmes. Si cependant, après beaucoup d'interrogations, en évoquant les souvenirs des uns et des autres, on arrive à obtenir des renseignements précis, on constate ce qui suit :

Parmi les ascendants immédiats de l'arthritique franc, — parents ou grands-parents, suivant les cas, — il y a eu de gros mangeurs, des pléthoriques, des gens d'aspect vigoureux, bien portants, trop bien portants même, dit justement Pascault. Souvent on note que ces ascendants ont été doués d'une activité très grande et heureuse, que ce sont eux qui ont créé la situation et l'aisance de la famille. Les femmes se référant à ce type furent aussi des mères fécondes et de robustes ménagères. Mais, à partir de ces parents vigoureux, — dont bon nombre moururent jeunes, sans avoir, pour ainsi dire, jamais été malades, foudroyés en pleine santé, — la vitalité de la famille semble décroître. Chez leurs enfants, encore florides dans la jeunesse, bien que fréquemment soumis dès leur bas âge à l'emprise des fièvres éruptives, des troubles apparaissent à la maturité. Pour l'homme, ce sont des accidents digestifs, cutanés, respiratoires, des douleurs rhumatoïdes, la calvitie précoce; pour la femme, des acci-

dents nerveux, des crises névralgiques, et une diminution de la fécondité, avec ou sans altérations spontanées des organes du petit bassin. Parfois même les signes des formes cliniques définies de l'arthritisme se montrent : obésité, goutte, diabète, lithiases, etc.

Ainsi nous pouvons remonter, comme l'a indiqué Maurel et comme chacun de nous est à même de le faire, du diathésique notoire à l'ascendant pléthorique, autrement dit de l'effet à la cause. Car les relations ainsi constatées sont trop fréquentes pour être fortuites. Des phénomènes qui se succèdent toujours dans le même ordre doivent se conditionner l'un l'autre. Mais de quelle manière? Comment l'hyperactivité fonctionnelle de l'état pléthorique conduit-elle aux troubles, aux insuffisances et aux lésions de l'état arthritique franc?

Examinons un des gaillards sanguins que l'on trouve à l'origine des lignées arthritiques. Ils ne sont pas rares autour de nous. Tout le monde connaît leur aspect extérieur, mais cela ne suffit pas et il convient de les étudier de plus près.

Le cœur, le poumon, le rein semblent intacts; l'ensemble de la charpente est solide et l'individu semble fabriqué pour vivre cent ans, encore qu'il dépasse rarement la soixantaine. Cependant il y a un peu de dilatation, de ptose (1) gastriques, mais la tension abdominale est encore élevée. Le foie gauche est légèrement congestionné et il y a de l'hypertension (2) portale. La richesse du sang est excessive et la pression vasculaire dépasse plus ou moins la normale. Voilà ce que le médecin peut constater par un examen attentif; mais il le constate bien rarement parce qu'il n'est presque jamais consulté par des personnes qui se croient débordantes de santé et le semblent en effet. Elles-

(1) *Ptose,* déplacement, le plus ordinairement descente d'un viscère, estomac, intestin (entéroptose), d'un rein (néphroptose), etc.

(2) *Hypertension, hypotension,* accroissement ou diminution exagérés de la pression exercée par le sang sur les parois des vaisseaux; ici, de la veine porte.

mêmes d'ailleurs se sentent parfaitement bien et s'en vantent, ce qui, quelque paradoxal que cela paraisse, constitue un signe dont il faut tenir compte. Ces personnes au surplus ont grand appétit et boivent beaucoup; elles sont toujours en mouvement et ont le travail facile, dorment bien et longtemps. A peine, de temps à autre, sont-elles soumises à des accès de colère ou à des périodes de fébrilité, qui passent vite, mais leur intelligence reste nette et leur système nerveux paraît suffisamment équilibré, quoiqu'en incessante activité. En somme, ce sont des individus dont toutes les fonctions s'exagèrent et qui, à cause de cela, se trouvent momentanément protégés contre les causes occasionnelles de maladies, telles que le refroidissement, et même contre les infections. On en rencontre qui traversent indemnes, et sans précautions, les épidémies les plus sévères. Aussi ne les voit-on jamais malades, très durs du reste souvent à la souffrance, et le sang riche qu'ils portent à fleur de peau leur conserve longtemps une jeunesse d'emprunt.

Sont-ce là vraiment des malades? Non, et cependant il est manifeste qu'ils ont dépassé l'état de réelle bonne santé. Sous leurs belles apparences, ils portent un vice qui tient en puissance tout à la fois et leur santé présente et la brusque catastrophe qui menace leurs jours et les désordres morbides dont souffriront leurs fils : c'est l'habitude de la suralimentation.

La suralimentation est à la base de tout état pléthorique ou sanguin. Elle en explique les caractères et l'évolution, parce que, seule, elle vient fournir cette excessive richesse de matériaux nutritifs qui entraîne l'hyperactivité fonctionnelle de tous les tissus. Et nous allons voir que cette suractivité fonctionnelle n'est pas la cause, comme on le croit parfois, mais bien l'effet de la suralimentation, quand elle est habituelle, continue. La question maintenant est de savoir sous quelles influences nous contractons la fâcheuse habitude de nous suralimenter.

Il ne faut pas confondre l'appétit avec la faim. L'appétit est un besoin artificiel, créé et entretenu par l'habitude et dont la satisfaction ne répond pas du tout aux mêmes nécessités que la faim. L'appétit vient en mangeant, dit un adage populaire souvent exact, et cela nous indique par quoi il se distingue essentiellement de la faim physiologique. Or, pour manger, nous n'attendons pas que la faim apparaisse, nous n'attendons même pas toujours l'appétit; il suffit qu'il *soit l'heure.* Dès la plus petite enfance, l'habitude nous est ainsi imposée de manger à heure fixe, quel que soit notre besoin réel, et nos parents, les premiers, nous poussent consciencieusement au gavage. Quand nous mangeons beaucoup, ils sont fiers de nous, et nous citent en exemple, tandis qu'il n'est point exceptionnel qu'on nous punisse si nous mangeons peu. D'ailleurs les gros mangeurs jouissent partout, on le sait, d'une considération qui fait bien des jaloux. On leur fait fête, on les honore; eux-mêmes cherchent des prosélytes et en trouvent, qui les imitent. Et c'est ainsi, aussi bien dans la famille qu'ailleurs, que nous sommes entraînés ou nous nous entraînons volontairement à manger plus qu'il n'est besoin. Les médecins eux-mêmes n'ont point échappé à l'influence de l'imitation; la suralimentation thérapeutique a été et est encore fort à la mode. Nul ne saura jamais les désastres causés chez les tuberculeux, les convalescents, les neurasthéniques, les enfants débiles, par ce redoutable procédé de traitement.

Mais, dira-t-on, qu'est-ce qui prouve que nous mangeons trop? La capacité gastrique et intestinale a des limites et, quand elles sont dépassées, des accidents notables se produisent : indigestion, vomissements, diarrhée, etc. Or, on l'a vu tout à l'heure, ces pléthoriques ne présentent pas de troubles digestifs manifestes.

Que répondre à cela?

D'abord, il est bien certain que, grâce à l'entraînement, à l'habitude, on peut arriver à ingérer des quantités considé-

rables d'aliments sans en éprouver immédiatement des inconvénients sérieux. L'estomac surtout, mais l'intestin aussi, sont des organes particulièrement patients et résistants, dont le surmenage et l'insuffisance n'apparaissent qu'à la longue. Souvent alors il est bien tard pour y porter remède et la palliation des accidents, par un régime sévère et prolongé, n'en comporte pas toujours la guérison. Mais, du fait que les troubles fonctionnels s'installent sournoisement, que les accidents graves n'apparaissent pas tout de suite, il n'en résulte point qu'il n'y ait pas suralimentation, et c'est là précisément ce qui fait son plus sérieux danger. On ne se méfie pas d'un ennemi qui s'introduit chez vous d'une manière insidieuse et hypocrite, en flattant vos préjugés, vos habitudes et vos goûts.

Il y a suralimentation toutes les fois que nous consommons plus d'aliments que les besoins divers de l'organisme n'en réclament réellement. Mais comment peut-on savoir qu'on mange habituellement trop? La faim apaisée, l'appétit satisfait, les sensations digestives de réplétion et de bien-être qui suivent les repas ne constituent-ils pas des signes auxquels on puisse se fier pour reconnaître que les besoins de réparation n'ont pas été outrepassés? Non et voici pourquoi. Nos sensations digestives dépendent plus de nos habitudes que de nos besoins. Des gens qui mangent beaucoup et qui cependant maigrissent parce qu'ils assimilent mal éprouvent une impression pénible d'inanition quand on les met à un régime restreint qui cependant augmente leur poids. De même le paysan, habitué à une nourriture grossière et forte, se plaint que les aliments ne lui tiennent pas au ventre si on les lui donne sous une forme plus digeste et plus concentrée. Certains hypersthéniques (1) ressentent la

(1) *Hypersthéniques,* malades chez lesquels les forces fonctionnelles sont exaltées anormalement; *hyposthéniques*, chez lesquels, au contraire, ces mêmes forces sont restreintes.

faim peu de temps après avoir fait un repas suffisant. Ces exemples prouvent que les sensations digestives renseignent généralement mal sur la quantité de nourriture que nous prenons en trop. Cependant les personnes qui s'observent attentivement peuvent reconnaître parfois, à divers petits signes particuliers et fugaces : pesanteurs vagues, léger sentiment de lassitude, chaleur à la peau, rapidité plus grande des battements du cœur, quand elles ont dépassé la mesure, alors même qu'en apparence elles n'ont pas beaucoup mangé. On ne saurait évidemment tabler sur de tels signes que beaucoup ne ressentent pas ou dont elles ne se rendent pas compte, et c'est donc autrement, par des considérations d'un ordre différent, qu'on peut toujours savoir assez exactement quand il y a suralimentation continue.

Les physiologistes, expérimentant sur les animaux et sur l'homme, ont montré qu'il existe une ration alimentaire minima d'entretien, au-dessous de laquelle l'organisme est obligé d'emprunter ce qui lui manque à ses propres tissus. Tout homme, par conséquent, sous peine d'inanition, d'amaigrissement, de misère physiologique et de maladie, doit donc consommer au moins cette ration d'entretien pour conserver son équilibre nutritif et fonctionnel et sa santé. Naturellement, cette ration varie considérablement suivant les individus, suivant l'âge, le sexe, les occupations et le travail, suivant les saisons, les climats et même les races. On a établi, par de longues et patientes recherches, des échelles de correspondance entre ces différents facteurs et les rations qu'ils nécessitent; autrement dit, étant donnés l'âge, le poids, la taille d'une personne, le travail qu'elle a à fournir, etc., on peut fixer avec précision la ration alimentaire qui lui est nécessaire, en consultant les traités spéciaux et notamment ceux de Maurel, de A. Gautier, etc. (1).

---

1. Voir l'article *Alimentation* du *Larousse mensuel*, nº de mars 1909, et le *Précis d'alimentation rationnelle*, par le Dr L. Pascault (Bibl. Larousse).

Assurément, ces échelles sont approximatives et globales; elles ont le grave inconvénient d'être presque exclusivement basées sur des données énergétiques, qui laissent dans l'ombre le rôle capital des aliments minéraux et ne tiennent pas compte des réactions endothermiques (c'est-à-dire absorbant de la chaleur au lieu d'en dégager, comme dans les oxydations) de l'assimilation. Néanmoins, elles ont leur utilité parce qu'elles restreignent l'amplitude des erreurs que nous pouvons commettre; en utilisant les chiffres qu'elles fournissent, nous pouvons encore pécher par excès, mais nous sommes sûrs de ne pas pécher par défaut. Quand les rations sont très exagérées, qu'elles dépassent notablement les besoins réels, la possibilité de rendement diminue, au contraire, rapidement, de telle sorte qu'il y a consommation de luxe, gaspillage alimentaire et que l'excès de ration ingérée s'accumule sous forme de réserves adipeuses qui surchargent les organes et entravent leur fonctionnement, ou est détruit en pure perte, ou enfin s'élimine par les matières fécales, sans autre profit que d'avoir imposé une fatigue inutile et une surcharge dangereuse à l'appareil digestif.

Si maintenant nous comparons les différents termes de ces échelles expérimentales aux valeurs thermiques des rations consommées par la majorité de nos concitoyens, nous constatons que ces dernières sont très exagérées pour les besoins et les dépenses auxquels elles sont censées répondre. Prenons, par exemple, la consommation alimentaire du Parisien moyen, si bien étudiée par le professeur Ch. Richet. Le rendement de ce Parisien correspond à une dépense énergétique de 35 à 40 calories au maximum par kilogramme, alors que sa ration consommée fournit de 45 à 50 calories pour le même poids. Elle est donc sensiblement trop forte pour ses besoins réels et nous devons en conclure qu'une partie importante de la population parisienne se livre à la suralimentation continue. On peut d'ailleurs, le plus facilement du monde, s'en convaincre par des observations

directes. Faites le calcul de vos dépenses énergétiques et de la valeur thermique de vos rations quotidiennes (1) et, neuf fois sur dix, si vous êtes ce qu'on appelle bien portant, vous constaterez que vous mangez trop, que vous gaspillez vos aliments. Nous verrons tout à l'heure les conséquences de ce gaspillage.

En regardant autour de soi, il est aisé de reconnaître que la suralimentation n'est pas l'apanage des classes riches, de la bourgeoisie; elle se répand de plus en plus chez les ouvriers des villes ; elle est notamment très visible à présent chez les ouvriers d'art et les électriciens, qui se nourrissent d'une manière excessive sans avoir à faire des dépenses physiques correspondant à leur consommation. Lorsque j'ai commencé à étudier l'alimentation collective, les restaurants et cantines populaires, les bouillons ouvriers (2), j'ai été très frappé du choix que les ouvriers font de leurs aliments. Rien de trop bon pour eux. Suivant les saisons, huîtres et crustacés, primeurs, volailles et gibiers, constituent pour certains des menus presque quotidiens. Les sauces grasses ont aussi leur préférence, tandis que les légumes herbacés sont généralement dédaignés. Comme ces aliments sont fort riches, que d'ailleurs ils tiennent moins au ventre que les mets grossiers, pain bis, choux, pommes de terre, lard, etc., il n'y a rien d'étonnant à ce que les ouvriers fassent de la suralimentation. Les campagnes, elles aussi, commencent à être atteintes; le paysan se nourrit infiniment mieux qu'autrefois, mais ses excès, plus rares, sont compensés par son genre de vie et l'intensité de son labeur et restreints souvent par ses instincts d'économie.

---

1. On trouve dans les traités d'alimentation et d'hygiène alimentaire des tableaux qui permettent de faire aisément ces calculs. Consultez ma *Physiologie générale,* p. 231 et suiv., et l'article *Alimentation* du *Larousse mensuel.* Voir le *Précis d'alimentation rationnelle,* par le Dr L. Pascault (Bibl. Larousse).

2. *Bulletin de Thérapeutique* du 28 février 1901.

Des constatations précédentes et des enquêtes locales, comme celles de Maurel et de Landouzy, il ressort que la suralimentation habituelle est de plus en plus répandue. Beaucoup de causes interviennent dans ce résultat : l'accroissement des richesses, l'augmentation du bien-être, le perfectionnement de l'outillage et des procédés de production, la facilité des communications, l'élévation des salaires, certaines conditions économiques, les assurances, les mutualités et autres moyens de prévoyance qui, en garantissant l'avenir pour une somme modique, donnent plus de latitude à la satisfaction des besoins immédiats de chaque jour. Et puis il y a la contagion de l'exemple et l'effet des prédications hygiéniques. Les nobles jadis, les bourgeois, forts et gros, se gavaient de viande et s'abreuvaient de boissons alcooliques. L'ouvrier, qui se croit à présent leur égal en tout et pour tout, veut faire comme eux. Monteuuis émet l'avis, justifié en apparence, que la généralisation de la suralimentation date de la Révolution française, de la proclamation de l'égalité de tous les citoyens et de la vente des biens nationaux. Le fait est que le gavage alimentaire de l'ouvrier (l'alcoolisme reconnaît souvent des causes absolument différentes) est plutôt affaire d'ostentation que de goût ; il ne comprend pas en effet la saveur des mets raffinés, parce que le goût est le résultat d'une éducation qui lui manque et que d'ailleurs beaucoup de bourgeois ne possèdent pas non plus. Enfin, sous l'empire d'une philanthropie louable mais simpliste et qui a dépassé le but, on a dit à l'ouvrier qu'il se nourrissait mal, qu'il ne mangeait pas assez de viande saignante, qu'il ne buvait pas assez de bon vin. Et il l'a cru d'autant plus facilement que le langage de la philanthropie concordait absolument avec les impulsions de sa jalousie et de sa vanité. Il a mangé en conséquence, il a bu, — et a bu plus encore qu'il n'a mangé, comme avait fait le riche d'hier, et, comme ce dernier aussi et par le même mécanisme, il paye maintenant, en souffrances, en

infirmités, en déformations, en impuissance, en mort précoce, la rançon d'un bien-être trop subit, mal compris et disproportionné.

Résumons brièvement les points acquis. A l'origine des lignées arthritiques, nous trouvons la pléthore par suralimentation. La suralimentation habituelle est un fait : nous mangeons au delà de nos besoins, et cette habitude, sous l'influence des divers facteurs de la civilisation, de l'imitation, de l'entraînement, se répand de plus en plus. Le développement de l'arthritisme suit une marche parallèle, et nous sommes ainsi portés à croire qu'il y a entre la suralimentation et l'arthritisme un rapport de causalité. Mais ce rapport n'est ni évident, ni prouvé. Il s'agit donc maintenant de démontrer comment la suralimentation produit l'arthritisme.

II. — Comment la suralimentation produit l'arthritisme.

La conséquence première de la suralimentation est la suractivité de toutes les fonctions, et cette suractivité entraîne à la longue la fatigue des organes et la viciation des échanges qui constituent l'arthritisme. Nous allons voir par quel mécanisme.

Tout d'abord il faut admettre, dans l'état actuel de la physiologie, que l'unité fonctionnelle des organismes humains n'est pas une cellule, mais un ensemble de cellules, parmi lesquelles figurent un ou plusieurs éléments nerveux appelés *neurones*. De cette organisation résulte la *synergie*, en vertu de laquelle, suivant l'expression du professeur Ch. Richet, l'excitation d'une cellule retentit sur toutes les autres, comme l'excitation des autres retentit sur elle-même.

L'activité d'une cellule — et on doit entendre par là la manifestation de ses propriétés, y compris l'assimilation — est sous la dépendance exclusive des excitations. Les divers éléments histologiques réagissent différemment, suivant

leur nature propre, aux excitations, mais tous ont, par définition, un excitant commun, l'aliment. Et naturellement, l'intensité de l'excitation alimentaire varie avec l'espèce de l'aliment considéré.

On distingue deux catégories principales d'aliments : les aliments *plastiques* (albuminoïdes ou substances azotées et matières minérales) qui s'incorporent à la trame même des tissus vivants, et les aliments *dynamophores* (graisses, hydrates de carbone et alcool, appelés ternaires) qui fournissent, par la dislocation de leurs molécules, l'énergie dont les substances vivantes ont besoin pour leur fonctionnement, leurs synthèses assimilatrices et leurs dépenses de travail. Ces deux catégories d'aliments sont utiles, mais inégalement, attendu que les albuminoïdes, indispensables à la réfection des tissus, peuvent, par leurs dédoublements et leur oxydation, fournir de l'énergie et par conséquent se substituer aux seconds, tandis que ces derniers sont inaptes à l'assimilation et ne peuvent jamais remplacer les matières plastiques.

Cette simple constatation montre déjà que ces deux groupes d'aliments ne peuvent pas produire des excitations identiques. Mais le problème est beaucoup plus complexe qu'il n'en a l'air, parce qu'un aliment donné peut agir primitivement par lui-même, par sa constitution, son état colloïdal, ses affinités propres, et secondairement par les déchets d'utilisation qu'il laisse. Malheureusement nous sommes très mal renseignés sur ces divers points. Nous ignorons notamment la structure dans l'espace de la molécule d'albumine, et nous ne savons pas du tout en quoi la chair du bœuf, par exemple, diffère de la chair de l'homme. A peine est-il permis de soupçonner que, en vertu de la loi du moindre effort, l'affinité de nos protoplasmas cellulaires soit plus grande pour l'albumine animale que pour l'albumine végétale, encore que l'adaptation devienne parfaitement capable de modifier cette affinité (chez les herbivores,

frugivores, granivores, etc.). Il est incontestable cependant que, chez l'homme normal, l'affinité pour les albumines animales est très marquée. Deux faits le prouvent : 1° L'albumine de viande pure a une assimilabilité parfaite que ne possède pas l'albumine végétale pure (MUNK et EWALD); 2° Dans un repas copieux de viande et de pain ou de pommes de terre, par exemple, si le rapport des ternaires aux azotés dépasse sensiblement 5 : 1, la viande est utilisée et détruite de préférence aux ternaires, dont la dislocation est ralentie de telle sorte que ces derniers, au lieu d'acide carbonique et d'eau, donnent des acides gras (Ch. RICHET, A. GAUTIER).

En ce qui concerne les déchets d'utilisation, nous ne sommes guère mieux fixés. Il est admis que les ternaires doivent aboutir à l'eau et à l'acide carbonique, et les matières albuminoïdes à l'urée. Mais ce sont là des aboutissants extrêmes; il serait aussi fort important de connaître les intermédiaires, les formes de dislocation ménagées des molécules alimentaires. Certaines ont été cependant indiquées par Kossel, Haliburton, A. Gautier. Ce dernier a même prouvé que plusieurs tissus de notre corps fonctionnent en anaérobie, c'est-à-dire à l'abri de l'oxygène libre, mode de fonctionnement qui entraîne nécessairement toute une série de passages entre la molécule alimentaire initiale et le déchet final oxydé : eau, acide carbonique, urée. Beaucoup de ces formes de passage nous échappent et par conséquent nous ignorons comment elles agissent sur l'élément cellulaire. Celles qui nous sont connues ont des propriétés très variables, les unes sont nettement toxiques et insolubles, les autres (alcools et acides) peuvent être ultérieurement utilisées comme dynamophores et brûlées par l'organisme.

L'exposé précédent justifie la distinction, bien faite par Pascault, entre la valeur d'assimilation d'un aliment et sa puissance d'excitation. Le lait, les pâtes alimentaires ont une valeur alimentaire élevée et une faible puissance d'excitation; la viande a une grande valeur alimentaire et une

grande puissance d'excitation; les condiments (poivre, moutarde, etc.), les boissons alcooliques et alcaloïdiques (café, thé) ont une faible valeur alimentaire et une forte puissance d'excitation. Ces différences tiennent non seulement à la substance alimentaire, mais aussi à la nature des déchets d'utilisation qu'elle donne. Si la chair animale est plus excitante que la légumine (albumine végétale), cela provient manifestement de la nature des déchets fournis par la première et qui se montrent plus toxiques. Mais, et je ne crois pas avoir besoin d'insister sur ce point, la valeur d'assimilation et le pouvoir d'excitation d'un aliment donné varient avec les espèces, avec les individus et même, dans quelque mesure au moins, avec les dispositions journalières. La viande n'est pas également excitante chez tous les hommes et de plus, certains, qui y sont peu sensibles, se montrent très excitables par le sucre ou par des légumes ou des fruits particuliers.

L'exposé précédent va nous permettre de mieux comprendre comment la suralimentation produit l'arthritisme.

Le suralimenté mange trop par définition et peut manger trop de tout, mais ce n'est pas le cas habituel. Il y a sans doute des gens qui ont toujours vraiment faim et qui se nourrissent de tout ce qui leur tombe sous la main, soit qu'ils payent de longues périodes de privation, soit que leur ration reste toujours au-dessous de leurs besoins. Mais ceux-là sont l'exception et n'ont guère le loisir de faire de l'arthritisme. Le plus ordinairement, on se suralimente avec de la viande, parce que la viande est, de tous les aliments, le plus appétissant, le plus sapide, celui qui se prête aux préparations les plus variées, qui se digère le plus vite et qui donne le mieux la sensation de bien-être, de force et d'activité expansive.

On a beaucoup vanté la viande comme aliment. J'ai connu le temps où on en bourrait les enfants, les malades et les convalescents. Crue ou rôtie, jamais on n'en mangeait assez,

mais la réaction est venue naturellement, et Maurel, Huchard, Bardet ont montré les graves inconvénients de l'abus de la viande. Les végétariens ont même prétendu que son simple usage était excessivement nocif. C'est aller au delà de la vérité.

Nous aurons à étudier tout à l'heure le mécanisme de l'action excitante de l'abus carné et ses conséquences proches ou lointaines, mais auparavant il me faut disculper la viande d'une accusation dont Pascault s'est fait l'écho. Elle a de grands défauts, mais aussi de précieuses qualités. En niant ces dernières, connues expérimentalement de tous, on s'expose à n'être pas cru quand on parle de ses dangers.

La viande, dit-on, ne tient pas au ventre, nourrit mal. Est-ce vrai? Il est utile de le savoir, puisque certains médecins, et parfois non des moindres, se sont fait les défenseurs de cette manière de voir.

En effet, la viande tient moins au ventre, c'est-à-dire fait moins longtemps sentir le travail digestif que les autres aliments, parce qu'elle se digère normalement plus vite et plus complètement. Mais je ne puis pas croire que ce soit là un inconvénient. Je crois, au contraire, que la période digestive est une période d'élaboration pénible qui rend à peu près inapte à tout travail extérieur, comme le prouve l'exemple des animaux, qu'il faut en conséquence s'efforcer de faciliter et de raccourcir. Ce sont les aliments les plus indigestes qui tiennent le mieux au ventre et personne ne soutiendra, je pense, que pour la meilleure élaboration digestive, il faille choisir ceux-là de préférence.

Il n'est pas plus difficile de trancher la question de savoir si la viande nourrit mal, moins bien, en tout cas, que le sucre, l'amidon ou le beurre. Seulement nous touchons ici à un problème compliqué. Je ne puis, dans ce petit livre de vulgarisation, expliquer complètement l'erreur funeste que l'on commet si souvent aujourd'hui, en appréciant exclusivement la valeur d'un aliment par la chaleur qu'il dégage

dans la bombe calorimétrique. Nous ne savons pas sous quelle forme particulière et en quelle quantité l'énergie est utilisée pour les synthèses assimilatrices et le fonctionnement, et quel rapport existe entre l'intensité de l'assimilation et le taux de la chaleur dégagée, si bien que le professeur Chauveau, qui a cependant été l'un des initiateurs de l'introduction de l'énergétique en physiologie, en est réduit à écrire : « Il faut renoncer à chercher la valeur nutritive des aliments dans leur chaleur de combustion. La théorie de l'aliment et de l'alimentation ne peut plus être présentée sous cette forme simpliste. » Et cependant, c'est sur ces données insuffisantes, et peut-être fallacieuses, de la calorimétrie que sont basés les calculs des rations alimentaires dans l'état de santé et de maladie. Dans tous les traités classiques, la dépense *théorique* de chaleur, établie en additionnant la chaleur approximativement excrétée (son calcul exact ne peut se faire que dans la chambre calorimétrique des laboratoires de physiologie) et le travail approximativement fourni, tant intérieurement qu'extérieurement, est l'unique mesure dont on se sert pour fixer les besoins alimentaires d'un individu. Le rôle plastique, reconstitutif de la matière vivante, si important, capital sans doute, des matières minérales, le fait que l'albumine fixée par l'assimilation n'est pas brûlée et ne peut par suite figurer dans la dépense théorique de chaleur, — fait sur lequel d'ailleurs j'ai inutilement insisté au Congrès d'Hygiène alimentaire de Paris en 1906, — sont ignorés ou méconnus. On trouve évidemment plus commode d'aligner un certain nombre d'aliments, du reste pris à peu près au hasard, dont la somme des valeurs calorimétriques (dans le calorimètre, bien entendu, et non *in vivo*, ce qui serait tout différent) soit équivalente à la chaleur dépensée.

Mais, de ce point de vue, la hiérarchie naturelle des aliments se trouve presque complètement changée. Les matières minérales, dont on tient du reste fort peu compte

dans l'établissement des rations, sont réléguées au dernier rang, tandis que les graisses et l'alcool sont promus au premier. On ne se préoccupe pas de savoir si le muscle a besoin d'albumine autant que de sucre ; on lui donne du sucre et voilà tout. A lui d'emprunter aux autres tissus de l'organisme l'albumine qui lui est nécessaire, puisqu'*il augmente de masse vivante en fonctionnant.* Il n'y a plus fixation chimique de certains aliments dans le protoplasma, il n'y a plus échange de matière; il n'y a plus que des échanges de force. La physiologie se trouve bien simplifiée. Et voilà pourquoi, après beaucoup d'autres, Pascault déclare que la viande ne nourrit pas. Ne donne-t-elle pas, en effet, en brûlant, moins de chaleur que les graisses, le sucre et l'amidon? Ces derniers lui sont donc préférables, puisque l'action plastique, qui est le phénomène fondamental et caractéristique de la vie, est décidément considérée comme négligeable. C'est sous l'empire des mêmes idées, ainsi que je le disais tout à l'heure, que l'alcool tend de plus en plus à être regardé comme un aliment, et un aliment précieux, puisqu'il donne, par gramme, deux fois plus de chaleur que l'albumine. En présence de cette haute valeur énergétique, ses propriétés toxiques sont laissées dans l'ombre.

De cette discussion un peu longue, mais qui était nécessaire pour fixer certains points, il doit ressortir que la viande est un aliment très digeste et très nutritif, mais plus toxique, plus excitant que l'albumine végétale, probablement par ses déchets d'utilisation. Si son usage modéré est souvent avantageux et parfois indispensable, son abus, en revanche, peut devenir fort dangereux.

Tout d'abord l'excessive digestibilité de la viande, le fait que sa digestion a lieu en grande partie dans l'estomac, et enfin l'appétence qu'elle produit conduisent facilement à une consommation exagérée. On se lasse moins vite de la viande que des autres mets et, comme nous obéissons volontiers

aux sollicitations d'un appétit artificiel, plus nous mangeons de viande, plus nous désirons en manger. Mais la viande, par son fumet et son aspect engageant, excite puissamment les sécrétions ; elle exige et produit une véritable hyperacidité gastrique, et détermine, par réflexe, une abondante sécrétion des sucs biliaires, pancréatiques et intestinaux qui doivent à la fois et neutraliser l'acidité du bol gastrique et achever l'élaboration des albumines ; enfin l'absorption de ses produits élaborés amène l'intervention active, d'une part, de la muqueuse intestinale elle-même ; d'autre part, de la glande hépatique, à laquelle semble réservé le rôle spécial de transformer les dérivés ammoniacaux toxiques. Ce rôle explique que, chez les individus qui consomment beaucoup de viande, on constate souvent une congestion du foie, surtout à gauche, et de l'hypertension portale (veine porte). Au cours de ces actions, le système nerveux intervient dans les phénomènes sécrétoires et moteurs, dans la congestion active des viscères, et avec une intensité d'autant plus grande que l'irritation digestive est plus forte. Cet hyperfonctionnement glandulaire et nerveux a des conséquences multiples.

Dans l'organisme, il n'y a pas, à proprement parler, de réserves d'albumine. L'albumine circulante doit être ou fixée par l'assimilation, ou brûlée. L'obésité des gros mangeurs ne résulte pas du dédoublement de l'albumine, mais du dépôt, sous forme de graisse, des aliments ternaires dont la combustion est économisée par l'abondance de l'albumine circulante. Cette abondance dans le milieu intérieur, ainsi qu'il arrive après un repas copieux de viande, est donc une puissante sollicitation à l'activité générale, puisque, comme l'a dit Le Dantec, assimilation et fonctionnement sont inséparables. Et, en effet, le mangeur de viande est un être très actif, dépensant en peu de temps une somme énorme de travail et ayant de précieuses qualités d'initiative et de combativité. Buckle, il y a déjà long-

temps, affirmait que, si quelques milliers d'Anglais ont jusqu'ici tenu dans l'obéissance plus de 200 millions d'Hindous, c'est qu'ils mangent de la viande alors que ces derniers se nourrissent principalement de riz. Or, chose bien singulière, les intellectuels Hindous qui, actuellement, sont à la tête du mouvement nationaliste contre l'administration britannique, ont précisément, au contact de la culture européenne, pris l'habitude, eux aussi, de manger de la viande.

Des constatations analogues peuvent être faites à peu près partout. Je n'en rappellerai que deux. Mme Workmann, la grande exploratrice de l'Himalaya, avait des porteurs hindous végétariens. Quand on arrivait aux passages difficiles de l'ascension, elle était obligée de leur donner de la viande, sans quoi ils eussent été incapables de l'effort nécessaire. De même, pendant la guerre de Mandchourie, l'administration japonaise devait augmenter la ration de poisson ou procurer de la viande aux troupes pour leur permettre de lutter jusqu'au bout, au cours des grandes et longues batailles de Liao-Yang et de Moukden; une augmentation de la ration de riz ne donnait pas du tout les mêmes résultats (1). L'excitation digestive de la viande galvanisait le corps entier, ce que l'amidon, malgré toute la chaleur qu'il fournit dans le calorimètre, ne peut faire. Si le simple usage a une telle influence, on comprend que l'abus de la viande détermine et entretienne un hyperfonctionnement de tous les organes : glandes, muscles, poumons, reins et surtout système nerveux.

Certaines conditions viennent renforcer l'excitation générale produite par la viande. Les gros mangeurs par habitude n'abusent pas seulement de la viande; ils abusent aussi souvent des condiments et des boissons alcooliques. Les

1. Les Japonais font une énorme consommation de bonbons de chocolat contenant 3 grammes d'hémoglobine. Je tiens le renseignement du fabricant allemand qui exporte ces bonbons par millions de boîtes.

condiments excitent puissamment les organes digestifs, qui réagissent par l'hypersécrétion et ensuite par une abondante production de mucus, entraînant la pituite et l'entérite muqueuse des gros mangeurs. L'alcool est plus nocif encore. En brûlant dans l'économie, il modère simultanément l'oxydation des ternaires alimentaires qui se dédoublent incomplètement (acides) ou se déposent sous forme de réserves (obésité alcoolique). En outre, il irrite les muqueuses, y crée des lésions souvent irréparables (gastrite, cirrhose, néphrite), altère les vaisseaux, intoxique le système nerveux. Condiments et alcool hâtent donc, en somme, l'évolution de l'arthritisme et en précipitent la terminaison.

Pawloff a dit très exactement : « Un organisme est en état pathologique quand, à l'ordinaire, il fonctionne avec une intensité anormale. » C'est le cas des suralimentés, des pléthoriques. En outre, ainsi qu'il a été expliqué ci-dessus, par les réflexes partis des organes digestifs, le système nerveux est mis en état presque continu de suractivité, laquelle réagit à son tour sur les autres organes, parfois sous la forme d'une grande activité mentale. D'ailleurs, ne l'oublions pas, si la suralimentation est la cause la plus habituelle de l'arthritisme, l'excès de travail physique ou intellectuel peut également le produire, car il réalise cet hyperfonctionnement qui constitue l'origine, le point de départ de tous les troubles et accidents ultérieurs. Mais ce point sera examiné tout à l'heure plus en détail. Pour le moment, il suffit de constater que l'hyperfonctionnement ne peut durer indéfiniment, car il entraînerait une hypertrophie exclusive de certains éléments au détriment des autres, à quoi s'oppose la corrélation, le balancement des organes. Et puis, les déchets interviennent, avec leur influence empêchante et toxique; en dehors des déchets d'utilisation alimentaire, il y a, en effet, les déchets de fonctionnement, d'autant plus abondants que l'activité générale est plus

grande, et qui, en partie transformés par le foie et par certaines glandes closes, doivent toujours être éliminés par le rein. On voit d'ici le surcroît de travail, le surmenage que la suralimentation, à elle seule, entraîne pour ces organes. La machine est à son maximum de tension. A la moindre imprudence, au plus petit excès surérogatoire, les accidents éclatent, et ils vont se succéder avec une rapidité croissante.

Les auteurs, Maurel et Pascault notamment, ont groupé ces accidents en trois périodes successives, qui peuvent parfaitement bien se dérouler chez le même individu, mais qui, le plus habituellement, occupent, jusqu'à leurs manifestations ultimes, trois ou quatre générations :

La *période d'hyperfonctionnement*, ou de fonctionnement exagéré, préarthritique, dont nous venons de voir les sources et le mécanisme et que nous allons examiner dans ses caractères morbides;

La *période de dysfonctionnement*, c'est-à-dire de fonctionnement vicié, qui constitue l'arthritisme franc, classique, et dans laquelle on voit apparaître les modalités cliniques à forme défensive, le diabète, la goutte, l'obésité, etc.;

Enfin, la *période d'hypofonctionnement*, ou de fonctionnement diminué, dans laquelle toutes les fonctions deviennent insuffisantes et qui est caractérisée par les dégénérescences et les scléroses, la mort précoce et l'infécondité.

Naturellement, c'est là une division schématique, qui n'a d'autre utilité que de faire comprendre l'enchaînement des phénomènes morbides. En réalité, le pléthorique, le suralimenté, dont les ancêtres furent sains et qui, lui-même, ne présentait pas de tares héréditaires, meurt, sauf le cas d'infections surajoutées ou d'accidents, par le même mécanisme que l'arthritique cachectique (1), issu de plusieurs générations de tarés héréditaires. Seulement l'insuffisance

(1) *Cachexie, cachectisation*, trouble profond et progressif de toutes les fonctions de l'organisme. C'est l'aboutissant des maladies chroniques.

organique qui entraîne la mort est plus rapide dans son évolution; elle surprend parfois sa victime en pleine santé apparente. D'où la fréquence des morts subites chez les préarthritiques. Il n'est pas rare même de les voir manifester une des formes de l'arthritisme franc, l'obésité avant tout, ou le diabète, ou la goutte. De telle sorte que, en définitive, les trois périodes du cycle arthritique complet peuvent, comme il a été dit, se dérouler chez le suralimenté ou le surmené. Mais ses descendants n'en présentent pas moins, en vertu de la constitution et du tempérament dont ils ont hérité, des accidents du même ordre, rentrant dans le même cycle, quoique manifestant d'une façon plus prolongée et plus frappante l'une de ses périodes. Et c'est pourquoi nous aurons à rechercher, après avoir vu comment on devient arthritique, comment on naît arthritique et dans quelles conditions la maladie évolue alors, et comment meurent les arthritiques par acquisition ou par hérédité.

III. — Le préarthritisme.

Chez le suralimenté, au moment où commence le préarthritisme, les premiers troubles qui éclatent sont des accidents de fatigue ou de surmenage. Il importe d'abord de préciser le sens de ces deux mots qui ne sont pas toujours parfaitement compris.

En manifestant ses propriétés, — c'est-à-dire en fonctionnant et en assimilant, — toute cellule, tout tissu produit des déchets, non d'usure comme on le dit ordinairement à tort, mais d'*utilisation*, représentés par *ce qui reste* des molécules plastiques ou dynamophores utilisées, et dont la qualité varie avec la nature des substances (protoplasmas et aliments) mises en présence, et la quantité avec l'intensité de l'activité vitale. Ces déchets sont de deux sortes : insolubles ou solubles dans le milieu intérieur, dans les humeurs de l'individu. Les premiers précipitent là même où ils appa-

raissent, encroûtent les tissus et les organes et, par la diminution de résistance que ce dépôt entraîne, préparent la voie à l'intervention des leucocytes macrophages et à la formation des tissus de sclérose. Cette accumulation, intimement et indissolublement liée au fonctionnement, est la cause de tous les phénomènes de la vieillesse (1), laquelle devient ainsi d'autant plus précoce que l'hyperfonctionnement a été plus notoire.

Les déchets solubles diffusent dans le milieu intérieur; ils jouissent de la propriété d'inhiber ou d'empêcher le fonctionnement quand ils atteignent, dans ce milieu, un certain degré de concentration. Cette inhibition constitue la *fatigue;* elle est la conséquence de l'hyperfonctionnement, parce que la machine humaine est réglée pour éliminer, en un temps donné, par ses organes d'élimination et d'excrétion (rein, peau, poumons, etc.), une quantité déterminée de déchets, correspondant à ce fonctionnement moyen que l'on qualifie de normal. Du moment que ce fonctionnement moyen est dépassé, — ce qui est le cas des suralimentés, nous le savons, — il y a accumulation de déchets solubles, fatigue. A la fatigue, il n'y a qu'un remède, le repos, parce qu'alors, la production des déchets diminuant et leur élimination continuant cependant, leur concentration s'abaisse assez dans le milieu intercellulaire pour que le fonctionnement ne soit plus entravé.

Même quand l'activité a été momentanément très intense, le repos, le repos nocturne surtout, suffit à l'élimination des déchets qui causent la fatigue. Mais, si cette activité est en outre continue, si elle se reproduit tous les jours, pendant longtemps, le sommeil n'est plus capable d'éliminer l'excédent des déchets. Ces derniers s'accumulent donc de plus en plus, la fatigue persiste au réveil, l'auto-intoxica-

1. Cf. J. Laumonier : *Physiologie générale,* Livre III et divers articles sur la *Fatigue* et la *Vieillesse,* dans la *Vulgarisation scientifique,* 1903.

tion s'installe en permanence et entraîne, par l'inaction forcée à laquelle l'inhibition conduit certains éléments tissulaires, des altérations dégénératives. C'est le *surmenage*, auquel il est bien plus difficile de porter remède qu'à la fatigue, parce qu'il laisse après lui des points de résistance diminuée, des « manques » dans la continuité fonctionnelle, de véritables lésions.

Grâce à ces notions, nous comprenons que l'hyperfonctionnement du suralimenté ne puisse indéfiniment durer et que, à un moment donné, tôt ou tard, des troubles apparaissent qui sont tout d'abord des accidents de fatigue ou de surmenage.

Les premiers troubles qui se manifestent ne sont pas toujours des troubles digestifs ; ils sont parfois nerveux, et dépendent d'un travail mental ou musculaire excessif, des excès, des veilles, de l'abus des sports ; ils peuvent être aussi néphrétiques, vasculaires, cardiaques, suivant l'espèce de l'organe le moins vigoureux. Mais, comme il convient que leur exposé reste clair et méthodique, je crois avantageux de suivre l'ordre de succession le plus habituel des phénomènes morbides.

C'est entre quarante-cinq et cinquante ans, parfois plus tôt, rarement plus tard, qu'ils se montrent. Les glandes et la musculature de l'estomac se sont fatiguées à la longue et cessent de remplir convenablement leur rôle. Les digestions se font plus lentes, pénibles : le séjour prolongé des aliments dans l'estomac entraîne des pesanteurs, des fermentations anormales, des ballonnements. Il y a des malaises vagues, de la somnolence après les repas. Le sommeil devient moins bon, agité, coupé par des cauchemars ; même on peut constater une insomnie périodique, se reproduisant presque à heure fixe.

De l'estomac, les altérations fonctionnelles passent vite à l'intestin. L'hyperacidité du bol gastrique a été, pendant un temps, neutralisée par les sécrétions biliaires et entériques,

mais ces sécrétions elles-mêmes finissent par devenir insuffisantes à ce point de vue et alors les ferments pancréatiques et intestinaux qui ont besoin, pour agir, d'un milieu neutre ou faiblement alcalin, deviennent incapables d'achever l'élaboration des aliments. Alors les résidus de digestion s'accumulent et de préférence dans la région cæcale, comme l'ont bien montré Pascault et Sigaud, où ils sont la proie des micro-organismes. De là l'excessive fréquence des crises appendiculaires et de l'appendicite chronique chez les suralimentés. D'autre part, contre l'acidité anormale de son contenu, la muqueuse intestinale réagit, et par les contractions irritatives, qui produisent le spasme, la constipation, la douleur, les diarrhées intermittentes, et par une sécrétion muqueuse défensive et abondante qui protège cette paroi, mais en même temps restreint et empêche l'absorption alimentaire. De là les entérites et entéro-colites, et les manifestations nerveuses qui leur font cortège. Labbé, qui a étudié les accidents de la suralimentation, note aussi assez souvent le passage des éléments de la bile dans le sang.

Cette étape digestive est naturellement accompagnée de troubles corrélatifs du côté du foie, des vaisseaux, du système nerveux, qui ont été déjà signalés dans l'état pléthorique, mais qui maintenant s'aggravent notablement. A l'examen, en effet, en outre de la distension gastrique, de l'encombrement cæcal, d'une modification plus ou moins marquée de la tension abdominale, d'un côlon plus ou moins en chapelet, on constate un foie plus ou moins augmenté de volume et douloureux, plus spécialement dans son lobe gauche, des signes d'hypertension portale, une pression artérielle souvent supérieure à la normale, des varices ou des hémorroïdes, un cœur émotif. Le système nerveux est particulièrement irritable ; il y a des maux de tête continus ou des migraines, des douleurs névralgiques ambulantes, des vertiges, parfois de l'hypersensibilité cutanée, de l'agi-

tation ou de la dépression, un état de trouble encore mal défini, mais qui aboutit souvent à la neurasthénie franche ou à la psychasthénie. Enfin l'examen des urines achève de compléter ce tableau. Elles sont foncées, odorantes et renferment quelquefois un peu d'albumine; tous les rapports d'échanges sont en augmentation, la toxicité, la déminéralisation et la phosphaturie relative, attestant qu'il y a destruction intraorganique des matériaux nutritifs en excès sur les besoins réels, mauvaise élaboration de ces matériaux, et production de substances nocives qui, pour s'éliminer, attaquent la trame même des tissus vivants. L'analyse des matières fécales, suivant la méthode de René Gaultier, montre clairement du reste qu'il y a un défaut notable de l'absorption intestinale et des fonctions hépatiques.

Tels sont les principaux signes du préarthritisme, de la période hyperfonctionnelle de l'arthritisme. Ils constituent bien, comme je l'ai dit, des troubles de surmenage survenus dans des organes parfaitement sains, par des excès continus de travail. Mais ils ne s'arrêtent pas à cette étape, et si un traitement énergique n'intervient pas rapidement — traitement que nous exposerons dans le dernier chapitre — leur évolution se continue, amenant tantôt la brusque insuffisance du foie, du rein, des vaisseaux ou du cœur, tantôt une forme définie de l'arthritisme franc, diabète, goutte, lithiase, obésité, etc., reconnaissant d'ailleurs elle-même une terminaison identique, quoique plus éloignée. Toutefois ces manifestations de l'arthritisme franc se montrent de préférence, avec tous leurs caractères, chez les descendants des préarthritiques, chez les hérédo-arthritiques. C'est donc chez ceux-là surtout que nous devons les étudier.

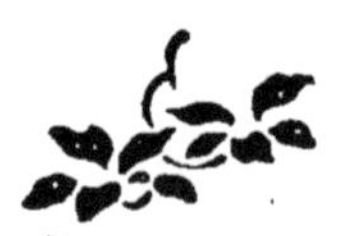

CHAPITRE III

L'ARTHRITISME FRANC

Comment on naît arthritique

I. — *Conditions de l'hérédo-arthritisme.*

Au début de ce travail, j'ai reproduit la phrase de Richardière et Sicard : « L'hérédo-arthritisme, voilà la base de la diathèse arthritique. » Elle veut dire ceci : l'arthritisme franc, classique, avec le tempérament, la diathèse propre qu'il comporte, s'observe surtout chez les descendants d'individus déjà tarés, soit simplement suralimentés et pléthoriques, soit arthritiques plus ou moins notoires.

C'est qu'alors, en effet, sous l'influence de l'hérédité, les troubles apparaissent beaucoup plus nets, beaucoup mieux définis, et il est facile, en raison des manifestations variées et amples auxquelles ils donnent lieu, d'en suivre l'évolution presque depuis le début. Il n'en est pas de même dans le préarthritisme, la pléthore ou la suralimentation continue. Les troubles initiaux, fugaces ou peu importants, sont masqués par la belle santé apparente et la suractivité vitale. Même à la veille d'une insuffisance organique mortelle ou du moins grave, d'une cirrhose, d'une néphrite, d'une sclé-

rose du cœur, d'une apoplexie, ils sont si peu perceptibles que le malade souvent les ignore et que le médecin peut les méconnaître. Là d'ailleurs est le grand danger du préarthritisme, qui sournoisement, à petit bruit, étend ses ravages et ne les révèle enfin que quand il est déjà bien tard pour y porter remède.

Dans l'arthritisme franc, les signes sont plus précoces, plus accusés, ils attirent rapidement l'attention, d'autant que, comme nous le verrons, ils expriment, ils traduisent extérieurement les moyens de défense que l'organisme va employer contre le surmenage fonctionnel et les insuffisances conséquentes. Certes, l'héréditaire ne les manifeste que rarement d'emblée, dès la jeunesse. Cependant on connaît, chez les enfants, des exemples d'obésité, de lithiase urique, de migraines toxiques dans le bas âge. Évidemment, dans de tels cas, il faut une hérédité très forte, *très imprégnante*, ou déjà longue.

Mais, pour l'apparition et la consolidation de la diathèse arthritique, l'hérédité toute seule ne suffit pas; elle prédispose, elle prépare; elle rend les organes moins résistants, plus facilement surmenés et insuffisants, mais ce sont les conditions de vie surtout, les mêmes erreurs répétées d'alimentation, de travail, d'excès, d'hygiène, déjà commises par l'ancêtre, qui déclanchent les défectuosités et font apparaître les troubles latents, rapidement aggravés. Si ces conditions, favorables à l'éclosion de la diathèse, viennent à manquer, les organes restent fragiles, les humeurs plus ou moins viciées; mais, comme aucune fatigue excessive n'est imposée aux premiers, aucune addition notable de poison faite aux secondes, l'équilibre peut se maintenir indéfiniment, tant qu'aucun excès n'est commis, aucun surmenage imposé.

Le fait que l'hérédité arthritique n'est pas absolument fatale, qu'on y peut échapper par une série de précautions méthodiques et rigoureuses, dont nous aurons à parler au

chapitre du traitement, rendrait son pronostic extrêmement bénin, si les malades étaient suffisamment avertis et énergiques pour se soigner convenablement et au moment opportun. Mais il n'en est malheureusement pas ainsi et presque tous les héréditaires, sauf dans certains cas, fortuits presque toujours, retombent dans les errements dont leurs pères furent coupables. Il faut donc leur montrer à quel danger ils s'exposent ainsi, et, pour cela, expliquer le mécanisme, tel du moins qu'il est possible de l'entrevoir actuellement, de l'hérédo-arthritisme.

Rappelons tout d'abord que, chez le pléthorique, le suralimenté, le préarthritique, on attribue généralement l'ensemble des troubles morbides qu'il éprouve à une auto-intoxication d'origine alimentaire. Il était admis en effet que les produits toxiques, résultant des putréfactions intestinales qu'entraînent l'arrêt des matières et l'insuffisance fermentative, sont résorbés au niveau de la muqueuse, et normalement retenus et modifiés par la glande hépatique. Mais, si la fonction antitoxique du foie est, pour une cause ou pour une autre, insuffisante, ces poisons tombent dans la circulation générale et vont intoxiquer tout l'organisme et spécialement le système nerveux. Ainsi s'expliquaient tous les prétendus accidents toxiques des fermentations digestives anormales et de la constipation habituelle, les migraines, les névralgies, certaines dermatoses, la chlorose, etc. Il n'était donc pas surprenant déjà que l'organisme du suralimenté, du préarthritique, saturé de poisons qui devaient nécessairement imprégner les cellules germinales aussi bien que les autres tissus, léguât à ses descendants un fonctionnement vicié comme s'il eût été lui-même et directement influencé par les poisons de l'auto-intoxication digestive.

Cependant les recherches récentes de Falloise fournissent de ces phénomènes une autre interprétation.

Falloise, qui a eu la bonne fortune d'avoir à sa disposi-

tion un malade portant une fistule de l'intestin grêle, a démontré en effet ce qui suit :

1° La toxicité du contenu intestinal n'est pas due surtout à la putréfaction des albuminoïdes, puisque la toxicité des matières fécales est de beaucoup inférieure à celle du contenu de l'intestin grêle, où cependant l'albumine n'est pas attaquée par les microbes, et ne subit pas la putréfaction;

2° Le foie ne modifie pas sensiblement les poisons de l'intestin, puisque des chiens, injectés par la veine porte ou par la jugulaire avec une même quantité d'extrait aqueux de matières fécales, meurent avec les mêmes symptômes et à peu près dans le même temps;

3° Enfin l'épithélium intestinal modifie et arrête, *quand il est intact*, les poisons intestinaux, puisqu'une certaine quantité d'extrait aqueux de matières fécales, injectée dans une anse isolée de l'intestin, est absorbée comme une solution saline, sans aucun symptôme d'intoxication, quand la muqueuse est saine, mais détermine au contraire les accidents classiques de l'intoxication, quand cette muqueuse a été lésée par un moyen quelconque, artificiellement ou naturellement.

Ces expériences sont extrêmement importantes parce qu'elles permettent de donner, de certains phénomènes, une interprétation plus admissible. En effet, les accidents généraux d'hyperfonctionnement et de surmenage, relevés plus haut chez le suralimenté, ne peuvent plus être considérés comme le résultat direct de l'intoxication digestive. Tant que la muqueuse est intacte, anatomiquement, ils sont surtout attribuables à l'irritation réflexe et la toxine ne joue aucun rôle dans leur production. Quand au contraire la muqueuse est suffisamment altérée et lésée, alors, oui, les phénomènes peuvent être surtout d'ordre toxique; ils présentent en effet une allure bien différente, comme on le constate aisément en comparant ce qui se passe dans la

constipation simple, mais tenace, avec encombrement cæcal, et dans l'entéro-colite avec selles sanglantes. Ce sont donc, on peut le dire, les lésions intestinales qui ouvrent la porte aux manifestations bruyantes de l'empoisonnement provenant des poisons fournis par l'organisme lui-même, mais, avant elles, le système nerveux irrité avait réagi par ces accidents douloureux, vasculaires, congestifs, nutritifs, que présentent les suralimentés à la phase du surmenage, les préarthritiques.

Ainsi, de ces expériences, confirmées par de nombreuses observations cliniques, on peut conclure que la suralimentation, tant que des lésions digestives ne sont pas constituées, agit immédiatement, non point par les poisons auxquels elle donne lieu dans le tube intestinal et qui sont modifiés ou éliminés en grande partie par ce tube lui-même, mais par les réflexes nerveux dont elle provoque l'apparition dans l'appareil digestif. Une grande excitabilité nerveuse, qui peut s'étendre à tous les territoires qu'innerve la moelle et gagner les centres, est la conséquence première de la suralimentation continue, de telle sorte que, si nous faisons l'hypothèse (d'ailleurs souvent réalisée) d'une conception à ce moment précis, l'enfant n'aurait chance de présenter que des tendances à des troubles nerveux, à un simple défaut de coordination. Et, de fait, il y a toute une catégorie de jeunes hérédo-arthritiques chez lesquels les seuls signes des tares préexistantes sont un certain degré de déséquilibre nerveux, avec périodes de paresse ou de fébrilité, crises spasmodiques variées, au larynx, à la vessie, à l'intestin, et enfin manifestations cutanées fugaces ou peu importantes. Ces jeunes héréditaires n'en évoluent pas moins ultérieurement vers l'arthritisme franc en raison de leur genre d'existence, qui, copié sur celui des parents, entretient et aggrave les dispositions morbides.

Mais, chez le préarthritique, l'excitabilité nerveuse conditionne, comme nous l'avons appris, l'hyperfonctionne-

ment de tous les organes, et cet hyperfonctionnement, nous le savons aussi, entraîne la production de nouveaux poisons, les déchets tissulaires du fonctionnement, dont l'accumulation amène le surmenage et les insuffisances. On le voit donc, ces poisons qui, eux, circulent dans le milieu intérieur, qui sont modifiés normalement par le foie, — rôle qu'il partage probablement avec certaines glandes vasculaires closes, comme la glande thyroïde, — dérivent secondairement de la suralimentation continue, par la voie indirecte du système nerveux irrité et surmené.

Or, à ces poisons tissulaires, à ces déchets de fonctionnement, on attribue un rôle considérable dans la production des accidents de l'arthritisme franc et de ses lésions terminales. Il importe donc, au plus haut point, de les étudier, dans leur nature et dans leur rôle, car ils existent non seulement chez l'arthritique notoire, mais aussi chez le pré-arthritique où leur présence explique précisément, au moins d'après les idées aujourd'hui généralement admises, ces modifications, ces altérations des humeurs et des tissus qu'il va léguer à ses descendants sous forme de diathèse arthritique, d'arthritisme héréditaire ou hérédo-arthritisme.

Malheureusement, de ces poisons, qu'il serait si important, si nécessaire de connaître pour la pathogénie et la thérapeutique rationnelle de l'arthritisme, nous ne savons que fort peu de chose, moins encore sans doute que nous ne le croyons en vertu de théories séduisantes mais fragiles, qui nous ont donné l'illusion d'être renseignés. Les divers poisons, *leucomaïnes, ptomaïnes, toxalbumines,* observés dans les putréfactions et dans certaines conditions expérimentales comme les cultures, ne s'observent pas dans l'économie elle-même, soit que nos moyens d'investigation chimiques restent trop grossiers pour les y déceler, soit qu'ils n'y existent réellement pas sous la forme définie et précise qu'enseignent les traités de chimie biologique. Les *toxolécithides*, récemment découvertes, semblent douées de propriétés intéressantes, mais elles sont encore trop mal connues pour qu'on puisse en faire sérieusement état dans la pathogénie de l'arthritisme. Quant aux poisons de l'urine et du sérum, ils existent incontestablement, du moins pour les animaux auxquels on les injecte. Mais leurs propriétés toxiques semblent tenir surtout à leur état colloïdal spécifique, et non peut-être à l'existence de composés chimiques définis. En tout cas, leur toxicité pour l'homme est faible et accidentelle, comme le prouvent deux faits : le succès de beaucoup de transfusions sanguines, même à une époque où la technique n'était guère perfectionnée et aseptique, et la survie de gens qui avaient bu, pendant plusieurs jours de suite, leur propre urine, à défaut de tout autre moyen d'étancher leur soif. Si donc d'une part nous devons nécessairement admettre que certains déchets de fonctionnement sont nocifs, d'autre part il nous faut reconnaître que nous sommes encore très mal fixés sur leur véritable nature et sur le mécanisme grâce auquel ils agissent. Cependant toute une catégorie de substances de ce groupe nous est plus familière ; ce sont les *purines*, ou *dérivés puriques* de Kossel, auxquelles se rattache l'acide urique.

On leur attribue les principaux accidents de l'auto-intoxication arthritique. Cela demande quelques explications.

Il va de soi d'abord que l'abondance des dérivés puriques n'explique pas *tous* les accidents de l'arthritisme défini, mais seulement quelques-uns, comme la goutte uricémique ou la gravelle urique, et encore n'est-ce pas leur présence qu'il convient d'incriminer, mais bien les troubles antérieurs qui la rendent exagérée. On ne saurait donc, pour le moment, affirmer que l'abondance relative de l'acide urique, par exemple, dans une urine humaine, soit le signe certain d'un trouble profond des échanges, de la diathèse arthritique. En effet, les oiseaux, dont les oxydations intra-organiques sont cependant beaucoup plus intenses que les nôtres, n'éliminent l'azote que sous forme d'acide urique. Sans

doute, nous ne sommes pas des oiseaux, mais des phénomènes comparables s'observent chez l'homme. Ainsi, dans les tumeurs de la rate, dans certaines néphrites, dans la malaria, dans la leucémie surtout, le malade fait de l'acide urique en quantités énormes, sans cependant manifester à aucun degré la diathèse arthritique, sans être le moins du monde ni goutteux, ni lithiasique, en d'autres termes, sans retenir d'une manière appréciable l'acide urique, pourtant en considérable excès. Il y a donc, comme nous le verrons tout à l'heure, *autre chose*, dans la goutte et l'arthritisme urique, que le fait de la présence de l'acide urique dans le sang.

On dit souvent que l'élimination des corps puriques est presque rigoureusement parallèle à l'ingestion alimentaire de ces corps. Cela ne me paraît pas rigoureusement exact, si, comme je le suppose, on parle ici d'élimination urinaire. Chez un goutteux, que j'ai suivi pendant longtemps, l'usage de certains aliments riches en purines (foie gras, cervelle, boudin) était suivi d'un abaissement dans le taux de l'élimination urinaire de l'acide urique, que l'on retrouvait toutefois en excès dans les matières fécales. On sait d'ailleurs que l'acide urique, administré en nature, se retrouve en effet presque totalement dans les excréments. Aussi tend-on à considérer de plus en plus l'acide urique urinaire comme un produit de synthèse et non, ainsi qu'on le croyait autrefois, comme le résultat de l'oxydation incomplète de certains corps azotés.

On entrevoit ainsi une nouvelle orientation des conceptions relatives à l'origine de la goutte, et les plus récentes recherches viennent en effet affirmer d'une part que la réaction acide des humeurs et la présence de l'acide urique dans le sang ne sont pas forcément obligatoires dans la goutte, et d'autre part qu'une altération de la solubilité normale de l'acide urique est au contraire absolument constante.

Normalement, je veux dire chez l'homme sain, l'acide

urique est soluble et éliminable ; il ne s'accumule pas, ne se dépose pas dans l'économie. Comment donc se fait-il qu'il soit à l'état normal parfaitement éliminé, sans difficulté ni rétention? C'est qu'il a un solubilisant physiologique, qui ne serait autre, d'après Schmoll (de Baltimore), que l'acide thyminique, dérivé, par dédoublement, des nucléines, substances azotées riches en phosphore.

Chez le goutteux, chez le lithiasique urique, il y a insuffisance de l'acide thyminique circulant. L'acide urique et les urates ne pouvant plus, par suite, être solubilisés, s'accumulent d'abord sous la forme d'urates hydratés et gélatineux, puis sous la forme anhydre et cristallisée; à ce dernier état, ils se déposent dans les articulations et les tissus et donnent alors naissance aux divers accidents de la goutte et de la gravelle urique.

Par conséquent, en vertu de cette théorie, un individu devient goutteux, non point parce qu'il a une nutrition ralentie, que les oxydations intraorganiques ne sont pas poussées assez loin, ou que les aliments renferment beaucoup de substances puriques, mais uniquement parce que l'acide thyminique fait défaut ou est en quantité insuffisante dans la circulation.

Maintenant pourquoi l'acide thyminique est-il déficient dans certains organismes? A cette question, on n'a fourni jusqu'ici que des réponses assez obscures.

Peu importe, du reste. Le fait essentiel, c'est qu'il ne s'agit plus d'une auto-intoxication, d'un poison, mais seulement d'une insuffisance fonctionnelle, se traduisant par l'accumulation, la précipitation et le dépôt d'un déchet devenu véritable corps étranger, l'acide urique, les urates, qui se localisent dans certains tissus, y créent des altérations et des lésions caractéristiques et défensives à la fois.

L'acide urique en excès ne se retrouve pas, à titre de symptôme ou de signe dominant, dans le diabète ou l'obésité, qui sont aussi, et au même titre que la goutte et la gra-

velle urique, des formes de l'arthritisme franc. Ici non plus, le poison causal n'existe pas ou du moins reste encore complètement inconnu. L'acide β-oxybutyrique ne peut entrer en ligne de compte, car s'il provoque le coma diabétique, il apparaît comme résultat et non comme cause de l'élimination du sucre par l'urine. Par conséquent, il faut renoncer désormais à considérer l'hérédité arthritique comme préparée et réalisée par des poisons ayant impressionné les cellules sexuelles et se reproduisant dans l'être nouveau auquel ces cellules ont donné naissance. Cela ne veut pas dire qu'il n'y ait pas de poisons, de déchets nocifs accumulés, mais seulement que ces poisons traduisent l'insuffisance fonctionnelle et ne la conditionnent pas. A cette période, les poisons de la suralimentation ont fait toute leur œuvre; ils ont produit le surmenage et particulièrement le surmenage du système nerveux, et c'est des défaillances consécutives dans la synergie organique qu'hérite seulement le descendant, l'hérédo-arthritique.

Résumons en quelques mots les considérations précédentes.

Le préarthritique est un surmené digestif, mais aussi et presque surtout un surmené du système nerveux. Ce qu'il lègue, par suite, à ses descendants, ce n'est point une viciation humorale, mais un système nerveux impressionné, déjà moins résistant, moins apte au maintien d'une synergie parfaite, si bien que de bonne heure, quand les circonstances sont favorables, c'est-à-dire quand le fils mène à peu près la même existence antihygiénique que le père, ce déséquilibre nerveux va se manifester par toute une série de phénomènes, ceux que Lancereaux inscrit dans la première période de l'existence de l'herpétique, qui est notre hérédo-arthritique. (Voyez p. 8.) A partir de ce moment, la diathèse arthritique est constituée; elle va seulement évoluer et revêtir une forme différente suivant les individus.

Dans l'hypothèse d'une altération purement humorale, il

serait difficile de comprendre que les descendants d'un suralimenté, pléthorique, mort d'apoplexie par exemple, fassent l'un de la goutte, l'autre du diabète, un troisième de l'obésité. Mais si l'on admet, ce que la clinique tend à démontrer de mieux en mieux, que l'héritage porte principalement sur l'équilibre et la susceptibilité du système nerveux, on entrevoit alors la raison pour laquelle le descendant d'un goutteux n'est pas forcément un goutteux, ou celui d'un diabétique, un diabétique, encore qu'il y ait naturellement plus de chance pour qu'il en soit ainsi. Tout dépend des conditions dans lesquelles vivra l'hérédo-arthritique. Suivant les habitudes, la profession, les passions, les émotions qu'il est appelé à éprouver et à ressentir, il fera de l'obésité, de la goutte, de la gravelle ou du diabète, pour nous en tenir aux formes principales de l'arthritisme franc.

Pourtant, nous devons le reconnaître, la véritable cause pour laquelle telle de ces maladies éclate plutôt que telle autre chez un individu donné nous échappe encore presque complètement. Nous dirons le peu que nous en savons en traitant, dans les paragraphes suivants, de ces diverses affections. Toutefois, une remarque importante s'impose. Chacune de ces formes cliniques de l'arthritisme franc se traduit par l'insuffisante élaboration de l'un quelconque des principes alimentaires essentiels ou même de tous à la fois. Dans la goutte et la gravelle urique, certains dérivés azotés échappent à la dislocation ou à la solubilisation et causent, par leur accumulation ou leur dépôt, la crise aiguë ou la colique néphrétique. Dans l'obésité, les oxydations intraorganiques sont impuissantes à brûler tous les éléments ternaires, qui se déposent dans les tissus sous forme de graisse, laquelle apparaît comme un produit de réduction. Dans le diabète, le sucre cesse d'être utilisé et est éliminé au prorata de ce que l'organisme ne peut pas consommer. Dans le diabète phosphatique et les maladies par déminéralisation qui se rattachent nettement à la diathèse arthri-

tique, les matières minérales cessent d'être retenues par les tissus et s'échappent. Il semble donc, et c'était là, comme on l'a vu, la conception ingénieuse de Ch. Bouchard, qu'il s'agisse d'un ralentissement de la nutrition, puisque les matériaux alimentaires qui devraient être utilisés ne le sont plus ou le sont incomplètement, d'une manière en quelque sorte inachevée. Mais l'analyse des phénomènes morbides, faite à la lumière des dernières découvertes, atteste le peu de fondement de cette conception, comme j'en ai donné une preuve à propos de l'origine de l'acide urique, que l'on ne peut plus considérer désormais comme un produit de l'incomplète oxydation de certains matériaux azotés. Alors, si ce ne sont pas là des manifestations d'une nutrition ralentie, incomplète, la goutte, le diabète, l'obésité, etc., ne peuvent être et ne sont, suivant l'heureuse expression de Pascault, que des procédés de défense à l'égard des substances en excès dont l'organisme est devenu incapable de faire convenablement usage.

Les phénomènes qui précèdent et qui suivent la crise de goutte aiguë, les concrétions tophacées de la goutte chronique, ont un caractère trop manifestement défensif pour qu'il soit nécessaire d'insister ; on retrouve ce même caractère dans l'obésité, où le dépôt de corps gras, produits de réduction, est le signe certain d'un déficit dans les oxydations ; elle représente donc le moyen à l'aide duquel l'organisme se protège contre des surcharges alimentaires qu'il se trouve incapable d'utiliser. La glycosurie du diabétique est aussi une réaction protectrice, puisque, grâce à elle, l'économie élimine le sucre qu'elle ne peut ni transformer ni fixer et qui, s'il restait dans le milieu intérieur, subirait des dédoublements toxiques et causerait rapidement la mort.

Grâce à ces divers procédés de défense, il se produit une sorte d'arrêt momentané dans l'évolution de l'arthritisme. On sait que la crise de goutte, l'apparition du sucre dans l'urine, etc., mettent souvent fin aux troubles multiples, névralgiques, cutanés, viscéraux, dont souffrent les hérédi-

taires, ce qui serait peu compréhensible si l'on ne considérait pas la localisation clinique comme une réaction défensive. Cette période d'arrêt momentané constitue, on l'a vu, la seconde phase du cycle arthritique, l'arthritisme franc. A cette phase, l'hyperfonctionnement antérieur fait place à un fonctionnement, sinon déjà tout à fait insuffisant, au moins profondément altéré, dont il nous faut rappeler brièvement les principales formes cliniques.

II. — La goutte.

Elle est l'apanage presque exclusif des races du Nord et des climats tempérés ou froids, parce que ces climats favorisent plus particulièrement la suralimentation, mais, naturellement, les conditions physiques n'ont par elles-mêmes aucune influence connue. Aussi voit-on les Lapons et les Groenlandais échapper à la goutte malgré l'usage constant des substances grasses et de la viande. Inversement, dans les pays tropicaux, les Européens qui ont conservé les mauvaises habitudes alimentaires et hygiéniques de l'Europe centrale et septentrionale deviennent parfaitement goutteux, ce qui montre bien l'influence étiologique prépondérante du genre de vie et de la suralimentation. D'ailleurs une autre preuve est tirée de la fréquence beaucoup plus grande de la goutte chez l'homme que chez la femme, malgré que cette dernière soit souvent très sédentaire et que la passivité de son tempérament la prédispose à une activité médiocre. Mais néanmoins quand une femme se suralimente d'une manière continue, elle est, tout comme l'homme, exposée à la goutte; les cas féminins de goutte qu'on observe intéressent en effet toujours de grosses mangeuses par goût ou par métier.

D'après Scudamore, la goutte est héréditaire dans 64 pour 100 des cas, et directement (père, mère, grands-parents) dans 59. Bouchard croit cette hérédité plus

faible : 43-44 pour 100; Braun (de Wiesbaden), la croit, au contraire, absolument constante; il n'y aurait pas, d'après cet auteur, de goutte réellement acquise. Cette dernière manière de voir semble exagérée. On a cité des cas où le patient ne comptait absolument aucun taré dans ses ascendants. Mais en est-on bien sûr? Ce qui est certain cependant, c'est que la crise classique est tout à fait exceptionnellement le seul signe de la diathèse arthritique. D'autres symptômes se montrent antérieurement à la crise, et parfois dès l'enfance : migraines, impétigo, eczéma, pharyngite granuleuse, conjonctivites à répétition, etc., qui, en raison de l'âge où ils apparaissent, semblent bien indiquer une influence héréditaire méconnue.

Quoi qu'il en soit, la crise éclate, souvent précédée de ces avant-coureurs que connaissent bien les goutteux : irritabilité, changement de caractère, douleurs errantes, maux de tête, troubles dyspeptiques, état vertigineux. Elle peut éclater sans cause provocatrice discernable. Pourtant on a observé que les excès alimentaires, les fatigues et les traumatismes (1) en précèdent fréquemment l'éclosion. On conçoit du reste fort bien que l'adjonction de poisons nouveaux, provenant d'une incomplète élaboration alimentaire ou d'un fonctionnement exagéré, à la masse des poisons préexistants chez tout arthritique suffise à déclancher l'arthrite, qui apparaît bien ainsi avec son véritable caractère de procédé défensif.

Elle éclate généralement la nuit, et s'attaque de préférence à l'articulation métatarso-phalangienne du gros orteil. On a donné de cette crise des descriptions nombreuses, dont la plus remarquable est celle de Sydenham; elles sont trop connues pour qu'il soit indispensable de les répéter. Nous en retiendrons cependant deux faits, l'un relatif à l'état local,

(1) *Traumatismes*, toutes les actions mécaniques capables de léser les tissus : chocs, coups, blessures, etc.

l'autre à la réaction générale. En ce qui concerne le premier, la jointure est tuméfiée et douloureuse et présente les signes d'un épanchement; la peau qui la recouvre est très chaude, violacée, tendue, luisante et menace de s'ulcérer; néanmoins, malgré l'intensité des phénomènes inflammatoires, l'arthrite goutteuse ne suppure pas. A noter aussi que la douleur, extrêmement vive la nuit, s'amende notablement le jour, sans qu'on sache bien pourquoi. Quant à la réaction générale, elle se manifeste par une soif vive, la suppression de l'appétit, des troubles digestifs variés, de la sensibilité de la région hépatique, de la constipation, enfin de la fièvre pouvant monter jusqu'à 40° centigrades. Au moment de la période fébrile, l'examen du sang atteste un état défensif bien caractérisé. L'urine enfin, qui était abondante et souvent riche en acide urique avant la crise, se fait beaucoup plus rare; sa densité, sa coloration et son acidité augmentent, tandis que l'acide urique diminue considérablement. Mais aussitôt que l'accès a atteint son apogée, il se produit une décharge urinaire intense; la quantité d'urine monte à 1 500, 2 000 centimètres cubes et l'acide urique est très abondant.

Ces constatations diverses permettent d'entrevoir le mécanisme au moyen duquel se produit l'accès de goutte aiguë. Un excès de nourriture ou de travail a versé dans la circulation un surcroît de poisons dont quelques-uns sont apparentés à l'acide urique, dont beaucoup, en tout cas, ont une fonction acide. Déjà insuffisamment solubilisé, soit par la réaction des humeurs, soit par le défaut d'acide thyminique, l'acide urique, libre ou combiné, se précipite et de préférence aux points où la circulation est la moins active, et où des lésions favorisantes (traumatisme) facilitent le dépôt uratique, ce qui est, d'après Garrod, le cas de la jointure du gros orteil, dépôt qui, irritant par son action locale, chimique et mécanique, les tissus au milieu desquels il se fait, produit la crise et ses douleurs. A cette action localisée,

l'organisme réagit par ses moyens habituels de défense, la fièvre, la soif, la destruction et l'oxydation des déchets toxiques en excès, retenus pendant l'attaque, et enfin leur élimination ultérieure.

Aussi ne faut-il pas être surpris de ce sentiment très particulier de bien-être qu'éprouvent maintes fois les goutteux, surtout après leurs premières crises. Il traduit en somme le soulagement momentané que l'organisme ressent de s'être débarrassé d'une partie des poisons qui l'encombraient. Toutefois le bien-être qui, au début, se montre au moment où la desquamation de l'épiderme se produit au niveau de l'arthrite, et où l'appétit renaît, apparaît plus tardivement à mesure que les accès se répètent et finit même par faire défaut, quand la douleur à la pression et l'œdème persistent ou que de nouvelles attaques viennent frapper successivement plusieurs articulations.

En effet, si au début, comme il a été dit, le gros orteil est de beaucoup la région la plus atteinte, il n'en est plus de même au cours des attaques successives. Toutes les articulations du pied, notamment les chevilles, peuvent se prendre, puis le genou, le poignet, le coude, la hanche même, etc. Il peut alors se faire que la goutte, qui a débuté au gros orteil ou au cou-de-pied, lors d'une crise, gagne ensuite la cheville et le genou du même côté, ou du côté opposé. Mais, simultanément à cette tendance à la généralisation, au moins dans les cas ordinaires, l'espacement, la durée et l'intensité des attaques se modifient; elles se font plus rapprochées, plus longues, moins violentes, et finissent même par laisser des engorgements articulaires qui persistent indéfiniment. Cette nouvelle forme de la goutte est dite chronique ou asthénique. On l'observe comme conséquence des attaques répétées de goutte aiguë, mais aussi quelquefois elle se montre d'emblée. Elle est de préférence et pour cause l'apanage des vieillards, tandis que la goutte aiguë peut se manifester de très bonne heure, avant la quarantaine.

Les deux principaux caractères de la goutte chronique sont la fixité des lésions et l'atténuation de la réaction générale et locale. Les douleurs sont peu intenses, les signes inflammatoires manquent; il n'y a pas de fièvre, mais la résolution de l'arthrite n'est jamais complète et il se produit des déformations périarticulaires persistantes. Ces déformations, qui se compliquent de dépôts crayeux ou *tophus*, finissent par rendre le malade impotent; elles s'aggravent d'ailleurs des accidents variés de la goutte viscérale, dont nous parlerons tout à l'heure, et aboutissent à la cachectisation.

Les déformations sont le résultat de l'ostéite des extrémités osseuses et des dépôts uratiques qui se font dans les os, les cartilages, les ligaments et les tendons. Elles se montrent surtout aux doigts et aux poignets, aux pieds, aux genoux, et, d'après Lécorché, à la région cervicale et lombaire. Les tophus se forment particulièrement dans le tissu cellulaire qui entoure les jointures, dans les bourses muqueuses sous-cutanées, et enfin dans la peau, où ils ont pour siège de prédilection le pavillon de l'oreille. Ils apparaissent toujours à la suite de crises répétées, sous la forme d'une petite tumeur, de dimensions variables, de consistance molle, dont le contenu durcit peu à peu et prend l'allure d'un corps solide étranger; il est formé à peu près exclusivement d'urate acide de soude et de phosphate de chaux. La plupart du temps, les tophus persistent indéfiniment, peuvent même s'accroître notablement et se développer en cuirasse; plus rarement, ils se résorbent. Enfin ils peuvent s'ulcérer et suppurer, l'urate acide ayant déterminé une violente inflammation sur laquelle sont venus se greffer les microbes de la suppuration. Ces abcès donnent issue à du pus et à de l'urate de soude; ils peuvent alternativement se fermer et se rouvrir suivant les poussées de goutte.

Mais il y a, dans cette maladie, autre chose que des accidents articulaires; il y a les manifestations viscérales, ce

que l'on appelait parfois la *goutte remontée*, parce qu'elle semblait devenir visible seulement quand la crise articulaire avortait, notamment par le fait d'une médication intempestive. La gravité des accidents alors constatés résulte des lésions préexistantes, notamment au cœur, au cerveau, au rein. En fait, cette goutte viscérale n'est qu'une généralisation, pour ainsi dire, de l'arthrite, qui se porte sur les différents organes et y donne lieu à des réactions en rapport avec la nature et le rôle de chacun d'eux. Il en résulte que l'origine de ces affections et leurs relations avec la diathèse ne sont souvent reconnues que lorsqu'il existe d'autres manifestations goutteuses franches. Quand ces dernières font défaut (goutte larvée), le diagnostic pathogénique est plus difficile.

Les manifestations de la goutte viscérale sont moins souvent aiguës que chroniques, mais, dans ce dernier cas, elles tendent à perdre leur caractère gouttogène, car elles sont alors surtout conditionnées par l'artérite goutteuse, à la faveur de laquelle la lésion s'installe et se développe. Parmi ces manifestations, on peut citer, du côté de l'appareil respiratoire, l'asthme, qui alterne parfois avec la fluxion articulaire, ou bien qui disparaît quand la crise de goutte se montre, la congestion pulmonaire à répétition et le catarrhe, avec dilatation des bronches et cœur forcé ; du côté de l'appareil digestif, la dyspepsie et l'entéralgie ; on y rattache la goutte aiguë du pharynx et les vomissements acétonémiques des enfants, que Comby et Richardière considèrent comme une véritable crise larvée de goutte, et la lithiase biliaire dont les statistiques de Lécorché et Bouchard ont montré les rapports avec la goutte ; du côté du système nerveux, l'insomnie, la céphalée et la crise épileptiforme goutteuses, et les intermittences cardiaques au moment de la crise articulaire ; les grands accidents cérébraux, la goutte cérébrale de Lécorché, doivent être plus correctement rattachés à l'artérite, à la thrombose et à leurs conséquences ; du

côté du cœur, surtout la myocardite; du côté des artères, la sclérose, l'aortite chronique, l'endartérite oblitérante et la périartérite cérébrale, l'angine de poitrine; du côté des veines, les hémorroïdes et les phlébites; enfin, du côté du rein, qui est l'organe le plus constamment touché, d'abord l'albuminurie fonctionnelle (dans 92 pour 100 des cas, suivant Grandmaison), puis la lithiase rénale, que nous allons étudier tout à l'heure, enfin la néphrite, avec ou sans dépôts uratiques. Ajoutons, cependant, pour compléter ce tableau déjà un peu chargé, les accidents goutteux de l'œil : conjonctivite, iritis, choroïdite, rétinite; de l'oreille, l'otite avec infiltration crétacée, la goutte parotidienne et la goutte musculaire, caractérisée par des douleurs, des crampes, l'atrophie des muscles, et que Grandmaison regarde comme la manifestation la plus fréquente de la diathèse acide et de l'uricémie.

Évidemment, le goutteux ne manifeste point toutes ces localisations viscérales de la goutte ou, du moins, ne les supporte pas toutes avec la même intensité. D'ailleurs, par le fait même de l'évolution et du progrès de la diathèse, quand un traitement très énergique et très prolongé n'est pas intervenu à temps, les divers organes s'altèrent et se prennent successivement, et amènent cet état d'insuffisance généralisée de la nutrition et de l'oxygénation du sang, avec lésions du cœur, du sang, des artères, des poumons et des reins qui constitue la *cachexie goutteuse*. Nous étudierons plus en détails, dans le chapitre suivant, la terminaison la plus habituelle de l'évolution goutteuse; il nous suffit actuellement de constater que la cachexie est l'aboutissant d'une évolution très longue et que, en somme, un nombre relativement peu élevé de goutteux meurent de cette manière, après avoir supporté les divers accidents de l'arthrite goutteuse; la plupart du temps, le malade succombe, d'une manière précoce, à une maladie intercurrente, souvent d'origine infectieuse, à laquelle d'ailleurs l'auto-intoxication chronique de l'état

uricémique et les insuffisances organiques qu'il commande le prédisposent d'une manière particulière.

Les quelques notions qui précèdent montrent, je pense, clairement, le caractère nettement défensif, au moins au début, de la goutte aiguë ou subaiguë et des manifestations primaires de la goutte chronique, c'est-à-dire les déformations et les dépôts tophacés. Sans doute, plus tard et par la force des choses, la protection tout d'abord exercée par l'attaque devient un danger qui s'ajoute au péril de l'empoisonnement continu. Néanmoins, la constatation de ce caractère défensif est très importante pour comprendre non seulement les causes initiales et le développement de la maladie, mais aussi et surtout le traitement soit préventif, soit curatif qu'il convient d'appliquer rationnellement à ses différentes étapes.

III. — La lithiase rénale.

Entre la lithiase rénale ou gravelle et la goutte, il existe d'étroites parentés que démontrent l'association très fréquente de ces deux formes de l'arthritisme et leur alternance, ou encore leur succession, de telle sorte que la goutte articulaire succède à la gravelle, que l'on désigne par suite quelquefois sous le nom de *goutte rénale*. D'ailleurs, il ne faut pas oublier que dans la goutte, même sans manifestation franche de lithiase, il existe parfois des dépôts d'urate dans le tissu même du rein.

Les conditions qui déterminent la goutte déterminent aussi la gravelle : suralimentation, surmenage, etc. Dans les deux cas, il y a exagération de production de l'acide urique et diminution de sa solubilité, tant par l'élaboration incomplète des nucléines que par l'acidité élevée des humeurs et l'excès de phosphates acides. Mais, dans la goutte, la crise est provoquée par le dépôt d'éléments uratiques aux points de moindre résistance, représentés principalement par les

articulations des membres inférieurs; dans la gravelle, l'apparition de sables ou de calculs peut se faire bien avant que les moindres résistances organiques soient constituées et par le seul fait des variations de solubilité que les urates éprouvent dans la filtration rénale. Au surplus, le rein, par le fait qu'il a à éliminer des quantités anormales d'acide urique, se fatigue parfois d'une manière précoce. Et c'est pourquoi d'une part le rein est si souvent altéré dans la goutte et, d'autre part, la gravelle précède assez souvent l'arthrite ou les autres manifestations de la goutte.

Lécorché distingue la gravelle de la lithiase rénale; dans la première, il y aurait émission de sables et de petits graviers (d'où son nom); dans la seconde, il y aurait production de concrétions uratiques, de volume variable, de forme arrondie ou irrégulière, qui, en s'engageant dans l'uretère, détermineraient la crise, la *colique néphrétique*. Quand le calcul est trop volumineux, il peut produire des accidents extrêmement graves, soit qu'il demeure dans le bassinet, déterminant des douleurs, de l'hydronéphrose, de la suppuration, soit que, parvenu au col de l'uretère, il ne puisse aller plus loin. Il en est de même pour les calculs vésicaux, qui se concrètent par l'adjonction de plusieurs graviers et qui deviennent ainsi trop gros pour pouvoir être expulsés par l'urètre. L'intervention chirurgicale s'impose alors : ouverture ou ablation du rein, écrasement des calculs.

Les graveleux et lithiasiques présentent en général le même ensemble de symptômes morbides que les goutteux, et les troubles fonctionnels du côté de l'appareil digestif, du foie, des vaisseaux, du cœur et des poumons — sans parler des reins — sont sensiblement de même ordre. Néanmoins, le seul signe dont le malade s'inquiète est la colique néphrétique, parce qu'elle est accompagnée de douleurs extrêmement violentes. Les sables n'attirent point beaucoup l'attention et passent parfois inaperçus. Pourtant ils représentent bien souvent les avant-coureurs de la crise, et toute per-

sonne qui constate des dépôts uratiques rougeâtres, tapissant le fond de son vase de nuit, doit se méfier d'une prochaine colique néphrétique et prendre ses précautions en conséquence.

Parfois cependant la crise paraît éclater sans aucun trouble avant-coureur perceptible. A peine constate-t-on quelques douleurs sourdes dans les reins, avec envies fréquentes d'uriner et sensation plus ou moins nette de pesanteur. Puis brusquement, à l'occasion d'un mouvement un peu brusque, par exemple, une douleur vive éclate, au niveau des lombes, continue, exaspérante, mais unilatérale et se produisant souvent du même côté (mais non nécessairement; il y a d'ailleurs parfois alternance presque régulière) ; elle s'irradie à gauche vers la rate, à droite vers le foie, mais de préférence dans la direction du petit bassin et des organes génitaux. Chez l'homme, le testicule devient sensible et remonte vers l'anneau, et il y a une impression sensible de brûlure et de tension du côté de la vessie et jusqu'au méat urinaire. En même temps se produisent des envies d'uriner (les urines sont diminuées ou même supprimées) et d'aller à la garde-robe, des sueurs, des nausées et même des vomissements. Le malade est pâle, courbé en deux, immobilisé, se plaint ou gémit, mais ne présente de fièvre que s'il y a menace de complications : pyélo-néphrite calculeuse, phlegmon périnéphrétique, etc. Le pissement de sang est assez fréquent quand le calcul est hérissé d'aspérités qui déchirent les muqueuses.

La crise est d'une durée très variable, tantôt une heure, tantôt un jour. Elle cesse brusquement au moment où le gravier tombe dans la vessie; mais il peut subsister encore un peu de gêne ou d'engourdissement dans la région lombaire.

Pendant le parcours de l'uretère, il y a parfois des rémissions dans la douleur, et le patient se croit au bout de ses souffrances, mais bientôt la colique reprend, le gravier momentanément arrêté reprenant sa descente.

Par ce qui précède, on voit que la lithiase rénale et la goutte sont les deux formes corrélatives d'un même trouble des échanges nutritifs, conditionnées par les mêmes circonstances et aboutissant aux mêmes insuffisances organiques. Toutefois, dans la lithiase, le caractère défensif est moins net, en dehors de la douleur, qui constitue cependant un avertissement réellement protecteur. Sous ces deux modalités cliniques s'exprime l'effort de l'organisme pour éliminer un excès de poison qui a sa source dans une destruction exagérée des matériaux azotés les plus riches, que ces matériaux proviennent du dehors, dans la suralimentation, ou du dedans, dans le surmenage, ou des deux à la fois et dans l'absence ou l'insuffisance du solubilisant physiologique de ce poison. Cette constatation s'éclaire d'ailleurs des notions étiologiques fournies dans les chapitres précédents et servira ultérieurement pour l'établissement d'une thérapeutique méthodique et rationnelle.

IV. — L'obésité.

Il est assez difficile de dire exactement ce qu'est l'obésité, ou adipose, et en quoi elle diffère du simple embonpoint. Normalement, les tissus humains contiennent, en moyenne, 50 grammes de graisse pour 1000. A partir de quel taux cette proportion de graisse devient-elle de l'obésité? Quant à présent on ne sait pas au juste et le diagnostic de l'obésité ne se porte que d'après l'aspect extérieur et la constatation de certains troubles spéciaux dont nous parlerons tout à l'heure.

Mais l'impossibilité où nous sommes de tracer scientifiquement une démarcation nette entre la corpulence ou l'embonpoint et l'obésité n'empêche pas de comprendre l'exacte signification de ce processus morbide, et Maurel (de Toulouse), dans son *Rapport sur l'obésité*, au Congrès de Paris de 1904, la considère, à juste raison, comme un des moyens employés par la nature pour éviter les inconvénients de la

suralimentation et de la surnutrition, consistant dans la mise en réserve, sous la forme de tissus adipeux, répartis dans le tissu sous-cutané et les organes, d'une quantité de corps gras dépassant sensiblement la proportion normale. En d'autres termes, l'obésité est un procédé de dépense contre l'excès de matériaux alimentaires que l'organisme ne peut utiliser.

Si l'on se rappelle ce que j'ai dit précédemment du rôle de la suralimentation dans la production et l'évolution de la diathèse arthritique, on ne sera pas étonné de constater que l'obésité, plus ou moins franche et marquée, est le signe de beaucoup le plus fréquent de l'arthritisme, celui qui précède et complique souvent tous les autres et se retrouve constamment au début, tout au moins, des autres formes cliniques de l'arthritisme. Au surplus, le fait seul d'être *gros* indique, sinon toujours la diathèse en voie d'évolution, du moins la réalisation des conditions qui la préparent et l'imminence de son éclosion.

D'après A. Mathieu, trois éléments peuvent intervenir dans la pathogénie de l'obésité : la prédisposition constitutionnelle, l'augmentation des recettes nutritives et enfin la diminution des dépenses correspondantes.

Par prédisposition constitutionnelle, il faut surtout entendre ici l'hérédité, dont l'influence majeure a été bien mise en évidence par les statistiques de Chambers, de Bouchard et de Warthington. Les femmes sont, le fait est bien connu, beaucoup plus souvent atteintes que les hommes, puisque, sur 100 obèses, il faut en moyenne compter 65 femmes. Cette fréquence ne tient pas uniquement à la sédentarité plus grande de la femme, comme nous le verrons plus loin.

En dehors de l'hérédité directe, il faut mentionner les rapports de l'obésité avec les autres formes de l'arthritisme, avec la goutte, la lithiase, le diabète, le neuro-arthritisme et le nervosisme. En dehors de l'obésité modérée, qui

s'observe, comme il a été dit, au début de presque toutes les manifestations arthritiques, l'obésité difforme peut alterner avec ces autres manifestations, et traduire alors, presque à elle seule, l'emprise définitive de la diathèse. Mais Maurel a bien fait remarquer que cette adipose ne doit pas être confondue avec l'obésité, pour ainsi dire banale, du début de toute évolution arthritique, laquelle disparaît quand l'hyperfonctionnement fait place à des insuffisances fonctionnelles de plus en plus généralisées.

L'obésité banale a sa source, nous le savons, dans la suralimentation, la pléthore. C'est la plus fréquente ; c'est celle qui marque l'excès des recettes sur les dépenses et traduit les limites de l'hyperfonctionnement. Voilà pourquoi on la trouve constamment au début de l'évolution arthritique et pendant les premières générations, d'apparition de plus en plus précoce et jusque dans l'enfance.

Mais si cette obésité par suralimentation tend à disparaître à mesure que le cycle arthritique s'avance, que le fonctionnement devient plus difficile, une autre peut, simultanément et presque sans transition ou sans changement apparent, faire son apparition : c'est celle qui tient à une réduction des dépenses *par intoxication*. La plupart des théories pathogéniques de l'obésité ne s'appliquent guère qu'à cette dernière, comme la théorie digestive, qui attribue l'obésité des dyspeptiques au non-dédoublement des graisses ; comme la théorie asphyxique, qui rattache l'obésité de certains anémiques et chlorotiques aux troubles de l'hématose et à la diminution conséquente des oxydations intra-organiques ; comme la théorie en vertu de laquelle, les sécrétions internes des glandes closes et des glandes génitales étant des régulateurs des phénomènes d'oxydation, la dégénérescence morbide ou physiologique de ces glandes ou leur ablation (insuffisance de la glande thyroïde, ménopause, castration, etc.) entraînerait une diminution des oxydations et l'obésité des myxœdémateux, des castrats et des femmes au

retour d'âge; comme la théorie toxi-infectieuse, qui admet que certaines infections : tuberculose, convalescence de fièvre typhoïde, amènent l'obésité. L'alcool, l'arsenic, le phosphore produisent également une obésité toxique.

Dans ces différentes formes de l'adipose par intoxication, le rôle du système nerveux est manifeste, puisque c'est par lui de toute nécessité que se produit la régulation dans le mécanisme et le taux des échanges nutritifs, et c'est, par conséquent, à un trouble de son fonctionnement qu'est due aussi l'altération de cette régulation. Or cette perturbation nerveuse se montre, relativement de bonne heure, dans l'évolution de l'arthritisme, comme le résultat des excitations multiples et de l'hyperfonctionnement. Et c'est ainsi que, à l'obésité par suralimentation qui caractérise le début de cette évolution, succède au bout d'un temps variable chez l'individu, de deux ou trois générations dans la lignée, une obésité d'une autre nature, toxique, grave par conséquent, à signification très différente, puisque, quelle que soit sa forme, elle est, au même titre que l'amaigrissement qui survient parfois à sa place, le signe des insuffisances progressives. Chez ces malades, d'ailleurs, la suralimentation n'est plus généralement en cause et beaucoup d'entre eux continuent à engraisser avec un régime parfois tout à fait insuffisant.

Sans doute, toutes les obésités toxiques ne sont pas dépendantes de l'arthritisme; les personnes qui deviennent obèses à la suite d'une castration, de la ménopause, de myxœdème, d'un empoisonnement par le phosphore ou d'un abus de l'arsenic ou de l'alcool, ne sont pas du tout nécessairement des arthritiques. Mais néanmoins, et c'est là ce qu'il importe de retenir, ces obésités toxiques se produisent plus aisément, plus fréquemment (les statistiques le prouvent) chez les hérédo-arthritiques, en raison précisément des troubles nerveux préexistants et des insuffisances variées qu'ils commandent.

Les deux types d'obèses d'Albert Robin : les obèses hyperazoturiques, ou *par excès,* et les obèses hypoazoturiques, ou *par défaut,* répondent en somme aux deux formes d'obésité dont nous venons de parler, les premiers dépendant de l'obésité par suralimentation et hyperfonctionnement, les seconds de l'obésité par intoxication avec insuffisance.

D'ailleurs la physiologie expérimentale démontre que la graisse peut apparaître aux dépens des différents matériaux alimentaires et des différents tissus de l'organisme. Dans ma *Physiologie générale*, j'ai longuement discuté les expériences qui attestent que les corps gras, bien entendu, mais aussi les albuminoïdes purs et même les hydrates de carbone donnent de la graisse. Je ne puis naturellement reprendre ici cet exposé, dont nous nous bornerons à accepter les conclusions. Mais il faut néanmoins bien se rendre compte que, normalement, cette transformation est limitée et ne porte que, d'une part, sur un léger excès de matériaux alimentaires momentanément inutilisés et qui se déposent sous forme de réserves nutritives, et, d'autre part, sur cette partie des tissus qui, cessant de fonctionner ou privée d'oxygène, fournit par réduction des substances grasses, comme l'adipocire des noyés. Dans l'état morbide qui aboutit à l'obésité vraie, ces phénomènes de réduction prennent une beaucoup plus grande ampleur, pour les raisons suivantes : ingestion alimentaire dépassant notablement les besoins et les limites d'utilisation digestive, insuffisances des ferments des graisses, de l'hématose et de la circulation de l'oxygène, du système nerveux enfin, qui, irrité ou intoxiqué, cesse d'exercer son contrôle et son action synergiques et laisse ainsi certains tissus ou organes s'infiltrer de graisse et dégénérer.

Ce qui précède rend compte des lésions constatées dans l'obésité. On observe en effet une accumulation anormale de graisse dans la peau et le tissu cellulaire sous-cutané, dans les interstices celluleux des muscles et des organes

internes. Or, il importe de remarquer que ces tissus sont ceux où l'irrigation sanguine est à son minimum et où par conséquent l'apport d'oxygène est extrêmement réduit, ce qui explique que la graisse s'y montre toujours d'abord et de préférence. Mais la lésion peut s'étendre davantage et s'attaquer aux éléments anatomiques nobles eux-mêmes (1). Ainsi, dans le foie, la graisse se dépose à peu près exclusivement à l'intérieur des cellules hépatiques. Les muscles du cœur subissent eux aussi très souvent une transformation, la dégénérescence graisseuse. Ici la lésion a une signification différente; elle est le résultat d'un phénomène de fatigue. Chez les suralimentés, les intoxiqués, les obèses, le foie et le cœur se surmènent en effet de bonne heure et le ralentissement fonctionnel qui en est la conséquence entraîne la transformation partielle des éléments anatomiques en corps gras.

Le dépôt adipeux et les lésions qu'il détermine commandent les différents symptômes de l'obésité. Nous ne nous y attarderons pas, car ils sont connus de tout le monde. Notons cependant que, chez certains malades, la peau est fortement colorée, tandis qu'elle est pâle chez les autres; parfois même, elle est non seulement décolorée mais comme bouffie. Ces derniers appartiennent au type toxique ou atonique, les premiers au contraire au type pléthorique. Ceux-ci sont souvent des obèses par acquisition, ou des héréditaires de la première génération; ceux-là sont des héréditaires plus anciens, marchant vers la période terminale et constituant souvent ces *grands* obèses, qui meurent généralement avant la quarantaine.

Les troubles fonctionnels du début sont sous la dépendance de la surcharge de poids qu'entraînent les dépôts adipeux et de la gêne mécanique qu'ils apportent au fonc-

---

(1) On entend par éléments anatomiques *nobles* le système nerveux, les muscles et les glandes.

tionnement des organes. De là, l'apathie intellectuelle, la somnolence, l'essoufflement au moindre mouvement, l'anémie, l'état dyspeptique et l'hypertrophie du foie, la frigidité, l'impuissance, la stérilité, etc. Ultérieurement, quand la dégénérescence graisseuse survient, les troubles cardiaques font leur apparition; il y a des palpitations, des intermittences; le cœur, dont les fibres musculaires sont infiltrées de graisse, se dilate et le malade meurt par insuffisance progressive de la contraction du cœur ou même subitement par rupture. L'obésité infantile (celle qui apparaît seulement après le sevrage, vers 2 ans) peut avoir une évolution plus rapide, non par le fait même de l'obésité, mais par une infection intercurrente, notamment la tuberculose. Cette infection en effet exerce, chez les jeunes obèses, des ravages très prompts et qu'il est difficile d'enrayer. L'adulte luimême est exposé à cette complication, dont la terminaison alors est parfois moins rapide. Enfin rappelons, pour mémoire seulement, que la goutte, la lithiase, le diabète, la néphrite se superposent souvent à l'obésité et, indépendamment des accidents de cette dernière, peuvent donner lieu à l'apoplexie, au coma, à la crise d'urémie.

Somme toute, il y a deux types d'obésité : l'obésité par suralimentation ou floride et l'obésité toxique. La première est la forme la plus banale de l'arthritisme; elle en est le signe du début, l'avant-coureur, et peut accompagner les autres formes cliniques, mais seulement pendant un certain temps, jusqu'à ce que des insuffisances d'un autre ordre, mais graves, soient constituées. Alors, comme l'a montré Maurel, elle disparaît pour faire place à un état de déchéance plus ou moins notoire. La seconde, au contraire, est ellemême une forme définie de l'arthritisme, à manifestations et à terminaison spéciales, pouvant ou non succéder à l'obésité floride, mais évoluant pour son propre compte. Elle cesse complètement d'être en relation avec des excès alimentaires, puisque les malades mangent souvent très peu.

Ce qui la caractérise, c'est la diminution des ferments qui dissolvent les graisses et l'état asphyxique du sang, de telle sorte que tous les tissus ont tendance à faire de la graisse et, par conséquent, à devenir fonctionnellement insuffisants. Si donc l'obésité floride est incontestablement un moyen de protection contre l'excès des matériaux alimentaires utilisables, l'obésité toxique ne jouit plus des mêmes propriétés défensives; elle marque au contraire une déchéance progressive qu'il est souvent très difficile et parfois impossible d'enrayer.

V. — Le diabète sucré.

Dans la goutte et la lithiase rénale, certains dérivés protéiques ou azotés sont mal élaborés et retenus; dans l'obésité, c'est la graisse qui se produit anormalement et encombre les tissus. Nous allons voir que, dans le diabète sucré, le sucre, à son tour, entre en jeu et provoque des accidents par son incomplète utilisation.

Le diabète est en effet caractérisé par la présence d'une quantité notable de sucre dans l'urine, accompagnée de polyurie, de polydipsie et, quelquefois seulement, de polyphagie (1) avec peau sèche, prurigineuse, troubles de la vue, migraines, fourmillements, gingivite, suppression des règles et perte de l'appétit sexuel chez les femmes, impuissance chez l'homme. Plus tard, ces symptômes s'aggravent et se compliquent de troubles digestifs, hépatiques, pulmonaires, circulatoires, cardiaques, rénaux et nerveux, qui provoquent l'amaigrissement et la cachectisation, puis la mort par coma, par infection, urémie ou défaillance cardiaque.

Les rapports du diabète et des autres formes de l'arthri-

(1) Ces mots barbares sont commodes parce qu'ils disent beaucoup de choses en peu de lettres, et c'est pourquoi les médecins les emploient. *Polyurie* veut dire : émission très abondante d'urine; *Polydipsie*, soif continuelle amenant à boire constamment; *Polyphagie*, appétit exagéré et consommation énorme d'aliments.

tisme sont connus depuis longtemps, et Bouchard a insisté sur ce point avec raison. Dans le cycle arthritique, le diabète peut alterner avec la goutte, la gravelle, le nervosisme, l'obésité, mais il est moins banal et moins précoce que cette dernière. Je veux dire par là qu'il apparaît presque toujours postérieurement à l'obésité chez les arthritiques par acquisition; chez les hérédo-arthritiques, au contraire, il peut se montrer dès l'enfance, mais alors sa gravité est beaucoup plus grande. D'ailleurs, dans certaines familles, où le diabète se transmet de père en fils, on a pu constater qu'il devient dans les générations successives de plus en plus précoce et grave.

Toutefois, le diabète peut se montrer, indépendamment de l'arthritisme, chez des individus indemnes de toute tare ou hérédité diathésique. Ainsi les traumatismes et les lésions de l'encéphale (surtout du quatrième ventricule), certaines vésanies, la paralysie générale, la maladie de Basedow, les lésions du pancréas, même un simple choc nerveux, une émotion, pourvu qu'elle soit suffisamment intense, suffisent à le provoquer. Mais alors les caractères de ce diabète — ou, pour parler plus exactement, de ces diabètes — ne sont plus les mêmes : tantôt ils sont purement transitoires et guérissent assez vite; tantôt, au contraire, ils s'affirment d'emblée comme progressifs et graves, amenant rapidement l'amaigrissement, l'autophagie (1) et la mort.

Enfin certaines infections : le typhus, la diphtérie, le choléra, les oreillons, etc., produiraient le diabète, par lésion du pancréas. Cette étiologie est possible et vraisemblable; mais les observations sont encore trop rares ou trop incomplètes pour qu'on puisse admettre cette origine sans conteste. Quant à la nature infectieuse du diabète, soutenue par Teissier, elle semble absolument improbable

(1) *Autophagie,* état des gens qui ne peuvent plus se nourrir qu'aux dépens de leurs propres tissus.

et n'a d'ailleurs jamais été démontrée. Ce qui a donné quelque vraisemblance à cette opinion, c'est l'existence bien constatée — quoique assez peu fréquente — du diabète conjugal ou familial. Il arrive parfois, en effet, que deux époux, sans aucune parenté, soient successivement atteints de diabète. Debove, Martinet, Deléage, ont pensé à la contagion. Mais cette hypothèse ne repose que sur une simple apparence. Pour expliquer la coïncidence, il suffit de constater, d'abord que le diabète qui apparaît ainsi est un diabète arthritique gras, ou tout au moins un diabète hépatico-nerveux, à évolution floride et lente, et, en second lieu, de remarquer que l'identité des conditions d'existence, la communauté des peines et des joies, les mêmes excès, les mêmes fatigues doivent amener nécessairement chez les deux conjoints, surtout s'ils ont, comme c'est le cas souvent, quelque prédisposition héréditaire, l'éclosion des mêmes phénomènes morbides. Nous verrons d'ailleurs plus loin que les habitudes et les circonstances du milieu représentent les facteurs essentiels des manifestations arthritiques : vicieuses et fâcheuses, elles suffisent à les créer, comme elles suffisent à les faire disparaître (au début, bien entendu) quand elles redeviennent salutaires et favorables.

Cliniquement, on peut distinguer trois formes de diabète sucré : la forme dite *arthritique*, généralement bénigne, intermittente souvent, que le régime améliore toujours quand il ne la fait pas disparaître; la forme proprement *hépatique* et *nerveuse*, plus tenace et plus grave; enfin la forme *pancréatique*, à évolution plus rapide, à pronostic toujours sombre, contre laquelle l'emploi des extraits d'organes, malgré les espérances du début, s'est montré à peu près complètement impuissant.

A ces formes simples, pour ainsi dire, il faut adjoindre les formes aggravées et compliquées, comme le diabète avec albuminurie, cardiopathies, infections diverses (streptococcies, pneumococcies, tuberculose surtout).

La chute du gravier dans la vessie est suivie d'une abondante émission d'urine, qui entraîne ordinairement la concrétion uratique au dehors, sans déterminer de nouvelles sensations pénibles du côté de l'urètre. En raison de cette abondante miction, il est rare que les calculs provoquent la formation de concrétions vésicales ; ces dernières résultent plus souvent de l'agglomération de sables ou de petits graviers; si, avant d'être très volumineuses, elles s'engagent dans l'urètre, elles peuvent être la cause d'une sorte de colique urétrale, d'ailleurs fort rare, mais qui réclame l'intervention du chirurgien.

Rappelons enfin que le traitement même de la lithiase rénale peût amener des coliques néphrétiques, en détachant les petits calculs du bassinet et en augmentant la sécrétion rénale.

A côté de la gravelle urique, dont je viens de parler, beaucoup d'auteurs placent la gravelle oxalique, caractérisée par la présence de concrétions d'oxalates au lieu de concrétions d'urates. L'acide oxalique, en effet, paraît dériver, dans certains cas, de l'acide urique et est considéré comme le produit d'une élaboration défectueuse des matériaux azotés. Enfin la gravelle oxalique peut coexister avec la gravelle urique. Malgré cela, elle ne paraît pas sous la dépendance de la diathèse arthritique, attendu qu'elle existe indépendamment de toute manifestation certaine, héréditaire ou acquise, de l'arthritisme, et notamment chez des dyspeptiques ou des nerveux. D'ailleurs, l'observation attentive montre qu'elle est souvent d'origine purement alimentaire.

L'évolution de la lithiase aboutit soit à la goutte articulaire et à toutes ses conséquences, soit à une sorte d'état cachectique, dans lequel on retrouve les manifestations viscérales paragoutteuses mentionnées ci-dessus à propos de la goutte. Ici encore on constate les altérations rénales, vasculaires, cardiaques, qui conditionnent la terminaison habituelle de la goutte.

Nombreuses sont les explications que les auteurs ont tenté de donner de ces formes. Il serait fastidieux et inutile de les passer toutes en revue ; je me contenterai de rappeler seulement les trois théories principales qui départagent aujourd'hui les médecins, à savoir : la théorie du défaut de consommation du sucre par ralentissement de la nutrition ; la théorie de l'hypersécrétion du sucre par exagération des échanges, et enfin la théorie pancréatique par réduction de la destruction du sucre.

La théorie par ralentissement de la nutrition est due au professeur Ch. Bouchard. Pour lui, l'excès de sucre du sang provient de ce que l'organisme n'utilise pas tout le sucre produit par le foie. Le foie donne, en effet, par jour environ 1 500 grammes de sucre, dont 800 seulement sont utilisés pour les dépenses de force. Le reste, ce sont les tissus qui l'emploient. Mais si un trouble, d'origine intestinale principalement, survient, qui modifie les échanges, la nutrition n'est plus capable d'utiliser le sucre en excès qui apparaît alors dans l'urine. Aussi le diabète est-il fréquent chez les surmenés digestifs, chez les individus à nutrition dite ralentie, chez les arthritiques et leurs descendants et chez les alcooliques.

La théorie de l'hypersécrétion par hyperfonctionnement appartient au professeur Albert Robin, qui a montré que, dans beaucoup de cas de diabète sucré, il y a une exagération plus ou moins considérable des échanges et de la désassimilation. En effet, ce n'est pas seulement la production du sucre qui est exagérée, c'est aussi celle de l'urée et de l'acide carbonique ; le coefficient d'oxydation de l'azote dépasse la normale et peut monter jusqu'à 87 et 90 pour 100 ; il en est de même pour la consommation de l'oxygène. Il n'y a donc pas diminution des oxydations. La théorie de l'hypersécrétion explique les grands symptômes du diabète et la cachectisation ; elle suppose une altération ou une lésion, primitive ou secondaire, du système nerveux central, puisque ce n'est que par l'intermédiaire de ce système que peuvent

se produire et la non-compensation entre la production et l'utilisation du sucre, et la consomption.

La théorie pancréatique a été créée surtout par le professeur Lancereaux. Un diabète, reproduit expérimentalement par Von Mering et Minkowski et bien étudié par Thiroloix, s'observe, en effet, dans les lésions étendues et profondes du pancréas. Mais comment ces lésions peuvent-elles expliquer l'apparition de la glycosurie (présence du sucre dans l'urine)? Le professeur Lépine, de Lyon, a soutenu que le pancréas sécrète un ferment glycolytique, qui, versé dans le torrent circulatoire, jouit de la propriété de dédoubler le sucre en acide carbonique et eau. A l'état normal, ce ferment détruirait 25 pour 100 du sucre circulant; à l'état pathologique, quand le pancréas est profondément lésé, il en détruirait à peine dix fois moins. Cet écart dans la destruction du sucre expliquerait la glycosurie et, par le trouble qui en est la conséquence, la rapide déchéance des diabétiques graves.

Telles sont les trois principales théories en présence. Que faut-il pratiquement en retenir?

La théorie pancréatique, en premier lieu, ne saurait être adoptée dans tous les cas. D'ailleurs le ferment glycolytique, qui est la base de l'interprétation pathogénique, semble hypothétique. On n'a pas pu l'isoler et les expériences d'Arthus rendent son existence peu probable. Cependant Lépinois a trouvé un ferment oxydant (oxydase) dans le sang, et Abelous et Biarnès en ont également découvert un. En admettant — ce qui n'est pas prouvé — que cette hémoxydase vienne du pancréas, on pourrait expliquer par les lésions de cet organe l'incomplète oxydation du sucre chez les diabétiques, si l'on ne savait que beaucoup d'autres tissus non atteints produisent également des ferments oxydasiques, qui viennent largement en suppléance. Cela n'empêche pas d'ailleurs que le diabète pancréatique soit une réelle « personnalité clinique ». La coïncidence des lésions pancréatiques et d'un diabète à forme spéciale est un fait parfaitement établi,

et pour ce diabète — mais pour lui seulement — la théorie pancréatique se trouve justifiée. Lancereaux, au surplus, reconnaît que c'est par l'intermédiaire obligé du système nerveux que le pancréas agit sur la cellule hépatique et que, physiologiquement et embryologiquement, il y a d'étroites relations entre ces deux glandes que Renault considère comme les deux parties différenciées d'un seul et même appareil. Par là aussi peut s'expliquer le fait que le diabète purement nerveux réagisse parfois secondairement sur le pancréas et y détermine des lésions qui transforment à la longue le diabète hépatique en diabète pancréatique.

La théorie de M. Bouchard n'interprète que le diabète des arthritiques francs, à la période des insuffisances commençantes. C'est pourquoi il est beaucoup plus fréquent chez les hérédo-arthritiques que chez les arthritiques par acquisition. Néanmoins, on l'observe aussi chez ces derniers, mais à une période plus tardive; le malade est généralement floride encore et reste floride pendant un certain temps jusqu'à ce que le trouble retentisse sur le pancréas, ce qui détermine l'apparition d'un amaigrissement morbide.

Quant à la conception du professeur A. Robin, elle s'applique cliniquement à deux catégories de malades très différentes au point de vue de l'évolution et du pronostic : d'abord aux suralimentés et aux pléthoriques à la période d'hyperfonctionnement, chez lesquels l'exagération des échanges et la glycosurie sont conditionnées par le surmenage alimentaire et nerveux. Aussi ce diabète par hypersécrétion se rencontre-t-il souvent chez les diabétiques par acquisition, non héréditaires. Il peut être intermittent et passe maintes fois inaperçu, la polydipsie et la polyphagie qui l'accompagnent étant coutumières chez les suralimentés, et les troubles accessoires, tels que la sécheresse de la peau, les migraines, l'impuissance, ne s'accusant pas assez pour attirer spécialement l'attention du patient et éveiller ses inquiétudes. Bien que fréquemment compliqué d'obésité,

ce diabète est parfaitement curable par le régime et l'hygiène. Mais s'il n'est pas soigné à temps, il aboutit, au bout d'une durée variable, à un diabète plus grave, avec diminution des échanges et menaces de coma.

En second lieu, le diabète par hypersécrétion s'observe chez les nerveux, dans l'hystérie, l'épilepsie, la paralysie générale, les vésanies, chez des individus non suspects de tares arthritiques. Son évolution est ici beaucoup plus rapide et conduit promptement à la cachectisation. Son pronostic est donc aussi plus sombre. Le diabète traumatique ou purement nerveux (émotion) se rattache à cette forme, mais on sait qu'alors deux cas peuvent se présenter. Si le diabète apparaît immédiatement après le choc, il est parfois curable ; il cesse de l'être ordinairement si son apparition est tardive. Le diabète par hypersécrétion est enfin celui qui aboutit le plus vite aux lésions pancréatiques.

Pour résumer ce qui précède, nous dirons que : 1° La suralimentation et le surmenage conditionnent un diabète hyperfonctionnel, parfois intermittent, curable, qu'on observe de préférence chez les pléthoriques, même non héréditaires ; il est souvent compliqué d'obésité ; — 2° Lorsque les insuffisances fonctionnelles s'installent, c'est le diabète avec ralentissement des échanges qui apparaît ; aussi est-il surtout fréquent chez les hérédo-arthritiques, chez les descendants de pléthoriques et de surmenés. Il représente le diabète classique des arthritiques, souvent floride au moins au début, mais aboutissant au diabète hépatico-nerveux et à la cachectisation ; — 3° Les lésions nerveuses créent, soit d'emblée et alors sans que la maladie se trouve en rapport avec l'arthritisme, soit secondairement, un diabète avec exagération des échanges, qui peut aboutir rapidement à la cachectisation et à la mort. Ce diabète, comme il a été dit, est en relation d'une part avec le diabète purement pancréatique, d'autre part avec le diabète arthritique, dont il représente le terme ultime ; — 4° Enfin l'hérédité, longue et

chargée, peut déterminer, dès l'enfance, l'apparition d'un diabète maigre, à évolution rapidement fatale, avec autophagie d'emblée et souvent mort dans le coma. C'est l'aboutissant logique du diabète héréditaire.

Cette évolution du diabète, comprise entre la période de tolérance ou défensive, pendant laquelle le traitement est toujours efficace, et la période d'autophagie ou de déchéance, qu'aucune thérapeutique n'est encore capable de guérir définitivement, est souvent modifiée profondément par un certain nombre de complications, qui en abrègent plus ou moins notablement la durée.

Parmi ces complications très nombreuses qui toutes résultent des troubles et des lésions créés par le diabète, nous nous contenterons de citer : la gastro-entérite grave et la cirrhose hypertrophique pigmentaire du foie, la néphrite, l'endocardite, la dilatation et l'hypertrophie du cœur, sa dégénérescence graisseuse avec défaillance cardiaque, l'angine de poitrine, la gangrène sèche ou humide du tégument et le mal perforant plantaire, le vertige diabétique et les petites attaques apoplectiformes, les paralysies typiques et le pseudo-tabès (qu'il importe de ne pas confondre avec la paralysie générale et le tabès vrai), le délire vésanique et enfin les diverses infections : furoncles et anthrax, pneumonie et broncho-pneumonie, gangrène pulmonaire, tuberculose, etc. Mais la plus fréquente de ces complications, et la plus redoutable aussi, est le coma diabétique.

Il est admis que ce coma résulte d'une véritable intoxication par l'acide β-oxybutyrique, provenant de l'abus du régime carné ou d'une autophagie excessive dans la phase d'amaigrissement. Diverses circonstances peuvent en favoriser l'apparition : la fatigue, les excès, l'abus des opiacés.

La crise débute par une période d'excitation, de bavardage avec incohérence dans le langage, puis la dépression s'installe. Ses caractères sont : odeur aigrelette (de pomme) de l'haleine et de l'urine, troubles gastro-intestinaux, dysp-

née (1) avec respiration en deux temps séparés, dilatation pupillaire, abaissement de la température et accélération du pouls. La mort est très rapide, et malheureusement nous sommes à peu près désarmés contre elle, car tous les médicaments échouent, même les alcalins à hautes doses, à moins qu'ils ne soient utilisés de bonne heure, dès l'apparition des tout premiers symptômes avant-coureurs que le médecin n'a qu'exceptionnellement l'occasion de constater.

Dans le cycle arthritique, le diabète occupe une place notable, quoique moins importante que celle que détient l'obésité. Sur 100 arthritiques par hérédité, moins d'un tiers environ est diabétique, tandis que près des deux tiers sont obèses. Néanmoins, l'influence sociale du diabète est plus redoutable, parce que chez les héréditaires, et quand la maladie est assez précoce, on constate une atteinte rapide portée à la fécondité, soit par avortements, soit par impuissance ou anaphrodisie. Les familles diabétiques se trouvent être ainsi assez souvent, d'après les statistiques, celles qui s'éteignent le plus rapidement.

VI. — Le diabète phosphatique ou phosphaturie.

A côté du diabète sucré, il faut faire une place à la phosphaturie, qui exprime une excrétion exagérée de substances minérales nécessaires à l'organisme, et spécialement de phosphates, comme le diabète exprime une excrétion exagérée de sucre.

Il y a plusieurs sortes de phosphaturies : la phosphaturie dite essentielle et les phosphaturies secondaires, liées à la dyspepsie, au diabète, à la tuberculose et à certaines maladies du système nerveux. La première seule nous intéresse ici, car elle constitue une forme définie et trop souvent méconnue de la diathèse arthritique.

---

(1) *Dyspnée,* difficulté pour respirer. — Les dyspnéiques « cherchent leur respiration ».

Elle s'observe en effet à la suite de la suralimentation, surtout carnée, du surmenage musculaire et nerveux, et enfin parfois au cours de la croissance, où les deux conditions précédentes se trouvent réalisées. Tous ceux qui en sont atteints sont des arthritiques par acquisition et le plus souvent par hérédité.

Les principaux caractères de la phosphaturie essentielle sont : 1° l'augmentation absolue ou relative, et dans des proportions anormales, de l'élimination de l'acide phosphorique, déphosphorisation et déminéralisation (il y a simultanément excès de chaux et de magnésie urinaires) qui portent principalement sur le système nerveux ; on constate en même temps le plus ordinairement un excès prononcé d'azote dans l'urine ; 2° la mauvaise assimilation des matières minérales alimentaires ; 3° enfin, la diminution des oxydations. Comme symptômes, on peut noter des troubles nerveux d'intensité variable, et plus souvent par défaut que par excès, la polyurie et la polydipsie, l'état anémique, l'amaigrissement, la perte des forces et la cachexie. La phosphaturie se complique souvent de diabète, de goutte, de néphrite. En diminuant la minéralisation des tissus et des humeurs, elle diminue les défenses organiques et la résistance vitale ; aussi la terminaison par infection et surtout par tuberculose est-elle fréquente.

Les maladies que nous venons de passer brièvement en revue : goutte et lithiase rénale, obésité, diabète, phosphaturie, sont les formes principales de l'arthritisme franc, de la diathèse définitivement constituée. D'autres modalités morbides, telles que l'asthme, les migraines, les états neurasthéniques et psychasthéniques, etc., sont parfois ajoutées à cette liste par les auteurs, mais comme on les retrouve toujours, les unes ou les autres, superposées aux types cliniques qui ont été étudiés ci-dessus, je crois inutile de leur consacrer ici une étude spéciale.

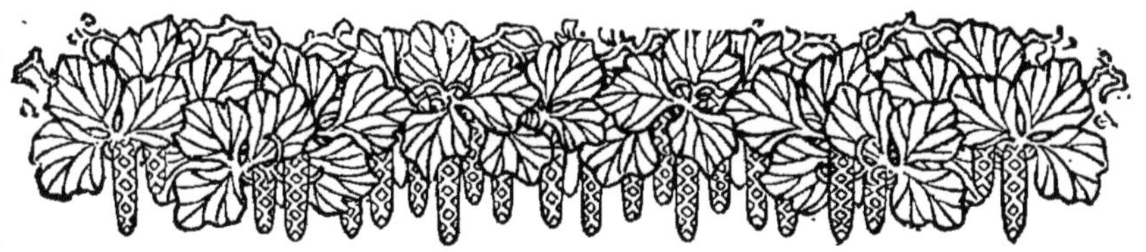

CHAPITRE IV

L'ARTÉRIO-SCLÉROSE

Comment meurent les arthritiques.

I. — L'évolution terminale de l'arthritisme.

Nous avons vu que, dans l'évolution de la diathèse arthritique, on peut distinguer trois périodes successives :

1° La période de fonctionnement exagéré préarthritique;

2° La période de fonctionnement vicié et d'arthritisme confirmé, donnant lieu à des maladies de forme plus ou moins nettement défensive ;

3° Enfin la période d'insuffisance, frappant un ou plusieurs des organes indispensables à la vie, soit même la faculté de reproduction.

C'est à cette dernière que nous en sommes, mais, malgré son importance évidente, elle nous arrêtera moins longtemps que la précédente, parce que la progression et l'étendue des lésions désarment presque complètement la thérapeutique. Nous devons néanmoins en dire quelques mots pour montrer les graves et imminents dangers que court l'arthritique qui néglige d'observer les précautions et de prendre les soins nécessaires pour enrayer les progrès de sa maladie.

Mais, avant d'aller plus loin et de montrer comment meurt l'individu arthritique, il me faut signaler l'action de sa diathèse sur la fécondité et la natalité vivante, et prouver ainsi l'immense et néfaste influence sociale de l'arthritisme. Maurel (de Toulouse), un des premiers, a appelé l'attention sur ce point capital. Depuis ses premiers travaux sur la *Dépopulation de la France et ses causes*, d'autres recherches sont venues vérifier sa manière de voir. (Manquat.)

En raison même de ses habitudes de suralimentation et de l'activité fonctionnelle conséquente, le pléthorique préarthritique est généralement très fécond : il a parfois une ribambelle d'enfants. Mais cela est moins apparent maintenant que jadis, par suite de l'usage trop répandu de la restriction volontaire. Quoi qu'il en soit, d'ailleurs, ces enfants, dont l'hérédité fait, la plupart du temps, des arthritiques à manifestations défensives, sont déjà moins féconds ; ils ont un, deux, trois rejetons au plus, parmi lesquels les filles dominent, comme toutes les fois qu'une race est menacée dans son existence. Ces derniers, suivant les conditions de leur vie propre, peuvent être ultérieurement encore aptes à la reproduction, mais le plus souvent, hérédo-arthritiques notoires, ils n'ont plus rien qui rappelle l'ancêtre pléthorique et exubérant de santé. Ce sont de petits êtres malingres, souffreteux et grognons, parfois fort intelligents, de sensibilité accrue et d'émotivité forte, mais de vitalité minime. On les élève difficilement, c'est-à-dire qu'ils semblent plus aptes que d'autres à contracter les infections de l'enfance, et d'ailleurs beaucoup d'entre eux meurent jeunes, avant l'âge de la reproduction, fauchés par ces infections ou la tuberculose. Les autres survivent péniblement, instables de mentalité et de fonctions perpétuellement détraquées, en proie à mille misères, corporelles et nerveuses, qui font d'eux de grands douloureux et constituent cette catégorie de dégénérés dits supérieurs, dont certains pourtant réussissent à se faire un nom, de préfé-

rence dans l'art ou la littérature. Enfin, ils ont rarement des enfants; la fécondité, cette dernière défense de la race, est, chez eux, défaillante à son tour.

Cette diminution croissante de la natalité ne s'observe pas seulement en France; elle s'observe partout où on a abusé de la suralimentation, des excitants fonctionnels et du surmenage mental, dans les grandes familles anglaises, allemandes, yankees, australiennes et jusque dans l'aristocratie japonaise. Sans doute, la restriction volontaire intervient de plus en plus souvent, grâce à la connivence de certains appétits ou de certaines sentimentalités déplacées dont quelques médecins se sont malheureusement constitués les défenseurs. Mais cette influence ne saurait expliquer que l'infécondité frappe partout de préférence les descendants d'arthritiques, et c'est pourquoi nous croyons, avec Maurel, que c'est avant tout la diathèse arthritique qu'il faut incriminer.

Mais si le fait est patent, attesté par d'intéressantes statistiques, nous devons reconnaître que son mécanisme nous échappe. Chez bon nombre de grands arthritiques mâles, à la période des insuffisances, le sens génésique reste très éveillé et il est impossible de constater soit des malformations anatomiques, soit des altérations dans les sécrétions génitales. Aussi est-ce à la femme surtout que l'on impute l'infécondité; chez la femme arthritique, en effet, les déviations utérines sont assez fréquentes; il y a souvent de la dysménorrhée et parfois de l'aménorrhée ; on peut noter en outre des inversions sexuelles, comme chez l'homme, du reste, et de l'inappétence génitale. Mais, dans beaucoup d'autres cas, les causes de l'infécondité restent obscures : certains troubles fonctionnels peuvent être signalés, mais aucune lésion n'est réellement accusable. On en est donc réduit aux hypothèses, notamment aux altérations ou à l'insuffisance des sécrétions internes d'origine génitale et, chez la femme, à la fragilité spéciale de la muqueuse utérine inapte à fixer l'ovule fécondé. En faveur de cette dernière hypothèse,

on peut noter que, chez les femmes arthritiques, l'avortement précoce et la morti-natalité sont un peu plus fréquents que chez les femmes non diathésiques, en dehors des avariées.

Si nous discernons encore mal le mécanisme au moyen duquel l'arthritisme stérilise et supprime la race, la descendance, pour ainsi dire, avant de frapper l'individu lui-même, nous sommes mieux fixés en ce qui concerne les causes qui, habituellement, déterminent la mort de l'arthritique. Je dis habituellement, parce qu'il y a une évolution normale de l'arthritisme et que cette évolution normale aboutit à une mort de forme parfois différente, mais de cause identique. Or, cette cause, c'est l'insuffisance par sclérose ; que le foie, le rein, les vaisseaux, le cœur, le cerveau soient frappés et provoquent l'accident mortel, peu importe en ce qui nous occupe ici. La terminaison fatale a toujours son origine dans une lésion de même ordre et de même provenance. Mais il peut aussi arriver que la mort soit le résultat d'un accident spécifique, comme le coma dans le diabète, comme la congestion pulmonaire suraiguë dans la goutte *remontée*, comme la dégénérescence graisseuse du cœur dans l'obésité, ou encore et plus souvent d'une infection surajoutée. Nous n'avons pas à insister ici sur les accidents spécifiques mortels dont il a déjà été parlé au chapitre précédent; nous dirons plus loin quelques mots des infections qui viennent se greffer sur l'évolution arthritique. Pour le moment, nous n'avons à nous occuper que des insuffisances et des scléroses qui déterminent habituellement, *normalement*, pourrait-on dire, la mort chez l'arthritique.

II. — Présclérose et artério-sclérose.

Plusieurs théories ont été proposées pour expliquer l'artério-sclérose. Nous n'avons pas à en parler ici, car il s'agit seulement de savoir *ce qui est* pour en tirer, si possible, des applications pratiques.

Or, dans l'évolution morbide qui aboutit à la sclérose des vaisseaux et des organes, on doit distinguer deux étapes dont la signification pronostique et la maniabilité thérapeutique sont très différentes : la première ne produit que des troubles fonctionnels parfaitement curables, tandis que la seconde aboutit à des lésions que l'on peut tout au plus pallier, mais qu'il faut renoncer à guérir.

La première étape constitue ce que le Dr H. Huchard a appelé la *présclérose,* pour bien faire comprendre qu'elle précède et conditionne la sclérose vraie, dans la plupart des cas.

Cette présclérose s'observe chez les suralimentés, les pléthoriques, les surmenés et les intoxiqués, et est essentiellement formée de trois éléments : l'intoxication primitive, l'insuffisance hépatique et rénale, et l'hypertension, lesquels commandent tous les troubles constatés.

Nous avons vu, en effet, que le suralimenté et le surmené (physique ou nerveux) produisent une grande quantité de déchets d'élaboration et de fonctionnement, que nous connaissons mal au point de vue de la composition chimique, mais dont nous sommes arrivés à discerner convenablement les actions physiologiques. Ces actions sont diverses, mais elles peuvent se résumer en un pouvoir toxique qui s'exerce de préférence sur le système nerveux et aboutit à une irritation générale. De là, de multiples conséquences.

D'abord l'abondance de ces déchets toxiques exige, comme il a été dit précédemment, un travail considérable de la part du foie, auquel appartient le rôle de modifier ou de retenir ces poisons. Nous savons que toute suractivité anormale et continue d'un organe entraîne sa fatigue inhibitoire. Il arrive donc un moment où le foie cesse de pouvoir remplir convenablement sa tâche.

A partir de ce moment, des poisons, en abondance variable suivant les cas, passent dans la circulation générale et vont impressionner le système nerveux qu'ils irritent. Cette irri-

tation se manifeste de plusieurs façons, par des maux de tête, par des douleurs irrégulières, par des actions réflexes du côté des viscères, par la vaso-constriction périphérique. Presque tous les déchets d'élaboration et de fonctionnement et notamment l'acide urique sont en effet vaso-constricteurs.

Pendant un certain temps, le rein vient en suppléance du foie déficient. Il élimine avec une activité plus grande les poisons accumulés dans l'organisme. Mais son rôle physiologique n'est pas essentiellement d'éliminer ces poisons anormaux. Aussi se fatigue-t-il bientôt à cette besogne et il se passe alors pour lui ce qui s'est passé pour le foie : il devient plus ou moins insuffisant, et l'élimination rénale ne suffit plus à débarrasser l'économie des toxines en excès. A partir de ce moment, les troubles précédemment notés, d'intermittents et passagers, se font continus et s'aggravent. Il y a des migraines, des troubles digestifs réflexes, un état psychasthénique ou neurasthénique plus ou moins marqué, des vertiges, de la dyspepsie, de l'insomnie, parfois de l'albuminurie, des intermittences du rythme cardiaque et des palpitations, etc., tous les symptômes constitutifs de la présclérose.

Il faut noter cependant que les poisons intérieurs de la suralimentation et du surmenage, qui créent le préarthritisme d'abord, puis l'arthritisme confirmé, tels qu'ils ont été ci-dessus définis, ne sont pas les seuls à produire cet ensemble de troubles morbides. Certains poisons d'origine extérieure et surtout le plomb, l'alcool, peut-être aussi le tabac, produisent des effets analogues. C'est pourquoi il y a une sorte d'arthritisme alcoolique et saturnin, dont les symptômes sont voisins de ceux de l'arthritisme ordinaire. Quant au tabac, il ne paraît pas, à lui seul, apte à produire tous ces désordres; il agit cependant sur la circulation périphérique et le cœur et sur certaines fonctions psychiques (amnésie tabagique) et peut-être prédispose à l'athérome, mais

le mécanisme de son intervention reste peu clair, puisque les chiqueurs sont moins exposés que les fumeurs à ces accidents. Au surplus, l'intoxication alcoolique et tabagique se superpose souvent à la suralimentation et au surmenage pour en accélérer et en aggraver les effets.

On voit donc que, par les conditions qui la déterminent, la présclérose est presque exclusivement l'apanage des arthritiques latents ou confirmés et des hérédo-arthritiques. Elle précède ou accompagne les manifestations de l'arthritisme classique, la goutte et les lithiases, l'obésité, le diabète, et leur communique, par la manière dont elle évolue ultérieurement, leur caractère de gravité. Elle n'est en effet que la première étape de ces cardiopathies artérielles qui terminent si souvent le cycle arthritique.

La présclérose ne comporte pas cependant de lésions irrémédiables; elle est donc parfaitement curable à l'aide du traitement antitoxique et rénal que j'exposerai dans le prochain chapitre, traitement qui du reste se confond presque entièrement avec celui de l'arthritisme. Mais elle évolue et se transforme. Du moment que persistent les causes qui la produisent, l'intoxication va donner naissance progressivement aux lésions de l'artério-sclérose et de la sclérose généralisée.

De quelle manière?

Limitons-nous à l'artério-sclérose. La constriction continue des vaisseaux périphériques détermine des modifications dans leur structure. C'est ce qui a lieu toutes les fois qu'un organe ou qu'un tissu est en hyperfonctionnement. La vaso-constriction représente cet hyperfonctionnement, dû à l'irritation permanente du système nerveux sous l'influence des poisons circulants. Nous voyons en effet que, dans l'artério-sclérose, les altérations des artères de petit et de moyen calibres consistent en une augmentation des éléments musculaires, accompagnée d'une dégénérescence de l'appareil élastique. Le double résultat de ces modifications

structurales est, en premier lieu, une diminution du calibre des vaisseaux et, en second lieu, la fragilité et la menace de rupture. Dans tous les cas, l'organe irrigué par les artérioles ainsi altérées tend à devenir de plus en plus anémique et insuffisant.

Naturellement, ces lésions ne sont pas généralisées d'emblée; elles n'envahissent tout d'abord que certains territoires vasculaires, limités précisément aux organes dont l'hyperfonctionnement est le plus intense. C'est pourquoi nous voyons la sclérose rénale, la sclérose viscérale précéder, chez les arthritiques et les toxémiques, l'artério-sclérose franche. C'est pourquoi encore M. Huchard propose justement de donner à cette dernière le nom de *sclérose artério-viscérale*.

Toutefois, ici encore, on peut trouver, à cette maladie, ou du moins à certaines de ses formes, d'autres causes que la suralimentation et le surmenage. C'est ainsi que la scarlatine, la fièvre typhoïde, le rhumatisme aigu, le paludisme paraissent pouvoir aboutir à des lésions d'artério-sclérose, bien qu'en réalité il soit possible, comme l'indique Josué, de distinguer les lésions inflammatoires de l'artérite des processus artério-scléreux.

Les symptômes propres de l'artério-sclérose confirmée sont maintenant bien connus; les uns ne font qu'aggraver les signes constatés dans la présclérose, les autres au contraire sont nouveaux et spéciaux. Ces divers symptômes peuvent se montrer seuls, à l'état pur, mais la plupart du temps ils se superposent à ceux qui caractérisent l'une des formes de l'arthritisme. Nous nous contenterons de les énumérer très brièvement.

Parmi les signes objectifs, il faut mentionner : la rigidité des artères (artères en tuyau de pipe) qui s'écrasent difficilement, la saillie anormale et les sinuosités des temporales, la persistance des battements de l'arcade palmaire après l'écrasement de la radiale; le pouls est serré et stable et ne

se modifie pas par les changements d'attitude. L'hypertension, au moins dans l'artère, est toujours forte, mais elle peut être fixe ou oscillante; de plus, elle est parfois inégalement distribuée, et la pression dans les gros vaisseaux se montre plus élevée que dans les capillaires. Cette constatation est fort importante, car Potain a bien montré que, dans certains cas, la circulation viscérale peut conserver une véritable indépendance à l'égard de la pression dans les gros vaisseaux, et le pronostic est toujours plus favorable si la tension reste peu élevée dans les capillaires et forte à la radiale, que si elle est faible à la radiale et forte dans les capillaires. Du côté du cœur, on constate soit un éclat anormal des bruits aortiques et auriculo-ventriculaires, soit le bruit de galop.

Les troubles fonctionnels se réfèrent au système nerveux central et aux viscères. D'origine encéphalique sont : la pâleur marquée du visage et les signes de l'anémie cérébrale, les bourdonnements d'oreille, les vertiges, et ultérieurement les crises d'aphasie ou d'hémiplégie transitoires, la cécité brusque, certaines crises épileptiformes; d'origine médullaire ou nerveuse sont plus spécialement la paralysie des membres inférieurs, les fourmillements avec crampes. Du côté de l'appareil digestif, on note d'une part des accidents gastriques intenses, dépendant de l'anémie mécanique ou de la crampe vasculaire, d'autre part des crises diarrhéiques ou des accès d'entéro-colite glaireuse, avec réflexes cardiaques sévères, dépendant de la sclérose mésentérique. Du côté de l'appareil cardio-pulmonaire, la sclérose pulmonaire donne naissance à la bronchite tenace, avec crises dyspnéiques asthmatiformes et râles siégeant aux deux bases, et parfois hémoptysies, altérations du rythme respiratoire. A une période plus avancée, on constate l'œdème aigu du poumon et la crise de pseudo-angine de poitrine, due à la compression du plexus sous-aortique. D'ailleurs on observe aussi souvent la sclérose des artères coronaires pro-

duisant l'angine de poitrine vraie et toutes ses redoutables conséquences. Du côté du cœur, au surplus, les troubles et les lésions s'accumulent par l'évolution même de la cardiopathie artérielle : dilatation des cavités cardiaques et souvent des orifices, rupture du cœur. Des congestions viscérales, des œdèmes énormes peuvent apparaître, avec des symptômes d'insuffisance de la contraction cardiaque. Enfin du côté du rein, où les accidents sont et les plus fréquents et les plus précoces, on doit mentionner d'abord les troubles liés simplement à l'hypertension : polyurie claire avec albuminurie peu abondante et parfois intermittente, puis la néphrite interstitielle avec hypertrophie du ventricule gauche et bruit de galop, et accidents urémiques (1).

Tous ces troubles et lésions, qui viennent compliquer les accidents propres de la cachexie goutteuse, des lithiases, de la dégénérescence graisseuse, de l'obésité, des diabètes, etc., et qui évoluent toujours de préférence sur ce même terrain de l'arthritisme, attestent l'influence commune d'une intoxication primitive; mais, suivant la nature et l'origine des poisons accumulés, suivant aussi les prédispositions héréditaires, cette intoxication a des conséquences et des localisations différentes. Ici l'acide urique attaque les tissus fibreux et les parois de certains vaisseaux; là l'alcool frappe le foie ou le système nerveux central, comme la nicotine les ganglions cardiaques; ailleurs la toxémie alimentaire ou fonctionnelle intéresse de préférence le rein. La sclérose elle-même et les accidents qu'elle conditionne ne sont que la conséquence de l'hyperfonctionnement imposé à tel ou tel organe ou à plusieurs par la continuité et l'intensité de l'irritation toxique.

L'artério-sclérose confirmée a une évolution plus ou

(1) *Urémie*, ensemble des troubles, souvent graves et parfois rapidement mortels, qui résultent de l'élimination insuffisante ou de la non-élimination par le rein des poisons de l'urine.

moins rapide, mais sa terminaison est toujours fatale; elle est précipitée ou retardée suivant les oscillations et la généralisation de l'hypertension, le degré de la résistance capillaire et l'état des organes d'élimination. La mort lente est l'effet de la néphrite interstitielle, des progrès de la cachexie cardiaque ou parfois de l'inflammation de l'écorce cérébrale; la mort brusque est sous la dépendance soit de l'angine de poitrine, soit de l'œdème aigu du poumon, soit d'une syncope bulbaire, soit enfin, et le plus ordinairement, d'une hémorragie cérébrale. Cette terminaison est souvent commandée par la forme même que revêt l'artério-sclérose suivant l'organe essentiel préférentiellement atteint. Et c'est pourquoi Edgren a reconnu trois grands types d'artério-sclérose : le type rénal, le type cardiaque et le type cérébral, auxquels il convient d'ajouter, avec Huchard, des types intermédiaires : type cardio-pulmonaire et pseudo-arthritique (avec crise d'œdème aigu du poumon) et le type cardio-rénal.

Comme on doit le comprendre par tout ce qui précède, les arthritiques, qui sont des surmenés et des intoxiqués, succombent le plus souvent aux accidents de l'artério-sclérose; c'est presque exceptionnellement que les accidents spécifiques des modalités de leur diathèse les emportent : goutte remontée, coma diabétique, dégénérescence graisseuse et rupture du cœur, etc. La sclérose, en effet, apparaît souvent avant que ces modalités ne se soient constituées; elle éclôt déjà chez le pléthorique, chez le suralimenté et le surmené et termine fréquemment leur existence. Chez l'arthritique franc et l'hérédo-arthritique, elle se manifeste parfois de très bonne heure, se traduisant par la gamme variée des insuffisances partielles, qui, malgré les localisations particulières de l'arthritisme, finissent par devenir totales, et frappent mortellement l'individu.

Pourtant il est une dernière cause de mort, indépendante de l'arthritisme, mais favorisée par lui : les complications infectieuses, qu'il nous reste à passer brièvement en revue.

III. — Les complications infectieuses de l'arthritisme.

Au point de vue de l'action infectante, il faut faire une grande différence entre le préarthritique et l'arthritique notoire, surtout l'hérédo-arthritique.

Le pléthorique, en effet, grâce à l'activité de son fonctionnement qui, pour le moment, maintient ses défenses naturelles et assure sa résistance vitale, n'offre qu'une prise médiocre à la pullulation microbienne. Certains pléthoriques sont même très remarquables sous ce rapport. Fiers de leur belle santé et dédaigneux par suite des précautions, ils bravent impunément non seulement les épidémies banales, mais aussi les grandes contagions, comme la diphtérie, la variole, le choléra, la fièvre jaune. Et ce n'est point là uniquement un résultat du hasard. La preuve que l'accroissement de l'immunité est, chez eux, bien réelle, c'est que, en ce qui concerne la diphtérie par exemple et aussi la tuberculose, ils sont porteurs de bacilles pathogènes, souvent fort abondants. Il serait intéressant de connaître, chez ces personnes, la valeur de l'index opsonique (1), mais cette recherche n'a pas, à ma connaissance du moins, encore été faite. En tout cas, la résistance notable des préarthritiques à l'égard des infections prouve le rôle capital que joue, dans ces maladies, la nature du terrain organique sur lequel tombe le germe morbide. Notons cependant que, contre le tétanos et la syphilis, les pléthoriques ne semblent dotés d'aucune immunité spéciale. Certaines observations tendraient même à prouver qu'ils sont particulièrement sensibles au microbe de Nicolaïer (tétanos).

Les arthritiques par acquisition et surtout les hérédo-arthritiques sont loin d'offrir la même résistance que les

(1) C'est un moyen d'apprécier l'état des défenses leucocytaires. V. l'article *Opsonines*, du LAROUSSE MENSUEL, n° de décembre 1909.

pléthoriques; tout au contraire, ils contractent avec la plus grande facilité les infections, qui revêtent souvent chez eux un caractère particulier et plus sévère. Voici probablement pour quelle raison. Gaube (du Gers), Charrin, Lewin, etc., ont montré que les substances minérales de nos humeurs et de nos tissus forment les éléments normaux de notre protection contre les microbes pathogènes, et que, par conséquent, toute cause de déminéralisation constitue une circonstance prédisposante à l'infection. Or, la plupart des poisons qui existent chez l'arthritique ne peuvent s'éliminer qu'après s'être combinés à certaines substances minérales qu'ils empruntent normalement, on le suppose du moins, aux apports alimentaires. Mais quand ils sont en excès, qu'au surplus les digestions se font mal, que le foie est insuffisant, c'est à la minéralisation des humeurs et des tissus que les déchets toxiques circulants, presque tous à réaction acide, empruntent les bases dont ils ont besoin. De là une déminéralisation plus ou moins profonde, mais presque toujours progressive. Les analyses urinaires en dénotent l'évolution, à la condition pourtant qu'on sache les interpréter. L'élimination minérale, et en particulier la phosphaturie, est en effet notablement accrue aux premières étapes du cycle arthritique, tandis qu'elle diminue et tend même à tomber bien au-dessous de la normale à la période des insuffisances irrémédiables. Cette diminution n'est pas un signe d'amélioration, bien au contraire; elle signifie que toutes les réserves minérales disponibles sont épuisées, et que, par conséquent, les conditions nécessaires aux échanges chimiques des tissus cessent ou vont cesser d'être réalisées. On comprend que ce soient là des circonstances éminemment favorables à la germination et à l'envahissement des bactéries pathogènes.

C'est pourquoi, en effet, les complications infectieuses sont si fréquentes et si redoutables dans l'arthritisme. Il m'est naturellement impossible de les passer toutes en re-

vue. Il me suffira d'en citer quelques-unes seulement, car le but que je poursuis ici est moins d'écrire une monographie de l'arthritisme, que d'en montrer les dangers multiples, afin que l'on mette tout en œuvre pour ne pas en être victime ou pour le combattre quand on en est atteint.

Parmi ces complications infectieuses, la grippe tient presque la première place. Ordinairement bénigne chez l'adulte, elle revêt chez l'arthritique, ainsi que Gaillard et Hirtz l'ont montré, une gravité singulière. L'attaque est courte, la fièvre parfois peu élevée, mais les phénomènes toxiques prennent une ampleur considérable. On note des accidents du côté du foie, du rein, du cœur et du système nerveux; enfin la convalescence est excessivement traînante. Chose curieuse, certains arthritiques deviennent de plus en plus sensibles à la grippe, dont les atteintes, répétées, se montrent de plus en plus sévères. Il y a là certainement une sorte de susceptibilité pour la grippe qui peut aboutir à la mort.

Chez eux aussi, la fièvre typhoïde, en raison peut-être de l'irritation constante dans laquelle se trouve leur tube intestinal, prend vite une allure inquiétante. J'ai noté que, dans une statistique de 23 cas, les complications, hémorragies et perforations, ne s'étaient rencontrées que chez des arthritiques gros mangeurs (1 goutteux, 2 obèses, 1 diabétique).

Les complications pulmonaires sont également très fréquentes et souvent mortelles, en raison du mauvais état du rein et du cœur. Quant aux infections dues aux streptocoques et aux staphylocoques (angines, gangrène pulmonaire, otites, pleurésies purulentes, phlegmons, érysipèles, hépatites infectieuses, phlébites, endocardites, etc.), on sait combien souvent elles se montrent chez les obèses, les diabétiques, etc.

Enfin il faut mentionner la tuberculose. On croyait jadis qu'il y avait une sorte d'antagonisme entre l'arthritisme et la tuberculose, la première étant un ralentissement des échanges, la seconde une consomption, une exagération

des échanges, et les abus pernicieux de la cure de suralimentation dérivent en partie de cette croyance. Mais les observations de Kuss, de Poncet, de Collières et de beaucoup d'autres cliniciens ont ruiné cette manière de voir, en montrant que, si l'arthritique, à la période floride, a tendance à localiser la tuberculose, à scléroser ses lésions, il la généralise au contraire rapidement et facilement à la période des insuffisances, le défaut de résistance des tissus et la superposition des toxines bacillaires aux poisons d'origine interne ne pouvant manquer de précipiter l'évolution morbide. D'ailleurs, même chez les préarthritiques et les arthritiques florides, on voit parfois la tuberculose brûler les étapes avec une rapidité foudroyante. Notons, pour terminer, que plus du tiers des jeunes hérédo-arthritiques meurent, avant vingt ans, de la tuberculose.

Enfin il faut rappeler que le cancer semble se développer de préférence sur le terrain arthritique. Plus des 2/3 des cancéreux sont des arthritiques plus ou moins notoires. Il semble au surplus que le cancer suive une marche parallèle aux progrès de l'arthritisme, ce qui expliquerait la fréquence de plus en plus grande des tumeurs malignes, constatée par toutes les statistiques.

Aussi, à tout bien considérer, par les accidents multiples auxquels il expose, par les tares qu'il entraîne, par la stérilité dont il frappe les familles qu'il atteint, l'arthritisme doit-il prendre place, à côté de la tuberculose, comme un fléau social. Et je me demande même s'il n'est pas encore plus redoutable qu'elle, puisqu'il associe à ses dangers propres ceux qui résultent de l'alcoolisme, de l'artério-sclérose, des infections dont il facilite et aggrave les ravages. Devenu ainsi le moteur commun des actions morbides qui désorganisent les fonctions individuelles et paralysent la fécondité de la race, c'est contre lui qu'il convient avant tout d'entrer en lutte par l'emploi des moyens hygiéniques et thérapeutiques dont l'exposition rapide va clôturer ce court travail.

CHAPITRE V

PROPHYLAXIE ET THÉRAPEUTIQUE

Comment on évite et comment on soigne l'arthritisme.

I. — Pronostic.

Nous avons appris, dans les pages précédentes, à la faveur de quels excès et de quelles fatigues l'arthritisme naît chez un individu donné; comment il s'affirme et se développe chez cet individu ou chez ses descendants; quelles formes diverses il peut revêtir et enfin comment il se termine le plus habituellement. En décrivant ainsi sommairement l'histoire du cycle arthritique, j'avais surtout en vue de montrer d'abord par quels procédés insidieux et trompeurs, sous le couvert d'une santé en apparence florissante, l'arthritisme se crée, et en second lieu, à quelles misères, à quelles souffrances, à quelle déchéance irrémédiable il expose le malade et sa descendance elle-même quand il n'est pas de bonne heure énergiquement combattu à l'aide des moyens que l'hygiène et la thérapeutique mettent aujourd'hui à notre disposition. Ces moyens, il nous reste maintenant à en prendre connaissance, la notion des dangers multiples et presque toujours très sérieux auxquels est exposé l'arthritique, même floride, lui

ayant suffisamment fait comprendre la nécessité d'un traitement suivi et méthodique.

Mais, auparavant, il n'est peut-être pas inutile d'exposer, en quelques mots, la question du pronostic, car, à son égard, de graves erreurs ont cours dans le public. Il est, en effet, de croyance banale, et quelques médecins la partagent encore, que l'arthritisme est une maladie chronique à évolution très lente, à terminaison lointaine et normale, qui donne à ceux qu'il atteint comme un cachet de supériorité sociale et intellectuelle, beaucoup de riches étant podagres, beaucoup d'artistes névropathes; que la goutte et l'obésité, par exemple, sont des brevets de santé et que l'hypersthénie arthritique est une assurance contre la mort précoce. Je ne suis pas de cet avis, et mon opinion s'étaye sur les innombrables observations des cliniciens qui se sont particulièrement occupés de cette maladie et sur des statistiques très frappantes. Les arthritiques meurent relativement jeunes, entre cinquante et soixante ans de préférence, et souvent avant cinquante ans. 70 pour 100 meurent de leur maladie ou des complications qui en résultent immédiatement. Parmi les hérédo-arthritiques à tares anciennes, 16 pour 100 meurent sans postérité et 21 pour 100 succombent avant l'âge de la reproduction. Ces chiffres ne sont-ils pas effrayants, et est-il possible, après cela, d'accorder à l'arthritisme un pronostic bénin ? Beaucoup des affections les plus redoutées, comme la fièvre typhoïde, la scarlatine ou la diphtérie, sont loin d'avoir des conséquences aussi désastreuses. Encore ne tient-on pas compte, dans ce bilan, des misères variées, des douleurs, des impotences dont souffrent nos malades et qui pourtant constituent une perspective assez pénible pour qu'on en puisse faire légitimement état.

Toutefois, et il est nécessaire d'insister sur ce point, si l'arthritisme franc, de même que l'artério-sclérose confirmée, sont rarement guérissables, encore qu'on puisse parfois

les amender, pallier dans une certaine mesure à leurs accidents, il n'en est pas de même du préarthritisme et de la présclérose qui restent longtemps parfaitement curables, jusqu'à la constitution définitive des lésions et, partant, des insuffisances. Malheureusement le préarthritique et parfois même le présclèreux ne se soignent pas ou se soignent mal. Le premier surtout, qui en est encore à la période hyperfonctionnelle, et dont le sentiment de plénitude et de force qu'il éprouve est l'accompagnement presque constant, ne se croit pas malade; il refuse en conséquence d'obéir aux conseils du médecin, de suivre le régime sévère qu'on prétend lui imposer et qui trouble ses habitudes et contrarie ses passions. Et c'est cela qui constitue avant tout, pour ainsi dire, le grand danger de l'arthritisme : cette belle santé apparente du début, à laquelle on se fie et à l'abri de laquelle néanmoins le processus morbide s'installe et se propage. Car, cette étape franchie, l'évolution arthritique va se poursuivre sans arrêt. Tout ce qu'on pourra faire, ce sera d'en reculer plus ou moins la terminaison fatale.

Remarquons au surplus que le préarthritisme n'est vraiment curable qu'à la condition *sine qua non* de changer radicalement la manière de vivre du patient. Supposer que la guérison soit possible autrement, par quelques moyens empiriques ou quelques drogues, est une erreur dangereuse. L'arthritisme, nous l'avons vu, est créé essentiellement par les habitudes et les circonstances ambiantes, et il ne devient héréditaire que parce que, comme l'a dit Pascault, « presque tous les membres d'une même famille sont soumis à des cas semblables qui le font naître, l'entretiennent et à la longue le perpétuent ». On ne peut donc modifier l'état acquis qu'en changeant aussi complètement que possible, mais naturellement par étapes ménagées, le genre antérieur de vie. Quant à l'état hérité, s'il ne date pas d'ancêtres trop éloignés, sans interruption dans l'évolution arthritique, auquel cas la thérapeutique reste inefficace ou n'est que

temporairement palliative, il demande un changement encore plus complet, des précautions plus constantes et plus prolongées.

On constate aussi parfois des guérisons en quelque sorte spontanées, dues précisément à un changement occasionnel d'existence. J'en ai cité, dans un autre travail (1), un exemple curieux qu'on me permettra de rappeler.

Une famille bourgeoise, composée du père, de la mère, d'un garçon et d'une fille, vivant de leurs rentes, sédentaires et gros mangeurs, souffrait de troubles variés : migraines et nervosisme chez la mère, calvitie, gros ventre, signes du petit brightisme chez le père, coryzas, angines à répétition, entérite, crises appendiculaires chez les enfants, bref tous les symptômes de l'arthritisme menaçant. Or, ces gens ayant perdu leur fortune dans le krach des métaux, furent obligés de se retirer dans un petit domaine qu'ils possédaient en Corrèze et où jusque-là ils n'avaient jamais mis les pieds, et de le faire valoir eux-mêmes. A partir du moment où ils vécurent à la campagne, menant une existence active, de plein air, ayant une alimentation pauvre, surtout végétarienne, se couchant de bonne heure, mais se levant avec l'aurore, toutes leurs misères et leurs douleurs disparurent et ne sont jamais revenues. Le garçon et la fille, aujourd'hui mariés là-bas, ont fait souche de beaux enfants parfaitement sains et bien portants, et les parents vivent toujours, sans aucune infirmité. Cette observation, tout à fait caractéristique, m'a permis de dire, avec Maurel, que l'arthritisme est la rançon du bien-être.

On voit, en somme, d'après ce qui précède, que le pronostic dépend en réalité, non seulement de l'état du malade, mais aussi de la manière dont il suit son traitement, de l'énergie de son caractère et des facilités matérielles dont il

1. Cf. *La Question de l'arthritisme par suralimentation.* (*Bulletin général de Thérapeutique,* octobre 1908.)

dispose. L'arthritisme n'atteint guère, nous le savons, que les gens *qui ne se privent pas,* et son traitement consiste essentiellement, comme on le verra tout à l'heure, à *se priver d'une certaine façon.* Or cette façon est toujours pénible, souvent onéreuse, par les soins divers qu'elle impose, et n'est pas, par conséquent, il faut bien le reconnaître, à la portée de toutes les bourses.

II. — Traitement.

Le préarthritique ayant un fonctionnement suractivé, l'arthritique franc et l'artério-scléreux présentant au contraire un fonctionnement troublé, vicié ou diminué, il semble théoriquement que le traitement doive notablement différer dans les deux cas. En réalité, il n'en est rien, du moins en général, parce qu'aux organes surmenés aussi bien qu'aux organes insuffisants, une même nécessité s'impose, le *repos.* Au fond, c'est là la grande, j'oserai même dire la seule thérapeutique de l'arthritisme, et ce repos s'applique à toutes les fonctions et à tous les organes, puisque toutes les fonctions et tous les organes sont successivement atteints. Mais, naturellement, cette indication globale doit être diversement comprise et appliquée suivant les modalités cliniques qu'elle vise à améliorer ou à guérir. Ses variations, néanmoins, sont relativement de faible amplitude, car, partout et toujours, la règle qui doit servir de guide reste *le repos par la restriction.*

Comment l'appliquer?

Par le régime alimentaire, par l'hygiène générale, corporelle, nerveuse, morale; par le traitement physique (physiothérapie), enfin par le traitement médicamenteux.

a) Régime alimentaire. — Le malade est incapable de le choisir lui-même, car, pour le formuler en pleine connaissance de cause, il faut connaître non seulement l'âge, la

taille, le poids, les occupations du sujet, mais encore son pouvoir d'utilisation et d'élaboration digestives. Par le repas d'épreuve d'Albert Robin et par l'examen clinique des fèces suivant la technique de René Gaultier, le médecin peut être aisément fixé sur ces deux derniers points. D'après les renseignements ainsi obtenus et ceux qui résultent de l'état morbide constaté, il détermine le choix et la quantité des aliments, en se rappelant : 1° que la valeur énergétique de la ration ne doit pas dépasser, au repos, 25 calories par kilogramme du poids du corps; 2° que la valeur énergétique de l'albumine doit être abaissée à 3 calories par gramme, en raison des fixations tissulaires, dans lesquelles l'albumine n'est pas brûlée; 3° que le rapport de 1 d'aliments azotés à 5-6 d'aliments ternaires doit être conservé autant que possible.

A cette ration *nette*, il convient de faire subir, suivant les circonstances, d'importantes modifications : 1° une majoration dans les périodes de croissance et dans les convalescences. Je n'ai pas à insister particulièrement sur ce point : on trouvera dans le *Traité de l'alimentation* de Maurel et dans mon *Hygiène de l'alimentation* toutes les indications nécessaires; elles sont trop variables pour qu'il soit possible même de les énumérer. En ce qui concerne les convalescents, le médecin sera surtout guidé par la perte de poids subie par le malade adulte; si le malade est un enfant ou un adolescent, il y aura à tenir compte, en outre, des besoins du développement. Les mêmes observations s'appliquent naturellement aux états physiologiques, grossesse et allaitement; 2° une diminution chez les vieillards. Mais la difficulté est de savoir quand commence réellement la vieillesse, car l'âge où elle apparaît varie singulièrement avec les individus. On dit quelquefois qu'on a l'âge de ses artères : cela est souvent vrai chez les arthritiques, dont les vaisseaux s'altèrent de bonne heure et qui, en effet, vieillissent très prématurément. D'une manière générale, la

ration du vieillard (homme ou femme) doit être diminuée d'un quart à partir de soixante ou soixante-cinq ans, d'un tiers et même de moitié, suivant Maurel, à partir de soixante-dix à soixante-quinze ans; 3° une majoration suivant le travail extérieur fourni, l'activité musculaire ou intellectuelle. On admet, un peu empiriquement, que la ration *nette* doit être augmentée d'un tiers à un demi pour un travail moyen, des deux tiers à un pour un travail intense. Mon expérience personnelle, déduite de longues observations, me porte à croire que, chez les préarthritiques et chez beaucoup d'arthritiques francs, qui ont d'assez abondantes réserves, qui sont florides et gras, ces chiffres sont trop élevés et j'estime qu'une majoration d'un tiers dans le travail moyen, d'un demi dans le travail intense, est suffisante. Au surplus, il est très rare que l'arthritique franc puisse se livrer effectivement à un travail intense; 4° enfin, une diminution ou une augmentation, suivant la saison et la température extérieure. La ration de travail pourra donc être majorée, en hiver, d'un cinquième à un quart, d'après la température et l'état hygrométrique; elle sera diminuée au contraire, dans les mêmes proportions, en été et pendant les grandes chaleurs (1).

Ces notions générales bien comprises, passons aux détails du régime alimentaire, en commençant par le préarthritique, qui est, de tous, le plus sensible aux effets bienfaisants de la diététique.

Le choix des aliments a naturellement une grande importance. La viande et le poisson, étant des aliments très riches et très excitants, devront être réduits au minimum, peut-être même supprimés à certains moments. Mais il faut proscrire absolument les gibiers faisandés, les abats, le foie

1. Voir, pour plus de détails, chez l'homme sain, mon article *Alimentation,* dans le *Larousse mensuel,* n° de mars 1909. On consultera aussi avec fruit le *Précis d'alimentation rationnelle* du Dr L. Pascault (Bibl. Larousse).

gras, le boudin, les crustacés. Cela ne veut pas dire que je partage le moins du monde les idées de ces végétariens qui considèrent l'homme comme frugivore par nature. Ni sa dentition, ni la qualité de ses sécrétions digestives normales, ni la longueur de son intestin, ni même les dimensions de son appendice, ne permettent d'adopter cette manière de voir. L'histoire entière des races auxquelles nous appartenons prouve tout justement le contraire (nos ancêtres furent même presque exclusivement carnivores aux temps préhistoriques) et, si certaines populations ont une alimentation à prédominance végétale, cela tient surtout à la nature des ressources dont elles disposent et aux préjugés religieux qui se sont très habilement inspirés non seulement des circonstances économiques, mais aussi des dangers locaux de certains aliments. Tous les peuples usent de la viande quand ils le peuvent, en raison de ses qualités sapides, nutritives et excitantes.

Mais le préarthritique n'est pas un individu normal. Qu'il soit hyperfonctionnel ou dysfonctionnel, l'excitation que lui procure la viande est nuisible, et c'est pourquoi il faut en restreindre autant que possible l'usage. Une ration de 100 à 150 grammes de viande de boucherie (sauf le veau, en raison de sa richesse en matières collagènes), de jambon ou de poisson frais, *une seule fois par jour*, doit suffire. On pourra utiliser également les œufs, moins riches que la viande en matières extractives nuisibles, mais une seule fois par jour aussi, à la condition qu'ils viennent en remplacement, ce jour-là, de la ration habituelle de viande ou de poisson. On restreindra aussi considérablement l'usage des légumineuses, pois, haricots, lentilles, qui, tout en étant moins excitantes que la viande, contiennent cependant beaucoup d'albumine et se prêtent à des fermentations aisément toxiques. Elles renferment, en outre, d'après Haig, beaucoup de purines, mais je ne suis pas convaincu du rôle de ces purines dans les accidents de

l'arthritisme; j'ai indiqué précédemment pourquoi. Du reste, en Vendée, où la consommation individuelle des haricots blancs est souvent énorme, on ne rencontre l'arthritisme que parmi les gens qui abusent de la viande ou de l'alcool. Chez le préarthritique, le régime lacté n'est généralement pas nécessaire; le lait d'ailleurs est souvent mal supporté, en raison de l'état gastrique; en outre, sa prétendue innocuité fait qu'on en abuse facilement, en mangeant, par exemple, ce qui constitue une nouvelle forme de suralimentation. Le mieux est de l'interdire comme boisson et de ne le permettre que sous les espèces de laitages et entremets ou encore de fromage frais (pas d'autres fromages). Il faut restreindre également la consommation du pain, qui augmente l'acidité humorale et facilite la déminéralisation. Le pain frais doit être interdit, mais on permettra l'usage du pain bien rassis ou très cuit (200 grammes par jour environ), car certaines personnes ne peuvent absolument pas s'en passer. Enfin, il faut proscrire tous les condiments, à cause aussi de leur action excitante non nutritive, les boissons alcooliques, vin rouge, vins cuits, bière, cidre, liqueurs et spiritueux, le café, le thé, le chocolat, le bouillon gras.

En somme, viandes de boucherie, jambon, poulet ou dinde, poissons ou œufs, une seule fois par jour; potages maigres, céréales et pâtes alimentaires, légumes verts, fruits et laitages, tels sont les aliments parmi lesquels il convient de choisir les éléments de la ration. Ils sont assez nombreux pour amener la variété indéfinie des menus et se prêtent aisément à toutes les préparations culinaires, à l'exclusion, bien entendu, des ragoûts de viandes et des sauces trop relevées. Comme boissons, des eaux pures de bonne qualité, des eaux minérales faibles, comme Cachat-Évian, ou Alliot-Plombières, en toutes quantités, et, à la rigueur, un peu de vin blanc léger abondamment coupé. On peut également user avantageusement des tisanes aromatiques chaudes : camomille, tilleul, violette, menthe, etc.

L'organisation des repas a une importance manifeste et celle que propose Monteuuis (de Sylvabelle) me semble de tous points excellente. On peut la résumer comme suit : le matin, au petit déjeuner, fruits frais ou gâteaux secs avec boissons abondantes ; à midi, pour commencer, un plat de légumes (pommes de terre, riz ou pâtes alimentaires), qui, calmant la première faim, empêche de manger la viande en excès; ensuite un plat de viande grillée ou rôtie, ou du poisson, ou des œufs, salade de saison (assaisonnée au jus de citron); enfin, pour terminer, fruits ou laitage. Le soir, potage maigre et légumes. C'est le *régime de réforme*, destiné à amener le malade au régime végétal pur. Mais je crois que l'on peut parfaitement s'y tenir sans inconvénient et j'ai maintes fois constaté que la suppression totale de la viande est très mal supportée par beaucoup d'arthritiques, même quand ils ne sont pas entéroptosiques.

Enfin un dernier point, et des plus importants aussi, est de surveiller la mastication. Beaucoup de personnes ne mastiquent pas leur nourriture ou la mastiquent mal, et il en résulte des accidents digestifs très sérieux, des pesanteurs, des stases, des fermentations anormales. Il faut donc souvent apprendre au malade à mastiquer, à manger lentement, à insaliver convenablement le bol alimentaire (même liquide, comme la soupe, le lait, les crèmes fluides). L'état de la dentition devra en conséquence être l'objet d'un examen attentif, afin que soient faites toutes les réparations nécessaires.

Grâce à ce régime de restriction et aux précautions diverses dont on l'entoure, grâce au choix et à la préparation convenables des aliments, on verra disparaître promptement tous les troubles constatés, digestifs, hépatiques, rénaux, nerveux, diminuer l'hyperfonctionnement et les échanges revenir vers la normale. La constipation, si tenace parfois et qui préoccupe tant certains malades, cessera d'elle-même par le simple effet du changement de régime,

à la condition toutefois, comme le veut Burlureaux, qu'on n'ait pas recours au purgatif, qui entretient l'irritation intestinale et augmente le spasme. Mais il faut reconnaître néanmoins que cette diététique, si efficace qu'elle soit dans tous les cas, est très difficile à faire accepter par les préarthritiques, presque tous gros mangeurs et qui n'ont encore éprouvé, la plupart du temps, que des troubles passagers ou des accidents peu graves en apparence, et restent par conséquent sceptiques et indociles. Cette difficulté, plus sérieuse qu'on ne croit, ne peut être vaincue que par le traitement moral dont je parlerai tout à l'heure.

Mais si le régime alimentaire du préarthritique est déjà sévère, il l'est cependant beaucoup moins que celui des différentes formes de l'arthritisme franc et de l'artério-sclérose, dont nous allons dire quelques mots.

Chez les goutteux, il faut supprimer aussi complètement que possible les aliments riches en substances puriques et capables d'augmenter la proportion d'acide urique ; on défendra donc la viande et même les légumineuses, les œufs, le lait, du moins pour les personnes en imminence d'accès ou dont les accès sont très rapprochés et tendent à la chronicité. Néanmoins, il ne faut pas pousser la restriction trop loin et supprimer, comme le demandent quelques auteurs, l'albumine de la ration. Il faut seulement la diminuer et l'emprunter de préférence aux céréales et pâtes alimentaires. Avec ces derniers aliments, les légumes herbacés et les fruits constitueront le régime, dans lequel, au surplus, il faut aussi réduire considérablement le sucre et les corps gras (sauf un peu de beurre frais pour assaisonner les légumes, et d'huile d'olive pour les salades) et les aliments riches en acide oxalique. Par conséquent, pas de confitures, de marmelades, d'entremets sucrés, pas de crèmes ni de sauces grasses, pas d'oseille ni d'épinards. Les légumes crus, tels que concombre, salade, céleri, radis, etc., sont assurément fort utiles par les oxydases et les matières

salines qu'ils renferment. Il ne convient pas cependant d'en abuser. Les médecins végétariens ont la fâcheuse tendance d'en exagérer l'utilité et d'en négliger les inconvénients. Ils sont, en effet, ces aliments crus, fort peu digestes et leur abus entraîne facilement des accidents digestifs qui se superposent aux troubles goutteux pour les aggraver notablement. Quant aux boissons, composées uniquement d'eaux faiblement minéralisées ou légèrement alcalines, ou encore de tisanes indifférentes, peu sucrées, leur quantité dépend de l'état de la pression sanguine : si cette pression est normale ou du moins n'oscille que faiblement, en plus ou en moins, autour de la normale, on peut et on doit prescrire des boissons abondantes, qui facilitent toujours, dans une certaine mesure, l'élimination des déchets ; si, au contraire, il y a hypertension, on restreindra les boissons, de manière à ne pas accroître la masse liquide du sang.

Chez les obèses, le régime est encore plus difficile à formuler et à pratiquer, parce que, comme on le sait, les obèses *font* de la graisse avec toutes les sortes d'aliments et, de plus, sont presque toujours de gros mangeurs. Aussi, le principe de la restriction alimentaire étant admis, la première difficulté à vaincre est-elle de diminuer l'apport nutritif tout en laissant au malade cette impression de réplétion digestive à laquelle il est fortement habitué. On y arrive en lui donnant, en abondance, des aliments peu nutritifs : légumes verts, brèdes, salades et fruits, avec boissons suffisamment copieuses (non alcooliques). On a traité quelquefois les obèses par la réduction des liquides. C'est une méthode qui amène, en effet, l'amaigrissement, mais qui produit en même temps la dénutrition et l'affaiblissement. On doit donc y renoncer. Une autre méthode consiste à permettre au malade de faire, le matin, dès le lever, un repas assez copieux, de manger à sa faim, ne lui laissant consommer ensuite, au cours du reste de la journée, que des légumes herbacés et des fruits, *sans pain*. Les résultats obtenus ainsi sont assez

satisfaisants, mais on a quelquefois constaté de la dénutrition, le malade n'ayant pas d'appétit le matin et se trouvant avoir de la sorte une ration insuffisante. Il ne faut pas oublier, en effet, que les obèses font souvent des exercices physiques assez énergiques, destinés à mobiliser les graisses, et que ces exercices réclament aussi de l'albumine pour pourvoir à l'assimilation fonctionnelle des muscles. Par suite, sous peine de dénutrition et d'accidents parfois très sérieux, il faut que la ration contienne au moins 50 à 60 centigrammes d'albumine *assimilable* par kilogramme brut du corps, ce qui représente sensiblement 1 gramme d'albumine par kilogramme vivant (la masse adipeuse n'est pas considérée comme une partie intégrante des tissus vivants). Le thé et le café peuvent être permis, en quantité modérée, aux obèses, mais naturellement les spiritueux et liqueurs, le vin, la bière et le cidre leur sont rigoureusement interdits.

Chez les diabétiques, la prescription classique est de supprimer complètement du régime non seulement le sucre en nature et les aliments qui en contiennent (melon, raisin, carotte, betterave, prune, etc.), mais aussi les féculents, légumineuses et céréales, dont l'amidon donne en effet du sucre par dédoublement. La pomme de terre seule a trouvé grâce depuis les travaux de Mossé (de Toulouse), et encore certains médecins, comme de Grandmaison, se refusent-ils toujours à la permettre. Mais cette prescription paraît, aujourd'hui que nous connaissons un peu mieux la physiologie pathologique du diabète, trop rigoureuse et même dangereuse, si l'on remarque que la suppression des fécules du régime entraîne une augmentation considérable de la ration carnée, augmentation qui, par l'hyperacidité humorale qu'elle entraîne, accroît fâcheusement les chances de coma diabétique. D'ailleurs, il n'est pas exact que tout le sucre ou l'amidon ingéré par le diabétique fasse du sucre éliminable par l'urine. Il est bien prouvé maintenant, depuis les travaux de Laufer et de Labbé, que tout diabétique peut utiliser une

quantité d'hydrates de carbone, variable à la vérité, mais telle que si on ne la dépasse pas dans la ration, le sucre urinaire n'augmente pas et diminue même peu à peu. Par conséquent, la détermination, par tâtonnements successifs, de cette quantité doit être le point de départ de l'organisation du régime qui convient à un diabétique donné. La quantité d'hydrates de carbone ainsi utilisée est représentée dans la ration, non par des sucres, mais par des amidons, et il faut l'emprunter de préférence non pas au pain, qui a des cendres acides, mais à la pomme de terre, dont les cendres sont alcalines. L'alcalinité des aliments doit être la seconde préoccupation. Quoi qu'on en dise, il faut restreindre autant que possible les viandes; l'hyperazoturie, sous forme d'urée, n'est souvent que la conséquence d'un excès d'aliments carnés et elle diminue aussitôt qu'on restreint l'usage de ces aliments. L'autophagie elle-même ne s'observe nettement que dans le diabète pancréatique grave. Enfin, c'est à tort que l'on considère comme d'un pronostic grave l'amaigrissement des diabétiques. Cet amaigrissement est plutôt favorable quand il est le résultat du régime. Toujours pour les mêmes raisons, il ne faut pas non plus abuser des corps gras. En somme, ration normale de viande (en deux fois si l'on veut, mais de préférence à midi), pommes de terre pour remplacer le pain, au prorata de l'utilisation sans augmentation du sucre urinaire et, pour compléter la ration, légumes à minéralisation alcaline (choux, salsifis, cardons, céleri, salades) et fruits peu sucrés (noix, amandes, groseilles, cassis, cerises aigres, pommes, etc.). Comme boisson, de l'eau ou du vin très largement coupé, en quantité correspondante à la soif du malade. Il ne faut jamais le priver de boire, car les boissons abondantes éliminent le sucre en excès et les déchets toxiques. On peut permettre un peu de thé ou de café sans sucre (interdire la saccharine à cause de son action nocive sur l'appareil digestif), mais pas d'alcool pur, pas de liqueurs, de vins sucrés, de cidres.

Le lait est souvent interdit aux diabétiques, en raison du lactose qu'il contient. Mais cette interdiction, comme on le comprend maintenant, n'est pas justifiée, au moins dans certains cas. La clinique prouve en effet que le régime lacté améliore souvent d'une manière remarquable les diabètes avec auto-intoxication, hypertension et albuminurie.

Tout récemment, Guelpa (de Paris) a simplifié le traitement diététique du diabète. Il a prescrit un jeûne rigoureux, absolu, de *trois jours pleins*, pendant lesquels on ne prend qu'une bouteille quotidienne d'Hunyadi-Janos. D'après cet auteur, le sucre diminue rapidement et disparaît même complètement au troisième jour. Ce résultat a été constaté par Albert Robin chez un diabétique de son service. Il s'explique du reste par l'abstinence même et les physiologistes savent depuis longtemps que l'inanition diminue et supprime la glycosurie. Mais faire disparaître un symptôme n'est pas guérir le malade. D'ailleurs, dans l'intervalle des périodes de jeûne, le sucre remonte rapidement à son taux précédent. Cependant Guelpa affirme que, au bout de quatre à cinq périodes d'abstinence et de purgation, le sucre parfois ne reparaît plus. La chose est surprenante, mais possible après tout chez les diabétiques arthritiques, gros mangeurs, car la cure de Guelpa réalise évidemment la restriction idéale. Néanmoins, ce procédé radical n'est peut-être pas, comme l'a dit Linossier, inoffensif chez tous les diabétiques, et c'est pourquoi il ne faut y recourir que sur l'avis formel de son médecin.

L'hygiène alimentaire des déminéralisés et spécialement des phosphaturiques est sensiblement celle des préarthritiques, mais il faut insister sur les céréales et les légumes verts qui sont particulièrement riches en phosphates. Si le malade n'a pas, comme cela arrive souvent, d'hypertension, on peut autoriser le bouillon gras avec beaucoup de légumes et surtout du bouillon d'os bien frais, les œufs, les cervelles, le poisson, même le bœuf et le mouton, les petits oiseaux

grillés. Interdire les sucreries, les pâtisseries, les condiments. Comme boisson, du vin rouge non acide largement coupé.

Enfin, dans la néphrite interstitielle et l'artério-sclérose, le régime doit être aussi restreint que possible en albumine, pour ne pas augmenter les déchets toxiques qui s'accumulent d'autant plus facilement que le rein est moins perméable; en eau, pour ne pas augmenter le travail du rein et l'hypertension; en chlorure de sodium, pour éviter les œdèmes ou favoriser leur résorption, s'il s'en produit. En conséquence, il faut prescrire le régime végétarien pur, sans lait, œufs, viandes ni légumineuses, alcool, café, thé ou chocolat. On se nourrira exclusivement de pâtes alimentaires, de légumes frais et verts cuits à l'étuvée et dans leur eau de condensation, de pommes de terre et de riz, de fruits, de compotes, de marmelades, de confitures, d'entremets sucrés; pas de pain frais, un peu de pain grillé ou des biscottes; comme boisson, de l'eau ou une tisane indifférente (tilleul, camomille, menthe), pas plus de 150 centimètres cubes par repas (quatre repas peu copieux par jour). Ce régime doit être aussi peu salé que possible; mais, quand il y a des œdèmes, il faut s'efforcer de supprimer le sel culinaire, celui qu'on ajoute aux aliments : pain, légumes, etc., lors de leur préparation. Or le régime déchloruré est très difficile à supporter; il amène promptement le dégoût et la dénutrition et peut d'ailleurs donner lieu à des troubles gastriques. Il ne faut donc l'utiliser que pendant quelques jours, jusqu'à ce qu'il ait produit la résorption des œdèmes. Quand cette résorption, traduite par une abondante diurèse, aura eu lieu, il faudra revenir progressivement au régime chloruré normal. Si la résorption ne se produit pas au bout de cinq à six jours, revenir au régime végétarien ordinaire et recourir, suivant les cas, à la théobromine ou à la digitale. Le médecin seul sera juge de la drogue à prescrire et de ses doses.

Dans la néphrite interstitielle aussi bien que dans l'artério-sclérose et les cardiopathies artérielles, le régime lacté est loin de toujours donner de bons résultats ; il est trop riche en albuminoïdes et en beurre ; il favorise l'hydrémie et l'hypertension si on le prend à la dose de 3 ou 4 litres; si on le prend à dose plus faible, 1 litre ou 1 litre 1/2, il ne suffit plus à couvrir les besoins nutritifs, surtout en sucre. Pour ces raisons, il convient de lui préférer le régime végétal pur, tel qu'il a été ci-dessus formulé.

b) *Hygiène générale.* — Au point de vue de l'hygiène générale, comme à celui de la diététique, le repos relatif s'impose et pour les mêmes raisons. Ici encore naturellement, repos relatif veut dire simplement que le travail exigé des différents organes doit être strictement proportionné au rendement qu'ils peuvent fournir.

A cette fin, dans l'ordre des moyens physiques d'abord, l'hydrothérapie rend de grands services, principalement sous forme de douches tièdes, qui sont éminemment sédatives, et de grands bains tièdes à 34°-35° C., assez fréquents, qui modèrent promptement l'excitabilité des malades et favorisent la diurèse. Mais, comme nous le verrons plus loin, ces bains sont contre-indiqués dans certains cas. Les douches froides, le tub froid, réussissent beaucoup moins bien, parce que les arthritiques et même souvent les préarthritiques font mal leur réaction, et que d'ailleurs ces procédés sont nettement excitants.

Le massage général doux, sous forme d'effleurage, de pression lente et peu appuyée, qui facilite la circulation périphérique et la progression des déchets et décongestionne les viscères, est indispensable, surtout chez les pléthoriques. Il en est de même du massage abdominal, à la condition qu'il soit très surveillé et pratiqué par un médecin spécialiste, car il peut avoir de nombreuses contre-indications, même dès le début des insuffisances, ainsi que Cautru l'a

montré. Enfin les frictions cutanées, sèches ou alcooliques, avec le gant de flanelle ou de crin, sont presque toujours très utiles, parce qu'elles rétablissent ou activent les fonctions de la peau, ordinairement troublées ou viciées. Comme très utiles encore, chez maints arthritiques, il faut mentionner les bains de lumière et de soleil. Les bains de lumière exigent un outillage très compliqué et leurs effets me paraissent beaucoup plus restreints et beaucoup moins sûrs que ceux des bains de soleil. Pour ces derniers, que Malgat en particulier a préconisés, il n'est besoin, en réalité, ni d'appareils coûteux, ni même de l'atmosphère limpide et chaude du Midi. Il suffit de couvrir la tête du malade, de le vêtir d'un maillot de laine à mailles lâches et de le laisser exposé, pendant un temps variable (de quelques minutes à une demi-heure, même une heure), aux radiations solaires diffuses ou directes. Ces radiations paraissent agir comme des agents très actifs de l'équilibration du fonctionnement, puisque l'on constate que le bain de soleil (qu'il faut toujours préférer au simple bain d'air) produit une sensation très agréable de bien-être, l'amélioration des échanges et le calme nerveux.

En ce qui concerne les exercices physiques, je me range à l'avis de Pascault. Il faut être très sobre de prescriptions à leur égard. En dehors des mouvements de gymnastique passifs, puis actifs, très méthodiquement réglés, on ne peut recommander que la marche et une marche lente, progressive et peu à peu variée. A cette condition, la marche devient un exercice excellent pour les arthritiques, car elle augmente l'hématose, régularise la respiration, tonifie les muscles, active les échanges sans fatiguer le cœur ni les reins. Mais il convient toujours de s'arrêter avant l'apparition d'une lassitude appréciable, car autrement on ne ferait qu'aggraver l'état d'auto-intoxication. C'est pourquoi les exercices violents et prolongés, comme la bicyclette en vitesse, les jeux sportifs, les ascensions pénibles, etc., doi-

vent demeurer absolument interdits, à mon avis du moins, aux préarthritiques ordinaires et, *à fortiori*, aux arthritiques francs et aux artério-scléreux. Ils ont, en effet, le grave inconvénient de produire un double surmenage, musculaire et nerveux, dont les poisons s'ajoutent à ceux déjà existants, de telle sorte que les organes de transformation et d'élimination menacent de devenir insuffisants, et que le cœur se fatigue. Les palpitations, l'essoufflement, l'angoisse traduisent ces troubles. L'expérience prouve d'ailleurs, contrairement à ce qu'on croit communément, que ces exercices violents n'ont pas d'action sensible sur l'oxydation finale des déchets, en ce sens que l'abondante production des déchets tissulaires compense et au delà la combustion plus active des graisses de l'organisme.

Cette interdiction toutefois ne s'applique pas à certains préarthritiques et même à quelques arthritiques bien entraînés, qui arrivent à exécuter, sans phénomènes de fatigue (ce qui atteste leur adaptation), de longues marches, des courses en montagne, des jeux de plein air, tous exercices très favorables, quand ils sont bien supportés, à d'avantageuses modifications des échanges cellulaires. On peut, au surplus, arriver à un certain degré d'entraînement chez les préarthritiques les plus sédentaires, à cœur et à reins normaux; il faut même s'efforcer, dans ces conditions, de l'obtenir, en raison de la transformation qui en résulte dans les conditions d'existence de ces malades, transformation qui est, nous le savons, un facteur important de la cure. Notons enfin, avec P. Le Gendre, que l'automobilisme à allures modérées et pendant peu de temps chaque jour est favorable par les réactions cutanées et la sédation qu'il produit.

On conseille souvent aux préarthritiques de dormir peu. C'est à mon avis une erreur. Pendant le sommeil, il n'y a pas d'apports alimentaires et la production des déchets de fonctionnement est réduite au minimum. Par l'élimination

urinaire, qui est continue, la teneur des poisons diminue donc dans le milieu intérieur en même temps que certains organes de la vie de relation jouissent d'un repos relatif. On sait que certains préarthritiques, au début des insuffisances hépatiques et nerveuses, éprouvent, en se levant le matin, une lassitude plus grande qu'au moment du coucher. Il suffit, comme je l'ai constaté à plusieurs reprises, de prolonger d'une heure ou deux le séjour au lit, pour voir disparaître cette sensation de fatigue, à la condition toutefois que le repas de la veille au soir ait été, comme il est de règle pour ces malades, très sobre. Remarquons aussi que, pour les raisons précédemment dites, la diurèse est souvent augmentée par l'alitement, notamment chez les petits hypertendus. C'est pourquoi, bien loin de restreindre le sommeil et le repos au lit, chez les préarthritiques, je leur conseille au contraire de se coucher tôt après le dîner (les veilles tardives sont d'ailleurs particulièrement excitantes et fatigantes), de se lever d'assez bonne heure (neuf à dix heures de lit suffisent) et de dormir ou du moins de s'étendre sur le lit ou la chaise longue pendant une heure environ après le repas de midi. Les animaux, d'ailleurs, dorment toujours après avoir mangé, et cet instinct a une raison d'être que les expériences bien connues de Vulpian mettent en évidence.

Étant donné le rôle capital du système nerveux dans l'hyperfonctionnement et le dysfonctionnement, l'hygiène nerveuse et psychique a nécessairement une importance de premier ordre. Par la diététique, le repos et les moyens physiques, on peut déjà obtenir une sédation réflexe incontestable. Mais cela est loin de toujours suffire. Beaucoup de préarthritiques sont des cérébraux dont l'activité mentale est considérable, et cette activité exagérée n'est pas moins fâcheuse que le surmenage alimentaire et musculaire. Il est très difficile de l'enrayer. On y peut cependant arriver par deux méthodes différentes : le changement complet des

habitudes et des occupations qui est fréquemment impossible, en raison des nécessités de la vie, et l'éducation de la volonté.

Le « retour à la terre », à la vie des champs, à ses occupations lentes et monotones, sédatives de nature et par le milieu où elles s'exécutent, donne, quand il est accepté, des résultats immédiats et sûrs, dont j'ai fourni précédemment un exemple caractéristique. Mais bien peu de personnes consentent à cet abandon de leur bien-être, de leur profession, de leurs relations, de leurs habitudes et de leurs plaisirs, et d'ailleurs, bon nombre, même le voulant, ne le peuvent pas. Car il ne s'agit pas seulement d'aller vivre au grand air, dans une propriété confortable, en conservant la fâcheuse manière de vivre du citadin aisé ou riche. Il s'agit de mener la vie rude et frugale du paysan, sinon sous ses habits et dans sa chaumière, du moins en gardant le caractère physique et extérieur de ses travaux. Quel bourgeois, non contraint par les circonstances, s'y résignerait? On peut à la rigueur substituer à ce changement, trop radical pour beaucoup, et quand les ressources le permettent, la cure de campagne, au voisinage des bois, ou la cure d'altitude, par exemple dans un chalet un peu isolé et éloigné surtout des stations connues. Il n'est pas besoin de monter très haut : 600, 800, 1 000 mètres au plus suffisent. Le malade y vivra au grand air et au repos, faisant d'abord de très courtes marches, se nourrissant comme le montagnard de laitage, de pommes de terre et de pain. La cure marine, au contraire, est souvent contre-indiquée ; elle est beaucoup trop excitante, à moins qu'on ne choisisse les petites criques tranquilles de la côte des Maures et de l'Estérel, ou de la Corse, qui sont plutôt sédatives. On conçoit trop bien comment ce changement de milieu et de préoccupations influence et calme le système nerveux pour que j'y insiste. Mais il importe cependant que le malade ne passe pas subitement d'une activité débordante à une inertie intellectuelle trop

grande. Il faut et il suffit qu'il se crée des occupations nouvelles plus simples, moins excitantes : la pêche, le jardinage (la chasse est quelquefois trop fatigante, du moins au début de la cure), les collections de plantes, d'insectes, de fossiles, de minéraux, la photographie, le dessin ou la peinture (sans prétention au grand art, ce qui est particulièrement énervant), le modelage, les arts mécaniques, etc. Pas trop de lectures et seulement celles qui sont d'un intérêt immédiat, par conséquent plutôt des ouvrages techniques que des œuvres d'imagination, poésies, pièces de théâtre et romans; les bons classiques seuls seront exceptés de cette prohibition. Pas trop de correspondances non plus, même et surtout quand elles ont un caractère sentimental. Naturellement un facteur très favorable est la longue durée de ces transplantations. Si elles sont courtes (quelques semaines), l'effet produit est trop superficiel pour amener un résultat durable. C'est pourquoi je n'aime pas beaucoup les voyages, les voyages « circulaires » en particulier, pour les préarthritiques. Ils y goûtent sans doute des distractions utiles, mais la multiplicité des impressions et les déplacements répétés augmentent l'énervement et la fatigue, sans compter les troubles qui dérivent d'une nourriture changeante et surabondante, quoique le plus habituellement mauvaise.

A la vérité, la transplantation, chez les préarthritiques, est très pénible. Le malade s'y plie à la longue et même finit par y trouver des satisfactions toutes nouvelles, mais, au début, il lui faut faire un énergique appel à sa volonté. C'est alors surtout que les suggestions du médecin traitant doivent venir à son aide. Le rôle de ce dernier, en effet, est de préparer son client à tous les changements qu'il est obligé de lui imposer, dans sa nourriture, dans son hygiène, dans sa manière de vivre. Presque toujours le malade se refuse d'abord à ces changements, parce qu'il n'en comprend pas les raisons, se sentant ou se croyant moins exposé qu'il ne

l'est en réalité, et aussi parce que sa volonté est trop faible pour résister à l'entraînement des habitudes, des sentiments et des passions. Le médecin doit donc lui expliquer, avec patience et clarté, la nécessité des différents termes du traitement, puis lui indiquer comment il dressera sa volonté à les observer rigoureusement. A cet égard, les moyens diffèrent : suggestion et auto-suggestion continue, journal de cure, confession écrite des fautes commises contre le traitement, etc.; tous sont bons pourvu qu'ils réussissent, et ils réussissent toujours si le médecin a pu, dès le début, prendre, par son autorité, son tact, sa fermeté, un empire suffisant sur l'esprit du malade. La transplantation rompt trop souvent ces liens; il importe de les maintenir le plus longtemps possible par l'envoi réciproque de brèves communications, le malade exposant, sans phrase, les résultats obtenus et les fautes commises, le médecin y répondant par des encouragements, des blâmes modérés et, s'il y a lieu, la nature des modifications à introduire dans la thérapeutique.

Ce qui précède s'applique spécialement, comme on l'a vu, aux préarthritiques et aux arthritiques francs au début de la période des manifestations défensives. Quand il s'agit d'arthritiques plus gravement atteints, les règles de l'hygiène générale doivent nécessairement être plus ou moins modifiées.

Ainsi, chez les goutteux, il faut recommander le repos dès que s'annoncent les signes prémonitoires de l'accès; la marche ne sera reprise qu'avec prudence au moment de la convalescence. D'autre part, chez ces malades, les soins de la peau ont une importance toute particulière; il faut recourir aux frictions sèches régulières et aux affusions d'eau tiède. Bien que tolérées par Lécorché, les affusions froides rendent de moins bons services. Les bains chauds alcalins (35°-36° C.) sont excellents; on a également vanté les bains électriques lithinés, qui activent la résorption des tophus et des exsudats articulaires, mais, pour ma part, je n'ai jamais

constaté, par cette méthode, de résultats bien nets. Enfin le goutteux, chronique ou non, doit éviter les climats froids et humides; ce sont les régions sèches qui lui conviennent le mieux, dans nos pays tempérés.

Chez les obèses, l'exercice est très utile, parce qu'il active la fonte et l'oxydation des dépôts adipeux; mais, en raison de l'état du cœur, il faut qu'il soit modéré. La cure d'Œrtel, en terrain varié, n'obtient guère qu'une sudation abondante, et si le malade boit ensuite, il récupère presque immédiatement la perte de poids qui résulte de l'élimination d'eau. Il faut lui préférer souvent la gymnastique suédoise, avec mouvements passifs et actifs progressifs. On doit utiliser également le massage doux et non le pétrissage. Les bains de lumière, de soleil, les bains chauds, les bains de vapeur sont excellents, mais ces derniers doivent être cependant rigoureusement interdits aux obèses cardiaques.

Chez les diabétiques florides, les règles de l'hygiène générale restent celles que nous avons exposées à propos des préarthritiques. Notons cependant qu'il faut leur éviter toute sudation abondante, et notamment les bains trop chauds, les bains de vapeur, les marches et les voyages en pleine chaleur de l'été, etc., qui peuvent déterminer des accidents graves et même mortels. Les bains tièdes et les lotions d'eau de Cologne ou d'eau de lavande (qui aseptisent en quelque sorte la peau) sont, au contraire, très recommandables, de même que les bains de lumière et les courants de haute fréquence : ces derniers s'appliquent principalement aux diabétiques déjà sérieusement atteints, avec hypertension forte et continue. En raison de la facilité des infections pulmonaires, ces malades doivent éviter les refroidissements et, dans ce but, ne porter que des vêtements de laine. Les climats de faible altitude, sans variations thermiques trop grandes, leur sont particulièrement favorables. Enfin, il faut éviter toute émotion forte et tout excès, la fatigue physique comme le surmenage intellectuel, sans cependant

tomber dans l'oisiveté, qui entraîne souvent la mélancolie.

Chez les artério-scléreux, de plus strictes précautions sont nécessaires. On pratiquera les frictions cutanées, les lotions tièdes, le massage général et abdominal, parce que tous ces moyens agissent sur le cœur périphérique pour soulager le cœur central; pour cette même raison, on évitera toute cause de fatigue, et notamment la marche en ascension, qui surmène le cœur central. Les bains carbo-gazeux (Royat, Bourbon-Lancy) et les courants de haute fréquence peuvent être plus utiles, parce qu'ils tendent à diminuer l'hypertension, modèrent la dyspnée et font disparaître la sensibilité anormale au froid. Enfin, il faut leur prescrire d'éviter les endroits où l'air est confiné, et de vivre dans une région de faible altitude (ne pas dépasser 500 à 600 mètres), à l'abri du vent et des variations brusques de température. On leur interdira les rapports sexuels, bien entendu, et le tabac. S'il y a des œdèmes (néphrite), on ordonnera le lit, les bains de jambes à 38° centigrades, réchauffés jusqu'à 42° centigrades (30 à 40 minutes) et tous les soins les plus minutieux de propreté tant de la peau que des muqueuses.

c) *Traitement médicamenteux et hydrominéral.* — Dans la thérapeutique des préarthritiques, le traitement médicamenteux ne me paraît qu'exceptionnellement utile. C'est à la diététique et à l'hygiène qu'il faut demander avant tout non seulement la prévention des accidents de l'arthritisme franc, mais aussi la disparition définitive des troubles constatés. Cependant, étant donnée l'hypéracidité humorale qui est censée les caractériser, l'emploi du bicarbonate et du sulfate de soude (1 gramme le matin à jeun dans un verre d'eau), la cure d'oranges ou de citron, la cure de raisin, qui alcalinisent les humeurs, donnent souvent de bons résultats. Cette dernière est également utile contre certains troubles gastro-intestinaux.

Contre l'encombrement intestinal, presque constant, et qui entraîne des altérations fonctionnelles du foie et de l'estomac, Pascault préconise la double purgation successive à l'huile de ricin et à l'ipéca (à doses fractionnées, non vomitives), qui a pour but d'évacuer non seulement les résidus alimentaires, mais le dépôt muqueux qui encrasse les parois intestinales, l'*entéro-ripose*. Je ne suis pas très partisan de la purgation, qui entraîne un choc intense, constaté par la dépression marquée du patient. La plupart du temps, le changement de régime amène une évacuation naturelle et l'atténuation progressive de l'entéro-ripose. Dans certains cas cependant, s'il n'a pas été déjà fait un abus des laxatifs et des purgatifs et si le spasme entérique n'est pas trop accusé, et quand, notamment, l'encombrement intestinal est énorme, malgré de petites selles journalières, la purgation est indispensable et doit être utilisée, malgré ses inconvénients. On prescrira les purgatifs salins ou les eaux purgatives, si le rein est normal, l'huile de ricin ou l'eau-de-vie allemande, si, au contraire, il est fragile ou déjà touché.

On n'a que rarement l'occasion d'employer les uratolytiques, c'est-à-dire les médicaments qui favorisent la solubilisation et l'élimination des urates ou modèrent leur formation. Si cela est nécessaire pourtant, on donnera la préférence à l'acide thyminique (solurol), qui est, nous l'avons vu, d'après Schmoll, le dissolvant ou solubilisant physiologique de l'acide urique, et qui, chez certains goutteux et lithiasiques rénaux, m'a donné des résultats tout à fait remarquables. Le sidonal et l'urotropine sont aussi de bons uratolytiques; les benzoates sont déjà moins actifs (à ce point de vue seulement, car ils agissent efficacement sur le foie), et quant aux sels de lithine, ils seraient, d'après Fauvel, tout à fait inefficaces. Les produits du groupe du pyramidon, et particulièrement le quino-salicylate (antalgol), lequel peut se substituer au salicylate de soude

comme moins offensant pour le rein, sont des médicaments très précieux dans toutes les formes de douleurs toxiques, dans les névralgies, migraines et douleurs rhumatoïdes. Ils sont énergiquement analgésiques, tout en paraissant augmenter les échanges et les oxydations intra-organiques, contrairement aux drogues qui les restreignent, comme l'antipyrine et l'aspirine, plus toxiques, et qui sont par suite contre-indiqués.

Enfin, comme cures hydro-minérales, on n'a guère que l'embarras du choix, étant données la richesse, l'abondance et la spécialisation des stations françaises. Nous n'indiquerons donc ici, principalement comme eaux de simple lavage, en boissons abondantes, destinées surtout à débarrasser l'économie des déchets qui l'encrassent, que, d'une part, Alet, pour tous ceux qui souffrent à un titre quelconque du surmenage digestif, et d'autre part la source Alliot à Plombières et la source Cachat à Évian. Ces sources sont extrêmement peu minéralisées et la source Alliot jouit, en outre, de propriétés radio-actives remarquables sur la valeur thérapeutique desquelles cependant nous ne sommes pas encore définitivement fixés.

Dans les diverses formes de l'arthritisme franc, en revanche, on use souvent trop surabondamment des remèdes. Je ne saurais naturellement passer ici en revue, même sommairement, tous les traitements qui ont été proposés et qui souvent diffèrent profondément les uns des autres. Je dois cependant fournir quelques indications.

En ce qui concerne la goutte d'abord, il faut distinguer le traitement de la crise du traitement général. Le premier comporte les soins à donner à l'arthrite; ils se résument en ceci : immobilisation de la jointure malade, applications émollientes, enveloppement avec du coton hydrophile recouvert de taffetas gommé; si la douleur est très vive, on recourra aux badigeonnages de laudanum ou aux onctions avec la pommade belladonée. Nous avons vu déjà qu'il fallait

aussi prescrire la diète hydrique ou lactée et des boissons abondantes (limonades citriques) pour augmenter la diurèse et faciliter l'élimination des déchets uriques. Comme médicaments à l'intérieur, quand la crise est particulièrement douloureuse et longue, on doit indiquer d'une part le colchique, sous forme de teinture, de vin ou de pilules, ou encore la liqueur Laville ou la potion diurétique de Graves, et, d'autre part, le salicylate de soude ou mieux l'antalgol (quino-salicylate de pyramidon), qui est un puissant analgésique, favorisant les combustions intraorganiques et la diurèse.

Dans l'intervalle des crises, on devra suivre le traitement général indiqué précédemment pour les arthritiques, mais on y adjoindra l'usage alternatif de la médication alcaline et des uratolytiques (solurol, sidonal, antalgol, urotropine, etc.); enfin une cure hydro-minérale sera recommandée : Évian, Vittel, Martigny, Contrexéville, pour les goutteux sans complications spéciales; Vichy, pour les goutteux avec foie gros et gras; Châtelguyon ou Plombières, pour les goutteux constipés et entéritiques; Alet, pour les goutteux hypersthéniques; La Bourboule, Aix, Bourbonne-les-Bains, pour les goutteux chroniques.

Les manifestations viscérales de la goutte seront naturellement traitées suivant leur nature propre et la modalité particulière qu'elles affectent. Quant à la goutte asthénique (goutte chronique à la période cachectique), il importe surtout de pallier à ses dangers par une médication tonique (arséniate de soude, cacodylates) et d'utiliser, si l'on constate l'hypoacidité urinaire, l'acide phosphorique, suivant la méthode de Joulie.

Nous nous contenterons de rappeler ici pour mémoire le traitement chirurgical, qui a pour objet de débarrasser la partie malade de ses tophus douloureux ou de ses concrétions uratiques et d'extirper en même temps la capsule articulaire. Les résultats de ce traitement semblent favorables,

mais ne sont pas encore fort nombreux; on a d'ailleurs bien rarement à y recourir.

Le traitement de la lithïase rénale (goutte rénale) est celui même de la goutte, en ce qui concerne du moins le traitement général. La colique néphrétique comporte, comme indications principales, le repos, la diète hydrique et les bains tièdes prolongés, qui calment les douleurs et favorisent la diurèse et l'élimination du calcul. Si la crise est longue et particulièrement douloureuse, on peut recourir aux injections d'héroïne ou de morphine, mais en agissant avec beaucoup de prudence, car ces injections, outre qu'elles peuvent être l'origine d'une opiomanie, ont tendance à prolonger la crise en ralentissant la sécrétion urinaire. Enfin, si les calculs sont volumineux, logés dans le rein ou la vessie, s'ils déterminent de l'hydronéphrose, de la suppuration, de la cystite, des douleurs, de la fièvre, il faut recourir à l'intervention chirurgicale, soit lithotritie (quand le calcul est dans la vessie), soit néphrotomie ou même néphrectomie, si le rein est intéressé.

Du traitement de l'obésité, il n'y a pas grand'chose à dire, parce que l'obésité sans complication aucune (qui est rare) est uniquement dépendante du régime, de l'hygiène et des moyens physiques indiqués ci-dessus, et que l'obésité compliquée doit être traitée suivant la nature et l'importance de la complication. Il convient cependant d'indiquer la cure alcaline, sous forme d'un grand verre d'eau de Vichy tiédie au bain-marie et pris le matin à jeun (15 jours par mois), et surtout l'iode, sous forme soit d'iodure alcalin, soit d'iode organique (iodalose, iodone, iodocéréol, etc.) pris à petites doses, mais continué pendant longtemps (avec interruption de 10 jours par mois au moins). Les préparations de glandes thyroïdes et la thyroïdine ont été vantées comme particulièrement efficaces contre l'obésité; elles déterminent en effet un amaigrissement assez rapide, mais aussi des accidents cardiaques et nerveux qui doivent absolument les

faire repousser, sauf dans le cas d'obésité compliquée de myxœdème. Comme cure hydro-minérale, une surtout est à recommander, c'est celle de Brides (Savoie). Châtelguyon donne également de bons résultats chez les constipés; à l'étranger, Marienbad, Kissingen et Hambourg sont les stations indiquées de préférence contre l'obésité.

Extrêmement nombreux et complexes sont les divers traitements du diabète, et souvent contradictoires aussi parce qu'ils s'inspirent d'une pathogénie encore incertaine en bien des points. Je n'indiquerai ici que les principaux. La médication alcaline, sous forme de bicarbonate de soude ou d'eaux naturelles bicarbonatées sodiques (Vichy, Vals, Carlsbad), est, comme l'a dit Lécorché, la pierre de touche du diabète; tous les cas qu'elle n'amende pas doivent être considérés comme graves. Elle est cependant contre-indiquée dans la forme pancréatique et le diabète maigre ou cachectique et dans la tuberculose pulmonaire avérée. Cette médication constitue souvent une mesure préventive à l'égard du coma diabétique dont nous parlerons tout à l'heure. La médication sédative, par l'opium ou la morphine, la valériane, les bromures, a été préconisée par les auteurs qui considèrent le diabète comme le résultat d'une exagération notable des échanges, d'origine nerveuse. L'opium (qu'il faut préférer à ses alcaloïdes : morphine, codéine, etc.) ne semble en réalité indiqué que dans les formes nerveuses de la maladie; il peut alors produire la diminution et même la disparition du sucre urinaire. Les bromures, moins dangereux, donnent, suivant Albert Robin, de bons résultats dans le diabète hyperazoturique. Ce même auteur préconise aussi l'emploi de l'antipyrine, qui diminue les échanges. Le sulfate de quinine a également été utilisé avec succès. Comme médicament modérateur, on a enfin vanté l'arsenic, sous ses diverses formes : liqueur de Fowler, cacodylate, arrhénal, eaux naturelles arsenicales; cependant Frerich lui dénie toute valeur et le considère même comme dangereux.

Le glycogèné a donné quelques résultats très satisfaisants, mais il n'a pas encore été suffisamment expérimenté. La médication opothérapique a suscité beaucoup d'espérances. Dans le diabète gras, Gilbert, Carnot, Lépine ont obtenu des résultats assez encourageants avec des extraits hépatiques, mais à la condition qu'il n'y ait pas hyperhépatie (c'est-à-dire fonctionnement exagéré du foie), car alors, sous l'influence de cette médication, la glycosurie monte au lieu de diminuer. Dans le diabète maigre, pancréatique, Lancereaux a préconisé l'opothérapie pancréatique, qui a en effet donné quelques résultats, précisément dans les cas ou l'opothérapie hépatique échoue. Toutefois ces deux méthodes en sont encore à leurs débuts et il faut attendre, pour juger définitivement de leur valeur, de plus nombreuses observations. Rappelons aussi le procédé de Guelpa, mentionné cidessus, consistant en jeûne absolu et purgation par périodes de trois jours, qui paraît faire disparaître momentanément le sucre urinaire, mais semble aussi capable, chez certains pléthoriques faisant purement de la glycosurie alimentaire, de déterminer une amélioration décisive. Enfin, il faut se souvenir que, en raison de la facilité avec laquelle il s'infecte, toute opération chirurgicale est dangereuse chez le diabétique et que, par conséquent, il ne faut y recourir qu'en cas de nécessité, et en prenant toutes les mesures possibles d'antisepsie et d'asepsie. En outre, dans le cas, par exemple, d'une intervention pour la gangrène diabétique d'un membre, il faut administrer au malade, avant l'opération, des doses élevées d'alcalins, et l'anesthésier à l'éther, de préférence au chloroforme. Enfin, quant au coma diabétique, il ne paraît guère curable et son traitement est encore purement empirique. On recommande l'usage, à la période prémonitoire d'apathie et de somnolence, du bicarbonate de soude à très fortes doses (30 à 50 grammes par jour), le lavage de l'estomac, les purgatifs drastiques, les inhalations d'oxygène, et, quand la période comateuse est commencée, des

injections hypodermiques d'eau salée ou mieux intraveineuses d'une solution stérilisée de bicarbonate de soude à 4-5 pour 100. D'après Lépine, on a obtenu, par ces moyens, dans quelques cas, une amélioration et la disparition, au moins temporaire, des accidents comateux.

Comme cures hydro-thermales pour les diabétiques : Vichy et Carlsbad, chez les diabétiques francs; Saint-Nectaire, chez les diabétiques albuminuriques; Pougues, Vittel, Contrexéville, Martigny, Capvern, pour les diabétiques goutteux et lithiasiques; Brides, pour les diabétiques obèses; la Bourboule, Forges, Orezza, pour les diabétiques anémiés, épuisés; et Royat enfin pour les diabétiques qui veulent recourir aux bains carbo-gazeux. Naturellement ces cures sont interdites aux malades qui présentent des altérations scléreuses.

Le traitement de l'artério-sclérose confirmée comporte un certain nombre de moyens visant, les uns l'état général, les autres les symptômes.

Parmi les premiers, il faut avant tout mentionner les bains carbo-gazeux (Royat, Bourbon-Lancy, Nauheim) appliqués de telle sorte que l'on obtienne la dépression périphérique sans accélérer l'action cardiaque, et la d'*arsonvalisation*, ou courants de haute fréquence agissant exclusivement par auto-conduction. Comme troisième moyen, on a préconisé le sérum de Trunecek, à base de sels alcalins. Mais l'expérience clinique a prouvé que ce sérum artificiel, tout en paraissant pouvoir agir contre l'athérome, n'est en rien capable de modifier les lésions scléreuses; il semble cependant abaisser quelque peu la pression artérielle, et c'est pourquoi quelques cliniciens continuent à l'employer, soit par la voie gastrique, soit par la voie rectale, soit enfin et de préférence par la voie sous cutanée. Plus volontiers, du reste, on prescrit les iodures alcalins. L'iodure de potassium ou de sodium ou les iodes organiques, qui évitent les accidents d'iodisme, doivent être pris à petites

doses (20 à 30 centigrammes par jour d'iodure, d'après Huchard), mais continuées pendant longtemps. On interrompra toutefois la cure d'iode au moins 8 à 10 jours par mois.

L'auto-intoxication étant, comme il a été dit précédemment, un des éléments déterminants des troubles et des accidents de l'artério-sclérose, il convient de la combattre par tous les moyens, et notamment par l'emploi : des purgatifs salins à petites doses (une cuillerée à café de citrate de magnésie ou de sulfate de soude, le matin à jeun, dans un peu d'eau); du régime lacté ou déchloruré, suivant les cas, dont il a été parlé ci-dessus, et enfin des diurétiques, tels que la théobromine (0 gr. 50 à 1 gramme par jour, associée ou non au benzoate de soude), qui active l'élimination des poisons et facilite la résorption des œdèmes.

Pour amener la dilatation périphérique des vaisseaux et soulager ainsi le travail du cœur, on prescrit soit la trinitrine, soit le tétranitrol. La première ayant une action inconstante et fugace et déterminant souvent de la céphalée pulsatile, on ordonne plus ordinairement le second (à la dose de 10 à 20 milligrammes par jour), dont l'action est plus durable, mais qui transforme l'hémoglobine en méthémoglobine.

Contre les paroxysmes dyspnéiques, on peut utiliser les vapeurs d'iodure d'amyle. S'ils sont dus à l'œdème aigu du poumon, il faut pratiquer d'urgence la saignée.

Quand le cœur commence à faiblir, à se dilater, on doit recourir à la digitale, surtout à la digitaline cristallisée qui, à petites doses (cinq gouttes de la solution au 1 000° de digitaline cristallisée pendant 8 à 10 jours), est le toni-cardiaque par excellence. D'ailleurs, à cette période, la digitale est le meilleur des remèdes contre la dyspnée, les palpitations, quand le cœur et les reins sont touchés à la fois. Même quand le muscle cardiaque est sclérosé, que les cavités cardiaques sont dilatées et que les œdèmes apparaissent, la digitale donne encore de bons résultats, ainsi que l'a montré Huchard. Dans ce cas, il convient d'associer à la médication

digitalique le repos au lit, le régime hydro-lacté réduit, la théobromine. Enfin à la période ultime de la maladie, quand s'installe l'insuffisance du cœur d'origine valvulaire, c'est aux injections de caféine qu'il faut s'adresser comme médicament d'urgence. Rappelons enfin que l'on peut aussi utiliser contre la dyspnée et les palpitations, pour faciliter la diurèse, le sulfate de spartéine, la strophantine et les teintures de grindelia robusta, de convallaria maialis et de scille.

Comme cures hydro-minérales, on ne peut guère recommander aux artério-scléreux que : Évian, Vittel, Contrexéville, Martigny, Capvern, et encore à petites doses, pour éviter d'accroître l'hypertension, et, à titre de médication iodurée, les eaux de Bondonneau (Drôme) et de Saxon (Valais).

Pour résumer brièvement tout ce qui précède, on peut dire que l'arthritisme n'est réellement et même facilement curable qu'à sa période prémonitoire. A partir du moment où les troubles fonctionnels se localisent et où les lésions tendent à apparaître, la guérison devient moins probable ; elle est même relativement rare, malgré les soins prodigués au malade et l'énergie qu'il met alors, trop tardivement souvent, à observer son régime. A une période plus avancée enfin, quand les insuffisances se sont généralisées et que la sclérose frappe les organes, la guérison cesse d'être réalisable. Mais, même alors, et *à fortiori*, pendant l'étape des manifestations franches de l'arthritisme : goutte et lithiases, obésité, diabète, etc., de grandes améliorations sont toujours possibles, qui permettent au malade de vivre encore très longtemps, et sans trop souffrir en somme de sa maladie. Mais ces améliorations, si importantes, si nettes parfois qu'on serait tenté de les confondre avec la guérison, ne peuvent être obtenues que par un régime et une hygiène très sévères, scrupuleusement observés et ne laissant prise ni aux imprudences, ni aux négligences, ni aux omissions

Et c'est là qu'est la plus grande difficulté du traitement des arthritiques. A la phase des insuffisances, quand tous les organes fléchissent peu à peu, le malade, qui s'en rend compte, ne demanderait pas mieux alors que de se soigner, mais il est trop tard et la thérapeutique la plus énergique n'obtient guère qu'une palliation momentanée. A la phase floride, au contraire, à la période prémonitoire, l'arthritique, qui se sent peu touché, résiste aux conseils de son médecin et s'obstine dans ses habitudes dangereuses et sa manière de vivre. Si, par hasard, il se soumet au traitement qu'on lui impose, ce n'est que pour peu de temps, car il ne veut pas comprendre que ses fonctions ne se sont pas troublées en un jour, et que ce n'est pas non plus en un jour qu'elles reviendront à la normale, qu'il faut pour cela des mois et des années parfois. Et cependant lè moment est précieux. Si on le laisse passer, tout espoir de guérison peut être perdu, tandis que, si on en profite, la santé rétablie est au bout des efforts que l'on va tenter. Ces efforts sont pénibles, certes; ils demandent de l'attention, de la volonté, de l'énergie, mais ne demandent guère que cela. C'est pourquoi, en fait d'arthritisme et surtout de préarthritisme, le malade est, bien plus que le médecin, l'auteur de sa propre cure; il suffit qu'il ait pris la ferme résolution de se soigner pour être assuré d'une amélioration décisive et peut-être d'une prochaine et définitive guérison.

INDEX-LEXIQUE

Endothermique (Réaction), 24.
Energétique, 24. Qui est relatif à l'énergie.
Entéralgie, 60. Du gr. *entéron*, intestin, et *algos*, douleur. Douleur aiguë des intestins.
Entérite, 36. Inflammation de l'intestin.
Entéro-colite, 41. Inflammation de l'intestin grêle et du colon.
Entéroptose, 19.
Entéro-ripose, 123. Dépôt muqueux à la surface interne des intestins, qui empêche l'absorption intestinale.

Floride (Type, aspect), 14.

Gangrène, 80. Mort locale des tissus.
Gastrite, 36. Inflammation de la membrane muqueuse de l'estomac.
Gastro-entérite, 80. Association d'une gastrite et d'une entérite.
Gingivite, 73. Inflammation des gencives.
Glycosurie, 77.
Goutte, 55 ; — asthénique, 68 ; — cérébrale, 60 ; — larvée, 60 ; — remontée, 60 ; — rénale, 62.
Gravelle, 62.

Hématose, 68. Transformation, dans les poumons, du sang veineux en sang artériel.
Hémoptysie, 91. Du gr. *haima*, sang, et *ptusis*, crachement. Crachement de sang.
Hémorroïdes, 61.
Hérédo-arthritisme, 43.
Histologie. Étude des tissus.
Hydrémie, 114. Du gr. *udôr*, eau, et *haima*, sang. Etat du sang dilué par une quantité exagérée de liquide.
Hydronéphrose, 63. Du gr. *udôr*, eau, et *néphros*, rein. Distension du rein par l'accumulation de l'urine.
Hyper. Le préfixe *hyper*, du gr. *uper*, au delà, marque un excès.
Hyperactivité, 19. Activité exagérée.
Hyperazoturie, 111. Exagération de la quantité des produits azotés de l'urine.
Hyperfonctionnement, 37.
Hypersthénique, 22.
Hypertension, 19.
Hypertrophie, 36. De *hyper*, et du gr. *trophè*, nourriture. Excès de nutrition et de développement d'un organe.

Hypo. Le préfixe *hypo*, du gr. *upo*, au-dessous, marque une diminution.
Hypofonctionnement, 37.
Hyposthénique, 22.
Hypotension, 19.

Impétigo, 56. Dermatose donnant lieu à la formation de pustules.
Iritis, 61. Inflammation de l'iris de l'œil.

Laryngite striduleuse, 8. Faux croup.
Leucémie, 50. Du gr. *leukos*, blanc, et *haima*, sang. Maladie causée par l'augmentation des globules blancs du sang.
Leucocyte, 8. Du gr. *leukos*, blanc, et *kutos*, cellule. Globule blanc du sang.
Leucomaïnes, 48. Substances à réaction basique qui se forment dans les tissus au cours de leur fonctionnement.
Lithiase rénale, 62. Lithiase, du gr. *lithos*, pierre. Affection consistant dans la formation de sables ou de petites pierres dans le rein.
Lithotritie, 126. Du gr. *lithos*, pierre, et du lat. *terere*, broyer. Opération qui consiste à broyer, dans la vessie même, les calculs urinaires.

Maladie de Basedow, 74. Goitre exophtalmique, hypertrophie de la glande thyroïde.
Malaria, 50. Fièvre paludéenne.
Mal perforant plantaire, 80. Ulcère de la plante du pied qui progresse en profondeur.
Méat urinaire, 64. Orifice du canal urinaire.
Ménopause, 17. Du gr. *mèn*, mois, et *pausis*, cessation. Cessation définitive des règles.
Myocardite, 61. Du gr. *mus*, muscle, et *kardia*, cœur. Inflammation du myocarde, partie musculaire du cœur.
Myxœdème, 68. Atrophie de la glande thyroïde.

Néphrectomie, 126. Du gr. *néphros*, rein, et *tomè*, section. Extirpation totale ou partielle du rein.
Néphrite, 36. Du gr. *néphros*, rein. Inflammation du rein.
Néphroptose, 19.
Néphrotomie, 126. Incision du rein.
Neurasthénique (état), 12. Du gr. *neuron*, nerf, *a* privatif, et *sthénos*, force.

Neurone, 27. Du gr. *neuron*, nerf. Cellule nerveuse.
Nucléine, 51. Substance active du noyau cellulaire.

Obésité, 66.
Œdème, 58. Du gr. *oidein*, grossir. Enflure produite par l'infiltration de la sérosité du sang dans les tissus.
Opothérapie, 128. Du gr. *opos*, suc, et *thérapeia*, traitement. Traitement par les sucs extraits des glandes ou des tissus de provenance animale.
Ostéite, 59. Inflammation du tissu osseux.
Otite, 61. Inflammation de l'oreille.
Oxydase, 77.

Pathogénie, 9. Du gr. *pathos*, souffrance, et *génésis*, origine. Partie de la médecine qui s'occupe de la manière dont les maladies sont produites.
Périartérite cérébrale, 61. Inflammation de la tunique externe des artères cérébrales.
Pharyngite granuleuse, 56.
Phlébite, 61. Du gr. *phleps*, *phlébos*, veine. Inflammation des veines.
Phlegmon périnéphrétique, 64. Inflammation du tissu qui enveloppe le rein.
Phosphaturie, 81.
Pituite, 36. Rejet, sous forme de crachat ou de vomissement, d'un liquide glaireux venant de l'estomac.
Pneumococcies, 75. Maladies déterminées par le *pneumocoque*, microbe de la pneumonie.
Polydipsie, 73.
Polyphagie, 73.
Polyurie, 73.
Préarthritisme, 38.
Présclérose, 86.
Protéiques (Dérivés), 73. Matières albuminoïdes.
Protoplasma, 28. Du gr. *prôtos*, premier, et *plasma*, formation. Substance qui constitue le corps de la cellule vivante.
Psychasthénique (État), 12. Du gr. *psukhê*, âme, *a* privatif, et *sthénos*, force.
Ptomaïnes, 48.
Ptose, 19.
Purines, 49.
Purpura, 8. Taches rougeâtres de la peau, dues à l'issue des globules rouges des vaisseaux.
Pyélite. Du gr. *puélos*, bassin. Inflammation de la muqueuse du bassinet et des calices du rein.
Pyélo-néphrite, 64. Association d'une pyélite et d'une néphrite.

Rétinite, 61. Inflammation de la rétine.

Sclérose, 37. Du gr. *skléros*, dur. Induration pathologique d'un tissu par développement exagéré des cellules de soutien.
Stase, 107. Du gr. *stasis*, arrêt. Arrêt, dans l'organisme, d'une matière circulante.
Streptococcies, 75. Maladies déterminées par le *streptocoque*, bacille en chaînettes qui cause l'érysipèle, la suppuration, la phlébite, la fièvre puerpérale, etc.
Synergie, 27. Association coordonnée de plusieurs organes pour l'accomplissement d'une fonction.

Tabès, 80. Incoordination des mouvements ou paralysie spasmodique dues à une lésion de la moelle épinière.
Thrombose, 60. Du gr. *thrombos*, caillot. Formation de caillots dans les vaisseaux sanguins.
Tophus, 59.
Toxalbumines, 48.
Toxémie, 9. Ensemble des accidents occasionnés par la présence de toxines dans le sang.
Toxolécithides, 48.
Trachéo-bronchite, 8.
Traumatisme, 56.

Urémie, 14, 92.
Uricémie, 61. De *urique*, et du gr. *haima*, sang. Accumulation d'acide urique dans le sang.

Vaso-constriction, 9.
Vésanies, 74. Du lat. *vesanus*, insensé. Nom donné à toutes les maladies mentales.

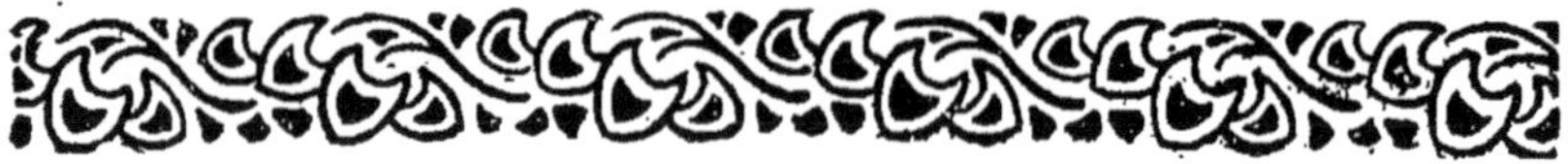

Table des matières

Paris. — Imp. LAROUSSE, 17, rue Montparnasse.

(Voir la suite page suivante.)

Bibliothèque Larousse

LITTÉRATURE (Suite)

Corneille : Théâtre choisi illustré. Avec biographie et notes, par Henri CLOUARD. *Trois volumes* illustrés de 24 gravures, dont 13 hors texte d'après GRAVELOT. Chaque volume, broché, **1** fr.; relié toile souple . . . . **1** fr. **30**
Se vend également en *un seul volume*, reliure demi-peau, tête dorée. **6** francs

Molière : Théâtre complet illustré. Avec biographie et notes, par Th. COMTE, agrégé de l'Université. *Sept volumes* illustrés de 63 gravures, dont 36 hors texte d'après BOUCHER. Chaque volume, broché, **1** fr.; relié toile souple. . . **1** fr. **30**
Se vend également en *deux volumes*, reliure demi-peau, tête dorée. **13** francs

La Fontaine : Fables illustrées. Avec biographie et notes, par M. MOREL, agrégé de l'Université. *Deux volumes* illustrés de 24 gravures d'après OUDRY et 4 hors texte. Chaque volume, broché, **1** fr.; relié toile souple. . . . . . **1** fr. **30**
Se vend également en *un seul volume*, reliure demi-peau, tête dorée. **4** fr. **50**

Boileau : Œuvres poétiques illustrées. Avec biographie et notes, par L. COQUELIN. 8 gravures et 1 autographe. Broché, **1** fr.; relié toile souple. . **1** fr. **30**

Chateaubriand : Œuvres choisies illustrées. Avec biographie et notes, par DUPOUY, agrégé de l'Université. *Trois volumes* illustrés de 17 gravures dont 13 hors texte. Chaque volume, broché, **1** fr.; relié toile souple. . . . . . **1** fr. **30**

Balzac : Le Père Goriot. Avec portrait. Broché, **1** fr.; relié toile. **1** fr. **30**

Balzac : Eugénie Grandet. 1 portrait et 1 autogr. Br., **1** fr.; relié t. **1** fr. **30**

Balzac : La Cousine Bette. *Deux vol.* Chaque vol., br., **1** fr.; rel. t. **1** fr. **30**

Balzac : Le Cousin Pons. Avec portrait. Broché, **1** fr.; relié toile. **1** fr. **30**

Balzac : Le Médecin de campagne. 1 gr. Broché, **1** fr.; relié t. **1** fr. **30**

Balzac : Le Lys dans la vallée. 1 grav. Broché, **1** fr.; relié toile. **1** fr. **30**

Balzac : La Peau de chagrin. 1 grav. Broché, **1** fr.; relié toile. **1** fr. **30**

(N. B. — *Les huit volumes de Balzac peuvent être achetés reliés sous étui au prix de* **11** *fr.*)

Musset : Premières poésies. 1 gravure. Br., **1** fr.; relié toile. . . **1** fr. **30**

Musset : Poésies nouvelles. 1 gravure. Br., **1** fr.; relié toile. . . . **1** fr. **30**

Musset : Comédies et Proverbes. *Trois volumes.* Avec 2 gravures et 1 autographe. Chaque volume, broché, **1** fr.; relié toile . . . . **1** fr. **30**

Musset : La Confession d'un enfant du siècle. 1 gr. Br., **1** fr.; rel. t. **1** fr. **30**

Musset : Nouvelles. 1 gravure. Broché, **1** fr.; relié toile . . . . . **1** fr. **30**

Musset : Contes. 1 gravure. Broché, **1** fr.; relié toile. . . . . . . **1** fr. **30**

(N. B. — *Les huit volumes de Musset peuvent être achetés reliés sous étui au prix de* **11** *fr.*)

Anthologie des écrivains français du XIXe siècle. Avec biographies et notes, par GAUTHIER-FERRIÈRES. *Quatre volumes* (Poésie, 2 vol.; Prose, 2 vol.). Nombreux portraits et autographes. Chaque vol., broché, **1** fr.; relié toile. **1** fr. **30**

2° *Études littéraires.* — Conçus sur un plan uniforme, les volumes ci-dessous comportent, avec la vie des écrivains, l'étude de leur œuvre accompagnée d'extraits caractéristiques.

Montaigne, par Louis COQUELIN. Vie de Montaigne et étude de son œuvre (nombreux extraits). 6 gravures. Broché, **0** fr. **75**; relié toile. . . . . **1** fr. **05**

Musset, par GAUTHIER-FERRIÈRES, lauréat de l'Académie française. Vie de Musset, avec extraits de son œuvre. 4 grav. Broché, **0** fr. **75**; relié toile. **1** fr. **05**

Daudet, par P. et V. MARGUERITTE, G. GEFFROY, etc. Vie de Daudet et étude de son œuvre (nombreux extraits). 8 grav. Broché, **0** fr. **75**; rel. toile. **1** fr. **05**

Schiller, par Charles SIMOND, lauréat de l'Académie française. Vie de Schiller et étude de son œuvre (nombreux extraits). 4 grav. Br., **0** fr. **75**; rel. t. **1** fr. **05**

Envoi franco contre mandat-poste (pour l'étranger, ajouter 20 cent. par vol.).

Bibliothèque Larousse

LITTÉRATURE (Suite)

Gœthe, par Charles SIMOND. Vie de Gœthe et étude de son œuvre (nombreux extraits). 4 gravures. Broché, **0** fr. **75**; relié toile. . . . . **1** fr. **05**

Tolstoï, par OSSIP-LOURIÉ, lauréat de l'Institut. Vie de Tolstoï et étude de son œuvre (nombreux extraits). 4 grav. Broché, **0** fr. **75**; relié toile. **1** fr. **05**

Ibsen, par OSSIP-LOURIÉ, lauréat de l'Institut. Vie d'Ibsen; son œuvre (nombreux extraits); l'*ibsénisme*. 4 gravures. Broché, **0** fr. **75**; relié toile. **1** fr. **05**

3° *Histoire de la Littérature.* — Cette section mettra à la disposition du public, sous une forme peu coûteuse, d'excellents précis des diverses littératures, pour la plupart desquelles il n'existait guère jusqu'ici que des traités d'un prix assez élevé.

La Littérature française au XIXe siècle, par Ch. LE GOFFIC. 76 gravures. Broché, **1** fr. **75**; relié toile. . . . . **2** fr. **25**

Littérature anglaise, par W. THOMAS. 56 gr. Br., **1** fr. **20**; rel. t. **1** fr. **50**

Littérature italienne, par G.-M. GATTI. 23 gr. Br., **1** fr.; rel. toile. **1** fr. **30**

Histoire de la Littérature russe, par Louis LEGER, membre de l'Institut. Nombreuses gravures. Broché, **0** fr. **75**; relié toile . . . . **1** fr. **05**

BEAUX-ARTS

Rembrandt, par A. BRÉAL. 24 gravures. Broché, **1** fr. **20**; relié toile. **1** fr. **50**

L'Art à l'École, par Ch.-M. COUYBA, sénateur, et les membres du Comité de la *Société nationale de l'Art à l'École*. 70 grav. Broché, **1** fr. **20**; relié toile. **1** fr. **50**

HISTOIRE ET GÉOGRAPHIE

Histoire de Russie, par L. LEGER. 12 gr., 2 cartes. Br., **0** fr. **75**; rel. **1** fr. **05**

Géographie rapide de l'Europe, par O. RECLUS. 16 gravures, 1 carte. Broché, **1** fr. **20**; relié toile. . . . . **1** fr. **50**

Géographie rapide de la France, par RECLUS. 18 gr. Br., **1** fr. **20**; rel. **1** fr. **50**

VIE SOCIALE ET DROIT USUEL

Entre locataires et propriétaires, par D. MASSÉ. Guide pratique de droit usuel en matière de location. Broché, **1** fr. **20**; relié toile . . . . . . **1** fr. **50**

Ce que la loi punit, par GUYON. Code pénal expliqué. Br., **0** fr. **90**; rel. **1** fr. **20**

Les Assurances, par E. ADAM. Guide pratique. Br., **0** fr. **75**; rel. t. **1** fr. **05**

Les Accidents du travail, par L. ANDRÉ. Br., **0** fr. **90**; rel. toile. **1** fr. **20**

Assistance aux vieillards, aux infirmes, aux incurables. Guide pratique à l'usage des fonctionnaires départementaux, etc. Br., **1** fr. **20**; rel. toile. **1** fr. **50**

Code municipal, par Max LEGRAND. Manuel clair et commode à l'usage des maires, adjoints, secrétaires de mairie, etc. Br., **1** fr. **20**; relié toile **1** fr. **50**

SCIENCES PURES ET APPLIQUÉES

La Définition de la Science, entretiens philosophiques, par F. LE DANTEC, chargé de cours à la Sorbonne. 88 gravures. Broché, **1** fr. **20**; relié toile. **1** fr. **50**

La Photographie des couleurs, par COUSTET. 22 gr. Br., **0** fr. **75**; rel. t. **1** fr. **05**

Les Alliages métalliques, par HÉMARDINQUER. 9 gr. Br., **0** fr. **50**; rel. t. **0** fr. **75**

La Voix professionnelle, par le Dr P. BONNIER. Leçons pratiques de physiologie appliquée aux carrières vocales, enseignement, barreau, théâtre (cours du théâtre Réjane 1907-1908). 39 gravures. Broché, **2** fr.; relié toile. . . **2** fr. **50**

(Voir la suite page suivante)

Bibliothèque Larousse

MÉDECINE ET HYGIÈNE

L'Estomac : hygiène, maladies, traitement, par le Dr M.-A. LEGRAND. 14 gravures. Broché, **1** fr.; relié toile. . . . . **1** fr. **30**

L'Œil : hygiène, maladies, traitement, par le Dr VALUDE, médecin de la clinique nationale des Quinze-Vingts. 54 grav. Broché, **1** fr.; rel. toile. **1** fr. **30**

L'Oreille : hygiène, maladies, traitement, par le Dr M.-A. LEGRAND. 74 gravures. Broché, **1** fr. **20**; relié toile. . . . . **1** fr. **50**

La Bouche et les Dents : hygiène, maladies, traitement, par le Dr P. ROSENTHAL. 28 gravures. Broché, **1** fr.; relié toile . . . . **1** fr. **30**

Le Nez et la Gorge : hygiène, maladies, traitement, par le Dr A. NEPVEU. 48 gravures. Broché, **1** fr.; relié toile. . . . . **1** fr. **30**

La Peau et la Chevelure : hygiène, maladies, traitement, par le Dr M.-A. LEGRAND. 65 gravures. Broché, **1** fr. **20**; relié toile. . . . . . **1** fr. **50**

Arthritisme et artério-sclérose, par le Dr LAUMONIER. Broché . . **1** fr. **20**
Relié toile . . . . **1** fr. **50**

Précis d'alimentation rationnelle, p. le Dr PASCAULT. Br., **1** fr. **20**; r. **1** fr. **50**

Pour élever les nourrissons, par le Dr GALTIER-BOISSIÈRE. Conseils pratiques à l'usage des jeunes mères. 62 grav. Broché, **0** fr. **90**; relié toile **1** fr. **20**

Pour préserver des maladies vénériennes, par le Dr GALTIER-BOISSIÈRE. 34 gravures. Broché, **0** fr. **75**; relié toile. . . . . **1** fr. **05**

AGRICULTURE

Routine et progrès en agriculture, par R. DUMONT. Excellent ouvrage à répandre parmi les petits et moyens cultivateurs. 92 gr. Br., **1** fr. **80**; rel. **2** fr. **25**

Le Jardin de l'instituteur, de l'ouvrier et de l'amateur, par P. BERTRAND. Manuel pratique de jardinage. 60 grav. et 9 pl. Br., **1** fr. **20**; rel. t. **1** fr. **50**

Le Verger de l'instituteur, de l'ouvrier et de l'amateur, par P. BERTRAND. 193 gravures. Broché, **1** fr. **20**; relié toile. . . . . **1** fr. **50**

Le Bétail, par Marcel VACHER, membre du Conseil supérieur de l'Agriculture. Amélioration et reproduction. 10 grav. Broché, **0** fr. **75**; relié toile . . **1** fr. **15**

Le Porc, par Marcel VACHER. 10 gravures. Br., **0** fr. **75**; rel. toile. **1** fr. **15**

Toute la Basse-Cour, par H. VOITELLIER. Traité pratique et complet d'élevage productif. 11 gravures, 24 planches. Broché, **1** fr. **50**; cartonné. . **1** fr. **95**

Améliorations du sol (*Drainage et irrigations*), par M. ABADIE, prof. à l'École natle d'agriculture de Rennes. 95 grav. Br., **0** fr. **90**; relié toile. **1** fr. **20**

Des fourrages verts toute l'année, par H. COMPAIN, chef de culture à l'École nationale de Grignon. 44 gravures. Broché, **0** fr. **90**; relié toile. **1** fr. **20**

CONNAISSANCES PRATIQUES

Défends ton argent, par G. SOREPH. 4 gr. Br., **0** fr. **90**; rel. toile. **1** fr. **20**

La Cuisine à bon marché, par Mme J. SÉVRETTE. Br., **0** fr. **90**; rel. **1** fr. **20**

Le Guide mondain, par la Ctesse DE MAGALLON. Br., **0** fr. **90**; rel. toile. **1** fr. **20**

Le Passe-temps des mois, par V. DELOSIÈRE. Mémento des diverses occupations à toutes les époques de l'année. 111 grav. Br., **0** fr. **75**; relié t. **1** fr. **05**

La Maison fleurie, par F. FAIDEAU. 61 grav. Br., **0** fr. **90**; rel. toile. **1** fr. **20**

Le Dessin de l'artisan et de l'ouvrier, par CHEVRIER. Manuel pratique à l'usage des ouvriers, contremaîtres, etc. Nombr. grav. Br., **0** fr. **75**; rel. t. **1** fr. **05**

Pour former un tireur, par VIOLET et VOULQUIN (publié sous le patronage de l'*Union des Sociétés de tir de France*). 38 gr. Br., **0** fr. **75**; rel. toile. **1** fr. **05**

Frontières françaises, forts, camps retranchés, par G. VOULQUIN. *Trois vol.* illustrés de nombreuses grav. et cartes. Chaque vol. br., **1** fr. **20**; rel. **1** fr. **50**

Envoi franco contre mandat-poste (pour l'étranger, ajouter 20 cent. par vol.).

Dictionnaires divers

Dictionnaire usuel de Droit, par Max LEGRAND, avocat. Un volume in-8° de 840 pages, 15 grav., 3 cartes. 8e mille. Br., **7 fr. 50**; relié toile. **9 francs**

Supplément. 60 pages. Broché . . . . **1 franc**

Rédigé dans un esprit essentiellement pratique, ce dictionnaire met à la portée de tous ce qu'il peut être utile de savoir en matière juridique, sous une forme aussi claire et accessible que possible, et l'ordre alphabétique en rend en outre la consultation infiniment plus commode que celle d'un code. Il est superflu d'insister sur les services qu'un ouvrage ainsi conçu peut rendre à chacun dans la conduite de ses affaires : ce sera en particulier un guide des plus précieux toutes les fois qu'on aura un contrat à passer, un procès à intenter ou à soutenir, ou simplement quelque formalité administrative ou judiciaire à remplir. Un appendice placé à la fin du volume donne la formule d'un certain nombre d'actes d'une application courante : reconnaissances, procurations, baux, etc.

Dictionnaire illustré de Médecine usuelle, par le Dr GALTIER-BOISSIÈRE (Ouvrage honoré de souscriptions des ministères de l'Instruction publique et de la Guerre). Un volume in-8° de 576 pages, 849 gravures, photographies, radiographies, 4 cartes, 4 pl. en couleurs. 32e mille. Broché, **6 fr.**; relié toile. **7 fr. 50**

Voici un ouvrage qui sera précieux dans la famille. Médications et traitements divers, description des organes, hygiène préventive et curative, pharmacie de ménage, soins spéciaux aux mères et aux enfants, accidents, empoisonnements, falsifications, etc., tout y est exposé avec une clarté remarquable et un sens pratique sur lequel on ne saurait trop insister dans un livre de ce genre. Un développement étendu a été donné en particulier à la médication par l'eau chaude ou froide, par la gymnastique française ou suédoise, par le massage, par l'électricité, par les petits moyens de la médecine d'urgence sans drogue proprement dite; à l'hygiène des exercices, comme le cyclisme, l'équitation, la chasse; à l'hygiène professionnelle, etc.

Dictionnaire synoptique d'étymologie française, par H. STAPPERS, donnant la dérivation des mots usuels, classés sous leur racine commune et en divers groupes : latin, grec, langues germaniques, etc. Un volume in-12 de 960 pages. 5e édition. Relié toile. . . . . **6 francs**

Dans ce livre on trouvera, groupés d'une façon méthodique, tous les mots de la langue française de même provenance, qui, dans les autres dictionnaires, se trouvent forcément éparpillés d'après l'ordre alphabétique. On comprend quel intérêt présente cet ouvrage, tant au point de vue des recherches étymologiques qu'au point de vue de l'étude des mots.

Dictionnaire méthodique et pratique des rimes françaises, précédé d'un traité de versification, par Ph. MARTINON. Un volume petit in-12 de 300 pages. 3e édition. Relié toile. . . . . **2 fr. 50**

Ce dictionnaire offre des avantages considérables sur tous les ouvrages similaires. Outre que sa nouveauté le met au courant des derniers enrichissements de la langue, il se recommande par l'originalité de son plan, grâce auquel les rimes sont présentées d'une façon particulièrement pratique.

Dictionnaire des Opéras, par F. CLÉMENT et P. LAROUSSE, revu et mis à jour par Arthur POUGIN. Analyse et nomenclature de tous les opéras, opéras-comiques, opérettes et drames lyriques représentés en France et à l'étranger depuis l'origine de ces genres d'ouvrages jusqu'à nos jours. Un volume in-8° de 1 300 pages. Broché, **22 fr.**; relié demi-chagrin. . . . . **25 francs**

Envoi franco au reçu d'un mandat-poste.

Livres d'intérêt pratique

Pour choisir une carrière, par Daniel MASSÉ, juge de paix de Nogent-sur-Marne. Un vol. in-8° de XXXII-520 pages. 2e éd. Br., **4 fr. 50**; relié. t. **5 fr. 50**

Cet ouvrage se distingue de tous ceux qui ont déjà paru dans ce genre par la largeur de son plan et par une précision de renseignements à laquelle on n'avait pas encore atteint en pareille matière. On y trouvera, non seulement sur les professions administratives, libérales, commerciales et industrielles, mais même sur les métiers manuels, des indications aussi pratiques que détaillées.

Manuel du Commerçant, par E. SEGAUD, ancien président du Tribunal de commerce d'Arras. Un vol. in-8° de 320 pages. Broché, **3 fr. 50**; rel. t. **4 fr. 50**

Ce volume présente, sous une forme simple et commode à consulter, les diverses notions juridiques et pratiques d'un intérêt courant dans la vie commerciale. Dû à la plume d'un homme du métier, il rendra les plus grands services aux commerçants, qui auront avec lui sous la main la solution des mille cas qui peuvent journellement les embarrasser.

La Comptabilité commerciale, industrielle et domestique, avec notions sur le commerce, le crédit, les sociétés et la législation commerciale, par Gustave SOREPH. Un vol. in-8° de 270 pages. 3e édit. Br., **3 fr.**; rel. toile. **4 francs**

Cet ouvrage met la comptabilité à la portée de tous sous une forme véritablement pratique et claire ; il se recommande tout particulièrement aux jeunes gens qui se destinent aux carrières commerciales, à ceux qui veulent se créer une position dans nos grands établissements financiers, aux candidats qui se préparent aux examens de la Banque de France, du Crédit foncier, etc.

Pour gérer sa fortune, par Pierre DES ESSARS. Conseils pratiques sur les placements de capitaux et les assurances. 4e édit. In-8°. Br., **2 fr. 50**; rel. **3 fr. 50**

Ce petit livre, qui a été l'objet des appréciations les plus élogieuses dans la presse quotidienne et financière, est essentiellement un ouvrage de vulgarisation pratique. Sous sa forme concise et condensée, il guidera utilement le capitaliste, en exposant avec simplicité et avec clarté les diverses opérations financières qu'un particulier peut être appelé à traiter dans son existence.

Les Impôts, *guide pratique du contribuable,* par un PERCEPTEUR. In-8°, 160 pages. Broché. . . . . **2 francs**

Ce petit volume permettra à chacun de connaître avec précision l'étendue de ses obligations envers le fisc. On y trouvera sur chaque contribution des indications pratiques dues à la plume d'un professionnel (matière imposable, exemptions, mode de payement, poursuites, réclamations, etc.).

Hygiène nouvelle, par le Dr GALTIER-BOISSIÈRE. In-8°, 376 pages, 396 gravures. Broché. . . . . **3 fr. 75**

La science de l'hygiène a fait de grands progrès à notre époque et tout le monde a le plus sérieux intérêt à les connaître. Le livre du Dr Galtier-Boissière sera à ce titre un guide des plus précieux. On y trouvera exposé, sous une forme simple et claire, avec nombreuses figures à l'appui, tout ce qu'il est pratiquement utile de savoir sur les microbes et les maladies infectieuses, l'air, la lumière, les aliments et les boissons, l'hygiène des vêtements, de l'habitation, etc.

Envoi franco au reçu d'un mandat-poste.

Collection in-4° Larousse

Donner à un prix très modéré de véritables ouvrages de luxe, imprimés avec soin sur un papier magnifique, merveilleusement illustrés par les procédés de reproduction photographique les plus perfectionnés et embellis de reliures originales signées d'artistes comme Grasset, Auriol, etc., tel est l'objet de la *Collection in-4° Larousse*. Cette superbe collection met ainsi à la portée de tous des satisfactions jusqu'ici réservées à un petit nombre de bibliophiles et d'amateurs. (Format 32×26.)

Le Musée d'Art (des Origines au XIXe siècle), publié sous la direction de E. MÜNTZ. 900 gravures photographiques, 50 planches hors texte. — Broché, **22** fr.; relié demi-chagrin . . . . **27** francs

Le Musée d'Art (XIXe siècle). 1 000 gravures photographiques, 58 planches hors texte. — Broché, **28** fr.; relié demi-chagrin . . . . **34** francs

Les Sports modernes illustrés, encyclopédie sportive illustrée, publiée sous la direction de P. MOREAU et G. VOULQUIN. 813 gravures, 28 planches hors texte. — Broché, **20** fr.; relié demi-chagrin. . . . . **26** francs

La Terre, géologie pittoresque, par Aug. ROBIN. 760 reproductions photographiques, 24 hors-texte, 53 tableaux de fossiles, 158 dessins et 3 cartes en couleurs. — Broché, **18** fr.; relié demi-chagrin. . . . . **23** francs

Atlas Larousse illustré. 42 cartes en couleurs hors texte, 1 158 reproductions photographiques. — Broché, **26** fr.; relié demi-chagrin. . . . . **32** francs

Atlas Colonial illustré. 7 cartes en couleurs hors texte, 70 cartes en noir, 16 pl. hors texte, 768 reprod. photogr. — Broché, **18** fr.; relié. . . **23** francs

Paris-Atlas, par F. BOURNON. 595 reproductions photographiques, 32 dessins, 24 plans hors texte en huit couleurs. — Broché, **18** fr.; relié . . . . **23** francs

L'Allemagne contemporaine illustrée, par P. JOUSSET. 588 reproductions photographiques, 8 cartes en couleurs hors texte, 14 cartes ou plans en noir. — Broché, **18** fr.; relié demi-chagrin. . . . . **23** francs

L'Italie illustrée, par P. JOUSSET. 784 reprod. photogr., 14 cartes et plans en couleurs, 9 cartes en noir. — Broché, **22** fr.; relié demi-chagrin. . . **28** francs

L'Espagne et le Portugal illustrés, par P. JOUSSET. 772 reproductions photographiques, 10 cartes et plans en couleurs, 11 cartes et plans en noir. — Broché, **22** fr.; relié demi-chagrin. . . . . **28** francs

La Hollande illustrée, par VAN KEYMEULEN, BOOT, etc. 349 reproductions photographiques, 2 planches en couleurs, 15 planches en noir, 4 cartes en couleurs, 35 cartes en noir. — Broché, **12** fr.; relié demi-chagrin . . . **17** francs

En cours de publication :

Histoire de France illustrée (des Origines à nos jours). Magnifique ouvrage présentant l'histoire d'une façon toute nouvelle et réellement intéressante pour tous. Le *Tome Ier* (des Origines à la mort de Henri IV), est en vente (broché, **27** fr.; relié, **33** fr.); le *Tome II* (de Louis XIII à nos jours) paraîtra fin 1910. (Demander le prospectus spécimen avec les conditions de souscription.)

N. B. — *Les ouvrages de la Collection in-4° Larousse peuvent être acquis à raison de* **10** *francs par mois en France, Algérie, Tunisie, Alsace-Lorraine, Suisse et Belgique.*

Envoi franco au reçu d'un mandat-poste.

Paris. — Imp. LAROUSSE. (Juin 1910.)

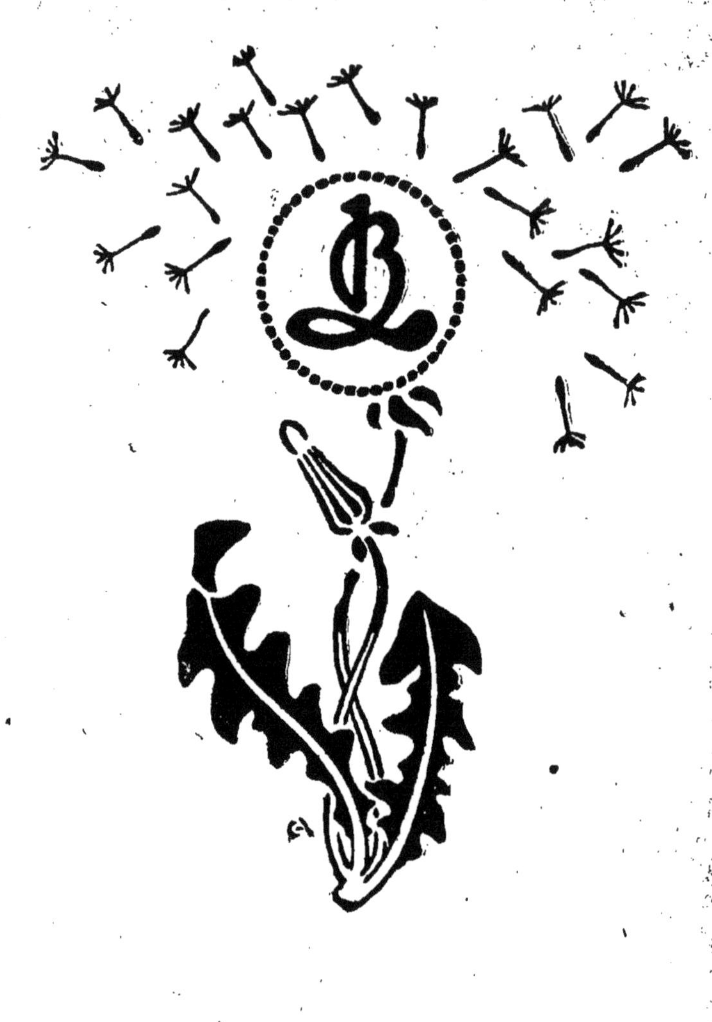

Prix : 1 fr. 20 net.

Arthritisme et Artério-sclérose

Par le Dr J. LAUMONIER

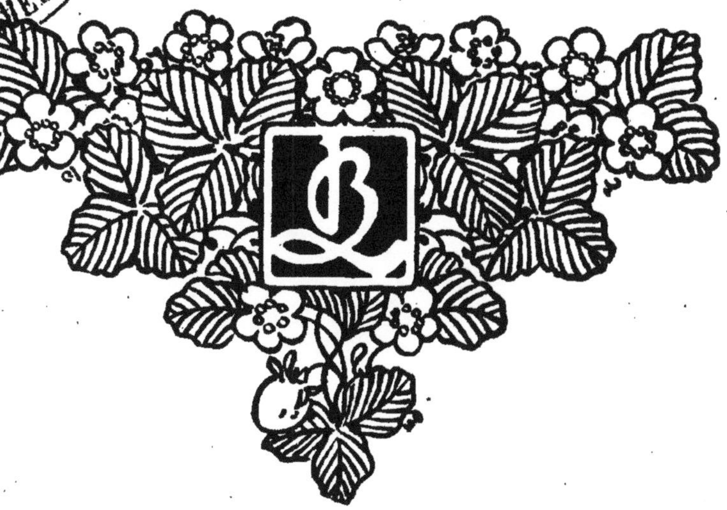

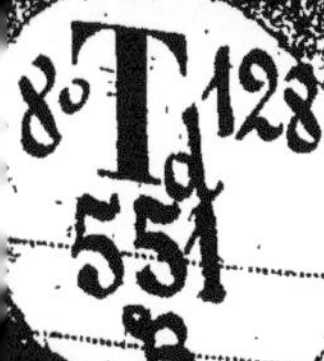

Bibliothèque Larousse

ARTHRITISME ET ARTÉRIO-SCLÉROSE

NEUVIÈME MILLE

PRINCIPAUX OUVRAGES DU MÊME AUTEUR

Chez F. Alcan, éditeur, Paris :

Hygiène de l'alimentation, 1 vol. in-12 de la *Collection médicale*, 4e édition (sous presse).

Les Nouveaux Traitements, 1 vol. in-12 de la *Collection médicale*, 2e édition, 1905.

Hygiène de la cuisine, 1 vol. in-32 de la *Bibliothèque utile*.

Chez Schleicher frères, éditeurs, Paris :

La Physiologie générale, 1 vol. in-12 de la *Bibliothèque des sciences contemporaines*, 1897.

La Nationalité française, 2 vol. in-12, 1889-1892 (épuisé).

Arthritisme et Artério-sclérose

Par le Dr J. LAUMONIER

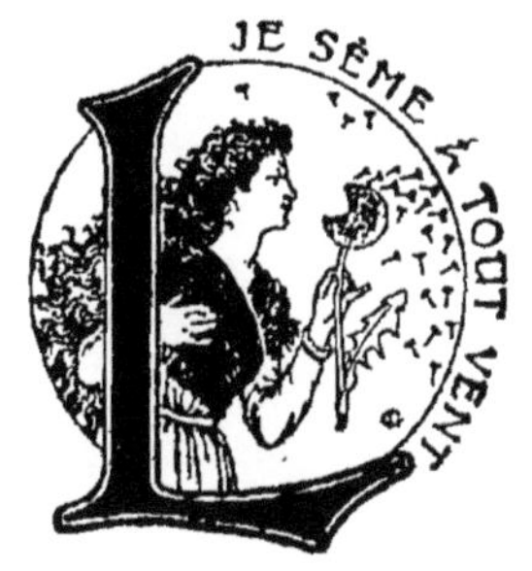

Bibliothèque Larousse

Paris. — 13-17, rue Montparnasse

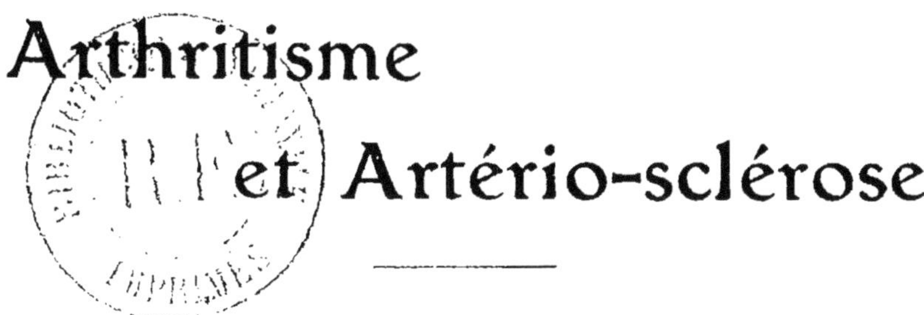

Arthritisme et Artério-sclérose

CHAPITRE PREMIER

Qu'est-ce que l'arthritisme ?

I. — Définition.

L'ARTHRITISME et l'artério-sclérose sont des maladies à la mode; tout le monde en parle, tout le monde croit en être plus ou moins atteint. Mais en quoi consistent-elles? Quelles sont leurs origines, leurs formes, leurs caractères? Comment évoluent-elles? Cela, on le sait fort mal ou on l'ignore, et cependant c'est la connaissance de ces notions indispensables qui, seule, permet de les éviter ou de les soigner et de s'en guérir.

Mon but est précisément de fournir au grand public ces notions nécessaires, mais simplement, et débarrassées de la phraséologie savante et des théories compliquées et obscures qui les rendent souvent peu intelligibles. Être

clair et exact sera ma préoccupation constante, et je trouve tout de suite à faire l'application de cette règle de conduite.

L'artério-sclérose est liée à l'arthritisme ; elle en est une conséquence plus ou moins proche ou lointaine. Pour comprendre ses lésions, ses symptômes, sa thérapeutique, il faut donc au préalable que nous sachions ce qu'est l'arthritisme, et c'est pourquoi nous ne nous occuperons tout d'abord que de ce dernier.

Les manuels médicaux classiques définissent l'arthritisme : « Diathèse relevant d'un ralentissement dans les mutations nutritives et se traduisant en clinique par différents troubles : obésité, diabète, gravelle urinaire, goutte, etc. » (Garnier et Delamare.)

Ainsi, il y a deux choses dans l'arthritisme : la diathèse et les différentes formes cliniques qu'elle affecte.

Tout individu a une constitution et un tempérament. La constitution, c'est l'état des organes ; le tempérament, c'est la manière propre dont ils jouent. On appelle *diathèse* un tempérament morbide, un vice, hérité ou héritable, dans le fonctionnement des organes d'un individu.

Pour le professeur Ch. Bouchard, le caractère essentiel, dans la diathèse arthritique, de cette viciation, est un ralentissement des échanges. La cellule, l'élément anatomique, devenu incapable, pour une raison ou pour une autre, d'élaborer complètement les matériaux circulants, dérivés de l'alimentation ou des tissus, les laisse à un point insuffisant de dislocation chimique. Impressionnées par la viciation conséquente des humeurs de l'organisme, les cellules des descendants, par exemple, exagèrent le trouble fonctionnel, le ralentissement nutritif, et, réagissant chacune suivant son mode particulier d'activité, traduisent la diathèse ainsi constituée, chez tel descendant par la goutte ou l'obésité, chez tel autre par la gravelle ou le diabète.

Ces diverses maladies : goutte, obésité, gravelle, diabète, etc., sont des variétés, définies et connues, de la

diathèse arthritique, la forme concrète qu'elle revêt chez les malades qui, tout en présentant chacun des symptômes particuliers, ont pourtant en commun cette viciation fondamentale, le ralentissement des échanges nutritifs, l'incomplète élaboration des matériaux circulants.

Comme on le voit, la théorie de Bouchard est plus une constatation qu'une explication. Il ne suffit pas de dire : « l'hérédo-arthritisme, voilà la base de la diathèse arthritique » (Richardière et Sicard); il faut préférablement montrer par quel mécanisme l'ancêtre a tout d'abord modifié le terrain organique qui donnera, chez le descendant, la diathèse arthritique. Autrement dit, en quoi consistent les premières altérations des mutations nutritives destinées à donner ultérieurement naissance à l'arthritisme confirmé?

Voilà ce qu'on expliquait fort mal, parce que ces premières altérations présentent, ainsi que nous le verrons, des caractères tout à fait différents de ceux que l'on rencontre dans l'arthritisme franc et qu'elles échappent par suite, le plus souvent, à l'observation, sous prétexte qu' « on ne fait pas de la maladie avec de la santé ».

Donc, nous connaissions les formes cliniques, les modalités constituées de l'arthritisme, et Bouchard avait eu le grand mérite de nous apprendre qu'elles étaient liées les unes aux autres et qu'elles dérivaient du tronc commun de la nutrition ralentie ou retardante; nous savions que l'hérédité est presque toujours la condition de cette diathèse et de la manifestation de ses troubles concrets; mais nous n'allions pas encore au delà, et la cause réelle, première, de la viciation héritée nous échappant, nous ne possédions pas de l'arthritisme une idée nette et précise.

Le rôle même du système nerveux, dont l'importance si grande est attestée non seulement par les observateurs attentifs, mais aussi par beaucoup de malades, restait dans l'ombre. Sans doute, les poisons intérieurs qui résultent d'une dislocation chimique insuffisante des matériaux cir-

culants influencent le système nerveux et y déterminent des modifications réactionnelles variées. Mais cet amoindrissement excessif de son rôle, devenu presque la règle dans nos théories pathogéniques modernes, ne cadrait guère avec ce que l'observation des malades et la physiologie nous enseignent, puisque partout s'atteste, de sa part, une telle prépondérance que, en dehors de certains éléments de soutien et des *leucocytes* (1), aucune cellule n'échappe à son contrôle et à son impulsion. L'influence du système nerveux apparaît dans les moindres phénomènes vitaux des organismes les plus complexes, comme les mammifères et l'homme, précisément parce qu'il est la condition essentielle de la coordination organique et fonctionnelle, de l'harmonie des réactions et de leur adaptation au but, sans laquelle ces organismes périraient.

Certains médecins, et non des moindres, ont bien vu cette lacune et se sont efforcés de la combler. Le professeur Lancereaux, en particulier, définit l'*herpétisme*, qui répond en grande partie à l'arthritisme de Bouchard, un trouble d'origine nerveuse de l'irrigation sanguine et de la nutrition, constitutionnel et héréditaire, caractérisé par deux ordres successifs de manifestations : les unes de la circulation, qui se montrent pendant la première période de la vie (éruptions de la peau, laryngite striduleuse, purpuras symétriques, coryzas rebelles, pertes séminales, acné, blépharite ciliaire, migraines et névralgies, etc.); les autres de la nutrition, cantonnées dans la seconde moitié de l'existence (calvitie précoce, emphysème, trachéo-bronchite, artério-sclérose, rhumatisme chronique, obésité, diabète, gravelle, goutte, etc.). La valeur de cette conception n'était pas niable et le système nerveux y tenait une place plus conforme à son rôle. Malheu-

(1) *Leucocytes*, globules blancs du sang, qui jouent un rôle important dans la défense de l'organisme. On les appelle aussi *phagocytes* (mangeurs de cellules), et *macrophages*, ceux qui s'attaquent aux cellules dégénérées des tissus; *microphages*, ceux qui s'attaquent aux microbes.

reusement ici encore nous nous trouvions en présence d'un état acquis, d'une évolution presque achevée. L'herpétique de Lancereaux, comme l'arthritique de Bouchard, est un aboutissant qu'ont lentement amené, à sa situation de malade défini, des phénomènes antérieurs, vaguement entrevus depuis longtemps, mais insuffisamment connus et étudiés.

C'est que, en effet, les anciens, qui étaient de grands observateurs, avaient mieux vu que nous, dont les préoccupations théoriques dénaturent trop souvent la pure constatation des faits. Ils avaient deviné, sans connaître la parenté qui unit les différentes maladies arthritiques, l'état précurseur de la goutte et de l'obésité, c'est-à-dire la trop grande richesse du sang ou *pléthore* et le mode d'activité fonctionnelle qui y conduit, la *diathèse congestive.* Ils pensaient que le tempérament sanguin ou nervoso-sanguin est la cause originelle de ces troubles, parce qu'ils éclatent de préférence chez les individus trop bien nourris, trop pourvus de bien-être, trop adonnés aux passions. De nos jours aussi, tous les médecins ont fait les mêmes constatations, mais sans y voir une notion explicative, sans en déduire une démonstration pathogénique rigoureuse. Il a fallu l'inspiration des vieux maîtres ou une observation plus longue et plus attentive accumulant enfin les preuves, pour que l'idée causale réapparût et s'imposât. Le premier, le professeur Maurel, de Toulouse, a, dans son livre sur la *Dépopulation de la France*, incriminé la suralimentation comme cause primordiale de l'arthritisme et tracé de main de maître l'évolution conséquente de cette diathèse. Puis le Dr Huchard a prouvé que l'empoisonnement alimentaire ou *toxémie alimentaire* entraîne, par le mécanisme de l'irritation nerveuse vaso-constrictive (1), l'artério-sclérose et les scléroses viscérales qui s'échelonnent dans les différentes formes de l'arthritisme et en marquent souvent la terminaison ;

(1) La *vaso-constriction* est le rétrécissement du calibre des vaisseaux.

enfin, dans des domaines plus spéciaux, mais concourant à la même démonstration, G. Bardet, de Grandmaison, Combe (de Lausanne), Haig, Glénard, Sigaud, Pascault, Monteuuis, d'autres encore, ont montré les dangers de l'abus des viandes et de l'albuminisme, les réactions diverses, abdominales, circulatoires, nerveuses qui s'ensuivent et qui, pour être peu remarquées, n'en tiennent pas moins en puissance tous les désordres ultérieurs.

Nous connaissions les modalités cliniques définies, les localisations individuelles, les formes de terminaison de l'arthritisme ; nous entrevoyons à présent les conditions de ses origines, de sa genèse chez des individus parfaitement sains, sans tares antérieures, et la manière dont il se prépare, s'entretient et s'aggrave. On peut donc le considérer, dans ses grandes lignes, comme l'effet d'un surmenage initial, fonctionnel et nerveux, entraînant des insuffisances progressives tant dans l'élaboration des matériaux circulants que dans le jeu des organes. L'ensemble de ces effets, localisés et généralisés, constitue la diathèse.

Ces notions, sinon tout à fait nouvelles, au moins renouvelées, sont d'une extrême importance pratique parce qu'elles permettent non seulement de manier plus savamment les agents de la thérapeutique curative et d'en instituer de nouveaux, mais aussi et surtout d'appliquer de bonne heure le traitement préventif dont l'efficacité est toujours certaine, prompte et définitive. Mais, en même temps, nous constatons combien le mot arthritisme, qui désigne, étymologiquement, une affection articulaire, est mal choisi ; le vocable *bradytrophie*, imaginé par le professeur Landouzy, serait peut-être préférable, encore que bien barbare ; *maladie de surmenage* est trop vague. D'ailleurs le mot arthritisme est aujourd'hui entré dans la langue ; il est compris par tout le monde ; on sait, en gros, ce qu'il désigne et ce qu'il comporte. C'est pourquoi je continuerai à l'employer, mais avec le sens que lui donne la définition précédente.

II.— Fréquence croissante et dangers de l'arthritisme.

Les arthritiques francs, c'est-à-dire les obèses, goutteux, calculeux, diabétiques, etc., sont extrêmement nombreux, beaucoup plus nombreux qu'on le croit communément. Malheureusement, les statistiques ne donnent pas à cet égard des chiffres certains. La proportion moyenne des arthritiques (environ 6 pour 100) sur la population hospitalisée ne peut nous fournir aucun renseignement à cet égard, parce que le nombre des malades de cette catégorie varie assez sensiblement avec les classes sociales et que, même chez les ouvriers, les arthritiques vont rarement à l'hôpital, sauf pendant les crises et aux périodes terminales. Mais ce qu'on peut affirmer, c'est que l'arthritisme étend actuellement ses ravages, augmente notablement de fréquence. Je suis en rapport constant avec beaucoup de praticiens des campagnes, et les vieux surtout, qui peuvent comparer, reconnaissent que les manifestations arthritiques se font de plus en plus nombreuses dans des régions rurales où elles étaient presque inconnues il y a seulement vingt ans. Il en est de même, on le sait, dans la population ouvrière des villes. Quant aux familles riches ou même simplement aisées, bourgeoises, il en est bien peu qui n'en présentent pas plusieurs exemples.

Mais à côté de ces arthritiques à manifestations définies, précises, il en est beaucoup d'autres qui ne présentent que des signes atténués ou des symptômes avant-coureurs. Tous ces préarthritiques, ces arthritiques latents, sont destinés à devenir un jour des arthritiques francs; ils doivent donc être comptés avec ces derniers, car la proportion de ceux qui, pris à temps, ont eu l'énergie de se soigner et de guérir, est relativement infime. Or le nombre des préarthritiques est sensiblement plus élevé que celui des arthritiques francs, et, ici, je puis apporter quelques chiffres qui donneront au

moins une idée approximative de la proportion de ces deux sortes de malades.

Sept familles arthritiques de mes relations comptent ensemble (parents, grands-parents, enfants, oncles et tantes célibataires) 52 personnes, parmi lesquelles 9 paraissant indemnes de toute tare arthritique. Des 43 autres, 2 sont diabétiques, 3 lithiasiques (graveleux ou calculeux), 2 goutteux, 7 obèses, 3 neuro-arthritiques, avec états neurasthéniques ou psychasthéniques (1). Il reste donc 26 personnes, dont 11 enfants, qui toutes présentent, à un degré quelconque, les signes avant-coureurs ou prémonitoires, névralgies et migraines toxiques, dyspepsie des gros mangeurs, éruptions cutanées diverses, calvitie précoce, acné, hypertension vasculaire ou pression sanguine exagérée, etc. Il faut noter, en outre, que, sur les 17 personnes à manifestations franches, 4 sont artério scléreuses et 3 néphritiques, avec albuminurie. D'après cela on voit que, sur 100 personnes, 40 seulement sont arthritiques francs et 60 préarthritiques. Je ne crois pas cependant qu'il faille prendre cette proportion au pied de la lettre, attendu que ces familles sont *arthritisées* à un degré d'intensité rare, et que, la plupart du temps, les arthritiques francs sont beaucoup moins nombreux par rapport aux préarthritiques et aux personnes indemnes de tares ou de stigmates arthritiques. Je suis disposé à croire, d'après mes observations personnelles et les renseignements qu'ont bien voulu me communiquer quelques confrères, que les arthritiques francs sont moitié moins nombreux que les préarthritiques ou les arthritiques

(1) Ils sont caractérisés surtout : les premiers (*états neurasthéniques*) par des douleurs, des névralgies, des troubles digestifs, de la dépression ; les seconds (*états psychasthéniques*) par de l'indécision de l'esprit, des scrupules, des peurs irraisonnées et impulsives, etc. Les premiers dépendent plus du système nerveux que de l'état mental ; c'est le contraire pour les seconds ; ces états résultent d'une foule de causes et ne semblent pas constituer une maladie vraiment définie.

latents, les enfants représentant environ 60 à 70 pour 100 de ces derniers.

Le professeur Maurel, dans ses belles recherches sur la *Depopulation de la France*, a montré que l'infécondité suit une marche parallèle au développement de l'arthritisme. Nous aurons à examiner plus loin comment l'arthritisme héréditaire aboutit à l'infécondité. Pour le moment il nous suffit de connaître cette relation pour en tirer quelques déductions, relativement au nombre des arthritiques. Suivant Maurel, 10 pour 100 au moins des unions actuelles restent sans enfants. Il convient aujourd'hui plus que jamais de faire une large part à la restriction volontaire, mais il n'en est pas moins vrai que cette stérilité est souvent imputable à des causes morbides ou physiologiques, puisque le nombre des demandes d'adoption d'enfants augmente. D'ailleurs, presque toujours, la restriction volontaire, le néo-malthusisme, s'applique à diminuer le nombre des enfants d'un ménage, non à les supprimer complètement. Or, dans la statistique de Maurel, il s'agit uniquement de ménages tout à fait inféconds, sans enfants. Si maintenant on se rappelle qu'il y a, en France, 21000 ménages pour 100000 habitants, soit 8200000 au total pour une population de 39000000 d'âmes environ, on s'aperçoit que le nombre des hérédo-arthritiques inféconds mariés s'élève à plus de 1600000! Et ce nombre, déjà formidable, doit être au moins quadruplé si l'on tient compte des célibataires, des veufs et veuves, des enfants atteints d'arthritisme franc et de tous les préarthritiques.

Naturellement, ces chiffres n'ont qu'une valeur problématique. J'ai cru bon néanmoins d'en faire état, pour attirer l'attention sur l'extrême fréquence de l'arthritisme et sur les dangers, à la fois individuels et sociaux, que comporte cette maladie.

On a dit quelquefois : « L'arthritisme est un brevet de santé. » Rien n'est plus faux et l'opinion aujourd'hui n'a pas

fort heureusement gardé cette fâcheuse illusion. Mais ce qui, trop longtemps, a induit le public en erreur, c'est que l'arthritique jeune, et le préarthritique surtout, gardent plus ou moins longtemps l'aspect floride (1), vigoureux, bien portant. Le préarthritique notamment est, en général, un bon vivant, *qui n'a peur de rien.* Mais cette belle santé apparente n'a qu'un temps. Il ne faut pas oublier, en effet, que le préarthritique succombe presque toujours à une mort précoce et brusque. L'apoplexie, l'urémie et les auto-intoxications aiguës sont, en quelque sorte, sa spécialité, et de très bonne heure, entre 45 et 55, 60 ans au plus tard. Quant à l'hérédo-arthritique, sa vie n'est souvent qu'une longue souffrance. Les névralgies et les migraines, les fluxions articulaires, les troubles digestifs, les coliques hépatique et rénale, les éruptions cutanées, l'essoufflement, les fatigues d'un embonpoint exagéré, l'impuissance, les scrupules, les phobies, les obsessions, etc., isolément, successivement ou simultanément, marquent beaucoup de ses jours, et d'une manière d'autant plus pénible que, par suite de l'irritabilité de son système nerveux, il est extraordinairement sensible à la douleur. A cela s'ajoute, pour certains, le regret de ne pas avoir d'enfants et de voir s'éteindre la lignée familiale; pour d'autres, le chagrin de perdre en bas âge les enfants qu'ils avaient eus, succombant aux insuffisances organiques léguées par les parents ou à des infections surajoutées.

Car, contrairement à ce qu'on a dit, l'arthritisme héréditaire ne protège point contre les infections, contre la tuberculose notamment; il semble bien plutôt, dans certaines circonstances au moins, les faciliter et les aggraver. Je le prouverai ultérieurement.

On comprend maintenant que l'arthritisme soit un véritable fléau social, plus redoutable même que la tuberculose,

(1) Aspect *floride*, type *floride* équivaut à aspect ou type florissant, plein de santé *en apparence.*

car non seulement il détermine, pour son propre compte, un chiffre de décès annuels supérieur à celui dont cette dernière est comptable, mais encore il stérilise la race, augmente le nombre des malformés, des dégénérés, des impuissants et provoque ainsi l'affaissement de la population et l'amoindrissement national qui appellent la conquête. « Le moment approche où les cinq fils pauvres de la famille allemande, alléchés par les ressources et la fertilité de la France, viendront facilement à bout du fils unique de la famille française. Quand une nation grossissante en coudoie une plus clairsemée, qui, par suite, constitue un centre de dépression, il se forme un courant, vulgairement appelé *invasion*, pendant lequel la loi et la morale sont mises provisoirement de côté. » (RUMMEL.)

En présence d'un tel danger, à la fois individuel et social, des mesures énergiques et promptes s'imposent. On lutte partout contre la tuberculose. Pourquoi ne lutterait-on pas avec la même ardeur contre l'arthritisme, puisque aussi bien les moyens dont nous disposons sont efficaces et faciles. Ici, en effet, il n'y a pas besoin de précautions collectives, l'arthritisme n'étant pas contagieux, ne reconnaissant pas une origine microbienne. Tout se borne donc à des soins individuels, sûrs, simples et économiques. Sans doute, contre l'hérédo-arthritisme, nous ne pouvons prétendre qu'à des améliorations, mais ces améliorations sont suffisantes pour permettre à l'individu de vivre, et de vivre utilement, en remplissant toute sa tâche familiale et sociale. En revanche, contre le préarthritisme et ses menaces ultérieures, nous sommes assez vigoureusement armés pour en assurer la guérison définitive.

Mettre ces moyens d'amélioration et de guérison à la portée de tous, tel est le but de ce petit livre. Mais, pour combattre utilement ce mal, il faut savoir sous quelles conditions il apparaît et se développe, par quelle ignorance et par quelles erreurs on l'entretient et on l'aggrave. Alors

seulement, en pleine connaissance de cause, informé des risques présents et des dangers à venir, on peut et on doit se prémunir et se soigner. A l'arthritique, en effet, mieux qu'à tout autre malade, il est permis d'appliquer la vieille formule : « La crainte de la maladie est le commencement de la guérison. »

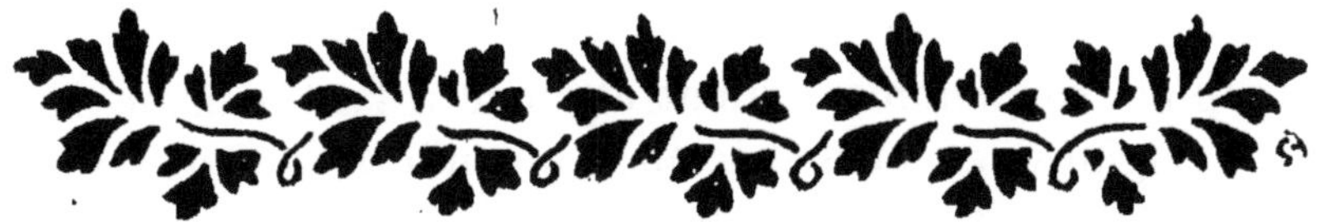

CHAPITRE II

Comment on devient arthritique.

I. — La suralimentation. — Comment et pourquoi on se suralimente.

On a vu, dans le chapitre précédent, que les médecins ont trouvé, dans la pléthore et la suralimentation, la cause initiale de l'état arthritique franc, acquis ou hérité. C'est là une affirmation qu'il convient maintenant de prouver, en recherchant de quelle manière on devient arthritique.

Beaucoup de causes immédiates ont été invoquées pour expliquer l'apparition des accidents arthritiques : la grossesse et la ménopause, l'anémie, la chlorose, les affections cardiaques et pulmonaires qui restreignent la ventilation du sang et la fixation de l'oxygène sur les globules rouges, certaines maladies infectieuses et notamment celles qui troublent profondément les fonctions du foie, les intoxications professionnelles, comme la goutte saturnine, l'alcoolisme, et même les intoxications médicamenteuses et le gavage thérapeutique. Il est incontestable que ces diverses causes agissent parfois pour déterminer l'apparition d'un état arthritique presque rigoureusement individuel, sans portée héréditaire bien nette et constante. Cependant ces constatations ont suffi pour que les médecins qui les avaient faites

le plus fréquemment aient attribué à l'arthritisme banal les origines les plus spéciales, qui n'interprètent que des cas très particuliers, rares, dans lesquels l'effet est parfois pris pour la cause. Mais, quand on interroge beaucoup de malades, on s'aperçoit que ces causes n'interviennent que d'une manière secondaire ou détournée, tout à fait occasionnellement, et que, neuf fois sur dix, les accidents constatés ont une source héréditaire.

Que cache cette hérédité? Il n'est pas impossible de le savoir quand les difficultés de l'enquête ne rebutent pas le médecin. Je dis bien *difficultés*, car, pour un malade qui connaît l'histoire morbide de ses ascendants : grands-parents, père, mère, oncles, tantes, beaucoup l'ignorent totalement et ne paraissent pas se douter de l'importance que cette histoire a pour eux-mêmes. Si cependant, après beaucoup d'interrogations, en évoquant les souvenirs des uns et des autres, on arrive à obtenir des renseignements précis, on constate ce qui suit :

Parmi les ascendants immédiats de l'arthritique franc, — parents ou grands-parents, suivant les cas, — il y a eu de gros mangeurs, des pléthoriques, des gens d'aspect vigoureux, bien portants, trop bien portants même, dit justement Pascault. Souvent on note que ces ascendants ont été doués d'une activité très grande et heureuse, que ce sont eux qui ont créé la situation et l'aisance de la famille. Les femmes se référant à ce type furent aussi des mères fécondes et de robustes ménagères. Mais, à partir de ces parents vigoureux, — dont bon nombre moururent jeunes, sans avoir, pour ainsi dire, jamais été malades, foudroyés en pleine santé, — la vitalité de la famille semble décroître. Chez leurs enfants, encore florides dans la jeunesse, bien que fréquemment soumis dès leur bas âge à l'emprise des fièvres éruptives, des troubles apparaissent à la maturité. Pour l'homme, ce sont des accidents digestifs, cutanés, respiratoires, des douleurs rhumatoïdes, la calvitie précoce; pour la femme, des acci-

dents nerveux, des crises névralgiques, et une diminution de la fécondité, avec ou sans altérations spontanées des organes du petit bassin. Parfois même les signes des formes cliniques définies de l'arthritisme se montrent : obésité, goutte, diabète, lithiases, etc.

Ainsi nous pouvons remonter, comme l'a indiqué Maurel et comme chacun de nous est à même de le faire, du diathésique notoire à l'ascendant pléthorique, autrement dit de l'effet à la cause. Car les relations ainsi constatées sont trop fréquentes pour être fortuites. Des phénomènes qui se succèdent toujours dans le même ordre doivent se conditionner l'un l'autre. Mais de quelle manière? Comment l'hyperactivité fonctionnelle de l'état pléthorique conduit-elle aux troubles, aux insuffisances et aux lésions de l'état arthritique franc?

Examinons un des gaillards sanguins que l'on trouve à l'origine des lignées arthritiques. Ils ne sont pas rares autour de nous. Tout le monde connaît leur aspect extérieur, mais cela ne suffit pas et il convient de les étudier de plus près.

Le cœur, le poumon, le rein semblent intacts; l'ensemble de la charpente est solide et l'individu semble fabriqué pour vivre cent ans, encore qu'il dépasse rarement la soixantaine. Cependant il y a un peu de dilatation, de ptose (1) gastriques, mais la tension abdominale est encore élevée. Le foie gauche est légèrement congestionné et il y a de l'hypertension (2) portale. La richesse du sang est excessive et la pression vasculaire dépasse plus ou moins la normale. Voilà ce que le médecin peut constater par un examen attentif; mais il le constate bien rarement parce qu'il n'est presque jamais consulté par des personnes qui se croient débordantes de santé et le semblent en effet. Elles-

(1) *Ptose,* déplacement, le plus ordinairement descente d'un viscère, estomac, intestin (entéroptose), d'un rein (néphroptose), etc.

(2) *Hypertension, hypotension,* accroissement ou diminution exagérés de la pression exercée par le sang sur les parois des vaisseaux; ici, de la veine porte.

mêmes d'ailleurs se sentent parfaitement bien et s'en vantent, ce qui, quelque paradoxal que cela paraisse, constitue un signe dont il faut tenir compte. Ces personnes au surplus ont grand appétit et boivent beaucoup; elles sont toujours en mouvement et ont le travail facile, dorment bien et longtemps. A peine, de temps à autre, sont-elles soumises à des accès de colère ou à des périodes de fébrilité, qui passent vite, mais leur intelligence reste nette et leur système nerveux paraît suffisamment équilibré, quoiqu'en incessante activité. En somme, ce sont des individus dont toutes les fonctions s'exagèrent et qui, à cause de cela, se trouvent momentanément protégés contre les causes occasionnelles de maladies, telles que le refroidissement, et même contre les infections. On en rencontre qui traversent indemnes, et sans précautions, les épidémies les plus sévères. Aussi ne les voit-on jamais malades, très durs du reste souvent à la souffrance, et le sang riche qu'ils portent à fleur de peau leur conserve longtemps une jeunesse d'emprunt.

Sont-ce là vraiment des malades? Non, et cependant il est manifeste qu'ils ont dépassé l'état de réelle bonne santé. Sous leurs belles apparences, ils portent un vice qui tient en puissance tout à la fois et leur santé présente et la brusque catastrophe qui menace leurs jours et les désordres morbides dont souffriront leurs fils : c'est l'habitude de la suralimentation.

La suralimentation est à la base de tout état pléthorique ou sanguin. Elle en explique les caractères et l'évolution, parce que, seule, elle vient fournir cette excessive richesse de matériaux nutritifs qui entraîne l'hyperactivité fonctionnelle de tous les tissus. Et nous allons voir que cette suractivité fonctionnelle n'est pas la cause, comme on le croit parfois, mais bien l'effet de la suralimentation, quand elle est habituelle, continue. La question maintenant est de savoir sous quelles influences nous contractons la fâcheuse habitude de nous suralimenter.

Il ne faut pas confondre l'appétit avec la faim. L'appétit est un besoin artificiel, créé et entretenu par l'habitude et dont la satisfaction ne répond pas du tout aux mêmes nécessités que la faim. L'appétit vient en mangeant, dit un adage populaire souvent exact, et cela nous indique par quoi il se distingue essentiellement de la faim physiologique. Or, pour manger, nous n'attendons pas que la faim apparaisse, nous n'attendons même pas toujours l'appétit; il suffit qu'il *soit l'heure*. Dès la plus petite enfance, l'habitude nous est ainsi imposée de manger à heure fixe, quel que soit notre besoin réel, et nos parents, les premiers, nous poussent consciencieusement au gavage. Quand nous mangeons beaucoup, ils sont fiers de nous, et nous citent en exemple, tandis qu'il n'est point exceptionnel qu'on nous punisse si nous mangeons peu. D'ailleurs les gros mangeurs jouissent partout, on le sait, d'une considération qui fait bien des jaloux. On leur fait fête, on les honore; eux-mêmes cherchent des prosélytes et en trouvent, qui les imitent. Et c'est ainsi, aussi bien dans la famille qu'ailleurs, que nous sommes entraînés ou nous nous entraînons volontairement à manger plus qu'il n'est besoin. Les médecins eux-mêmes n'ont point échappé à l'influence de l'imitation; la suralimentation thérapeutique a été et est encore fort à la mode. Nul ne saura jamais les désastres causés chez les tuberculeux, les convalescents, les neurasthéniques, les enfants débiles, par ce redoutable procédé de traitement.

Mais, dira-t-on, qu'est-ce qui prouve que nous mangeons trop? La capacité gastrique et intestinale a des limites et, quand elles sont dépassées, des accidents notables se produisent : indigestion, vomissements, diarrhée, etc. Or, on l'a vu tout à l'heure, ces pléthoriques ne présentent pas de troubles digestifs manifestes.

Que répondre à cela?

D'abord, il est bien certain que, grâce à l'entraînement, à l'habitude, on peut arriver à ingérer des quantités considé-

rables d'aliments sans en éprouver immédiatement des inconvénients sérieux. L'estomac surtout, mais l'intestin aussi, sont des organes particulièrement patients et résistants, dont le surmenage et l'insuffisance n'apparaissent qu'à la longue. Souvent alors il est bien tard pour y porter remède et la palliation des accidents, par un régime sévère et prolongé, n'en comporte pas toujours la guérison. Mais, du fait que les troubles fonctionnels s'installent sournoisement, que les accidents graves n'apparaissent pas tout de suite, il n'en résulte point qu'il n'y ait pas suralimentation, et c'est là précisément ce qui fait son plus sérieux danger. On ne se méfie pas d'un ennemi qui s'introduit chez vous d'une manière insidieuse et hypocrite, en flattant vos préjugés, vos habitudes et vos goûts.

Il y a suralimentation toutes les fois que nous consommons plus d'aliments que les besoins divers de l'organisme n'en réclament réellement. Mais comment peut-on savoir qu'on mange habituellement trop? La faim apaisée, l'appétit satisfait, les sensations digestives de réplétion et de bien-être qui suivent les repas ne constituent-ils pas des signes auxquels on puisse se fier pour reconnaître que les besoins de réparation n'ont pas été outrepassés? Non et voici pourquoi. Nos sensations digestives dépendent plus de nos habitudes que de nos besoins. Des gens qui mangent beaucoup et qui cependant maigrissent parce qu'ils assimilent mal éprouvent une impression pénible d'inanition quand on les met à un régime restreint qui cependant augmente leur poids. De même le paysan, habitué à une nourriture grossière et forte, se plaint que les aliments ne lui tiennent pas au ventre si on les lui donne sous une forme plus digeste et plus concentrée. Certains hypersthéniques (1) ressentent la

(1) *Hypersthéniques,* malades chez lesquels les forces fonctionnelles sont exaltées anormalement; *hyposthéniques*, chez lesquels, au contraire, ces mêmes forces sont restreintes.

faim peu de temps après avoir fait un repas suffisant. Ces exemples prouvent que les sensations digestives renseignent généralement mal sur la quantité de nourriture que nous prenons en trop. Cependant les personnes qui s'observent attentivement peuvent reconnaître parfois, à divers petits signes particuliers et fugaces : pesanteurs vagues, léger sentiment de lassitude, chaleur à la peau, rapidité plus grande des battements du cœur, quand elles ont dépassé la mesure, alors même qu'en apparence elles n'ont pas beaucoup mangé. On ne saurait évidemment tabler sur de tels signes que beaucoup ne ressentent pas ou dont elles ne se rendent pas compte, et c'est donc autrement, par des considérations d'un ordre différent, qu'on peut toujours savoir assez exactement quand il y a suralimentation continue.

Les physiologistes, expérimentant sur les animaux et sur l'homme, ont montré qu'il existe une ration alimentaire minima d'entretien, au-dessous de laquelle l'organisme est obligé d'emprunter ce qui lui manque à ses propres tissus. Tout homme, par conséquent, sous peine d'inanition, d'amaigrissement, de misère physiologique et de maladie, doit donc consommer au moins cette ration d'entretien pour conserver son équilibre nutritif et fonctionnel et sa santé. Naturellement, cette ration varie considérablement suivant les individus, suivant l'âge, le sexe, les occupations et le travail, suivant les saisons, les climats et même les races. On a établi, par de longues et patientes recherches, des échelles de correspondance entre ces différents facteurs et les rations qu'ils nécessitent; autrement dit, étant donnés l'âge, le poids, la taille d'une personne, le travail qu'elle a à fournir, etc., on peut fixer avec précision la ration alimentaire qui lui est nécessaire, en consultant les traités spéciaux et notamment ceux de Maurel, de A. Gautier, etc. (1).

1. Voir l'article *Alimentation* du *Larousse mensuel*, nº de mars 1909, et le *Précis d'alimentation rationnelle*, par le Dr L. Pascault (Bibl. Larousse).

Assurément, ces échelles sont approximatives et globales; elles ont le grave inconvénient d'être presque exclusivement basées sur des données énergétiques, qui laissent dans l'ombre le rôle capital des aliments minéraux et ne tiennent pas compte des réactions endothermiques (c'est-à-dire absorbant de la chaleur au lieu d'en dégager, comme dans les oxydations) de l'assimilation. Néanmoins, elles ont leur utilité parce qu'elles restreignent l'amplitude des erreurs que nous pouvons commettre; en utilisant les chiffres qu'elles fournissent, nous pouvons encore pécher par excès, mais nous sommes sûrs de ne pas pécher par défaut. Quand les rations sont très exagérées, qu'elles dépassent notablement les besoins réels, la possibilité de rendement diminue, au contraire, rapidement, de telle sorte qu'il y a consommation de luxe, gaspillage alimentaire et que l'excès de ration ingérée s'accumule sous forme de réserves adipeuses qui surchargent les organes et entravent leur fonctionnement, ou est détruit en pure perte, ou enfin s'élimine par les matières fécales, sans autre profit que d'avoir imposé une fatigue inutile et une surcharge dangereuse à l'appareil digestif.

Si maintenant nous comparons les différents termes de ces échelles expérimentales aux valeurs thermiques des rations consommées par la majorité de nos concitoyens, nous constatons que ces dernières sont très exagérées pour les besoins et les dépenses auxquels elles sont censées répondre. Prenons, par exemple, la consommation alimentaire du Parisien moyen, si bien étudiée par le professeur Ch. Richet. Le rendement de ce Parisien correspond à une dépense énergétique de 35 à 40 calories au maximum par kilogramme, alors que sa ration consommée fournit de 45 à 50 calories pour le même poids. Elle est donc sensiblement trop forte pour ses besoins réels et nous devons en conclure qu'une partie importante de la population parisienne se livre à la suralimentation continue. On peut d'ailleurs, le plus facilement du monde, s'en convaincre par des observations

directes. Faites le calcul de vos dépenses énergétiques et de la valeur thermique de vos rations quotidiennes (1) et, neuf fois sur dix, si vous êtes ce qu'on appelle bien portant, vous constaterez que vous mangez trop, que vous gaspillez vos aliments. Nous verrons tout à l'heure les conséquences de ce gaspillage.

En regardant autour de soi, il est aisé de reconnaître que la suralimentation n'est pas l'apanage des classes riches, de la bourgeoisie; elle se répand de plus en plus chez les ouvriers des villes ; elle est notamment très visible à présent chez les ouvriers d'art et les électriciens, qui se nourrissent d'une manière excessive sans avoir à faire des dépenses physiques correspondant à leur consommation. Lorsque j'ai commencé à étudier l'alimentation collective, les restaurants et cantines populaires, les bouillons ouvriers (2), j'ai été très frappé du choix que les ouvriers font de leurs aliments. Rien de trop bon pour eux. Suivant les saisons, huîtres et crustacés, primeurs, volailles et gibiers, constituent pour certains des menus presque quotidiens. Les sauces grasses ont aussi leur préférence, tandis que les légumes herbacés sont généralement dédaignés. Comme ces aliments sont fort riches, que d'ailleurs ils tiennent moins au ventre que les mets grossiers, pain bis, choux, pommes de terre, lard, etc., il n'y a rien d'étonnant à ce que les ouvriers fassent de la suralimentation. Les campagnes, elles aussi, commencent à être atteintes; le paysan se nourrit infiniment mieux qu'autrefois, mais ses excès, plus rares, sont compensés par son genre de vie et l'intensité de son labeur et restreints souvent par ses instincts d'économie.

1. On trouve dans les traités d'alimentation et d'hygiène alimentaire des tableaux qui permettent de faire aisément ces calculs. Consultez ma *Physiologie générale*, p. 231 et suiv., et l'article *Alimentation* du *Larousse mensuel*. Voir le *Précis d'alimentation rationnelle*, par le Dr L. Pascault (Bibl. Larousse).

2. *Bulletin de Thérapeutique* du 28 février 1901.

Des constatations précédentes et des enquêtes locales, comme celles de Maurel et de Landouzy, il ressort que la suralimentation habituelle est de plus en plus répandue. Beaucoup de causes interviennent dans ce résultat : l'accroissement des richesses, l'augmentation du bien-être, le perfectionnement de l'outillage et des procédés de production, la facilité des communications, l'élévation des salaires, certaines conditions économiques, les assurances, les mutualités et autres moyens de prévoyance qui, en garantissant l'avenir pour une somme modique, donnent plus de latitude à la satisfaction des besoins immédiats de chaque jour. Et puis il y a la contagion de l'exemple et l'effet des prédications hygiéniques. Les nobles jadis, les bourgeois, forts et gros, se gavaient de viande et s'abreuvaient de boissons alcooliques. L'ouvrier, qui se croit à présent leur égal en tout et pour tout, veut faire comme eux. Monteuuis émet l'avis, justifié en apparence, que la généralisation de la suralimentation date de la Révolution française, de la proclamation de l'égalité de tous les citoyens et de la vente des biens nationaux. Le fait est que le gavage alimentaire de l'ouvrier (l'alcoolisme reconnaît souvent des causes absolument différentes) est plutôt affaire d'ostentation que de goût ; il ne comprend pas en effet la saveur des mets raffinés, parce que le goût est le résultat d'une éducation qui lui manque et que d'ailleurs beaucoup de bourgeois ne possèdent pas non plus. Enfin, sous l'empire d'une philanthropie louable mais simpliste et qui a dépassé le but, on a dit à l'ouvrier qu'il se nourrissait mal, qu'il ne mangeait pas assez de viande saignante, qu'il ne buvait pas assez de bon vin. Et il l'a cru d'autant plus facilement que le langage de la philanthropie concordait absolument avec les impulsions de sa jalousie et de sa vanité. Il a mangé en conséquence, il a bu, — et a bu plus encore qu'il n'a mangé, comme avait fait le riche d'hiér, et, comme ce dernier aussi et par le même mécanisme, il paye maintenant, en souffrances, en

infirmités, en déformations, en impuissance, en mort précoce, la rançon d'un bien-être trop subit, mal compris et disproportionné.

Résumons brièvement les points acquis. A l'origine des lignées arthritiques, nous trouvons la pléthore par suralimentation. La suralimentation habituelle est un fait : nous mangeons au delà de nos besoins, et cette habitude, sous l'influence des divers facteurs de la civilisation, de l'imitation, de l'entraînement, se répand de plus en plus. Le développement de l'arthritisme suit une marche parallèle, et nous sommes ainsi portés à croire qu'il y a entre la suralimentation et l'arthritisme un rapport de causalité. Mais ce rapport n'est ni évident, ni prouvé. Il s'agit donc maintenant de démontrer comment la suralimentation produit l'arthritisme.

II. — Comment la suralimentation produit l'arthritisme.

La conséquence première de la suralimentation est la suractivité de toutes les fonctions, et cette suractivité entraîne à la longue la fatigue des organes et la viciation des échanges qui constituent l'arthritisme. Nous allons voir par quel mécanisme.

Tout d'abord il faut admettre, dans l'état actuel de la physiologie, que l'unité fonctionnelle des organismes humains n'est pas une cellule, mais un ensemble de cellules, parmi lesquelles figurent un ou plusieurs éléments nerveux appelés *neurones*. De cette organisation résulte la *synergie,* en vertu de laquelle, suivant l'expression du professeur Ch. Richet, l'excitation d'une cellule retentit sur toutes les autres, comme l'excitation des autres retentit sur elle-même.

L'activité d'une cellule — et on doit entendre par là la manifestation de ses propriétés, y compris l'assimilation — est sous la dépendance exclusive des excitations. Les divers éléments histologiques réagissent différemment, suivant

leur nature propre, aux excitations, mais tous ont, par définition, un excitant commun, l'aliment. Et naturellement, l'intensité de l'excitation alimentaire varie avec l'espèce de l'aliment considéré.

On distingue deux catégories principales d'aliments : les aliments *plastiques* (albuminoïdes ou substances azotées et matières minérales) qui s'incorporent à la trame même des tissus vivants, et les aliments *dynamophores* (graisses, hydrates de carbone et alcool, appelés ternaires) qui fournissent, par la dislocation de leurs molécules, l'énergie dont les substances vivantes ont besoin pour leur fonctionnement, leurs synthèses assimilatrices et leurs dépenses de travail. Ces deux catégories d'aliments sont utiles, mais inégalement, attendu que les albuminoïdes, indispensables à la réfection des tissus, peuvent, par leurs dédoublements et leur oxydation, fournir de l'énergie et par conséquent se substituer aux seconds, tandis que ces derniers sont inaptes à l'assimilation et ne peuvent jamais remplacer les matières plastiques.

Cette simple constatation montre déjà que ces deux groupes d'aliments ne peuvent pas produire des excitations identiques. Mais le problème est beaucoup plus complexe qu'il n'en a l'air, parce qu'un aliment donné peut agir primitivement par lui-même, par sa constitution, son état colloïdal, ses affinités propres, et secondairement par les déchets d'utilisation qu'il laisse. Malheureusement nous sommes très mal renseignés sur ces divers points. Nous ignorons notamment la structure dans l'espace de la molécule d'albumine, et nous ne savons pas du tout en quoi la chair du bœuf, par exemple, diffère de la chair de l'homme. A peine est-il permis de soupçonner que, en vertu de la loi du moindre effort, l'affinité de nos protoplasmas cellulaires soit plus grande pour l'albumine animale que pour l'albumine végétale, encore que l'adaptation devienne parfaitement capable de modifier cette affinité (chez les herbivores,

frugivores, granivores, etc.). Il est incontestable cependant que, chez l'homme normal, l'affinité pour les albumines animales est très marquée. Deux faits le prouvent : 1° L'albumine de viande pure a une assimilabilité parfaite que ne possède pas l'albumine végétale pure (Munk et Ewald) : 2° Dans un repas copieux de viande et de pain ou de pommes de terre, par exemple, si le rapport des ternaires aux azotés dépasse sensiblement 5 : 1, la viande est utilisée et détruite de préférence aux ternaires, dont la dislocation est ralentie de telle sorte que ces derniers, au lieu d'acide carbonique et d'eau, donnent des acides gras (Ch. Richet, A. Gautier).

En ce qui concerne les déchets d'utilisation, nous ne sommes guère mieux fixés. Il est admis que les ternaires doivent aboutir à l'eau et à l'acide carbonique, et les matières albuminoïdes à l'urée. Mais ce sont là des aboutissants extrêmes; il serait aussi fort important de connaître les intermédiaires, les formes de dislocation ménagées des molécules alimentaires. Certaines ont été cependant indiquées par Kossel, Haliburton, A. Gautier. Ce dernier a même prouvé que plusieurs tissus de notre corps fonctionnent en anaérobie, c'est-à-dire à l'abri de l'oxygène libre, mode de fonctionnement qui entraîne nécessairement toute une série de passages entre la molécule alimentaire initiale et le déchet final oxydé : eau, acide carbonique, urée. Beaucoup de ces formes de passage nous échappent et par conséquent nous ignorons comment elles agissent sur l'élément cellulaire. Celles qui nous sont connues ont des propriétés très variables, les unes sont nettement toxiques et insolubles, les autres (alcools et acides) peuvent être ultérieurement utilisées comme dynamophores et brûlées par l'organisme.

L'exposé précédent justifie la distinction, bien faite par Pascault, entre la valeur d'assimilation d'un aliment et sa puissance d'excitation. Le lait, les pâtes alimentaires ont une valeur alimentaire élevée et une faible puissance d'excitation; la viande a une grande valeur alimentaire et une

grande puissance d'excitation ; les condiments (poivre, moutarde, etc.), les boissons alcooliques et alcaloïdiques (café, thé) ont une faible valeur alimentaire et une forte puissance d'excitation. Ces différences tiennent non seulement à la substance alimentaire, mais aussi à la nature des déchets d'utilisation qu'elle donne. Si la chair animale est plus excitante que la légumine (albumine végétale), cela provient manifestement de la nature des déchets fournis par la première et qui se montrent plus toxiques. Mais, et je ne crois pas avoir besoin d'insister sur ce point, la valeur d'assimilation et le pouvoir d'excitation d'un aliment donné varient avec les espèces, avec les individus et même, dans quelque mesure au moins, avec les dispositions journalières. La viande n'est pas également excitante chez tous les hommes et de plus, certains, qui y sont peu sensibles, se montrent très excitables par le sucre ou par des légumes ou des fruits particuliers.

L'exposé précédent va nous permettre de mieux comprendre comment la suralimentation produit l'arthritisme.

Le suralimenté mange trop par définition et peut manger trop de tout, mais ce n'est pas le cas habituel. Il y a sans doute des gens qui ont toujours vraiment faim et qui se nourrissent de tout ce qui leur tombe sous la main, soit qu'ils payent de longues périodes de privation, soit que leur ration reste toujours au-dessous de leurs besoins. Mais ceux-là sont l'exception et n'ont guère le loisir de faire de l'arthritisme. Le plus ordinairement, on se suralimente avec de la viande, parce que la viande est, de tous les aliments, le plus appétissant, le plus sapide, celui qui se prête aux préparations les plus variées, qui se digère le plus vite et qui donne le mieux la sensation de bien-être, de force et d'activité expansive.

On a beaucoup vanté la viande comme aliment. J'ai connu le temps où on en bourrait les enfants, les malades et les convalescents. Crue ou rôtie, jamais on n'en mangeait assez,

mais la réaction est venue naturellement, et Maurel, Huchard, Bardet ont montré les graves inconvénients de l'abus de la viande. Les végétariens ont même prétendu que son simple usage était excessivement nocif. C'est aller au delà de la vérité.

Nous aurons à étudier tout à l'heure le mécanisme de l'action excitante de l'abus carné et ses conséquences proches ou lointaines, mais auparavant il me faut disculper la viande d'une accusation dont Pascault s'est fait l'écho. Elle a de grands défauts, mais aussi de précieuses qualités. En niant ces dernières, connues expérimentalement de tous, on s'expose à n'être pas cru quand on parle de ses dangers.

La viande, dit-on, ne tient pas au ventre, nourrit mal. Est-ce vrai? Il est utile de le savoir, puisque certains médecins, et parfois non des moindres, se sont fait les défenseurs de cette manière de voir.

En effet, la viande tient moins au ventre, c'est-à-dire fait moins longtemps sentir le travail digestif que les autres aliments, parce qu'elle se digère normalement plus vite et plus complètement. Mais je ne puis pas croire que ce soit là un inconvénient. Je crois, au contraire, que la période digestive est une période d'élaboration pénible qui rend à peu près inapte à tout travail extérieur, comme le prouve l'exemple des animaux, qu'il faut en conséquence s'efforcer de faciliter et de raccourcir. Ce sont les aliments les plus indigestes qui tiennent le mieux au ventre et personne ne soutiendra, je pense, que pour la meilleure élaboration digestive, il faille choisir ceux-là de préférence.

Il n'est pas plus difficile de trancher la question de savoir si la viande nourrit mal, moins bien, en tout cas, que le sucre, l'amidon ou le beurre. Seulement nous touchons ici à un problème compliqué. Je ne puis, dans ce petit livre de vulgarisation, expliquer complètement l'erreur funeste que l'on commet si souvent aujourd'hui, en appréciant exclusivement la valeur d'un aliment par la chaleur qu'il dégage

dans la bombe calorimétrique. Nous ne savons pas sous quelle forme particulière et en quelle quantité l'énergie est utilisée pour les synthèses assimilatrices et le fonctionnement, et quel rapport existe entre l'intensité de l'assimilation et le taux de la chaleur dégagée, si bien que le professeur Chauveau, qui a cependant été l'un des initiateurs de l'introduction de l'énergétique en physiologie, en est réduit à écrire : « Il faut renoncer à chercher la valeur nutritive des aliments dans leur chaleur de combustion. La théorie de l'aliment et de l'alimentation ne peut plus être présentée sous cette forme simpliste. » Et cependant, c'est sur ces données insuffisantes, et peut-être fallacieuses, de la calorimétrie que sont basés les calculs des rations alimentaires dans l'état de santé et de maladie. Dans tous les traités classiques, la dépense *théorique* de chaleur, établie en additionnant la chaleur approximativement excrétée (son calcul exact ne peut se faire que dans la chambre calorimétrique des laboratoires de physiologie) et le travail approximativement fourni, tant intérieurement qu'extérieurement, est l'unique mesure dont on se sert pour fixer les besoins alimentaires d'un individu. Le rôle plastique, reconstitutif de la matière vivante, si important, capital sans doute, des matières minérales, le fait que l'albumine fixée par l'assimilation n'est pas brûlée et ne peut par suite figurer dans la dépense théorique de chaleur, — fait sur lequel d'ailleurs j'ai inutilement insisté au Congrès d'Hygiène alimentaire de Paris en 1906, — sont ignorés ou méconnus. On trouve évidemment plus commode d'aligner un certain nombre d'aliments, du reste pris à peu près au hasard, dont la somme des valeurs calorimétriques (dans le calorimètre, bien entendu, et non *in vivo*, ce qui serait tout différent) soit équivalente à la chaleur dépensée.

Mais, de ce point de vue, la hiérarchie naturelle des aliments se trouve presque complètement changée. Les matières minérales, dont on tient du reste fort peu compte

dans l'établissement des rations, sont reléguées au dernier rang, tandis que les graisses et l'alcool sont promus au premier. On ne se préoccupe pas de savoir si le muscle a besoin d'albumine autant que de sucre ; on lui donne du sucre et voilà tout. A lui d'emprunter aux autres tissus de l'organisme l'albumine qui lui est nécessaire, puisqu'*il augmente de masse vivante en fonctionnant*. Il n'y a plus fixation chimique de certains aliments dans le protoplasma, il n'y a plus échange de matière; il n'y a plus que des échanges de force. La physiologie se trouve bien simplifiée. Et voilà pourquoi, après beaucoup d'autres, Pascault déclare que la viande ne nourrit pas. Ne donne-t-elle pas, en effet, en brûlant, moins de chaleur que les graisses, le sucre et l'amidon? Ces derniers lui sont donc préférables, puisque l'action plastique, qui est le phénomène fondamental et caractéristique de la vie, est décidément considérée comme négligeable. C'est sous l'empire des mêmes idées, ainsi que je le disais tout à l'heure, que l'alcool tend de plus en plus à être regardé comme un aliment, et un aliment précieux, puisqu'il donne, par gramme, deux fois plus de chaleur que l'albumine. En présence de cette haute valeur énergétique, ses propriétés toxiques sont laissées dans l'ombre.

De cette discussion un peu longue, mais qui était nécessaire pour fixer certains points, il doit ressortir que la viande est un aliment très digeste et très nutritif, mais plus toxique, plus excitant que l'albumine végétale, probablement par ses déchets d'utilisation. Si son usage modéré est souvent avantageux et parfois indispensable, son abus, en revanche, peut devenir fort dangereux.

Tout d'abord l'excessive digestibilité de la viande, le fait que sa digestion a lieu en grande partie dans l'estomac, et enfin l'appétence qu'elle produit conduisent facilement à une consommation exagérée. On se lasse moins vite de la viande que des autres mets et, comme nous obéissons volontiers

aux sollicitations d'un appétit artificiel, plus nous mangeons de viande, plus nous désirons en manger. Mais la viande, par son fumet et son aspect engageant, excite puissamment les sécrétions; elle exige et produit une véritable hyperacidité gastrique, et détermine, par réflexe, une abondante sécrétion des sucs biliaires, pancréatiques et intestinaux qui doivent à la fois et neutraliser l'acidité du bol gastrique et achever l'élaboration des albumines; enfin l'absorption de ses produits élaborés amène l'intervention active, d'une part, de la muqueuse intestinale elle-même; d'autre part, de la glande hépatique, à laquelle semble réservé le rôle spécial de transformer les dérivés ammoniacaux toxiques. Ce rôle explique que, chez les individus qui consomment beaucoup de viande, on constate souvent une congestion du foie, surtout à gauche, et de l'hypertension portale (veine porte). Au cours de ces actions, le système nerveux intervient dans les phénomènes sécrétoires et moteurs, dans la congestion active des viscères, et avec une intensité d'autant plus grande que l'irritation digestive est plus forte. Cet hyperfonctionnement glandulaire et nerveux a des conséquences multiples.

Dans l'organisme, il n'y a pas, à proprement parler, de réserves d'albumine. L'albumine circulante doit être ou fixée par l'assimilation, ou brûlée. L'obésité des gros mangeurs ne résulte pas du dédoublement de l'albumine, mais du dépôt, sous forme de graisse, des aliments ternaires dont la combustion est économisée par l'abondance de l'albumine circulante. Cette abondance dans le milieu intérieur, ainsi qu'il arrive après un repas copieux de viande, est donc une puissante sollicitation à l'activité générale, puisque, comme l'a dit Le Dantec, assimilation et fonctionnement sont inséparables. Et, en effet, le mangeur de viande est un être très actif, dépensant en peu de temps une somme énorme de travail et ayant de précieuses qualités d'initiative et de combativité. Buckle, il y a déjà long-

temps, affirmait que, si quelques milliers d'Anglais ont jusqu'ici tenu dans l'obéissance plus de 200 millions d'Hindous, c'est qu'ils mangent de la viande alors que ces derniers se nourrissent principalement de riz. Or, chose bien singulière, les intellectuels Hindous qui, actuellement, sont à la tête du mouvement nationaliste contre l'administration britannique, ont précisément, au contact de la culture européenne, pris l'habitude, eux aussi, de manger de la viande.

Des constatations analogues peuvent être faites à peu près partout. Je n'en rappellerai que deux. Mme Workmann, la grande exploratrice de l'Himalaya, avait des porteurs hindous végétariens. Quand on arrivait aux passages difficiles de l'ascension, elle était obligée de leur donner de la viande, sans quoi ils eussent été incapables de l'effort nécessaire. De même, pendant la guerre de Mandchourie, l'administration japonaise devait augmenter la ration de poisson ou procurer de la viande aux troupes pour leur permettre de lutter jusqu'au bout, au cours des grandes et longues batailles de Liao-Yang et de Moukden; une augmentation de la ration de riz ne donnait pas du tout les mêmes résultats (1). L'excitation digestive de la viande galvanisait le corps entier, ce que l'amidon, malgré toute la chaleur qu'il fournit dans le calorimètre, ne peut faire. Si le simple usage a une telle influence, on comprend que l'abus de la viande détermine et entretienne un hyperfonctionnement de tous les organes: glandes, muscles, poumons, reins et surtout système nerveux.

Certaines conditions viennent renforcer l'excitation générale produite par la viande. Les gros mangeurs par habitude n'abusent pas seulement de la viande; ils abusent aussi souvent des condiments et des boissons alcooliques. Les

1. Les Japonais font une énorme consommation de bonbons de chocolat contenant 3 grammes d'hémoglobine. Je tiens le renseignement du fabricant allemand qui exporte ces bonbons par millions de boîtes.

condiments excitent puissamment les organes digestifs, qui réagissent par l'hypersécrétion et ensuite par une abondante production de mucus, entraînant la pituite et l'entérite muqueuse des gros mangeurs. L'alcool est plus nocif encore. En brûlant dans l'économie, il modère simultanément l'oxydation des ternaires alimentaires qui se dédoublent incomplètement (acides) ou se déposent sous forme de réserves (obésité alcoolique). En outre, il irrite les muqueuses, y crée des lésions souvent irréparables (gastrite, cirrhose, néphrite), altère les vaisseaux, intoxique le système nerveux. Condiments et alcool hâtent donc, en somme, l'évolution de l'arthritisme et en précipitent la terminaison.

Pawloff a dit très exactement : « Un organisme est en état pathologique quand, à l'ordinaire, il fonctionne avec une intensité anormale. » C'est le cas des suralimentés, des pléthoriques. En outre, ainsi qu'il a été expliqué ci-dessus, par les réflexes partis des organes digestifs, le système nerveux est mis en état presque continu de suractivité, laquelle réagit à son tour sur les autres organes, parfois sous la forme d'une grande activité mentale. D'ailleurs, ne l'oublions pas, si la suralimentation est la cause la plus habituelle de l'arthritisme, l'excès de travail physique ou intellectuel peut également le produire, car il réalise cet hyperfonctionnement qui constitue l'origine, le point de départ de tous les troubles et accidents ultérieurs. Mais ce point sera examiné tout à l'heure plus en détail. Pour le moment, il suffit de constater que l'hyperfonctionnement ne peut durer indéfiniment, car il entraînerait une hypertrophie exclusive de certains éléments au détriment des autres, à quoi s'oppose la corrélation, le balancement des organes. Et puis, les déchets interviennent, avec leur influence empêchante et toxique; en dehors des déchets d'utilisation alimentaire, il y a, en effet, les déchets de fonctionnement, d'autant plus abondants que l'activité générale est plus

grande, et qui, en partie transformés par le foie et par certaines glandes closes, doivent toujours être éliminés par le rein. On voit d'ici le surcroît de travail, le surmenage que la suralimentation, à elle seule, entraîne pour ces organes. La machine est à son maximum de tension. A la moindre imprudence, au plus petit excès surérogatoire, les accidents éclatent, et ils vont se succéder avec une rapidité croissante.

Les auteurs, Maurel et Pascault notamment, ont groupé ces accidents en trois périodes successives, qui peuvent parfaitement bien se dérouler chez le même individu, mais qui, le plus habituellement, occupent, jusqu'à leurs manifestations ultimes, trois ou quatre générations :

La *période d'hyperfonctionnement*, ou de fonctionnement exagéré, préarthritique, dont nous venons de voir les sources et le mécanisme et que nous allons examiner dans ses caractères morbides;

La *période de dysfonctionnement*, c'est-à-dire de fonctionnement vicié, qui constitue l'arthritisme franc, classique, et dans laquelle on voit apparaître les modalités cliniques à forme défensive, le diabète, la goutte, l'obésité, etc.;

Enfin, la *période d'hypofonctionnement*, ou de fonctionnement diminué, dans laquelle toutes les fonctions deviennent insuffisantes et qui est caractérisée par les dégénérescences et les scléroses, la mort précoce et l'infécondité.

Naturellement, c'est là une division schématique, qui n'a d'autre utilité que de faire comprendre l'enchaînement des phénomènes morbides. En réalité, le pléthorique, le suralimenté, dont les ancêtres furent sains et qui, lui-même, ne présentait pas de tares héréditaires, meurt, sauf le cas d'infections surajoutées ou d'accidents, par le même mécanisme que l'arthritique cachectique (1), issu de plusieurs générations de tarés héréditaires. Seulement l'insuffisance

(1) *Cachexie, cachectisation*, trouble profond et progressif de toutes les fonctions de l'organisme. C'est l'aboutissant des maladies chroniques.

organique qui entraîne la mort est plus rapide dans son évolution; elle surprend parfois sa victime en pleine santé apparente. D'où la fréquence des morts subites chez les préarthritiques. Il n'est pas rare même de les voir manifester une des formes de l'arthritisme franc, l'obésité avant tout, ou le diabète, ou la goutte. De telle sorte que, en définitive, les trois périodes du cycle arthritique complet peuvent, comme il a été dit, se dérouler chez le suralimenté ou le surmené. Mais ses descendants n'en présentent pas moins, en vertu de la constitution et du tempérament dont ils ont hérité, des accidents du même ordre, rentrant dans le même cycle, quoique manifestant d'une façon plus prolongée et plus frappante l'une de ses périodes. Et c'est pourquoi nous aurons à rechercher, après avoir vu comment on devient arthritique, comment on naît arthritique et dans quelles conditions la maladie évolue alors, et comment meurent les arthritiques par acquisition ou par hérédité.

III. — Le préarthritisme.

Chez le suralimenté, au moment où commence le préarthritisme, les premiers troubles qui éclatent sont des accidents de fatigue ou de surmenage. Il importe d'abord de préciser le sens de ces deux mots qui ne sont pas toujours parfaitement compris.

En manifestant ses propriétés, — c'est-à-dire en fonctionnant et en assimilant, — toute cellule, tout tissu produit des déchets, non d'usure comme on le dit ordinairement à tort, mais d'*utilisation*, représentés par *ce qui reste* des molécules plastiques ou dynamophores utilisées, et dont la qualité varie avec la nature des substances (protoplasmas et aliments) mises en présence, et la quantité avec l'intensité de l'activité vitale. Ces déchets sont de deux sortes : insolubles ou solubles dans le milieu intérieur, dans les humeurs de l'individu. Les premiers précipitent là même où ils appa-

raissent, encroûtent les tissus et les organes et, par la diminution de résistance que ce dépôt entraîne, préparent la voie à l'intervention des leucocytes macrophages et à la formation des tissus de sclérose. Cette accumulation, intimement et indissolublement liée au fonctionnement, est la cause de tous les phénomènes de la vieillesse (1), laquelle devient ainsi d'autant plus précoce que l'hyperfonctionnement a été plus notoire.

Les déchets solubles diffusent dans le milieu intérieur; ils jouissent de la propriété d'inhiber ou d'empêcher le fonctionnement quand ils atteignent, dans ce milieu, un certain degré de concentration. Cette inhibition constitue la *fatigue;* elle est la conséquence de l'hyperfonctionnement, parce que la machine humaine est réglée pour éliminer, en un temps donné, par ses organes d'élimination et d'excrétion (rein, peau, poumons, etc.), une quantité déterminée de déchets, correspondant à ce fonctionnement moyen que l'on qualifie de normal. Du moment que ce fonctionnement moyen est dépassé, — ce qui est le cas des suralimentés, nous le savons, — il y a accumulation de déchets solubles, fatigue. A la fatigue, il n'y a qu'un remède, le repos, parce qu'alors, la production des déchets diminuant et leur élimination continuant cependant, leur concentration s'abaisse assez dans le milieu intercellulaire pour que le fonctionnement ne soit plus entravé.

Même quand l'activité a été momentanément très intense, le repos, le repos nocturne surtout, suffit à l'élimination des déchets qui causent la fatigue. Mais, si cette activité est en outre continue, si elle se reproduit tous les jours, pendant longtemps, le sommeil n'est plus capable d'éliminer l'excédent des déchets. Ces derniers s'accumulent donc de plus en plus, la fatigue persiste au réveil, l'auto-intoxica-

1. Cf. J. Laumonier : *Physiologie générale,* Livre III et divers articles sur la *Fatigue* et la *Vieillesse,* dans la *Vulgarisation scientifique,* 1903.

tion s'installe en permanence et entraîne, par l'inaction forcée à laquelle l'inhibition conduit certains éléments tissulaires, des altérations dégénératives. C'est le *surmenage*, auquel il est bien plus difficile de porter remède qu'à la fatigue, parce qu'il laisse après lui des points de résistance diminuée, des « manques » dans la continuité fonctionnelle, de véritables lésions.

Grâce à ces notions, nous comprenons que l'hyperfonctionnement du suralimenté ne puisse indéfiniment durer et que, à un moment donné, tôt ou tard, des troubles apparaissent qui sont tout d'abord des accidents de fatigue ou de surmenage.

Les premiers troubles qui se manifestent ne sont pas toujours des troubles digestifs ; ils sont parfois nerveux, et dépendent d'un travail mental ou musculaire excessif, des excès, des veilles, de l'abus des sports ; ils peuvent être aussi néphrétiques, vasculaires, cardiaques, suivant l'espèce de l'organe le moins vigoureux. Mais, comme il convient que leur exposé reste clair et méthodique, je crois avantageux de suivre l'ordre de succession le plus habituel des phénomènes morbides.

C'est entre quarante-cinq et cinquante ans, parfois plus tôt, rarement plus tard, qu'ils se montrent. Les glandes et la musculature de l'estomac se sont fatiguées à la longue et cessent de remplir convenablement leur rôle. Les digestions se font plus lentes, pénibles : le séjour prolongé des aliments dans l'estomac entraîne des pesanteurs, des fermentations anormales, des ballonnements. Il y a des malaises vagues, de la somnolence après les repas. Le sommeil devient moins bon, agité, coupé par des cauchemars ; même on peut constater une insomnie périodique, se reproduisant presque à heure fixe.

De l'estomac, les altérations fonctionnelles passent vite à l'intestin. L'hyperacidité du bol gastrique a été, pendant un temps, neutralisée par les sécrétions biliaires et entériques,

mais ces sécrétions elles-mêmes finissent par devenir insuffisantes à ce point de vue et alors les ferments pancréatiques et intestinaux qui ont besoin, pour agir, d'un milieu neutre ou faiblement alcalin, deviennent incapables d'achever l'élaboration des aliments. Alors les résidus de digestion s'accumulent et de préférence dans la région cæcale, comme l'ont bien montré Pascault et Sigaud, où ils sont la proie des micro-organismes. De là l'excessive fréquence des crises appendiculaires et de l'appendicite chronique chez les suralimentés. D'autre part, contre l'acidité anormale de son contenu, la muqueuse intestinale réagit, et par les contractions irritatives, qui produisent le spasme, la constipation, la douleur, les diarrhées intermittentes, et par une sécrétion muqueuse défensive et abondante qui protège cette paroi, mais en même temps restreint et empêche l'absorption alimentaire. De là les entérites et entéro-colites, et les manifestations nerveuses qui leur font cortège. Labbé, qui a étudié les accidents de la suralimentation, note aussi assez souvent le passage des éléments de la bile dans le sang.

Cette étape digestive est naturellement accompagnée de troubles corrélatifs du côté du foie, des vaisseaux, du système nerveux, qui ont été déjà signalés dans l'état pléthorique, mais qui maintenant s'aggravent notablement. A l'examen, en effet, en outre de la distension gastrique, de l'encombrement cæcal, d'une modification plus ou moins marquée de la tension abdominale, d'un côlon plus ou moins en chapelet, on constate un foie plus ou moins augmenté de volume et douloureux, plus spécialement dans son lobe gauche, des signes d'hypertension portale, une pression artérielle souvent supérieure à la normale, des varices ou des hémorroïdes, un cœur émotif. Le système nerveux est particulièrement irritable ; il y a des maux de tête continus ou des migraines, des douleurs névralgiques ambulantes, des vertiges, parfois de l'hypersensibilité cutanée, de l'agi-

tation ou de la dépression, un état de trouble encore mal défini, mais qui aboutit souvent à la neurasthénie franche ou à la psychasthénie. Enfin l'examen des urines achève de compléter ce tableau. Elles sont foncées, odorantes et renferment quelquefois un peu d'albumine; tous les rapports d'échanges sont en augmentation, la toxicité, la déminéralisation et la phosphaturie relative, attestant qu'il y a destruction intraorganique des matériaux nutritifs en excès sur les besoins réels, mauvaise élaboration de ces matériaux, et production de substances nocives qui, pour s'éliminer, attaquent la trame même des tissus vivants. L'analyse des matières fécales, suivant la méthode de René Gaultier, montre clairement du reste qu'il y a un défaut notable de l'absorption intestinale et des fonctions hépatiques.

Tels sont les principaux signes du préarthritisme, de la période hyperfonctionnelle de l'arthritisme. Ils constituent bien, comme je l'ai dit, des troubles de surmenage survenus dans des organes parfaitement sains, par des excès continus de travail. Mais ils ne s'arrêtent pas à cette étape, et si un traitement énergique n'intervient pas rapidement — traitement que nous exposerons dans le dernier chapitre — leur évolution se continue, amenant tantôt la brusque insuffisance du foie, du rein, des vaisseaux ou du cœur, tantôt une forme définie de l'arthritisme franc, diabète, goutte, lithiase, obésité, etc., reconnaissant d'ailleurs elle-même une terminaison identique, quoique plus éloignée. Toutefois ces manifestations de l'arthritisme franc se montrent de préférence, avec tous leurs caractères, chez les descendants des préarthritiques, chez les hérédo-arthritiques. C'est donc chez ceux-là surtout que nous devons les étudier.

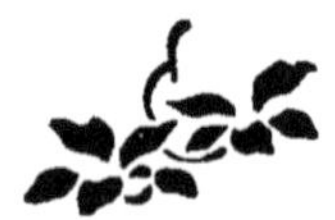

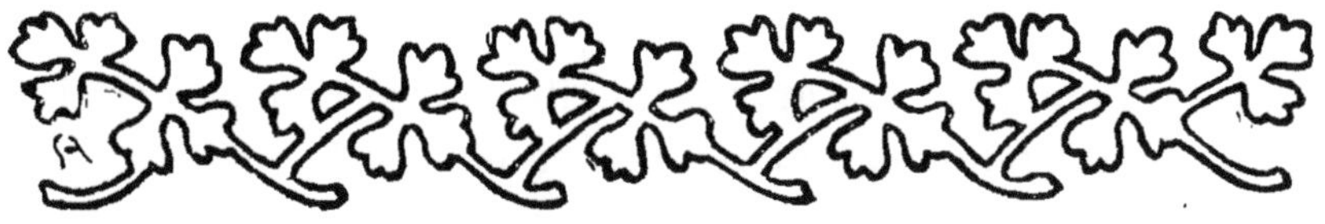

CHAPITRE III

L'ARTHRITISME FRANC

Comment on naît arthritique.

I. — Conditions de l'hérédo-arthritisme.

Au début de ce travail, j'ai reproduit la phrase de Richardière et Sicard : « L'hérédo-arthritisme, voilà la base de la diathèse arthritique. » Elle veut dire ceci : l'arthritisme franc, classique, avec le tempérament, la diathèse propre qu'il comporte, s'observe surtout chez les descendants d'individus déjà tarés, soit simplement suralimentés et pléthoriques, soit arthritiques plus ou moins notoires.

C'est qu'alors, en effet, sous l'influence de l'hérédité, les troubles apparaissent beaucoup plus nets, beaucoup mieux définis, et il est facile, en raison des manifestations variées et amples auxquelles ils donnent lieu, d'en suivre l'évolution presque depuis le début. Il n'en est pas de même dans le préarthritisme, la pléthore ou la suralimentation continue. Les troubles initiaux, fugaces ou peu importants, sont masqués par la belle santé apparente et la suractivité vitale. Même à la veille d'une insuffisance organique mortelle ou du moins grave, d'une cirrhose, d'une néphrite, d'une sclé-

rose du cœur, d'une apoplexie, ils sont si peu perceptibles que le malade souvent les ignore et que le médecin peut les méconnaître. Là d'ailleurs est le grand danger du préarthritisme, qui sournoisement, à petit bruit, étend ses ravages et ne les révèle enfin que quand il est déjà bien tard pour y porter remède.

Dans l'arthritisme franc, les signes sont plus précoces, plus accusés, ils attirent rapidement l'attention, d'autant que, comme nous le verrons, ils expriment, ils traduisent extérieurement les moyens de défense que l'organisme va employer contre le surmenage fonctionnel et les insuffisances conséquentes. Certes, l'héréditaire ne les manifeste que rarement d'emblée, dès la jeunesse. Cependant on connaît, chez les enfants, des exemples d'obésité, de lithiase urique, de migraines toxiques dans le bas âge. Évidemment, dans de tels cas, il faut une hérédité très forte, *très imprégnante*, ou déjà longue.

Mais, pour l'apparition et la consolidation de la diathèse arthritique, l'hérédité toute seule ne suffit pas; elle prédispose, elle prépare; elle rend les organes moins résistants, plus facilement surmenés et insuffisants, mais ce sont les conditions de vie surtout, les mêmes erreurs répétées d'alimentation, de travail, d'excès, d'hygiène, déjà commises par l'ancêtre, qui déclanchent les défectuosités et font apparaître les troubles latents, rapidement aggravés. Si ces conditions, favorables à l'éclosion de la diathèse, viennent à manquer, les organes restent fragiles, les humeurs plus ou moins viciées; mais, comme aucune fatigue excessive n'est imposée aux premiers, aucune addition notable de poison faite aux secondes, l'équilibre peut se maintenir indéfiniment, tant qu'aucun excès n'est commis, aucun surmenage imposé.

Le fait que l'hérédité arthritique n'est pas absolument fatale, qu'on y peut échapper par une série de précautions méthodiques et rigoureuses, dont nous aurons à parler au

chapitre du traitement, rendrait son pronostic extrêmement bénin, si les malades étaient suffisamment avertis et énergiques pour se soigner convenablement et au moment opportun. Mais il n'en est malheureusement pas ainsi et presque tous les héréditaires, sauf dans certains cas, fortuits presque toujours, retombent dans les errements dont leurs pères furent coupables. Il faut donc leur montrer à quel danger ils s'exposent ainsi, et, pour cela, expliquer le mécanisme, tel du moins qu'il est possible de l'entrevoir actuellement, de l'hérédo-arthritisme.

Rappelons tout d'abord que, chez le pléthorique, le suralimenté, le préarthritique, on attribue généralement l'ensemble des troubles morbides qu'il éprouve à une auto-intoxication d'origine alimentaire. Il était admis en effet que les produits toxiques, résultant des putréfactions intestinales qu'entraînent l'arrêt des matières et l'insuffisance fermentative, sont résorbés au niveau de la muqueuse, et normalement retenus et modifiés par la glande hépatique. Mais, si la fonction antitoxique du foie est, pour une cause ou pour une autre, insuffisante, ces poisons tombent dans la circulation générale et vont intoxiquer tout l'organisme et spécialement le système nerveux. Ainsi s'expliquaient tous les prétendus accidents toxiques des fermentations digestives anormales et de la constipation habituelle, les migraines, les névralgies, certaines dermatoses, la chlorose, etc. Il n'était donc pas surprenant déjà que l'organisme du suralimenté, du préarthritique, saturé de poisons qui devaient nécessairement imprégner les cellules germinales aussi bien que les autres tissus, léguât à ses descendants un fonctionnement vicié comme s'il eût été lui-même et directement influencé par les poisons de l'auto-intoxication digestive.

Cependant les recherches récentes de Falloise fournissent de ces phénomènes une autre interprétation.

Falloise, qui a eu la bonne fortune d'avoir à sa disposi-

tion un malade portant une fistule de l'intestin grêle, a démontré en effet ce qui suit :

1° La toxicité du contenu intestinal n'est pas due surtout à la putréfaction des albuminoïdes, puisque la toxicité des matières fécales est de beaucoup inférieure à celle du contenu de l'intestin grêle, où cependant l'albumine n'est pas attaquée par les microbes, et ne subit pas la putréfaction;

2° Le foie ne modifie pas sensiblement les poisons de l'intestin, puisque des chiens, injectés par la veine porte ou par la jugulaire avec une même quantité d'extrait aqueux de matières fécales, meurent avec les mêmes symptômes et à peu près dans le même temps ;

3° Enfin l'épithélium intestinal modifie et arrête, *quand il est intact*, les poisons intestinaux, puisqu'une certaine quantité d'extrait aqueux de matières fécales, injectée dans une anse isolée de l'intestin, est absorbée comme une solution saline, sans aucun symptôme d'intoxication, quand la muqueuse est saine, mais détermine au contraire les accidents classiques de l'intoxication, quand cette muqueuse a été lésée par un moyen quelconque, artificiellement ou naturellement.

Ces expériences sont extrêmement importantes parce qu'elles permettent de donner, de certains phénomènes, une interprétation plus admissible. En effet, les accidents généraux d'hyperfonctionnement et de surmenage, relevés plus haut chez le suralimenté, ne peuvent plus être considérés comme le résultat direct de l'intoxication digestive. Tant que la muqueuse est intacte, anatomiquement, ils sont surtout attribuables à l'irritation réflexe et la toxine ne joue aucun rôle dans leur production. Quand au contraire la muqueuse est suffisamment altérée et lésée, alors, oui, les phénomènes peuvent être surtout d'ordre toxique; ils présentent en effet une allure bien différente, comme on le constate aisément en comparant ce qui se passe dans la

constipation simple, mais tenace, avec encombrement cæcal, et dans l'entéro-colite avec selles sanglantes. Ce sont donc, on peut le dire, les lésions intestinales qui ouvrent la porte aux manifestations bruyantes de l'empoisonnement provenant des poisons fournis par l'organisme lui-même, mais, avant elles, le système nerveux irrité avait réagi par ces accidents douloureux, vasculaires, congestifs, nutritifs, que présentent les suralimentés à la phase du surmenage, les préarthritiques.

Ainsi, de ces expériences, confirmées par de nombreuses observations cliniques, on peut conclure que la suralimentation, tant que des lésions digestives ne sont pas constituées, agit immédiatement, non point par les poisons auxquels elle donne lieu dans le tube intestinal et qui sont modifiés ou éliminés en grande partie par ce tube lui-même, mais par les réflexes nerveux dont elle provoque l'apparition dans l'appareil digestif. Une grande excitabilité nerveuse, qui peut s'étendre à tous les territoires qu'innerve la moelle et gagner les centres, est la conséquence première de la suralimentation continue, de telle sorte que, si nous faisons l'hypothèse (d'ailleurs souvent réalisée) d'une conception à ce moment précis, l'enfant n'aurait chance de présenter que des tendances à des troubles nerveux, à un simple défaut de coordination. Et, de fait, il y a toute une catégorie de jeunes hérédo-arthritiques chez lesquels les seuls signes des tares préexistantes sont un certain degré de déséquilibre nerveux, avec périodes de paresse ou de fébrilité, crises spasmodiques variées, au larynx, à la vessie, à l'intestin, et enfin manifestations cutanées fugaces ou peu importantes. Ces jeunes héréditaires n'en évoluent pas moins ultérieurement vers l'arthritisme franc en raison de leur genre d'existence, qui, copié sur celui des parents, entretient et aggrave les dispositions morbides.

Mais, chez le préarthritique, l'excitabilité nerveuse conditionne, comme nous l'avons appris, l'hyperfonctionne-

ment de tous les organes, et cet hyperfonctionnement, nous le savons aussi, entraîne la production de nouveaux poisons, les déchets tissulaires du fonctionnement, dont l'accumulation amène le surmenage et les insuffisances. On le voit donc, ces poisons qui, eux, circulent dans le milieu intérieur, qui sont modifiés normalement par le foie, — rôle qu'il partage probablement avec certaines glandes vasculaires closes, comme la glande thyroïde, — dérivent secondairement de la suralimentation continue, par la voie indirecte du système nerveux irrité et surmené.

Or, à ces poisons tissulaires, à ces déchets de fonctionnement, on attribue un rôle considérable dans la production des accidents de l'arthritisme franc et de ses lésions terminales. Il importe donc, au plus haut point, de les étudier, dans leur nature et dans leur rôle, car ils existent non seulement chez l'arthritique notoire, mais aussi chez le pré-arthritique où leur présence explique précisément, au moins d'après les idées aujourd'hui généralement admises, ces modifications, ces altérations des humeurs et des tissus qu'il va léguer à ses descendants sous forme de diathèse arthritique, d'arthritisme héréditaire ou hérédo-arthritisme.

Malheureusement, de ces poisons, qu'il serait si important, si nécessaire de connaître pour la pathogénie et la thérapeutique rationnelle de l'arthritisme, nous ne savons que fort peu de chose, moins encore sans doute que nous ne le croyons en vertu de théories séduisantes mais fragiles, qui nous ont donné l'illusion d'être renseignés. Les divers poisons, *leucomaïnes, ptomaïnes, toxalbumines,* observés dans les putréfactions et dans certaines conditions expérimentales comme les cultures, ne s'observent pas dans l'économie elle-même, soit que nos moyens d'investigation chimiques restent trop grossiers pour les y déceler, soit qu'ils n'y existent réellement pas sous la forme définie et précise qu'enseignent les traités de chimie biologique. Les *toxolécithides,* récemment découvertes, semblent douées

de propriétés intéressantes, mais elles sont encore trop mal connues pour qu'on puisse en faire sérieusement état dans la pathogénie de l'arthritisme. Quant aux poisons de l'urine et du sérum, ils existent incontestablement, du moins pour les animaux auxquels on les injecte. Mais leurs propriétés toxiques semblent tenir surtout à leur état colloïdal spécifique, et non peut-être à l'existence de composés chimiques définis. En tout cas, leur toxicité pour l'homme est faible et accidentelle, comme le prouvent deux faits : le succès de beaucoup de transfusions sanguines, même à une époque où la technique n'était guère perfectionnée et aseptique, et la survie de gens qui avaient bu, pendant plusieurs jours de suite, leur propre urine, à défaut de tout autre moyen d'étancher leur soif. Si donc d'une part nous devons nécessairement admettre que certains déchets de fonctionnement sont nocifs, d'autre part il nous faut reconnaître que nous sommes encore très mal fixés sur leur véritable nature et sur le mécanisme grâce auquel ils agissent. Cependant toute une catégorie de substances de ce groupe nous est plus familière; ce sont les *purines*, ou *dérivés puriques* de Kossel, auxquelles se rattache l'acide urique.

On leur attribue les principaux accidents de l'auto-intoxication arthritique. Cela demande quelques explications.

Il va de soi d'abord que l'abondance des dérivés puriques n'explique pas *tous* les accidents de l'arthritisme défini. mais seulement quelques-uns, comme la goutte uricémique ou la gravelle urique, et encore n'est-ce pas leur présence qu'il convient d'incriminer, mais bien les troubles antérieurs qui la rendent exagérée. On ne saurait donc, pour le moment, affirmer que l'abondance relative de l'acide urique, par exemple, dans une urine humaine, soit le signe certain d'un trouble profond des échanges, de la diathèse arthritique. En effet, les oiseaux, dont les oxydations intra-organiques sont cependant beaucoup plus intenses que les nôtres, n'éliminent l'azote que sous forme d'acide urique. Sans

doute, nous ne sommes pas des oiseaux, mais des phénomènes comparables s'observent chez l'homme. Ainsi, dans les tumeurs de la rate, dans certaines néphrites, dans la malaria, dans la leucémie surtout, le malade fait de l'acide urique en quantités énormes, sans cependant manifester à aucun degré la diathèse arthritique, sans être le moins du monde ni goutteux, ni lithiasique, en d'autres termes, sans retenir d'une manière appréciable l'acide urique, pourtant en considérable excès. Il y a donc, comme nous le verrons tout à l'heure, *autre chose,* dans la goutte et l'arthritisme urique, que le fait de la présence de l'acide urique dans le sang.

On dit souvent que l'élimination des corps puriques est presque rigoureusement parallèle à l'ingestion alimentaire de ces corps. Cela ne me paraît pas rigoureusement exact, si, comme je le suppose, on parle ici d'élimination urinaire. Chez un goutteux, que j'ai suivi pendant longtemps, l'usage de certains aliments riches en purines (foie gras, cervelle, boudin) était suivi d'un abaissement dans le taux de l'élimination urinaire de l'acide urique, que l'on retrouvait toutefois en excès dans les matières fécales. On sait d'ailleurs que l'acide urique, administré en nature, se retrouve en effet presque totalement dans les excréments. Aussi tend-on à considérer de plus en plus l'acide urique urinaire comme un produit de synthèse et non, ainsi qu'on le croyait autrefois, comme le résultat de l'oxydation incomplète de certains corps azotés.

On entrevoit ainsi une nouvelle orientation des conceptions relatives à l'origine de la goutte, et les plus récentes recherches viennent en effet affirmer d'une part que la réaction acide des humeurs et la présence de l'acide urique dans le sang ne sont pas forcément obligatoires dans la goutte, et d'autre part qu'une altération de la solubilité normale de l'acide urique est au contraire absolument constante.

Normalement, je veux dire chez l'homme sain, l'acide

urique est soluble et éliminable ; il ne s'accumule pas, ne se dépose pas dans l'économie. Comment donc se fait-il qu'il soit à l'état normal parfaitement éliminé, sans difficulté ni rétention? C'est qu'il a un solubilisant physiologique, qui ne serait autre, d'après Schmoll (de Baltimore), que l'acide thyminique, dérivé, par dédoublement, des nucléines, substances azotées riches en phosphore.

Chez le goutteux, chez le lithiasique urique, il y a insuffisance de l'acide thyminique circulant. L'acide urique et les urates ne pouvant plus, par suite, être solubilisés, s'accumulent d'abord sous la forme d'urates hydratés et gélatineux, puis sous la forme anhydre et cristallisée; à ce dernier état, ils se déposent dans les articulations et les tissus et donnent alors naissance aux divers accidents de la goutte et de la gravelle urique.

Par conséquent, en vertu de cette théorie, un individu devient goutteux, non point parce qu'il a une nutrition ralentie, que les oxydations intraorganiques ne sont pas poussées assez loin, ou que les aliments renferment beaucoup de substances puriques, mais uniquement parce que l'acide thyminique fait défaut ou est en quantité insuffisante dans la circulation.

Maintenant pourquoi l'acide thyminique est-il déficient dans certains organismes? A cette question, on n'a fourni jusqu'ici que des réponses assez obscures.

Peu importe, du reste. Le fait essentiel, c'est qu'il ne s'agit plus d'une auto-intoxication, d'un poison, mais seulement d'une insuffisance fonctionnelle, se traduisant par l'accumulation, la précipitation et le dépôt d'un déchet devenu véritable corps étranger, l'acide urique, les urates, qui se localisent dans certains tissus, y créent des altérations et des lésions caractéristiques et défensives à la fois.

L'acide urique en excès ne se retrouve pas, à titre de symptôme ou de signe dominant, dans le diabète ou l'obésité, qui sont aussi, et au même titre que la goutte et la gra-

velle urique, des formes de l'arthritisme franc. Ici non plus, le poison causal n'existe pas ou du moins reste encore complètement inconnu. L'acide β-oxybutyrique ne peut entrer en ligne de compte, car s'il provoque le coma diabétique, il apparaît comme résultat et non comme cause de l'élimination du sucre par l'urine. Par conséquent, il faut renoncer désormais à considérer l'hérédité arthritique comme préparée et réalisée par des poisons ayant impressionné les cellules sexuelles et se reproduisant dans l'être nouveau auquel ces cellules ont donné naissance. Cela ne veut pas dire qu'il n'y ait pas de poisons, de déchets nocifs accumulés, mais seulement que ces poisons traduisent l'insuffisance fonctionnelle et ne la conditionnent pas. A cette période, les poisons de la suralimentation ont fait toute leur œuvre; ils ont produit le surmenage et particulièrement le surmenage du système nerveux, et c'est des défaillances consécutives dans la synergie organique qu'hérite seulement le descendant, l'hérédo-arthritique.

Résumons en quelques mots les considérations précédentes.

Le préarthritique est un surmené digestif, mais aussi et presque surtout un surmené du système nerveux. Ce qu'il lègue, par suite, à ses descendants, ce n'est point une viciation humorale, mais un système nerveux impressionné, déjà moins résistant, moins apte au maintien d'une synergie parfaite, si bien que de bonne heure, quand les circonstances sont favorables, c'est-à-dire quand le fils mène à peu près la même existence antihygiénique que le père, ce déséquilibre nerveux va se manifester par toute une série de phénomènes, ceux que Lancereaux inscrit dans la première période de l'existence de l'herpétique, qui est notre hérédo-arthritique. (Voyez p. 8.) A partir de ce moment, la diathèse arthritique est constituée; elle va seulement évoluer et revêtir une forme différente suivant les individus.

Dans l'hypothèse d'une altération purement humorale, il

serait difficile de comprendre que les descendants d'un suralimenté, pléthorique, mort d'apoplexie par exemple, fassent l'un de la goutte, l'autre du diabète, un troisième de l'obésité. Mais si l'on admet, ce que la clinique tend à démontrer de mieux en mieux, que l'héritage porte principalement sur l'équilibre et la susceptibilité du système nerveux, on entrevoit alors la raison pour laquelle le descendant d'un goutteux n'est pas forcément un goutteux, ou celui d'un diabétique, un diabétique, encore qu'il y ait naturellement plus de chance pour qu'il en soit ainsi. Tout dépend des conditions dans lesquelles vivra l'hérédo-arthritique. Suivant les habitudes, la profession, les passions, les émotions qu'il est appelé à éprouver et à ressentir, il fera de l'obésité, de la goutte, de la gravelle ou du diabète, pour nous en tenir aux formes principales de l'arthritisme franc.

Pourtant, nous devons le reconnaître, la véritable cause pour laquelle telle de ces maladies éclate plutôt que telle autre chez un individu donné nous échappe encore presque complètement. Nous dirons le peu que nous en savons en traitant, dans les paragraphes suivants, de ces diverses affections. Toutefois, une remarque importante s'impose. Chacune de ces formes cliniques de l'arthritisme franc se traduit par l'insuffisante élaboration de l'un quelconque des principes alimentaires essentiels ou même de tous à la fois. Dans la goutte et la gravelle urique, certains dérivés azotés échappent à la dislocation ou à la solubilisation et causent, par leur accumulation ou leur dépôt, la crise aiguë ou la colique néphrétique. Dans l'obésité, les oxydations intraorganiques sont impuissantes à brûler tous les éléments ternaires, qui se déposent dans les tissus sous forme de graisse, laquelle apparaît comme un produit de réduction. Dans le diabète, le sucre cesse d'être utilisé et est éliminé au prorata de ce que l'organisme ne peut pas consommer. Dans le diabète phosphatique et les maladies par déminéralisation qui se rattachent nettement à la diathèse arthri-

tique, les matières minérales cessent d'être retenues par les tissus et s'échappent. Il semble donc, et c'était là, comme on l'a vu, la conception ingénieuse de Ch. Bouchard, qu'il s'agisse d'un ralentissement de la nutrition, puisque les matériaux alimentaires qui devraient être utilisés ne le sont plus ou le sont incomplètement, d'une manière en quelque sorte inachevée. Mais l'analyse des phénomènes morbides, faite à la lumière des dernières découvertes, atteste le peu de fondement de cette conception, comme j'en ai donné une preuve à propos de l'origine de l'acide urique, que l'on ne peut plus considérer désormais comme un produit de l'incomplète oxydation de certains matériaux azotés. Alors, si ce ne sont pas là des manifestations d'une nutrition ralentie, incomplète, la goutte, le diabète, l'obésité, etc., ne peuvent être et ne sont, suivant l'heureuse expression de Pascault, que des procédés de défense à l'égard des substances en excès dont l'organisme est devenu incapable de faire convenablement usage.

Les phénomènes qui précèdent et qui suivent la crise de goutte aiguë, les concrétions tophacées de la goutte chronique, ont un caractère trop manifestement défensif pour qu'il soit nécessaire d'insister ; on retrouve ce même caractère dans l'obésité, où le dépôt de corps gras, produits de réduction, est le signe certain d'un déficit dans les oxydations ; elle représente donc le moyen à l'aide duquel l'organisme se protège contre des surcharges alimentaires qu'il se trouve incapable d'utiliser. La glycosurie du diabétique est aussi une réaction protectrice, puisque, grâce à elle, l'économie élimine le sucre qu'elle ne peut ni transformer ni fixer et qui, s'il restait dans le milieu intérieur, subirait des dédoublements toxiques et causerait rapidement la mort.

Grâce à ces divers procédés de défense, il se produit une sorte d'arrêt momentané dans l'évolution de l'arthritisme. On sait que la crise de goutte, l'apparition du sucre dans l'urine, etc., mettent souvent fin aux troubles multiples, névralgiques, cutanés, viscéraux, dont souffrent les hérédi-

taires, ce qui serait peu compréhensible si l'on ne considérait pas la localisation clinique comme une réaction défensive. Cette période d'arrêt momentané constitue, on l'a vu, la seconde phase du cycle arthritique, l'arthritisme franc. A cette phase, l'hyperfonctionnement antérieur fait place à un fonctionnement, sinon déjà tout à fait insuffisant, au moins profondément altéré, dont il nous faut rappeler brièvement les principales formes cliniques.

II. — La goutte.

Elle est l'apanage presque exclusif des races du Nord et des climats tempérés ou froids, parce que ces climats favorisent plus particulièrement la suralimentation, mais, naturellement, les conditions physiques n'ont par elles-mêmes aucune influence connue. Aussi voit-on les Lapons et les Groenlandais échapper à la goutte malgré l'usage constant des substances grasses et de la viande. Inversement, dans les pays tropicaux, les Européens qui ont conservé les mauvaises habitudes alimentaires et hygiéniques de l'Europe centrale et septentrionale deviennent parfaitement goutteux, ce qui montre bien l'influence étiologique prépondérante du genre de vie et de la suralimentation. D'ailleurs une autre preuve est tirée de la fréquence beaucoup plus grande de la goutte chez l'homme que chez la femme, malgré que cette dernière soit souvent très sédentaire et que la passivité de son tempérament la prédispose à une activité médiocre. Mais néanmoins quand une femme se suralimente d'une manière continue, elle est, tout comme l'homme, exposée à la goutte; les cas féminins de goutte qu'on observe intéressent en effet toujours de grosses mangeuses par goût ou par métier.

D'après Scudamore, la goutte est héréditaire dans 64 pour 100 des cas, et directement (père, mère, grands-parents) dans 59. Bouchard croit cette hérédité plus

faible : 43-44 pour 100; Braun (de Wiesbaden), la croit, au contraire, absolument constante; il n'y aurait pas, d'après cet auteur, de goutte réellement acquise. Cette dernière manière de voir semble exagérée. On a cité des cas où le patient ne comptait absolument aucun taré dans ses ascendants. Mais en est-on bien sûr? Ce qui est certain cependant, c'est que la crise classique est tout à fait exceptionnellement le seul signe de la diathèse arthritique. D'autres symptômes se montrent antérieurement à la crise, et parfois dès l'enfance : migraines, impétigo, eczéma, pharyngite granuleuse, conjonctivites à répétition, etc., qui, en raison de l'âge où ils apparaissent, semblent bien indiquer une influence héréditaire méconnue.

Quoi qu'il en soit, la crise éclate, souvent précédée de ces avant-coureurs que connaissent bien les goutteux : irritabilité, changement de caractère, douleurs errantes, maux de tête, troubles dyspeptiques, état vertigineux. Elle peut éclater sans cause provocatrice discernable. Pourtant on a observé que les excès alimentaires, les fatigues et les traumatismes (1) en précèdent fréquemment l'éclosion. On conçoit du reste fort bien que l'adjonction de poisons nouveaux, provenant d'une incomplète élaboration alimentaire ou d'un fonctionnement exagéré, à la masse des poisons préexistants chez tout arthritique suffise à déclancher l'arthrite, qui apparaît bien ainsi avec son véritable caractère de procédé défensif.

Elle éclate généralement la nuit, et s'attaque de préférence à l'articulation métatarso-phalangienne du gros orteil. On a donné de cette crise des descriptions nombreuses, dont la plus remarquable est celle de Sydenham; elles sont trop connues pour qu'il soit indispensable de les répéter. Nous en retiendrons cependant deux faits, l'un relatif à l'état local,

(1) *Traumatismes,* toutes les actions mécaniques capables de léser les tissus : chocs, coups, blessures, etc.

l'autre à la réaction générale. En ce qui concerne le premier, la jointure est tuméfiée et douloureuse et présente les signes d'un épanchement; la peau qui la recouvre est très chaude, violacée, tendue, luisante et menace de s'ulcérer; néanmoins, malgré l'intensité des phénomènes inflammatoires, l'arthrite goutteuse ne suppure pas. A noter aussi que la douleur, extrêmement vive la nuit, s'amende notablement le jour, sans qu'on sache bien pourquoi. Quant à la réaction générale, elle se manifeste par une soif vive, la suppression de l'appétit, des troubles digestifs variés, de la sensibilité de la région hépatique, de la constipation, enfin de la fièvre pouvant monter jusqu'à 40° centigrades. Au moment de la période fébrile, l'examen du sang atteste un état défensif bien caractérisé. L'urine enfin, qui était abondante et souvent riche en acide urique avant la crise, se fait beaucoup plus rare; sa densité, sa coloration et son acidité augmentent, tandis que l'acide urique diminue considérablement. Mais aussitôt que l'accès a atteint son apogée, il se produit une décharge urinaire intense; la quantité d'urine monte à 1500, 2000 centimètres cubes et l'acide urique est très abondant.

Ces constatations diverses permettent d'entrevoir le mécanisme au moyen duquel se produit l'accès de goutte aiguë. Un excès de nourriture ou de travail a versé dans la circulation un surcroît de poisons dont quelques-uns sont apparentés à l'acide urique, dont beaucoup, en tout cas, ont une fonction acide. Déjà insuffisamment solubilisé, soit par la réaction des humeurs, soit par le défaut d'acide thyminique, l'acide urique, libre ou combiné, se précipite et de préférence aux points où la circulation est la moins active, et où des lésions favorisantes (traumatisme) facilitent le dépôt uratique, ce qui est, d'après Garrod, le cas de la jointure du gros orteil, dépôt qui, irritant par son action locale, chimique et mécanique, les tissus au milieu desquels il se fait, produit la crise et ses douleurs. A cette action localisée,

l'organisme réagit par ses moyens habituels de défense, la fièvre, la soif, la destruction et l'oxydation des déchets toxiques en excès, retenus pendant l'attaque, et enfin leur élimination ultérieure.

Aussi ne faut-il pas être surpris de ce sentiment très particulier de bien-être qu'éprouvent maintes fois les goutteux, surtout après leurs premières crises. Il traduit en somme le soulagement momentané que l'organisme ressent de s'être débarrassé d'une partie des poisons qui l'encombraient. Toutefois le bien-être qui, au début, se montre au moment où la desquamation de l'épiderme se produit au niveau de l'arthrite, et où l'appétit renaît, apparaît plus tardivement à mesure que les accès se répètent et finit même par faire défaut, quand la douleur à la pression et l'œdème persistent ou que de nouvelles attaques viennent frapper successivement plusieurs articulations.

En effet, si au début, comme il a été dit, le gros orteil est de beaucoup la région la plus atteinte, il n'en est plus de même au cours des attaques successives. Toutes les articulations du pied, notamment les chevilles, peuvent se prendre, puis le genou, le poignet; le coude, la hanche même, etc. Il peut alors se faire que la goutte, qui a débuté au gros orteil ou au cou-de-pied, lors d'une crise, gagne ensuite la cheville et le genou du même côté, ou du côté opposé. Mais, simultanément à cette tendance à la généralisation, au moins dans les cas ordinaires, l'espacement, la durée et l'intensité des attaques se modifient; elles se font plus rapprochées, plus longues, moins violentes, et finissent même par laisser des engorgements articulaires qui persistent indéfiniment. Cette nouvelle forme de la goutte est dite chronique ou asthénique. On l'observe comme conséquence des attaques répétées de goutte aiguë, mais aussi quelquefois elle se montre d'emblée. Elle est de préférence et pour cause l'apanage des vieillards, tandis que la goutte aiguë peut se manifester de très bonne heure, avant la quarantaine.

Les deux principaux caractères de la goutte chronique sont la fixité des lésions et l'atténuation de la réaction générale et locale. Les douleurs sont peu intenses, les signes inflammatoires manquent; il n'y a pas de fièvre, mais la résolution de l'arthrite n'est jamais complète et il se produit des déformations périarticulaires persistantes. Ces déformations, qui se compliquent de dépôts crayeux ou *tophus,* finissent par rendre le malade impotent; elles s'aggravent d'ailleurs des accidents variés de la goutte viscérale, dont nous parlerons tout à l'heure, et aboutissent à la cachectisation.

Les déformations sont le résultat de l'ostéite des extrémités osseuses et des dépôts uratiques qui se font dans les os, les cartilages, les ligaments et les tendons. Elles se montrent surtout aux doigts et aux poignets, aux pieds, aux genoux, et, d'après Lécorché, à la région cervicale et lombaire. Les tophus se forment particulièrement dans le tissu cellulaire qui entoure les jointures, dans les bourses muqueuses sous-cutanées, et enfin dans la peau, où ils ont pour siège de prédilection le pavillon de l'oreille. Ils apparaissent toujours à la suite de crises répétées, sous la forme d'une petite tumeur, de dimensions variables, de consistance molle, dont le contenu durcit peu à peu et prend l'allure d'un corps solide étranger; il est formé à peu près exclusivement d'urate acide de soude et de phosphate de chaux. La plupart du temps, les tophus persistent indéfiniment, peuvent même s'accroître notablement et se développer en cuirasse; plus rarement, ils se résorbent. Enfin ils peuvent s'ulcérer et suppurer, l'urate acide ayant déterminé une violente inflammation sur laquelle sont venus se greffer les microbes de la suppuration. Ces abcès donnent issue à du pus et à de l'urate de soude; ils peuvent alternativement se fermer et se rouvrir suivant les poussées de goutte.

Mais il y a, dans cette maladie, autre chose que des accidents articulaires; il y a les manifestations viscérales, ce

que l'on appelait parfois la *goutte remontée,* parce qu'elle semblait devenir visible seulement quand la crise articulaire avortait, notamment par le fait d'une médication intempestive. La gravité des accidents alors constatés résulte des lésions préexistantes, notamment au cœur, au cerveau, au rein. En fait, cette goutte viscérale n'est qu'une généralisation, pour ainsi dire, de l'arthrite, qui se porte sur les différents organes et y donne lieu à des réactions en rapport avec la nature et le rôle de chacun d'eux. Il en résulte que l'origine de ces affections et leurs relations avec la diathèse ne sont souvent reconnues que lorsqu'il existe d'autres manifestations goutteuses franches. Quand ces dernières font défaut (goutte larvée), le diagnostic pathogénique est plus difficile.

Les manifestations de la goutte viscérale sont moins souvent aiguës que chroniques, mais, dans ce dernier cas, elles tendent à perdre leur caractère gouttogène, car elles sont alors surtout conditionnées par l'artérite goutteuse, à la faveur de laquelle la lésion s'installe et se développe. Parmi ces manifestations, on peut citer, du côté de l'appareil respiratoire, l'asthme, qui alterne parfois avec la fluxion articulaire, ou bien qui disparaît quand la crise de goutte se montre, la congestion pulmonaire à répétition et le catarrhe, avec dilatation des bronches et cœur forcé ; du côté de l'appareil digestif, la dyspepsie et l'entéralgie ; on y rattache la goutte aiguë du pharynx et les vomissements acétonémiques des enfants, que Comby et Richardière considèrent comme une véritable crise larvée de goutte, et la lithiase biliaire dont les statistiques de Lécorché et Bouchard ont montré les rapports avec la goutte; du côté du système nerveux, l'insomnie, la céphalée et la crise épileptiforme goutteuses, et les intermittences cardiaques au moment de la crise articulaire ; les grands accidents cérébraux, la goutte cérébrale de Lécorché, doivent être plus correctement rattachés à l'artérite, à la thrombose et à leurs conséquences ; du côté du cœur, surtout la myocardite; du côté des artères, la sclérose, l'aortite chronique, l'endartérite oblitérante et la périartérite cérébrale, l'angine de poitrine; du côté des veines, les hémorroïdes et les phlébites; enfin, du côté du rein, qui est l'organe le plus constamment touché, d'abord l'albuminurie fonctionnelle (dans 92 pour 100 des cas, suivant Grandmaison), puis la lithiase rénale, que nous allons étudier tout à l'heure, enfin la néphrite, avec ou sans dépôts uratiques. Ajoutons, cependant, pour compléter ce tableau déjà un peu chargé, les accidents goutteux de l'œil : conjonctivite,. iritis, choroïdite, rétinite; de l'oreille, l'otite avec infiltration crétacée, la goutte parotidienne et la goutte musculaire, caractérisée par des douleurs, des crampes, l'atrophie des muscles, et que Grandmaison regarde comme la manifestation la plus fréquente de la diathèse acide et de l'uricémie.

Évidemment, le goutteux ne manifeste point toutes ces localisations viscérales de la goutte ou, du moins, ne les supporte pas toutes avec la même intensité. D'ailleurs, par le fait même de l'évolution et du progrès de la diathèse, quand un traitement très énergique et très prolongé n'est pas intervenu à temps, les divers organes s'altèrent et se prennent successivement, et amènent cet état d'insuffisance généralisée de la nutrition et de l'oxygénation du sang, avec lésions du cœur, du sang, des artères, des poumons et des reins qui constitue la *cachexie goutteuse*. Nous étudierons plus en détails, dans le chapitre suivant, la terminaison la plus habituelle de l'évolution goutteuse; il nous suffit actuellement de constater que la cachexie est l'aboutissant d'une évolution très longue et que, en somme, un nombre relativement peu élevé de goutteux meurent de cette manière, après avoir supporté les divers accidents de l'arthrite goutteuse; la plupart du temps, le malade succombe, d'une manière précoce, à une maladie intercurrente, souvent d'origine infectieuse, à laquelle d'ailleurs l'auto-intoxication chronique de l'état

uricémique et les insuffisances organiques qu'il commande le prédisposent d'une manière particulière.

Les quelques notions qui précèdent montrent, je pense, clairement, le caractère nettement défensif, au moins au début, de la goutte aiguë ou subaiguë et des manifestations primaires de la goutte chronique, c'est-à-dire les déformations et les dépôts tophacés. Sans doute, plus tard et par la force des choses, la protection tout d'abord exercée par l'attaque devient un danger qui s'ajoute au péril de l'empoisonnement continu. Néanmoins, la constatation de ce caractère défensif est très importante pour comprendre non seulement les causes initiales et le développement de la maladie, mais aussi et surtout le traitement soit préventif, soit curatif qu'il convient d'appliquer rationnellement à ses différentes étapes.

III. — La lithiase rénale.

Entre la lithiase rénale ou gravelle et la goutte, il existe d'étroites parentés que démontrent l'association très fréquente de ces deux formes de l'arthritisme et leur alternance, ou encore leur succession, de telle sorte que la goutte articulaire succède à la gravelle, que l'on désigne par suite quelquefois sous le nom de *goutte rénale*. D'ailleurs, il ne faut pas oublier que dans la goutte, même sans manifestation franche de lithiase, il existe parfois des dépôts d'urate dans le tissu même du rein.

Les conditions qui déterminent la goutte déterminent aussi la gravelle : suralimentation, surmenage, etc. Dans les deux cas, il y a exagération de production de l'acide urique et diminution de sa solubilité, tant par l'élaboration incomplète des nucléines que par l'acidité élevée des humeurs et l'excès de phosphates acides. Mais, dans la goutte, la crise est provoquée par le dépôt d'éléments uratiques aux points de moindre résistance, représentés principalement par les

articulations des membres inférieurs; dans la gravelle, l'apparition de sables ou de calculs peut se faire bien avant que les moindres résistances organiques soient constituées et par le seul fait des variations de solubilité que les urates éprouvent dans la filtration rénale. Au surplus, le rein, par le fait qu'il a à éliminer des quantités anormales d'acide urique, se fatigue parfois d'une manière précoce. Et c'est pourquoi d'une part le rein est si souvent altéré dans la goutte et, d'autre part, la gravelle précède assez souvent l'arthrite ou les autres manifestations de la goutte.

Lécorché distingue la gravelle de la lithiase rénale; dans la première, il y aurait émission de sables et de petits graviers (d'où son nom); dans la seconde, il y aurait production de concrétions uratiques, de volume variable, de forme arrondie ou irrégulière, qui, en s'engageant dans l'uretère, détermineraient la crise, la *colique néphrétique.* Quand le calcul est trop volumineux, il peut produire des accidents extrêmement graves, soit qu'il demeure dans le bassinet, déterminant des douleurs, de l'hydronéphrose, de la suppuration, soit que, parvenu au col de l'uretère, il ne puisse aller plus loin. Il en est de même pour les calculs vésicaux, qui se concrètent par l'adjonction de plusieurs graviers et qui deviennent ainsi trop gros pour pouvoir être expulsés par l'urètre. L'intervention chirurgicale s'impose alors : ouverture ou ablation du rein, écrasement des calculs.

Les graveleux et lithiasiques présentent en général le même ensemble de symptômes morbides que les goutteux, et les troubles fonctionnels du côté de l'appareil digestif, du foie, des vaisseaux, du cœur et des poumons — sans parler des reins — sont sensiblement de même ordre. Néanmoins, le seul signe dont le malade s'inquiète est la colique néphrétique, parce qu'elle est accompagnée de douleurs extrêmement violentes. Les sables n'attirent point beaucoup l'attention et passent parfois inaperçus. Pourtant ils représentent bien souvent les avant-coureurs de la crise, et toute per-

sonne qui constate des dépôts uratiques rougeâtres, tapissant le fond de son vase de nuit, doit se méfier d'une prochaine colique néphrétique et prendre ses précautions en conséquence.

Parfois cependant la crise paraît éclater sans aucun trouble avant-coureur perceptible. A peine constate-t-on quelques douleurs sourdes dans les reins, avec envies fréquentes d'uriner et sensation plus ou moins nette de pesanteur. Puis brusquement, à l'occasion d'un mouvement un peu brusque, par exemple, une douleur vive éclate, au niveau des lombes, continue, exaspérante, mais unilatérale et se produisant souvent du même côté (mais non nécessairement; il y a d'ailleurs parfois alternance presque régulière) ; elle s'irradie à gauche vers la rate, à droite vers le foie, mais de préférence dans la direction du petit bassin et des organes génitaux. Chez l'homme, le testicule devient sensible et remonte vers l'anneau, et il y a une impression sensible de brûlure et de tension du côté de la vessie et jusqu'au méat urinaire. En même temps se produisent des envies d'uriner (les urines sont diminuées ou même supprimées) et d'aller à la garde-robe, des sueurs, des nausées et même des vomissements. Le malade est pâle, courbé en deux, immobilisé, se plaint ou gémit, mais ne présente de fièvre que s'il y a menace de complications : pyélo-néphrite calculeuse, phlegmon périnéphrétique, etc. Le pissement de sang est assez fréquent quand le calcul est hérissé d'aspérités qui déchirent les muqueuses.

La crise est d'une durée très variable, tantôt une heure, tantôt un jour. Elle cesse brusquement au moment où le gravier tombe dans la vessie; mais il peut subsister encore un peu de gêne ou d'engourdissement dans la région lombaire.

Pendant le parcours de l'uretère, il y a parfois des rémissions dans la douleur, et le patient se croit au bout de ses souffrances, mais bientôt la colique reprend, le gravier momentanément arrêté reprenant sa descente.

La chute du gravier dans la vessie est suivie d'une abondante émission d'urine, qui entraîne ordinairement la concrétion uratique au dehors, sans déterminer de nouvelles sensations pénibles du côté de l'urètre. En raison de cette abondante miction, il est rare que les calculs provoquent la formation de concrétions vésicales ; ces dernières résultent plus souvent de l'agglomération de sables ou de petits graviers ; si, avant d'être très volumineuses, elles s'engagent dans l'urètre, elles peuvent être la cause d'une sorte de colique urétrale, d'ailleurs fort rare, mais qui réclame l'intervention du chirurgien.

Rappelons enfin que le traitement même de la lithiase rénale peut amener des coliques néphrétiques, en détachant les petits calculs du bassinet et en augmentant la sécrétion rénale.

A côté de la gravelle urique, dont je viens de parler, beaucoup d'auteurs placent la gravelle oxalique, caractérisée par la présence de concrétions d'oxalates au lieu de concrétions d'urates. L'acide oxalique, en effet, paraît dériver, dans certains cas, de l'acide urique et est considéré comme le produit d'une élaboration défectueuse des matériaux azotés. Enfin la gravelle oxalique peut coexister avec la gravelle urique. Malgré cela, elle ne paraît pas sous la dépendance de la diathèse arthritique, attendu qu'elle existe indépendamment de toute manifestation certaine, héréditaire ou acquise, de l'arthritisme, et notamment chez des dyspeptiques ou des nerveux. D'ailleurs, l'observation attentive montre qu'elle est souvent d'origine purement alimentaire.

L'évolution de la lithiase aboutit soit à la goutte articulaire et à toutes ses conséquences, soit à une sorte d'état cachectique, dans lequel on retrouve les manifestations viscérales paragoutteuses mentionnées ci-dessus à propos de la goutte. Ici encore on constate les altérations rénales, vasculaires, cardiaques, qui conditionnent la terminaison habituelle de la goutte.

Par ce qui précède, on voit que la lithiase rénale et la goutte sont les deux formes corrélatives d'un même trouble des échanges nutritifs, conditionnées par les mêmes circonstances et aboutissant aux mêmes insuffisances organiques. Toutefois, dans la lithiase, le caractère défensif est moins net, en dehors de la douleur, qui constitue cependant un avertissement réellement protecteur. Sous ces deux modalités cliniques s'exprime l'effort de l'organisme pour éliminer un excès de poison qui a sa source dans une destruction exagérée des matériaux azotés les plus riches, que ces matériaux proviennent du dehors, dans la suralimentation, ou du dedans, dans le surmenage, ou des deux à la fois et dans l'absence ou l'insuffisance du solubilisant physiologique de ce poison. Cette constatation s'éclaire d'ailleurs des notions étiologiques fournies dans les chapitres précédents et servira ultérieurement pour l'établissement d'une thérapeutique méthodique et rationnelle.

IV. — L'obésité.

Il est assez difficile de dire exactement ce qu'est l'obésité, ou adipose, et en quoi elle diffère du simple embonpoint. Normalement, les tissus humains contiennent, en moyenne, 50 grammes de graisse pour 1000. A partir de quel taux cette proportion de graisse devient-elle de l'obésité? Quant à présent on ne sait pas au juste et le diagnostic de l'obésité ne se porte que d'après l'aspect extérieur et la constatation de certains troubles spéciaux dont nous parlerons tout à l'heure.

Mais l'impossibilité où nous sommes de tracer scientifiquement une démarcation nette entre la corpulence ou l'embonpoint et l'obésité n'empêche pas de comprendre l'exacte signification de ce processus morbide, et Maurel (de Toulouse), dans son *Rapport sur l'obésité*, au Congrès de Paris de 1904, la considère, à juste raison, comme un des moyens employés par la nature pour éviter les inconvénients de la

suralimentation et de la surnutrition, consistant dans la mise en réserve, sous la forme de tissus adipeux, répartis dans le tissu sous-cutané et les organes, d'une quantité de corps gras dépassant sensiblement la proportion normale. En d'autres termes, l'obésité est un procédé de dépense contre l'excès de matériaux alimentaires que l'organisme ne peut utiliser.

Si l'on se rappelle ce que j'ai dit précédemment du rôle de la suralimentation dans la production et l'évolution de la diathèse arthritique, on ne sera pas étonné de constater que l'obésité, plus ou moins franche et marquée, est le signe de beaucoup le plus fréquent de l'arthritisme, celui qui précède et complique souvent tous les autres et se retrouve constamment au début, tout au moins, des autres formes cliniques de l'arthritisme. Au surplus, le fait seul d'être *gros* indique, sinon toujours la diathèse en voie d'évolution, du moins la réalisation des conditions qui la préparent et l'imminence de son éclosion.

D'après A. Mathieu, trois éléments peuvent intervenir dans la pathogénie de l'obésité : la prédisposition constitutionnelle, l'augmentation des recettes nutritives et enfin la diminution des dépenses correspondantes.

Par prédisposition constitutionnelle, il faut surtout entendre ici l'hérédité, dont l'influence majeure a été bien mise en évidence par les statistiques de Chambers, de Bouchard et de Warthington. Les femmes sont, le fait est bien connu, beaucoup plus souvent atteintes que les hommes, puisque, sur 100 obèses, il faut en moyenne compter 65 femmes. Cette fréquence ne tient pas uniquement à la sédentarité plus grande de la femme, comme nous le verrons plus loin.

En dehors de l'hérédité directe, il faut mentionner les rapports de l'obésité avec les autres formes de l'arthritisme, avec la goutte, la lithiase, le diabète, le neuro-arthritisme et le nervosisme. En dehors de l'obésité modérée, qui

s'observe, comme il a été dit, au début de presque toutes les manifestations arthritiques, l'obésité difforme peut alterner avec ces autres manifestations, et traduire alors, presque à elle seule, l'emprise définitive de la diathèse. Mais Maurel a bien fait remarquer que cette adipose ne doit pas être confondue avec l'obésité, pour ainsi dire banale, du début de toute évolution arthritique, laquelle disparaît quand l'hyperfonctionnement fait place à des insuffisances fonctionnelles de plus en plus généralisées.

L'obésité banale a sa source, nous le savons, dans la suralimentation, la pléthore. C'est la plus fréquente; c'est celle qui marque l'excès des recettes sur les dépenses et traduit les limites de l'hyperfonctionnement. Voilà pourquoi on la trouve constamment au début de l'évolution arthritique et pendant les premières générations, d'apparition de plus en plus précoce et jusque dans l'enfance.

Mais si cette obésité par suralimentation tend à disparaître à mesure que le cycle arthritique s'avance, que le fonctionnement devient plus difficile, une autre peut, simultanément et presque sans transition ou sans changement apparent, faire son apparition : c'est celle qui tient à une réduction des dépenses *par intoxication*. La plupart des théories pathogéniques de l'obésité ne s'appliquent guère qu'à cette dernière, comme la théorie digestive, qui attribue l'obésité des dyspeptiques au non-dédoublement des graisses; comme la théorie asphyxique, qui rattache l'obésité de certains anémiques et chlorotiques aux troubles de l'hématose et à la diminution conséquente des oxydations intra-organiques; comme la théorie en vertu de laquelle, les sécrétions internes des glandes closes et des glandes génitales étant des régulateurs des phénomènes d'oxydation, la dégénérescence morbide ou physiologique de ces glandes ou leur ablation (insuffisance de la glande thyroïde, ménopause, castration, etc.) entraînerait une diminution des oxydations et l'obésité des myxœdémateux, des castrats et des femmes au

retour d'âge; comme la théorie toxi-infectieuse, qui admet que certaines infections : tuberculose, convalescence de fièvre typhoïde, amènent l'obésité. L'alcool, l'arsenic, le phosphore produisent également une obésité toxique.

Dans ces différentes formes de l'adipose par intoxication, le rôle du système nerveux est manifeste, puisque c'est par lui de toute nécessité que se produit la régulation dans le mécanisme et le taux des échanges nutritifs, et c'est, par conséquent, à un trouble de son fonctionnement qu'est due aussi l'altération de cette régulation. Or cette perturbation nerveuse se montre, relativement de bonne heure, dans l'évolution de l'arthritisme, comme le résultat des excitations multiples et de l'hyperfonctionnement. Et c'est ainsi que, à l'obésité par suralimentation qui caractérise le début de cette évolution, succède au bout d'un temps variable chez l'individu, de deux ou trois générations dans la lignée, une obésité d'une autre nature, toxique, grave par conséquent, à signification très différente, puisque, quelle que soit sa forme, elle est, au même titre que l'amaigrissement qui survient parfois à sa place, le signe des insuffisances progressives. Chez ces malades, d'ailleurs, la suralimentation n'est plus généralement en cause et beaucoup d'entre eux continuent à engraisser avec un régime parfois tout à fait insuffisant.

Sans doute, toutes les obésités toxiques ne sont pas dépendantes de l'arthritisme; les personnes qui deviennent obèses à la suite d'une castration, de la ménopause, de myxœdème, d'un empoisonnement par le phosphore ou d'un abus de l'arsenic ou de l'alcool, ne sont pas du tout nécessairement des arthritiques. Mais néanmoins, et c'est là ce qu'il importe de retenir, ces obésités toxiques se produisent plus aisément, plus fréquemment (les statistiques le prouvent) chez les hérédo-arthritiques, en raison précisément des troubles nerveux préexistants et des insuffisances variées qu'ils commandent.

Les deux types d'obèses d'Albert Robin : les obèses hyperazoturiques, ou *par excès,* et les obèses hypoazoturiques, ou *par défaut,* répondent en somme aux deux formes d'obésité dont nous venons de parler, les premiers dépendant de l'obésité par suralimentation et hyperfonctionnement, les seconds de l'obésité par intoxication avec insuffisance.

D'ailleurs la physiologie expérimentale démontre que la graisse peut apparaître aux dépens des différents matériaux alimentaires et des différents tissus de l'organisme. Dans ma *Physiologie générale*, j'ai longuement discuté les expériences qui attestent que les corps gras, bien entendu, mais aussi les albuminoïdes purs et même les hydrates de carbone donnent de la graisse. Je ne puis naturellement reprendre ici cet exposé, dont nous nous bornerons à accepter les conclusions. Mais il faut néanmoins bien se rendre compte que, normalement, cette transformation est limitée et ne porte que, d'une part, sur un léger excès de matériaux alimentaires momentanément inutilisés et qui se déposent sous forme de réserves nutritives, et, d'autre part, sur cette partie des tissus qui, cessant de fonctionner ou privée d'oxygène, fournit par réduction des substances grasses, comme l'adipocire des noyés. Dans l'état morbide qui aboutit à l'obésité vraie, ces phénomènes de réduction prennent une beaucoup plus grande ampleur, pour les raisons suivantes : ingestion alimentaire dépassant notablement les besoins et les limites d'utilisation digestive, insuffisances des ferments des graisses, de l'hématose et de la circulation de l'oxygène, du système nerveux enfin, qui, irrité ou intoxiqué, cesse d'exercer son contrôle et son action synergiques et laisse ainsi certains tissus ou organes s'infiltrer de graisse et dégénérer.

Ce qui précède rend compte des lésions constatées dans l'obésité. On observe en effet une accumulation anormale de graisse dans la peau et le tissu cellulaire sous-cutané, dans les interstices celluleux des muscles et des organes

internes. Or, il importe de remarquer que ces tissus sont ceux où l'irrigation sanguine est à son minimum et où par conséquent l'apport d'oxygène est extrêmement réduit, ce qui explique que la graisse s'y montre toujours d'abord et de préférence. Mais la lésion peut s'étendre davantage et s'attaquer aux éléments anatomiques nobles eux-mêmes (1). Ainsi, dans le foie, la graisse se dépose à peu près exclusivement à l'intérieur des cellules hépatiques. Les muscles du cœur subissent eux aussi très souvent une transformation, la dégénérescence graisseuse. Ici la lésion a une signification différente; elle est le résultat d'un phénomène de fatigue. Chez les suralimentés, les intoxiqués, les obèses, le foie et le cœur se surmènent en effet de bonne heure et le ralentissement fonctionnel qui en est la conséquence entraîne la transformation partielle des éléments anatomiques en corps gras.

Le dépôt adipeux et les lésions qu'il détermine commandent les différents symptômes de l'obésité. Nous ne nous y attarderons pas, car ils sont connus de tout le monde. Notons cependant que, chez certains malades, la peau est fortement colorée, tandis qu'elle est pâle chez les autres; parfois même, elle est non seulement décolorée mais comme bouffie. Ces derniers appartiennent au type toxique ou atonique, les premiers au contraire au type pléthorique. Ceux-ci sont souvent des obèses par acquisition, ou des héréditaires de la première génération; ceux-là sont des héréditaires plus anciens, marchant vers la période terminale et constituant souvent ces *grands* obèses, qui meurent généralement avant la quarantaine.

Les troubles fonctionnels du début sont sous la dépendance de la surcharge de poids qu'entraînent les dépôts adipeux et de la gêne mécanique qu'ils apportent au fonc-

(1) On entend par éléments anatomiques *nobles* le système nerveux, les muscles et les glandes.

tionnement des organes. De là, l'apathie intellectuelle, la somnolence, l'essoufflement au moindre mouvement, l'anémie, l'état dyspeptique et l'hypertrophie du foie, la frigidité, l'impuissance, la stérilité, etc. Ultérieurement, quand la dégénérescence graisseuse survient, les troubles cardiaques font leur apparition; il y a des palpitations, des intermittences; le cœur, dont les fibres musculaires sont infiltrées de graisse, se dilate et le malade meurt par insuffisance progressive de la contraction du cœur ou même subitement par rupture. L'obésité infantile (celle qui apparaît seulement après le sevrage, vers 2 ans) peut avoir une évolution plus rapide, non par le fait même de l'obésité, mais par une infection intercurrente, notamment la tuberculose. Cette infection en effet exerce, chez les jeunes obèses, des ravages très prompts et qu'il est difficile d'enrayer. L'adulte lui-même est exposé à cette complication, dont la terminaison alors est parfois moins rapide. Enfin rappelons, pour mémoire seulement, que la goutte, la lithiase, le diabète, la néphrite se superposent souvent à l'obésité et, indépendamment des accidents de cette dernière, peuvent donner lieu à l'apoplexie, au coma, à la crise d'urémie.

Somme toute, il y a deux types d'obésité : l'obésité par suralimentation ou floride et l'obésité toxique. La première est la forme la plus banale de l'arthritisme; elle en est le signe du début, l'avant-coureur, et peut accompagner les autres formes cliniques, mais seulement pendant un certain temps, jusqu'à ce que des insuffisances d'un autre ordre, mais graves, soient constituées. Alors, comme l'a montré Maurel, elle disparaît pour faire place à un état de déchéance plus ou moins notoire. La seconde, au contraire, est elle-même une forme définie de l'arthritisme, à manifestations et à terminaison spéciales, pouvant ou non succéder à l'obésité floride, mais évoluant pour son propre compte. Elle cesse complètement d'être en relation avec des excès alimentaires, puisque les malades mangent souvent très peu.

Ce qui la caractérise, c'est la diminution des ferments qui dissolvent les graisses et l'état asphyxique du sang, de telle sorte que tous les tissus ont tendance à faire de la graisse et, par conséquent, à devenir fonctionnellement insuffisants. Si donc l'obésité floride est incontestablement un moyen de protection contre l'excès des matériaux alimentaires utilisables, l'obésité toxique ne jouit plus des mêmes propriétés défensives; elle marque au contraire une déchéance progressive qu'il est souvent très difficile et parfois impossible d'enrayer.

V. — Le diabète sucré.

Dans la goutte et la lithiase rénale, certains dérivés protéiques ou azotés sont mal élaborés et retenus; dans l'obésité, c'est la graisse qui se produit anormalement et encombre les tissus. Nous allons voir que, dans le diabète sucré, le sucre, à son tour, entre en jeu et provoque des accidents par son incomplète utilisation.

Le diabète est en effet caractérisé par la présence d'une quantité notable de sucre dans l'urine, accompagnée de polyurie, de polydipsie et, quelquefois seulement, de polyphagie (1) avec peau sèche, prurigineuse, troubles de la vue, migraines, fourmillements, gingivite, suppression des règles et perte de l'appétit sexuel chez les femmes, impuissance chez l'homme. Plus tard, ces symptômes s'aggravent et se compliquent de troubles digestifs, hépatiques, pulmonaires, circulatoires, cardiaques, rénaux et nerveux, qui provoquent l'amaigrissement et la cachectisation, puis la mort par coma, par infection, urémie ou défaillance cardiaque.

Les rapports du diabète et des autres formes de l'arthri-

(1) Ces mots barbares sont commodes parce qu'ils disent beaucoup de choses en peu de lettres, et c'est pourquoi les médecins les emploient. *Polyurie* veut dire : émission très abondante d'urine; *Polydipsie*, soif continuelle amenant à boire constamment; *Polyphagie*, appétit exagéré et consommation énorme d'aliments.

tisme sont connus depuis longtemps, et Bouchard a insisté sur ce point avec raison. Dans le cycle arthritique, le diabète peut alterner avec la goutte, la gravelle, le nervosisme, l'obésité, mais il est moins banal et moins précoce que cette dernière. Je veux dire par là qu'il apparaît presque toujours postérieurement à l'obésité chez les arthritiques par acquisition ; chez les hérédo-arthritiques, au contraire, il peut se montrer dès l'enfance, mais alors sa gravité est beaucoup plus grande. D'ailleurs, dans certaines familles, où le diabète se transmet de père en fils, on a pu constater qu'il devient dans les générations successives de plus en plus précoce et grave.

Toutefois, le diabète peut se montrer, indépendamment de l'arthritisme, chez des individus indemnes de toute tare ou hérédité diathésique. Ainsi les traumatismes et les lésions de l'encéphale (surtout du quatrième ventricule), certaines vésanies, la paralysie générale, la maladie de Basedow, les lésions du pancréas, même un simple choc nerveux, une émotion, pourvu qu'elle soit suffisamment intense, suffisent à le provoquer. Mais alors les caractères de ce diabète — ou, pour parler plus exactement, de ces diabètes — ne sont plus les mêmes : tantôt ils sont purement transitoires et guérissent assez vite ; tantôt, au contraire, ils s'affirment d'emblée comme progressifs et graves, amenant rapidement l'amaigrissement, l'autophagie (1) et la mort.

Enfin certaines infections : le typhus, la diphtérie, le choléra, les oreillons, etc., produiraient le diabète, par lésion du pancréas. Cette étiologie est possible et vraisemblable ; mais les observations sont encore trop rares ou trop incomplètes pour qu'on puisse admettre cette origine sans conteste. Quant à la nature infectieuse du diabète, soutenue par Teissier, elle semble absolument improbable

(1) *Autophagie*, état des gens qui ne peuvent plus se nourrir qu'aux dépens de leurs propres tissus.

et n'a d'ailleurs jamais été démontrée. Ce qui a donné quelque vraisemblance à cette opinion, c'est l'existence bien constatée — quoique assez peu fréquente — du diabète conjugal ou familial. Il arrive parfois, en effet, que deux époux, sans aucune parenté, soient successivement atteints de diabète. Debove, Martinet, Deléage, ont pensé à la contagion. Mais cette hypothèse ne repose que sur une simple apparence. Pour expliquer la coïncidence, il suffit de constater, d'abord que le diabète qui apparaît ainsi est un diabète arthritique gras, ou tout au moins un diabète hépatico-nerveux, à évolution floride et lente, et, en second lieu, de remarquer que l'identité des conditions d'existence, la communauté des peines et des joies, les mêmes excès, les mêmes fatigues doivent amener nécessairement chez les deux conjoints, surtout s'ils ont, comme c'est le cas souvent, quelque prédisposition héréditaire, l'éclosion des mêmes phénomènes morbides. Nous verrons d'ailleurs plus loin que les habitudes et les circonstances du milieu représentent les facteurs essentiels des manifestations arthritiques : vicieuses et fâcheuses, elles suffisent à les créer, comme elles suffisent à les faire disparaître (au début, bien entendu) quand elles redeviennent salutaires et favorables.

Cliniquement, on peut distinguer trois formes de diabète sucré : la forme dite *arthritique*, généralement bénigne, intermittente souvent, que le régime améliore toujours quand il ne la fait pas disparaître; la forme proprement *hépatique* et *nerveuse*, plus tenace et plus grave; enfin la forme *pancréatique,* à évolution plus rapide, à pronostic toujours sombre, contre laquelle l'emploi des extraits d'organes, malgré les espérances du début, s'est montré à peu près complètement impuissant.

A ces formes simples, pour ainsi dire, il faut adjoindre les formes aggravées et compliquées, comme le diabète avec albuminurie, cardiopathies, infections diverses (streptococcies, pneumococcies, tuberculose surtout).

Nombreuses sont les explications que les auteurs ont tenté de donner de ces formes. Il serait fastidieux et inutile de les passer toutes en revue ; je me contenterai de rappeler seulement les trois théories principales qui départagent aujourd'hui les médecins, à savoir : la théorie du défaut de consommation du sucre par ralentissement de la nutrition ; la théorie de l'hypersécrétion du sucre par exagération des échanges, et enfin la théorie pancréatique par réduction de la destruction du sucre.

La théorie par ralentissement de la nutrition est due au professeur Ch. Bouchard. Pour lui, l'excès de sucre du sang provient de ce que l'organisme n'utilise pas tout le sucre produit par le foie. Le foie donne, en effet, par jour environ 1 500 grammes de sucre, dont 800 seulement sont utilisés pour les dépenses de force. Le reste, ce sont les tissus qui l'emploient. Mais si un trouble, d'origine intestinale principalement, survient, qui modifie les échanges, la nutrition n'est plus capable d'utiliser le sucre en excès qui apparaît alors dans l'urine. Aussi le diabète est-il fréquent chez les surmenés digestifs, chez les individus à nutrition dite ralentie, chez les arthritiques et leurs descendants et chez les alcooliques.

La théorie de l'hypersécrétion par hyperfonctionnement appartient au professeur Albert Robin, qui a montré que, dans beaucoup de cas de diabète sucré, il y a une exagération plus ou moins considérable des échanges et de la désassimilation. En effet, ce n'est pas seulement la production du sucre qui est exagérée, c'est aussi celle de l'urée et de l'acide carbonique ; le coefficient d'oxydation de l'azote dépasse la normale et peut monter jusqu'à 87 et 90 pour 100 ; il en est de même pour la consommation de l'oxygène. Il n'y a donc pas diminution des oxydations. La théorie de l'hypersécrétion explique les grands symptômes du diabète et la cachectisation ; elle suppose une altération ou une lésion, primitive ou secondaire, du système nerveux central, puisque ce n'est que par l'intermédiaire de ce système que peuvent

se produire et la non-compensation entre la production et l'utilisation du sucre, et la consomption.

La théorie pancréatique a été créée surtout par le professeur Lancereaux. Un diabète, reproduit expérimentalement par Von Mering et Minkowski et bien étudié par Thiroloix, s'observe, en effet, dans les lésions étendues et profondes du pancréas. Mais comment ces lésions peuvent-elles expliquer l'apparition de la glycosurie (présence du sucre dans l'urine)? Le professeur Lépine, de Lyon, a soutenu que le pancréas sécrète un ferment glycolytique, qui, versé dans le torrent circulatoire, jouit de la propriété de dédoubler le sucre en acide carbonique et eau. A l'état normal, ce ferment détruirait 25 pour 100 du sucre circulant; à l'état pathologique, quand le pancréas est profondément lésé, il en détruirait à peine dix fois moins. Cet écart dans la destruction du sucre expliquerait la glycosurie et, par le trouble qui en est la conséquence, la rapide déchéance des diabétiques graves.

Telles sont les trois principales théories en présence. Que faut-il pratiquement en retenir?

La théorie pancréatique, en premier lieu, ne saurait être adoptée dans tous les cas. D'ailleurs le ferment glycolytique, qui est la base de l'interprétation pathogénique, semble hypothétique. On n'a pas pu l'isoler et les expériences d'Arthus rendent son existence peu probable. Cependant Lépinois a trouvé un ferment oxydant (oxydase) dans le sang, et Abelous et Biarnès en ont également découvert un. En admettant — ce qui n'est pas prouvé — que cette hémoxydase vienne du pancréas, on pourrait expliquer par les lésions de cet organe l'incomplète oxydation du sucre chez les diabétiques, si l'on ne savait que beaucoup d'autres tissus non atteints produisent également des ferments oxydasiques, qui viennent largement en suppléance. Cela n'empêche pas d'ailleurs que le diabète pancréatique soit une réelle « personnalité clinique ». La coïncidence des lésions pancréatiques et d'un diabète à forme spéciale est un fait parfaitement établi,

et pour ce diabète — mais pour lui seulement — la théorie pancréatique se trouve justifiée. Lancereaux, au surplus, reconnaît que c'est par l'intermédiaire obligé du système nerveux que le pancréas agit sur la cellule hépatique et que, physiologiquement et embryologiquement, il y a d'étroites relations entre ces deux glandes que Renault considère comme les deux parties différenciées d'un seul et même appareil. Par là aussi peut s'expliquer le fait que le diabète purement nerveux réagisse parfois secondairement sur le pancréas et y détermine des lésions qui transforment à la longue le diabète hépatique en diabète pancréatique.

La théorie de M. Bouchard n'interprète que le diabète des arthritiques francs, à la période des insuffisances commençantes. C'est pourquoi il est beaucoup plus fréquent chez les hérédo-arthritiques que chez les arthritiques par acquisition. Néanmoins, on l'observe aussi chez ces derniers, mais à une période plus tardive; le malade est généralement floride encore et reste floride pendant un certain temps jusqu'à ce que le trouble retentisse sur le pancréas, ce qui détermine l'apparition d'un amaigrissement morbide.

Quant à la conception du professeur A. Robin, elle s'applique cliniquement à deux catégories de malades très différentes au point de vue de l'évolution et du pronostic : d'abord aux suralimentés et aux pléthoriques à la période d'hyperfonctionnement, chez lesquels l'exagération des échanges et la glycosurie sont conditionnées par le surmenage alimentaire et nerveux. Aussi ce diabète par hypersécrétion se rencontre-t-il souvent chez les diabétiques par acquisition, non héréditaires. Il peut être intermittent et passe maintes fois inaperçu, la polydipsie et la polyphagie qui l'accompagnent étant coutumières chez les suralimentés, et les troubles accessoires, tels que la sécheresse de la peau, les migraines, l'impuissance, ne s'accusant pas assez pour attirer spécialement l'attention du patient et éveiller ses inquiétudes. Bien que fréquemment compliqué d'obésité,

ce diabète est parfaitement curable par le régime et l'hygiène. Mais s'il n'est pas soigné à temps, il aboutit, au bout d'une durée variable, à un diabète plus grave, avec diminution des échanges et menaces de coma.

En second lieu, le diabète par hypersécrétion s'observe chez les nerveux, dans l'hystérie, l'épilepsie, la paralysie générale, les vésanies, chez des individus non suspects de tares arthritiques. Son évolution est ici beaucoup plus rapide et conduit promptement à la cachectisation. Son pronostic est donc aussi plus sombre. Le diabète traumatique ou purement nerveux (émotion) se rattache à cette forme, mais on sait qu'alors deux cas peuvent se présenter. Si le diabète apparaît immédiatement après le choc, il est parfois curable ; il cesse de l'être ordinairement si son apparition est tardive. Le diabète par hypersécrétion est enfin celui qui aboutit le plus vite aux lésions pancréatiques.

Pour résumer ce qui précède, nous dirons que : 1° La suralimentation et le surmenage conditionnent un diabète hyperfonctionnel, parfois intermittent, curable, qu'on observe de préférence chez les pléthoriques, même non héréditaires ; il est souvent compliqué d'obésité ; — 2° Lorsque les insuffisances fonctionnelles s'installent, c'est le diabète avec ralentissement des échanges qui apparaît ; aussi est-il surtout fréquent chez les hérédo-arthritiques, chez les descendants de pléthoriques et de surmenés. Il représente le diabète classique des arthritiques, souvent floride au moins au début, mais aboutissant au diabète hépatico-nerveux et à la cachectisation ; — 3° Les lésions nerveuses créent, soit d'emblée et alors sans que la maladie se trouve en rapport avec l'arthritisme, soit secondairement, un diabète avec exagération des échanges, qui peut aboutir rapidement à la cachectisation et à la mort. Ce diabète, comme il a été dit, est en relation d'une part avec le diabète purement pancréatique, d'autre part avec le diabète arthritique, dont il représente le terme ultime ; — 4° Enfin l'hérédité, longue et

chargée, peut déterminer, dès l'enfance, l'apparition d'un diabète maigre, à évolution rapidement fatale, avec autophagie d'emblée et souvent mort dans le coma. C'est l'aboutissant logique du diabète héréditaire.

Cette évolution du diabète, comprise entre la période de tolérance ou défensive, pendant laquelle le traitement est toujours efficace, et la période d'autophagie ou de déchéance, qu'aucune thérapeutique n'est encore capable de guérir définitivement, est souvent modifiée profondément par un certain nombre de complications, qui en abrègent plus ou moins notablement la durée.

Parmi ces complications très nombreuses qui toutes résultent des troubles et des lésions créés par le diabète, nous nous contenterons de citer : la gastro-entérite grave et la cirrhose hypertrophique pigmentaire du foie, la néphrite, l'endocardite, la dilatation et l'hypertrophie du cœur, sa dégénérescence graisseuse avec défaillance cardiaque, l'angine de poitrine, la gangrène sèche ou humide du tégument et le mal perforant plantaire, le vertige diabétique et les petites attaques apoplectiformes, les paralysies typiques et le pseudo-tabès (qu'il importe de ne pas confondre avec la paralysie générale et le tabès vrai), le délire vésanique et enfin les diverses infections : furoncles et anthrax, pneumonie et broncho-pneumonie, gangrène pulmonaire, tuberculose, etc. Mais la plus fréquente de ces complications, et la plus redoutable aussi, est le coma diabétique.

Il est admis que ce coma résulte d'une véritable intoxication par l'acide β-oxybutyrique, provenant de l'abus du régime carné ou d'une autophagie excessive dans la phase d'amaigrissement. Diverses circonstances peuvent en favoriser l'apparition : la fatigue, les excès, l'abus des opiacés.

La crise débute par une période d'excitation, de bavardage avec incohérence dans le langage, puis la dépression s'installe. Ses caractères sont : odeur aigrelette (de pomme) de l'haleine et de l'urine, troubles gastro-intestinaux, dysp-

née (1) avec respiration en deux temps séparés, dilatation pupillaire, abaissement de la température et accélération du pouls. La mort est très rapide, et malheureusement nous sommes à peu près désarmés contre elle, car tous les médicaments échouent, même les alcalins à hautes doses, à moins qu'ils ne soient utilisés de bonne heure, dès l'apparition des tout premiers symptômes avant-coureurs que le médecin n'a qu'exceptionnellement l'occasion de constater.

Dans le cycle arthritique, le diabète occupe une place notable, quoique moins importante que celle que détient l'obésité. Sur 100 arthritiques par hérédité, moins d'un tiers environ est diabétique, tandis que près des deux tiers sont obèses. Néanmoins, l'influence sociale du diabète est plus redoutable, parce que chez les héréditaires, et quand la maladie est assez précoce, on constate une atteinte rapide portée à la fécondité, soit par avortements, soit par impuissance ou anaphrodisie. Les familles diabétiques se trouvent être ainsi assez souvent, d'après les statistiques, celles qui s'éteignent le plus rapidement.

VI. — Le diabète phosphatique ou phosphaturie.

A côté du diabète sucré, il faut faire une place à la phosphaturie, qui exprime une excrétion exagérée de substances minérales nécessaires à l'organisme, et spécialement de phosphates, comme le diabète exprime une excrétion exagérée de sucre.

Il y a plusieurs sortes de phosphaturies : la phosphaturie dite essentielle et les phosphaturies secondaires, liées à la dyspepsie, au diabète, à la tuberculose et à certaines maladies du système nerveux. La première seule nous intéresse ici, car elle constitue une forme définie et trop souvent méconnue de la diathèse arthritique.

(1) *Dyspnée*, difficulté pour respirer. — Les dyspnéiques « cherchent leur respiration ».

Elle s'observe en effet à la suite de la suralimentation, surtout carnée, du surmenage musculaire et nerveux, et enfin parfois au cours de la croissance, où les deux conditions précédentes se trouvent réalisées. Tous ceux qui en sont atteints sont des arthritiques par acquisition et le plus souvent par hérédité.

Les principaux caractères de la phosphaturie essentielle sont : 1° l'augmentation absolue ou relative, et dans des proportions anormales, de l'élimination de l'acide phosphorique, déphosphorisation et déminéralisation (il y a simultanément excès de chaux et de magnésie urinaires) qui portent principalement sur le système nerveux ; on constate en même temps le plus ordinairement un excès prononcé d'azote dans l'urine ; 2° la mauvaise assimilation des matières minérales alimentaires ; 3° enfin, la diminution des oxydations. Comme symptômes, on peut noter des troubles nerveux d'intensité variable, et plus souvent par défaut que par excès, la polyurie et la polydipsie, l'état anémique, l'amaigrissement, la perte des forces et la cachexie. La phosphaturie se complique souvent de diabète, de goutte, de néphrite. En diminuant la minéralisation des tissus et des humeurs, elle diminue les défenses organiques et la résistance vitale ; aussi la terminaison par infection et surtout par tuberculose est-elle fréquente.

Les maladies que nous venons de passer brièvement en revue : goutte et lithiase rénale, obésité, diabète, phosphaturie, sont les formes principales de l'arthritisme franc, de la diathèse définitivement constituée. D'autres modalités morbides, telles que l'asthme, les migraines, les états neurasthéniques et psychasthéniques, etc., sont parfois ajoutées à cette liste par les auteurs, mais comme on les retrouve toujours, les unes ou les autres, superposées aux types cliniques qui ont été étudiés ci-dessus, je crois inutile de leur consacrer ici une étude spéciale.

CHAPITRE IV

L'ARTÉRIO-SCLÉROSE

Comment meurent les arthritiques.

I. — L'évolution terminale de l'arthritisme.

Nous avons vu que, dans l'évolution de la diathèse arthritique, on peut distinguer trois périodes successives :

1° La période de fonctionnement exagéré préarthritique;

2° La période de fonctionnement vicié et d'arthritisme confirmé, donnant lieu à des maladies de forme plus ou moins nettement défensive ;

3° Enfin la période d'insuffisance, frappant un ou plusieurs des organes indispensables à la vie, soit même la faculté de reproduction.

C'est à cette dernière que nous en sommes, mais, malgré son importance évidente, elle nous arrêtera moins longtemps que la précédente, parce que la progression et l'étendue des lésions désarment presque complètement la thérapeutique. Nous devons néanmoins en dire quelques mots pour montrer les graves et imminents dangers que court l'arthritique qui néglige d'observer les précautions et de prendre les soins nécessaires pour enrayer les progrès de sa maladie.

Mais, avant d'aller plus loin et de montrer comment meurt l'individu arthritique, il me faut signaler l'action de sa diathèse sur la fécondité et la natalité vivante, et prouver ainsi l'immense et néfaste influence sociale de l'arthritisme. Maurel (de Toulouse), un des premiers, a appelé l'attention sur ce point capital. Depuis ses premiers travaux sur la *Dépopulation de la France et ses causes*, d'autres recherches sont venues vérifier sa manière de voir. (Manquat.)

En raison même de ses habitudes de suralimentation et de l'activité fonctionnelle conséquente, le pléthorique préarthritique est généralement très fécond : il a parfois une ribambelle d'enfants. Mais cela est moins apparent maintenant que jadis, par suite de l'usage trop répandu de la restriction volontaire. Quoi qu'il en soit, d'ailleurs, ces enfants, dont l'hérédité fait, la plupart du temps, des arthritiques à manifestations défensives, sont déjà moins féconds; ils ont un, deux, trois rejetons au plus, parmi lesquels les filles dominent, comme toutes les fois qu'une race est menacée dans son existence. Ces derniers, suivant les conditions de leur vie propre, peuvent être ultérieurement encore aptes à la reproduction, mais le plus souvent, hérédo-arthritiques notoires, ils n'ont plus rien qui rappelle l'ancêtre pléthorique et exubérant de santé. Ce sont de petits êtres malingres, souffreteux et grognons, parfois fort intelligents, de sensibilité accrue et d'émotivité forte, mais de vitalité minime. On les élève difficilement, c'est-à-dire qu'ils semblent plus aptes que d'autres à contracter les infections de l'enfance, et d'ailleurs beaucoup d'entre eux meurent jeunes, avant l'âge de la reproduction, fauchés par ces infections ou la tuberculose. Les autres survivent péniblement, instables de mentalité et de fonctions perpétuellement détraquées, en proie à mille misères, corporelles et nerveuses, qui font d'eux de grands douloureux et constituent cette catégorie de dégénérés dits supérieurs, dont certains pourtant réussissent à se faire un nom, de préfé-

rence dans l'art ou la littérature. Enfin, ils ont rarement des enfants; la fécondité, cette dernière défense de la race, est, chez eux, défaillante à son tour.

Cette diminution croissante de la natalité ne s'observe pas seulement en France; elle s'observe partout où on a abusé de la suralimentation, des excitants fonctionnels et du surmenage mental, dans les grandes familles anglaises, allemandes, yankees, australiennes et jusque dans l'aristocratie japonaise. Sans doute, la restriction volontaire intervient de plus en plus souvent, grâce à la connivence de certains appétits ou de certaines sentimentalités déplacées dont quelques médecins se sont malheureusement constitués les défenseurs. Mais cette influence ne saurait expliquer que l'infécondité frappe partout de préférence les descendants d'arthritiques, et c'est pourquoi nous croyons, avec Maurel, que c'est avant tout la diathèse arthritique qu'il faut incriminer.

Mais si le fait est patent, attesté par d'intéressantes statistiques, nous devons reconnaître que son mécanisme nous échappe. Chez bon nombre de grands arthritiques mâles, à la période des insuffisances, le sens génésique reste très éveillé et il est impossible de constater soit des malformations anatomiques, soit des altérations dans les sécrétions génitales. Aussi est-ce à la femme surtout que l'on impute l'infécondité; chez la femme arthritique, en effet, les déviations utérines sont assez fréquentes; il y a souvent de la dysménorrhée et parfois de l'aménorrhée; on peut noter en outre des inversions sexuelles, comme chez l'homme, du reste, et de l'inappétence génitale. Mais, dans beaucoup d'autres cas, les causes de l'infécondité restent obscures : certains troubles fonctionnels peuvent être signalés, mais aucune lésion n'est réellement accusable. On en est donc réduit aux hypothèses, notamment aux altérations ou à l'insuffisance des sécrétions internes d'origine génitale et, chez la femme, à la fragilité spéciale de la muqueuse utérine inapte à fixer l'ovule fécondé. En faveur de cette dernière hypothèse,

on peut noter que, chez les femmes arthritiques, l'avortement précoce et la morti-natalité sont un peu plus fréquents que chez les femmes non diathésiques, en dehors des avariées.

Si nous discernons encore mal le mécanisme au moyen duquel l'arthritisme stérilise et supprime la race, la descendance, pour ainsi dire, avant de frapper l'individu lui-même, nous sommes mieux fixés en ce qui concerne les causes qui, habituellement, déterminent la mort de l'arthritique. Je dis habituellement, parce qu'il y a une évolution normale de l'arthritisme et que cette évolution normale aboutit à une mort de forme parfois différente, mais de cause identique. Or, cette cause, c'est l'insuffisance par sclérose ; que le foie, le rein, les vaisseaux, le cœur, le cerveau soient frappés et provoquent l'accident mortel, peu importe en ce qui nous occupe ici. La terminaison fatale a toujours son origine dans une lésion de même ordre et de même provenance. Mais il peut aussi arriver que la mort soit le résultat d'un accident spécifique, comme le coma dans le diabète, comme la congestion pulmonaire suraiguë dans la goutte *remontée*, comme la dégénérescence graisseuse du cœur dans l'obésité, ou encore et plus souvent d'une infection surajoutée. Nous n'avons pas à insister ici sur les accidents spécifiques mortels dont il a déjà été parlé au chapitre précédent; nous dirons plus loin quelques mots des infections qui viennent se greffer sur l'évolution arthritique. Pour le moment, nous n'avons à nous occuper que des insuffisances et des scléroses qui déterminent habituellement, *normalement*, pourrait-on dire, la mort chez l'arthritique.

II. — Présclérose et artério-sclérose.

Plusieurs théories ont été proposées pour expliquer l'artério-sclérose. Nous n'avons pas à en parler ici, car il s'agit seulement de savoir *ce qui est* pour en tirer, si possible, des applications pratiques.

Or, dans l'évolution morbide qui aboutit à la sclérose des vaisseaux et des organes, on doit distinguer deux étapes dont la signification pronostique et la maniabilité thérapeutique sont très différentes : la première ne produit que des troubles fonctionnels parfaitement curables, tandis que la seconde aboutit à des lésions que l'on peut tout au plus pallier, mais qu'il faut renoncer à guérir.

La première étape constitue ce que le Dr H. Huchard a appelé la *présclérose,* pour bien faire comprendre qu'elle précède et conditionne la sclérose vraie, dans la plupart des cas.

Cette présclérose s'observe chez les suralimentés, les pléthoriques, les surmenés et les intoxiqués, et est essentiellement formée de trois éléments : l'intoxication primitive, l'insuffisance hépatique et rénale, et l'hypertension, lesquels commandent tous les troubles constatés.

Nous avons vu, en effet, que le suralimenté et le surmené (physique ou nerveux) produisent une grande quantité de déchets d'élaboration et de fonctionnement, que nous connaissons mal au point de vue de la composition chimique, mais dont nous sommes arrivés à discerner convenablement les actions physiologiques. Ces actions sont diverses, mais elles peuvent se résumer en un pouvoir toxique qui s'exerce de préférence sur le système nerveux et aboutit à une irritation générale. De là, de multiples conséquences.

D'abord l'abondance de ces déchets toxiques exige, comme il a été dit précédemment, un travail considérable de la part du foie, auquel appartient le rôle de modifier ou de retenir ces poisons. Nous savons que toute suractivité anormale et continue d'un organe entraîne sa fatigue inhibitoire. Il arrive donc un moment où le foie cesse de pouvoir remplir convenablement sa tâche.

A partir de ce moment, des poisons, en abondance variable suivant les cas, passent dans la circulation générale et vont impressionner le système nerveux qu'ils irritent. Cette irri-

lation se manifeste de plusieurs façons, par des maux de tête, par des douleurs irrégulières, par des actions réflexes du côté des viscères, par la vaso-constriction périphérique Presque tous les déchets d'élaboration et de fonctionnement et notamment l'acide urique sont en effet vaso-constricteurs.

Pendant un certain temps, le rein vient en suppléance du foie déficient. Il élimine avec une activité plus grande les poisons accumulés dans l'organisme. Mais son rôle physiologique n'est pas essentiellement d'éliminer ces poisons anormaux. Aussi se fatigue-t-il bientôt à cette besogne et il se passe alors pour lui ce qui s'est passé pour le foie : il devient plus ou moins insuffisant, et l'élimination rénale ne suffit plus à débarrasser l'économie des toxines en excès. A partir de ce moment, les troubles précédemment notés, d'intermittents et passagers, se font continus et s'aggravent. Il y a des migraines, des troubles digestifs réflexes, un état psychasthénique ou neurasthénique plus ou moins marqué, des vertiges, de la dyspepsie, de l'insomnie, parfois de l'albuminurie, des intermittences du rythme cardiaque et des palpitations, etc., tous les symptômes constitutifs de la présclérose.

Il faut noter cependant que les poisons intérieurs de la suralimentation et du surmenage, qui créent le préarthritisme d'abord, puis l'arthritisme confirmé, tels qu'ils ont été ci-dessus définis, ne sont pas les seuls à produire cet ensemble de troubles morbides. Certains poisons d'origine extérieure et surtout le plomb, l'alcool, peut-être aussi le tabac, produisent des effets analogues. C'est pourquoi il y a une sorte d'arthritisme alcoolique et saturnin, dont les symptômes sont voisins de ceux de l'arthritisme ordinaire. Quant au tabac, il ne paraît pas, à lui seul, apte à produire tous ces désordres; il agit cependant sur la circulation périphérique et le cœur et sur certaines fonctions psychiques (amnésie tabagique) et peut-être prédispose à l'athérome, mais

le mécanisme de son intervention reste peu clair, puisque les chiqueurs sont moins exposés que les fumeurs à ces accidents. Au surplus, l'intoxication alcoolique et tabagique se superpose souvent à la suralimentation et au surmenage pour en accélérer et en aggraver les effets.

On voit donc que, par les conditions qui la déterminent, la présclérose est presque exclusivement l'apanage des arthritiques latents ou confirmés et des hérédo-arthritiques. Elle précède ou accompagne les manifestations de l'arthritisme classique, la goutte et les lithiases, l'obésité, le diabète, et leur communique, par la manière dont elle évolue ultérieurement, leur caractère de gravité. Elle n'est en effet que la première étape de ces cardiopathies artérielles qui terminent si souvent le cycle arthritique.

La présclérose ne comporte pas cependant de lésions irrémédiables; elle est donc parfaitement curable à l'aide du traitement antitoxique et rénal que j'exposerai dans le prochain chapitre, traitement qui du reste se confond presque entièrement avec celui de l'arthritisme. Mais elle évolue et se transforme. Du moment que persistent les causes qui la produisent, l'intoxication va donner naissance progressivement aux lésions de l'artério-sclérose et de la sclérose généralisée.

De quelle manière?

Limitons-nous à l'artério-sclérose. La constriction continue des vaisseaux périphériques détermine des modifications dans leur structure. C'est ce qui a lieu toutes les fois qu'un organe ou qu'un tissu est en hyperfonctionnement. La vaso-constriction représente cet hyperfonctionnement, dû à l'irritation permanente du système nerveux sous l'influence des poisons circulants. Nous voyons en effet que, dans l'artério-sclérose, les altérations des artères de petit et de moyen calibres consistent en une augmentation des éléments musculaires, accompagnée d'une dégénérescence de l'appareil élastique. Le double résultat de ces modifications

structurales est, en premier lieu, une diminution du calibre des vaisseaux et, en second lieu, la fragilité et la menace de rupture. Dans tous les cas, l'organe irrigué par les artérioles ainsi altérées tend à devenir de plus en plus anémique et insuffisant.

Naturellement, ces lésions ne sont pas généralisées d'emblée; elles n'envahissent tout d'abord que certains territoires vasculaires, limités précisément aux organes dont l'hyperfonctionnement est le plus intense. C'est pourquoi nous voyons la sclérose rénale, la sclérose viscérale précéder, chez les arthritiques et les toxémiques, l'artério-sclérose franche. C'est pourquoi encore M. Huchard propose justement de donner à cette dernière le nom de *sclérose artério-viscérale.*

Toutefois, ici encore, on peut trouver, à cette maladie, ou du moins à certaines de ses formes, d'autres causes que la suralimentation et le surmenage. C'est ainsi que la scarlatine, la fièvre typhoïde, le rhumatisme aigu, le paludisme paraissent pouvoir aboutir à des lésions d'artério-sclérose, bien qu'en réalité il soit possible, comme l'indique Josué, de distinguer les lésions inflammatoires de l'artérite des processus artério-scléreux.

Les symptômes propres de l'artério-sclérose confirmée sont maintenant bien connus; les uns ne font qu'aggraver les signes constatés dans la présclérose, les autres au contraire sont nouveaux et spéciaux. Ces divers symptômes peuvent se montrer seuls, à l'état pur, mais la plupart du temps ils se superposent à ceux qui caractérisent l'une des formes de l'arthritisme. Nous nous contenterons de les énumérer très brièvement.

Parmi les signes objectifs, il faut mentionner : la rigidité des artères (artères en tuyau de pipe) qui s'écrasent difficilement, la saillie anormale et les sinuosités des temporales, la persistance des battements de l'arcade palmaire après l'écrasement de la radiale; le pouls est serré et stable et ne

se modifie pas par les changements d'attitude. L'hypertension, au moins dans l'artère, est toujours forte, mais elle peut être fixe ou oscillante; de plus, elle est parfois inégalement distribuée, et la pression dans les gros vaisseaux se montre plus élevée que dans les capillaires. Cette constatation est fort importante, car Potain a bien montré que, dans certains cas, la circulation viscérale peut conserver une véritable indépendance à l'égard de la pression dans les gros vaisseaux, et le pronostic est toujours plus favorable si la tension reste peu élevée dans les capillaires et forte à la radiale, que si elle est faible à la radiale et forte dans les capillaires. Du côté du cœur, on constate soit un éclat anormal des bruits aortiques et auriculo-ventriculaires, soit le bruit de galop.

Les troubles fonctionnels se réfèrent au système nerveux central et aux viscères. D'origine encéphalique sont : la pâleur marquée du visage et les signes de l'anémie cérébrale, les bourdonnements d'oreille, les vertiges, et ultérieurement les crises d'aphasie ou d'hémiplégie transitoires, la cécité brusque, certaines crises épileptiformes; d'origine médullaire ou nerveuse sont plus spécialement la paralysie des membres inférieurs, les fourmillements avec crampes. Du côté de l'appareil digestif, on note d'une part des accidents gastriques intenses, dépendant de l'anémie mécanique ou de la crampe vasculaire, d'autre part des crises diarrhéiques ou des accès d'entéro-colite glaireuse, avec réflexes cardiaques sévères, dépendant de la sclérose mésentérique. Du côté de l'appareil cardio-pulmonaire, la sclérose pulmonaire donne naissance à la bronchite tenace, avec crises dyspnéiques asthmatiformes et râles siégeant aux deux bases, et parfois hémoptysies, altérations du rythme respiratoire. A une période plus avancée, on constate l'œdème aigu du poumon et la crise de pseudo-angine de poitrine, due à la compression du plexus sous-aortique. D'ailleurs on observe aussi souvent la sclérose des artères coronaires pro-

duisant l'angine de poitrine vraie et toutes ses redoutables conséquences. Du côté du cœur, au surplus, les troubles et les lésions s'accumulent par l'évolution même de la cardiopathie artérielle : dilatation des cavités cardiaques et souvent des orifices, rupture du cœur. Des congestions viscérales, des œdèmes énormes peuvent apparaître, avec des symptômes d'insuffisance de la contraction cardiaque. Enfin du côté du rein, où les accidents sont et les plus fréquents et les plus précoces, on doit mentionner d'abord les troubles liés simplement à l'hypertension : polyurie claire avec albuminurie peu abondante et parfois intermittente, puis la néphrite interstitielle avec hypertrophie du ventricule gauche et bruit de galop, et accidents urémiques (1).

Tous ces troubles et lésions, qui viennent compliquer les accidents propres de la cachexie goutteuse, des lithiases, de la dégénérescence graisseuse, de l'obésité, des diabètes, etc., et qui évoluent toujours de préférence sur ce même terrain de l'arthritisme, attestent l'influence commune d'une intoxication primitive; mais, suivant la nature et l'origine des poisons accumulés, suivant aussi les prédispositions héréditaires, cette intoxication a des conséquences et des localisations différentes. Ici l'acide urique attaque les tissus fibreux et les parois de certains vaisseaux; là l'alcool frappe le foie ou le système nerveux central, comme la nicotine les ganglions cardiaques; ailleurs la toxémie alimentaire ou fonctionnelle intéresse de préférence le rein. La sclérose elle-même et les accidents qu'elle conditionne ne sont que la conséquence de l'hyperfonctionnement imposé à tel ou tel organe ou à plusieurs par la continuité et l'intensité de l'irritation toxique.

L'artério-sclérose confirmée a une évolution plus ou

(1) *Urémie,* ensemble des troubles, souvent graves et parfois rapidement mortels, qui résultent de l'élimination insuffisante ou de la non-élimination par le rein des poisons de l'urine.

moins rapide, mais sa terminaison est toujours fatale; elle est précipitée ou retardée suivant les oscillations et la généralisation de l'hypertension, le degré de la résistance capillaire et l'état des organes d'élimination. La mort lente est l'effet de la néphrite interstitielle, des progrès de la cachexie cardiaque ou parfois de l'inflammation de l'écorce cérébrale; la mort brusque est sous la dépendance soit de l'angine de poitrine, soit de l'œdème aigu du poumon, soit d'une syncope bulbaire, soit enfin, et le plus ordinairement, d'une hémorragie cérébrale. Cette terminaison est souvent commandée par la forme même que revêt l'artério-sclérose suivant l'organe essentiel préférentiellement atteint. Et c'est pourquoi Edgren a reconnu trois grands types d'artério-sclérose : le type rénal, le type cardiaque et le type cérébral. auxquels il convient d'ajouter, avec Huchard, des types intermédiaires : type cardio-pulmonaire et pseudo-arthritique (avec crise d'œdème aigu du poumon) et le type cardio-rénal.

Comme on doit le comprendre par tout ce qui précède, les arthritiques, qui sont des surmenés et des intoxiqués, succombent le plus souvent aux accidents de l'artério-sclérose; c'est presque exceptionnellement que les accidents spécifiques des modalités de leur diathèse les emportent : goutte remontée, coma diabétique, dégénérescence graisseuse et rupture du cœur, etc. La sclérose, en effet, apparaît souvent avant que ces modalités ne se soient constituées; elle éclôt déjà chez le pléthorique, chez le suralimenté et le surmené et termine fréquemment leur existence. Chez l'arthritique franc et l'hérédo-arthritique, elle se manifeste parfois de très bonne heure, se traduisant par la gamme variée des insuffisances partielles, qui, malgré les localisations particulières de l'arthritisme, finissent par devenir totales, et frappent mortellement l'individu.

Pourtant il est une dernière cause de mort, indépendante de l'arthritisme, mais favorisée par lui : les complications infectieuses, qu'il nous reste à passer brièvement en revue.

III. — Les complications infectieuses de l'arthritisme.

Au point de vue de l'action infectante, il faut faire une grande différence entre le préarthritique et l'arthritique notoire, surtout l'hérédo-arthritique.

Le pléthorique, en effet, grâce à l'activité de son fonctionnement qui, pour le moment, maintient ses défenses naturelles et assure sa résistance vitale, n'offre qu'une prise médiocre à la pullulation microbienne. Certains pléthoriques sont même très remarquables sous ce rapport. Fiers de leur belle santé et dédaigneux par suite des précautions, ils bravent impunément non seulement les épidémies banales, mais aussi les grandes contagions, comme la diphtérie, la variole, le choléra, la fièvre jaune. Et ce n'est point là uniquement un résultat du hasard. La preuve que l'accroissement de l'immunité est, chez eux, bien réelle, c'est que, en ce qui concerne la diphtérie par exemple et aussi la tuberculose, ils sont porteurs de bacilles pathogènes, souvent fort abondants. Il serait intéressant de connaître, chez ces personnes, la valeur de l'index opsonique (1), mais cette recherche n'a pas, à ma connaissance du moins, encore été faite. En tout cas, la résistance notable des préarthritiques à l'égard des infections prouve le rôle capital que joue, dans ces maladies, la nature du terrain organique sur lequel tombe le germe morbide. Notons cependant que, contre le tétanos et la syphilis, les pléthoriques ne semblent dotés d'aucune immunité spéciale. Certaines observations tendraient même à prouver qu'ils sont particulièrement sensibles au microbe de Nicolaïer (tétanos).

Les arthritiques par acquisition et surtout les hérédo-arthritiques sont loin d'offrir la même résistance que les

(1) C'est un moyen d'apprécier l'état des défenses leucocytaires. V. l'article *Opsonines*, du Larousse mensuel, n° de décembre 1909.

pléthoriques; tout au contraire, ils contractent avec la plus grande facilité les infections, qui revêtent souvent chez eux un caractère particulier et plus sévère. Voici probablement pour quelle raison. Gaube (du Gers), Charrin, Lewin, etc., ont montré que les substances minérales de nos humeurs et de nos tissus forment les éléments normaux de notre protection contre les microbes pathogènes, et que, par conséquent, toute cause de déminéralisation constitue une circonstance prédisposante à l'infection. Or, la plupart des poisons qui existent chez l'arthritique ne peuvent s'éliminer qu'après s'être combinés à certaines substances minérales qu'ils empruntent normalement, on le suppose du moins, aux apports alimentaires. Mais quand ils sont en excès, qu'au surplus les digestions se font mal, que le foie est insuffisant, c'est à la minéralisation des humeurs et des tissus que les déchets toxiques circulants, presque tous à réaction acide, empruntent les bases dont ils ont besoin. De là une déminéralisation plus ou moins profonde, mais presque toujours progressive. Les analyses urinaires en dénotent l'évolution, à la condition pourtant qu'on sache les interpréter. L'élimination minérale, et en particulier la phosphaturie, est en effet notablement accrue aux premières étapes du cycle arthritique, tandis qu'elle diminue et tend même à tomber bien au-dessous de la normale à la période des insuffisances irrémédiables. Cette diminution n'est pas un signe d'amélioration, bien au contraire; elle signifie que toutes les réserves minérales disponibles sont épuisées, et que, par conséquent, les conditions nécessaires aux échanges chimiques des tissus cessent ou vont cesser d'être réalisées. On comprend que ce soient là des circonstances éminemment favorables à la germination et à l'envahissement des bactéries pathogènes.

C'est pourquoi, en effet, les complications infectieuses sont si fréquentes et si redoutables dans l'arthritisme. Il m'est naturellement impossible de les passer toutes en re-

vue. Il me suffira d'en citer quelques-unes seulement, car le but que je poursuis ici est moins d'écrire une monographie de l'arthritisme, que d'en montrer les dangers multiples, afin que l'on mette tout en œuvre pour ne pas en être victime ou pour le combattre quand on en est atteint.

Parmi ces complications infectieuses, la grippe tient presque la première place. Ordinairement bénigne chez l'adulte, elle revêt chez l'arthritique, ainsi que Gaillard et Hirtz l'ont montré, une gravité singulière. L'attaque est courte, la fièvre parfois peu élevée, mais les phénomènes toxiques prennent une ampleur considérable. On note des accidents du côté du foie, du rein, du cœur et du système nerveux; enfin la convalescence est excessivement traînante. Chose curieuse, certains arthritiques deviennent de plus en plus sensibles à la grippe, dont les atteintes, répétées, se montrent de plus en plus sévères. Il y a là certainement une sorte de susceptibilité pour la grippe qui peut aboutir à la mort.

Chez eux aussi, la fièvre typhoïde, en raison peut-être de l'irritation constante dans laquelle se trouve leur tube intestinal, prend vite une allure inquiétante. J'ai noté que, dans une statistique de 23 cas, les complications, hémorragies et perforations, ne s'étaient rencontrées que chez des arthritiques gros mangeurs (1 goutteux, 2 obèses, 1 diabétique).

Les complications pulmonaires sont également très fréquentes et souvent mortelles, en raison du mauvais état du rein et du cœur. Quant aux infections dues aux streptocoques et aux staphylocoques (angines, gangrène pulmonaire, otites, pleurésies purulentes, phlegmons, érysipèles, hépatites infectieuses, phlébites, endocardites, etc.), on sait combien souvent elles se montrent chez les obèses, les diabétiques, etc.

Enfin il faut mentionner la tuberculose. On croyait jadis qu'il y avait une sorte d'antagonisme entre l'arthritisme et la tuberculose, la première étant un ralentissement des échanges, la seconde une consomption, une exagération

des échanges, et les abus pernicieux de la cure de suralimentation dérivent en partie de cette croyance. Mais les observations de Kuss, de Poncet, de Collières et de beaucoup d'autres cliniciens ont ruiné cette manière de voir, en montrant que, si l'arthritique, à la période floride, a tendance à localiser la tuberculose, à scléroser ses lésions, il la généralise au contraire rapidement et facilement à la période des insuffisances, le défaut de résistance des tissus et la superposition des toxines bacillaires aux poisons d'origine interne ne pouvant manquer de précipiter l'évolution morbide. D'ailleurs, même chez les préarthritiques et les arthritiques florides, on voit parfois la tuberculose brûler les étapes avec une rapidité foudroyante. Notons, pour terminer, que plus du tiers des jeunes hérédo-arthritiques meurent, avant vingt ans, de la tuberculose.

Enfin il faut rappeler que le cancer semble se développer de préférence sur le terrain arthritique. Plus des 2/3 des cancéreux sont des arthritiques plus ou moins notoires. Il semble au surplus que le cancer suive une marche parallèle aux progrès de l'arthritisme, ce qui expliquerait la fréquence de plus en plus grande des tumeurs malignes, constatée par toutes les statistiques.

Aussi, à tout bien considérer, par les accidents multiples auxquels il expose, par les tares qu'il entraîne, par la stérilité dont il frappe les familles qu'il atteint, l'arthritisme doit-il prendre place, à côté de la tuberculose, comme un fléau social. Et je me demande même s'il n'est pas encore plus redoutable qu'elle, puisqu'il associe à ses dangers propres ceux qui résultent de l'alcoolisme, de l'artério-sclérose, des infections dont il facilite et aggrave les ravages. Devenu ainsi le moteur commun des actions morbides qui désorganisent les fonctions individuelles et paralysent la fécondité de la race, c'est contre lui qu'il convient avant tout d'entrer en lutte par l'emploi des moyens hygiéniques et thérapeutiques dont l'exposition rapide va clôturer ce court travail.

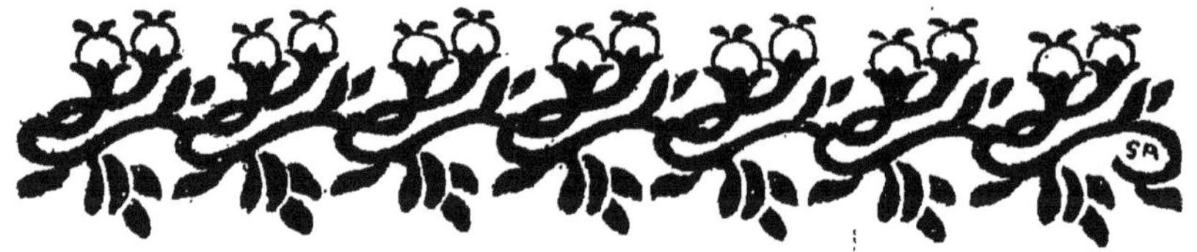

CHAPITRE V

PROPHYLAXIE ET THÉRAPEUTIQUE

Comment on évite et comment on soigne l'arthritisme.

I. — Pronostic.

Nous avons appris, dans les pages précédentes, à la faveur de quels excès et de quelles fatigues l'arthritisme naît chez un individu donné; comment il s'affirme et se développe chez cet individu ou chez ses descendants; quelles formes diverses il peut revêtir et enfin comment il se termine le plus habituellement. En décrivant ainsi sommairement l'histoire du cycle arthritique, j'avais surtout en vue de montrer d'abord par quels procédés insidieux et trompeurs, sous le couvert d'une santé en apparence florissante, l'arthritisme se crée, et en second lieu, à quelles misères, à quelles souffrances, à quelle déchéance irrémédiable il expose le malade et sa descendance elle-même quand il n'est pas de bonne heure énergiquement combattu à l'aide des moyens que l'hygiène et la thérapeutique mettent aujourd'hui à notre disposition. Ces moyens, il nous reste maintenant à en prendre connaissance, la notion des dangers multiples et presque toujours très sérieux auxquels est exposé l'arthritique, même floride, lui

ayant suffisamment fait comprendre la nécessité d'un traitement suivi et méthodique.

Mais, auparavant, il n'est peut-être pas inutile d'exposer, en quelques mots, la question du pronostic, car, à son égard, de graves erreurs ont cours dans le public. Il est, en effet, de croyance banale, et quelques médecins la partagent encore, que l'arthritisme est une maladie chronique à évolution très lente, à terminaison lointaine et normale, qui donne à ceux qu'il atteint comme un cachet de supériorité sociale et intellectuelle, beaucoup de riches étant podagres, beaucoup d'artistes névropathes; que la goutte et l'obésité, par exemple, sont des brevets de santé et que l'hypersthénie arthritique est une assurance contre la mort précoce. Je ne suis pas de cet avis, et mon opinion s'étaye sur les innombrables observations des cliniciens qui se sont particulièrement occupés de cette maladie et sur des statistiques très frappantes. Les arthritiques meurent relativement jeunes, entre cinquante et soixante ans de préférence, et souvent avant cinquante ans. 70 pour 100 meurent de leur maladie ou des complications qui en résultent immédiatement. Parmi les hérédo-arthritiques à tares anciennes, 16 pour 100 meurent sans postérité et 21 pour 100 succombent avant l'âge de la reproduction. Ces chiffres ne sont-ils pas effrayants, et est-il possible, après cela, d'accorder à l'arthritisme un pronostic bénin ? Beaucoup des affections les plus redoutées, comme la fièvre typhoïde, la scarlatine ou la diphtérie, sont loin d'avoir des conséquences aussi désastreuses. Encore ne tient-on pas compte, dans ce bilan, des misères variées, des douleurs, des impotences dont souffrent nos malades et qui pourtant constituent une perspective assez pénible pour qu'on en puisse faire légitimement état.

Toutefois, et il est nécessaire d'insister sur ce point, si l'arthritisme franc, de même que l'artério-sclérose confirmée, sont rarement guérissables, encore qu'on puisse parfois

les amender, pallier dans une certaine mesure à leurs accidents, il n'en est pas de même du préarthritisme et de la présclérose qui restent longtemps parfaitement curables, jusqu'à la constitution définitive des lésions et, partant, des insuffisances. Malheureusement le préarthritique et parfois même le présclèreux ne se soignent pas ou se soignent mal. Le premier surtout, qui en est encore à la période hyperfonctionnelle, et dont le sentiment de plénitude et de force qu'il éprouve est l'accompagnement presque constant, ne se croit pas malade; il refuse en conséquence d'obéir aux conseils du médecin, de suivre le régime sévère qu'on prétend lui imposer et qui trouble ses habitudes et contrarie ses passions. Et c'est cela qui constitue avant tout, pour ainsi dire, le grand danger de l'arthritisme : cette belle santé apparente du début, à laquelle on se fie et à l'abri de laquelle néanmoins le processus morbide s'installe et se propage. Car, cette étape franchie, l'évolution arthritique va se poursuivre sans arrêt. Tout ce qu'on pourra faire, ce sera d'en reculer plus ou moins la terminaison fatale.

Remarquons au surplus que le préarthritisme n'est vraiment curable qu'à la condition *sine qua non* de changer radicalement la manière de vivre du patient. Supposer que la guérison soit possible autrement, par quelques moyens empiriques ou quelques drogues, est une erreur dangereuse. L'arthritisme, nous l'avons vu, est créé essentiellement par les habitudes et les circonstances ambiantes, et il ne devient héréditaire que parce que, comme l'a dit Pascault, « presque tous les membres d'une même famille sont soumis à des cas semblables qui le font naître, l'entretiennent et à la longue le perpétuent ». On ne peut donc modifier l'état acquis qu'en changeant aussi complètement que possible, mais naturellement par étapes ménagées, le genre antérieur de vie. Quant à l'état hérité, s'il ne date pas d'ancêtres trop éloignés, sans interruption dans l'évolution arthritique, auquel cas la thérapeutique reste inefficace ou n'est que

temporairement palliative, il demande un changement encore plus complet, des précautions plus constantes et plus prolongées.

On constate aussi parfois des guérisons en quelque sorte spontanées, dues précisément à un changement occasionnel d'existence. J'en ai cité, dans un autre travail (1), un exemple curieux qu'on me permettra de rappeler.

Une famille bourgeoise, composée du père, de la mère, d'un garçon et d'une fille, vivant de leurs rentes, sédentaires et gros mangeurs, souffrait de troubles variés : migraines et nervosisme chez la mère, calvitie, gros ventre, signes du petit brightisme chez le père, coryzas, angines à répétition, entérite, crises appendiculaires chez les enfants, bref tous les symptômes de l'arthritisme menaçant. Or, ces gens ayant perdu leur fortune dans le krach des métaux, furent obligés de se retirer dans un petit domaine qu'ils possédaient en Corrèze et où jusque-là ils n'avaient jamais mis les pieds, et de le faire valoir eux-mêmes. A partir du moment où ils vécurent à la campagne, menant une existence active, de plein air, ayant une alimentation pauvre, surtout végétarienne, se couchant de bonne heure, mais se levant avec l'aurore, toutes leurs misères et leurs douleurs disparurent et ne sont jamais revenues. Le garçon et la fille, aujourd'hui mariés là-bas, ont fait souche de beaux enfants parfaitement sains et bien portants, et les parents vivent toujours, sans aucune infirmité. Cette observation, tout à fait caractéristique, m'a permis de dire, avec Maurel. que l'arthritisme est la rançon du bien-être.

On voit, en somme, d'après ce qui précède, que le pronostic dépend en réalité, non seulement de l'état du malade, mais aussi de la manière dont il suit son traitement, de l'énergie de son caractère et des facilités matérielles dont il

---

1. Cf. *La Question de l'arthritisme par suralimentation.* (*Bulletin général de Thérapeutique,* octobre 1908.)

dispose. L'arthritisme n'atteint guère, nous le savons, que les gens *qui ne se privent pas,* et son traitement consiste essentiellement, comme on le verra tout à l'heure, à *se priver d'une certaine façon.* Or cette façon est toujours pénible, souvent onéreuse, par les soins divers qu'elle impose, et n'est pas, par conséquent, il faut bien le reconnaître, à la portée de toutes les bourses.

II. — Traitement.

Le préarthritique ayant un fonctionnement suractivé, l'arthritique franc et l'artério-scléreux présentant au contraire un fonctionnement troublé, vicié ou diminué, il semble théoriquement que le traitement doive notablement différer dans les deux cas. En réalité, il n'en est rien, du moins en général, parce qu'aux organes surmenés aussi bien qu'aux organes insuffisants, une même nécessité s'impose, le *repos*. Au fond, c'est là la grande, j'oserai même dire la seule thérapeutique de l'arthritisme, et ce repos s'applique à toutes les fonctions et à tous les organes, puisque toutes les fonctions et tous les organes sont successivement atteints. Mais, naturellement, cette indication globale doit être diversement comprise et appliquée suivant les modalités cliniques qu'elle vise à améliorer ou à guérir. Ses variations, néanmoins, sont relativement de faible amplitude, car, partout et toujours, la règle qui doit servir de guide reste *le repos par la restriction.*

Comment l'appliquer?

Par le régime alimentaire, par l'hygiène générale, corporelle, nerveuse, morale; par le traitement physique (physiothérapie), enfin par le traitement médicamenteux.

a) Régime alimentaire. — Le malade est incapable de le choisir lui-même, car, pour le formuler en pleine connaissance de cause, il faut connaître non seulement l'âge, la

taille, le poids, les occupations du sujet, mais encore son pouvoir d'utilisation et d'élaboration digestives. Par le repas d'épreuve d'Albert Robin et par l'examen clinique des fèces suivant la technique de René Gaultier, le médecin peut être aisément fixé sur ces deux derniers points. D'après les renseignements ainsi obtenus et ceux qui résultent de l'état morbide constaté, il détermine le choix et la quantité des aliments, en se rappelant : 1° que la valeur énergétique de la ration ne doit pas dépasser, au repos, 25 calories par kilogramme du poids du corps; 2° que la valeur énergétique de l'albumine doit être abaissée à 3 calories par gramme, en raison des fixations tissulaires, dans lesquelles l'albumine n'est pas brûlée; 3° que le rapport de 1 d'aliments azotés à 5-6 d'aliments ternaires doit être conservé autant que possible.

A cette ration *nette*, il convient de faire subir, suivant les circonstances, d'importantes modifications : 1° une majoration dans les périodes de croissance et dans les convalescences. Je n'ai pas à insister particulièrement sur ce point : on trouvera dans le *Traité de l'alimentation* de Maurel et dans mon *Hygiène de l'alimentation* toutes les indications nécessaires; elles sont trop variables pour qu'il soit possible même de les énumérer. En ce qui concerne les convalescents, le médecin sera surtout guidé par la perte de poids subie par le malade adulte; si le malade est un enfant ou un adolescent, il y aura à tenir compte, en outre, des besoins du développement. Les mêmes observations s'appliquent naturellement aux états physiologiques, grossesse et allaitement; 2° une diminution chez les vieillards. Mais la difficulté est de savoir quand commence réellement la vieillesse, car l'âge où elle apparaît varie singulièrement avec les individus. On dit quelquefois qu'on a l'âge de ses artères : cela est souvent vrai chez les arthritiques, dont les vaisseaux s'altèrent de bonne heure et qui, en effet, vieillissent très prématurément. D'une manière générale, la

ration du vieillard (homme ou femme) doit être diminuée d'un quart à partir de soixante ou soixante-cinq ans, d'un tiers et même de moitié, suivant Maurel, à partir de soixante-dix à soixante-quinze ans; 3° une majoration suivant le travail extérieur fourni, l'activité musculaire ou intellectuelle. On admet, un peu empiriquement, que la ration *nette* doit être augmentée d'un tiers à un demi pour un travail moyen, des deux tiers à un pour un travail intense. Mon expérience personnelle, déduite de longues observations, me porte à croire que, chez les préarthritiques et chez beaucoup d'arthritiques francs, qui ont d'assez abondantes réserves, qui sont florides et gras, ces chiffres sont trop élevés et j'estime qu'une majoration d'un tiers dans le travail moyen, d'un demi dans le travail intense, est suffisante. Au surplus, il est très rare que l'arthritique franc puisse se livrer effectivement à un travail intense; 4° enfin, une diminution ou une augmentation, suivant la saison et la température extérieure. La ration de travail pourra donc être majorée, en hiver, d'un cinquième à un quart, d'après la température et l'état hygrométrique; elle sera diminuée au contraire, dans les mêmes proportions, en été et pendant les grandes chaleurs (1).

Ces notions générales bien comprises, passons aux détails du régime alimentaire, en commençant par le préarthritique, qui est, de tous, le plus sensible aux effets bienfaisants de la diététique.

Le choix des aliments a naturellement une grande importance. La viande et le poisson, étant des aliments très riches et très excitants, devront être réduits au minimum, peut-être même supprimés à certains moments. Mais il faut proscrire absolument les gibiers faisandés, les abats, le foie

1. Voir, pour plus de détails, chez l'homme sain, mon article *Alimentation,* dans le *Larousse mensuel,* n° de mars 1909. On consultera aussi avec fruit le *Précis d'alimentation rationnelle* du Dr L. Pascault (Bibl. Larousse).

gras, le boudin, les crustacés. Cela ne veut pas dire que je partage le moins du monde les idées de ces végétariens qui considèrent l'homme comme frugivore par nature. Ni sa dentition, ni la qualité de ses sécrétions digestives normales, ni la longueur de son intestin, ni même les dimensions de son appendice, ne permettent d'adopter cette manière de voir. L'histoire entière des races auxquelles nous appartenons prouve tout justement le contraire (nos ancêtres furent même presque exclusivement carnivores aux temps préhistoriques) et, si certaines populations ont une alimentation à prédominance végétale, cela tient surtout à la nature des ressources dont elles disposent et aux préjugés religieux qui se sont très habilement inspirés non seulement des circonstances économiques, mais aussi des dangers locaux de certains aliments. Tous les peuples usent de la viande quand ils le peuvent, en raison de ses qualités sapides, nutritives et excitantes.

Mais le préarthritique n'est pas un individu normal. Qu'il soit hyperfonctionnel ou dysfonctionnel, l'excitation que lui procure la viande est nuisible, et c'est pourquoi il faut en restreindre autant que possible l'usage. Une ration de 100 à 150 grammes de viande de boucherie (sauf le veau, en raison de sa richesse en matières collagènes), de jambon ou de poisson frais, *une seule fois par jour*, doit suffire. On pourra utiliser également les œufs, moins riches que la viande en matières extractives nuisibles, mais une seule fois par jour aussi, à la condition qu'ils viennent en remplacement, ce jour-là, de la ration habituelle de viande ou de poisson. On restreindra aussi considérablement l'usage des légumineuses, pois, haricots, lentilles, qui, tout en étant moins excitantes que la viande, contiennent cependant beaucoup d'albumine et se prêtent à des fermentations aisément toxiques. Elles renferment, en outre, d'après Haig, beaucoup de purines, mais je ne suis pas convaincu du rôle de ces purines dans les accidents de

l'arthritisme; j'ai indiqué précédemment pourquoi. Du reste, en Vendée, où la consommation individuelle des haricots blancs est souvent énorme, on ne rencontre l'arthritisme que parmi les gens qui abusent de la viande ou de l'alcool. Chez le préarthritique, le régime lacté n'est généralement pas nécessaire; le lait d'ailleurs est souvent mal supporté, en raison de l'état gastrique; en outre, sa prétendue innocuité fait qu'on en abuse facilement, en mangeant, par exemple, ce qui constitue une nouvelle forme de suralimentation. Le mieux est de l'interdire comme boisson et de ne le permettre que sous les espèces de laitages et entremets ou encore de fromage frais (pas d'autres fromages). Il faut restreindre également la consommation du pain, qui augmente l'acidité humorale et facilite la déminéralisation. Le pain frais doit être interdit, mais on permettra l'usage du pain bien rassis ou très cuit (200 grammes par jour environ), car certaines personnes ne peuvent absolument pas s'en passer. Enfin, il faut proscrire tous les condiments, à cause aussi de leur action excitante non nutritive, les boissons alcooliques, vin rouge, vins cuits, bière, cidre, liqueurs et spiritueux, le café, le thé, le chocolat, le bouillon gras.

En somme, viandes de boucherie, jambon, poulet ou dinde, poissons ou œufs, une seule fois par jour; potages maigres, céréales et pâtes alimentaires, légumes verts, fruits et laitages, tels sont les aliments parmi lesquels il convient de choisir les éléments de la ration. Ils sont assez nombreux pour amener la variété indéfinie des menus et se prêtent aisément à toutes les préparations culinaires, à l'exclusion, bien entendu, des ragoûts de viandes et des sauces trop relevées. Comme boissons, des eaux pures de bonne qualité, des eaux minérales faibles, comme Cachat-Évian, ou Alliot-Plombières, en toutes quantités, et, à la rigueur, un peu de vin blanc léger abondamment coupé. On peut également user avantageusement des tisanes aromatiques chaudes : camomille, tilleul, violette, menthe, etc.

L'organisation des repas a une importance manifeste et celle que propose Monteuuis (de Sylvabelle) me semble de tous points excellente. On peut la résumer comme suit : le matin, au petit déjeuner, fruits frais ou gâteaux secs avec boissons abondantes ; à midi, pour commencer, un plat de légumes (pommes de terre, riz ou pâtes alimentaires), qui, calmant la première faim, empêche de manger la viande en excès; ensuite un plat de viande grillée ou rôtie, ou du poisson, ou des œufs, salade de saison (assaisonnée au jus de citron); enfin, pour terminer, fruits ou laitage. Le soir, potage maigre et légumes. C'est le *régime de réforme*, destiné à amener le malade au régime végétal pur. Mais je crois que l'on peut parfaitement s'y tenir sans inconvénient et j'ai maintes fois constaté que la suppression totale de la viande est très mal supportée par beaucoup d'arthritiques, même quand ils ne sont pas entéroptosiques.

Enfin un dernier point, et des plus importants aussi, est de surveiller la mastication. Beaucoup de personnes ne mastiquent pas leur nourriture ou la mastiquent mal, et il en résulte des accidents digestifs très sérieux, des pesanteurs, des stases, des fermentations anormales. Il faut donc souvent apprendre au malade à mastiquer, à manger lentement, à insaliver convenablement le bol alimentaire (même liquide, comme la soupe, le lait, les crèmes fluides). L'état de la dentition devra en conséquence être l'objet d'un examen attentif, afin que soient faites toutes les réparations nécessaires.

Grâce à ce régime de restriction et aux précautions diverses dont on l'entoure, grâce au choix et à la préparation convenables des aliments, on verra disparaître promptement tous les troubles constatés, digestifs, hépatiques, rénaux, nerveux, diminuer l'hyperfonctionnement et les échanges revenir vers la normale. La constipation, si tenace parfois et qui préoccupe tant certains malades, cessera d'elle-même par le simple effet du changement de régime,

à la condition toutefois, comme le veut Burlureaux, qu'on n'ait pas recours au purgatif, qui entretient l'irritation intestinale et augmente le spasme. Mais il faut reconnaître néanmoins que cette diététique, si efficace qu'elle soit dans tous les cas, est très difficile à faire accepter par les préarthritiques, presque tous gros mangeurs et qui n'ont encore éprouvé, la plupart du temps, que des troubles passagers ou des accidents peu graves en apparence, et restent par conséquent sceptiques et indociles. Cette difficulté, plus sérieuse qu'on ne croit, ne peut être vaincue que par le traitement moral dont je parlerai tout à l'heure.

Mais si le régime alimentaire du préarthritique est déjà sévère, il l'est cependant beaucoup moins que celui des différentes formes de l'arthritisme franc et de l'artério-sclérose, dont nous allons dire quelques mots.

Chez les goutteux, il faut supprimer aussi complètement que possible les aliments riches en substances puriques et capables d'augmenter la proportion d'acide urique ; on défendra donc la viande et même les légumineuses, les œufs, le lait, du moins pour les personnes en imminence d'accès ou dont les accès sont très rapprochés et tendent à la chronicité. Néanmoins, il ne faut pas pousser la restriction trop loin et supprimer, comme le demandent quelques auteurs, l'albumine de la ration. Il faut seulement la diminuer et l'emprunter de préférence aux céréales et pâtes alimentaires. Avec ces derniers aliments, les légumes herbacés et les fruits constitueront le régime, dans lequel, au surplus, il faut aussi réduire considérablement le sucre et les corps gras (sauf un peu de beurre frais pour assaisonner les légumes, et d'huile d'olive pour les salades) et les aliments riches en acide oxalique. Par conséquent, pas de confitures, de marmelades, d'entremets sucrés, pas de crèmes ni de sauces grasses, pas d'oseille ni d'épinards. Les légumes crus, tels que concombre, salade, céleri, radis, etc., sont assurément fort utiles par les oxydases et les matières

salines qu'ils renferment. Il ne convient pas cependant d'en abuser. Les médecins végétariens ont la fâcheuse tendance d'en exagérer l'utilité et d'en négliger les inconvénients. Ils sont, en effet, ces aliments crus, fort peu digestes et leur abus entraîne facilement des accidents digestifs qui se superposent aux troubles goutteux pour les aggraver notablement. Quant aux boissons, composées uniquement d'eaux faiblement minéralisées ou légèrement alcalines, ou encore de tisanes indifférentes, peu sucrées, leur quantité dépend de l'état de la pression sanguine : si cette pression est normale ou du moins n'oscille que faiblement, en plus ou en moins, autour de la normale, on peut et on doit prescrire des boissons abondantes, qui facilitent toujours, dans une certaine mesure, l'élimination des déchets; si, au contraire, il y a hypertension, on restreindra les boissons, de manière à ne pas accroître la masse liquide du sang.

Chez les obèses, le régime est encore plus difficile à formuler et à pratiquer, parce que, comme on le sait, les obèses *font* de la graisse avec toutes les sortes d'aliments et, de plus, sont presque toujours de gros mangeurs. Aussi, le principe de la restriction alimentaire étant admis, la première difficulté à vaincre est-elle de diminuer l'apport nutritif tout en laissant au malade cette impression de réplétion digestive à laquelle il est fortement habitué. On y arrive en lui donnant, en abondance, des aliments peu nutritifs : légumes verts, brèdes, salades et fruits, avec boissons suffisamment copieuses (non alcooliques). On a traité quelquefois les obèses par la réduction des liquides. C'est une méthode qui amène, en effet, l'amaigrissement, mais qui produit en même temps la dénutrition et l'affaiblissement. On doit donc y renoncer. Une autre méthode consiste à permettre au malade de faire, le matin, dès le lever, un repas assez copieux, de manger à sa faim, ne lui laissant consommer ensuite, au cours du reste de la journée, que des légumes herbacés et des fruits, *sans pain*. Les résultats obtenus ainsi sont assez

satisfaisants, mais on a quelquefois constaté de la dénutrition, le malade n'ayant pas d'appétit le matin et se trouvant avoir de la sorte une ration insuffisante. Il ne faut pas oublier, en effet, que les obèses font souvent des exercices physiques assez énergiques, destinés à mobiliser les graisses, et que ces exercices réclament aussi de l'albumine pour pourvoir à l'assimilation fonctionnelle des muscles. Par suite, sous peine de dénutrition et d'accidents parfois très sérieux, il faut que la ration contienne au moins 50 à 60 centigrammes d'albumine *assimilable* par kilogramme brut du corps, ce qui représente sensiblement 1 gramme d'albumine par kilogramme vivant (la masse adipeuse n'est pas considérée comme une partie intégrante des tissus vivants). Le thé et le café peuvent être permis, en quantité modérée, aux obèses, mais naturellement les spiritueux et liqueurs, le vin, la bière et le cidre leur sont rigoureusement interdits.

Chez les diabétiques, la prescription classique est de supprimer complètement du régime non seulement le sucre en nature et les aliments qui en contiennent (melon, raisin, carotte, betterave, prune, etc.), mais aussi les féculents, légumineuses et céréales, dont l'amidon donne en effet du sucre par dédoublement. La pomme de terre seule a trouvé grâce depuis les travaux de Mossé (de Toulouse), et encore certains médecins, comme de Grandmaison, se refusent-ils toujours à la permettre. Mais cette prescription paraît, aujourd'hui que nous connaissons un peu mieux la physiologie pathologique du diabète, trop rigoureuse et même dangereuse, si l'on remarque que la suppression des fécules du régime entraîne une augmentation considérable de la ration carnée, augmentation qui, par l'hyperacidité humorale qu'elle entraîne, accroît fâcheusement les chances de coma diabétique. D'ailleurs, il n'est pas exact que tout le sucre ou l'amidon ingéré par le diabétique fasse du sucre éliminable par l'urine. Il est bien prouvé maintenant, depuis les travaux de Laufer et de Labbé, que tout diabétique peut utiliser une

quantité d'hydrates de carbone, variable à la vérité, mais telle que si on ne la dépasse pas dans la ration, le sucre urinaire n'augmente pas et diminue même peu à peu. Par conséquent, la détermination, par tâtonnements successifs, de cette quantité doit être le point de départ de l'organisation du régime qui convient à un diabétique donné. La quantité d'hydrates de carbone ainsi utilisée est représentée dans la ration, non par des sucres, mais par des amidons, et il faut l'emprunter de préférence non pas au pain, qui a des cendres acides, mais à la pomme de terre, dont les cendres sont alcalines. L'alcalinité des aliments doit être la seconde préoccupation. Quoi qu'on en dise, il faut restreindre autant que possible les viandes; l'hyperazoturie, sous forme d'urée, n'est souvent que la conséquence d'un excès d'aliments carnés et elle diminue aussitôt qu'on restreint l'usage de ces aliments. L'autophagie elle-même ne s'observe nettement que dans le diabète pancréatique grave. Enfin, c'est à tort que l'on considère comme d'un pronostic grave l'amaigrissement des diabétiques. Cet amaigrissement est plutôt favorable quand il est le résultat du régime. Toujours pour les mêmes raisons, il ne faut pas non plus abuser des corps gras. En somme, ration normale de viande (en deux fois si l'on veut, mais de préférence à midi), pommes de terre pour remplacer le pain, au prorata de l'utilisation sans augmentation du sucre urinaire et, pour compléter la ration, légumes à minéralisation alcaline (choux, salsifis, cardons, céleri, salades) et fruits peu sucrés (noix, amandes, groseilles, cassis, cerises aigres, pommes, etc.). Comme boisson, de l'eau ou du vin très largement coupé, en quantité correspondante à la soif du malade. Il ne faut jamais le priver de boire, car les boissons abondantes éliminent le sucre en excès et les déchets toxiques. On peut permettre un peu de thé ou de café sans sucre (interdire la saccharine à cause de son action nocive sur l'appareil digestif), mais pas d'alcool pur, pas de liqueurs, de vins sucrés, de cidres.

Le lait est souvent interdit aux diabétiques, en raison du lactose qu'il contient. Mais cette interdiction, comme on le comprend maintenant, n'est pas justifiée, au moins dans certains cas. La clinique prouve en effet que le régime lacté améliore souvent d'une manière remarquable les diabètes avec auto-intoxication, hypertension et albuminurie.

Tout récemment, Guelpa (de Paris) a simplifié le traitement diététique du diabète. Il a prescrit un jeûne rigoureux, absolu, de *trois jours pleins*, pendant lesquels on ne prend qu'une bouteille quotidienne d'Hunyadi-Janos. D'après cet auteur, le sucre diminue rapidement et disparaît même complètement au troisième jour. Ce résultat a été constaté par Albert Robin chez un diabétique de son service. Il s'explique du reste par l'abstinence même et les physiologistes savent depuis longtemps que l'inanition diminue et supprime la glycosurie. Mais faire disparaître un symptôme n'est pas guérir le malade. D'ailleurs, dans l'intervalle des périodes de jeûne, le sucre remonte rapidement à son taux précédent. Cependant Guelpa affirme que, au bout de quatre à cinq périodes d'abstinence et de purgation, le sucre parfois ne reparaît plus. La chose est surprenante, mais possible après tout chez les diabétiques arthritiques, gros mangeurs, car la cure de Guelpa réalise évidemment la restriction idéale. Néanmoins, ce procédé radical n'est peut-être pas, comme l'a dit Linossier, inoffensif chez tous les diabétiques, et c'est pourquoi il ne faut y recourir que sur l'avis formel de son médecin.

L'hygiène alimentaire des déminéralisés et spécialement des phosphaturiques est sensiblement celle des préarthritiques, mais il faut insister sur les céréales et les légumes verts qui sont particulièrement riches en phosphates. Si le malade n'a pas, comme cela arrive souvent, d'hypertension, on peut autoriser le bouillon gras avec beaucoup de légumes et surtout du bouillon d'os bien frais, les œufs, les cervelles, le poisson, même le bœuf et le mouton, les petits oiseaux

grillés. Interdire les sucreries, les pâtisseries, les condiments. Comme boisson, du vin rouge non acide largement coupé.

Enfin, dans la néphrite interstitielle et l'artério-sclérose, le régime doit être aussi restreint que possible en albumine, pour ne pas augmenter les déchets toxiques qui s'accumulent d'autant plus facilement que le rein est moins perméable; en eau, pour ne pas augmenter le travail du rein et l'hypertension; en chlorure de sodium, pour éviter les œdèmes ou favoriser leur résorption, s'il s'en produit. En conséquence, il faut prescrire le régime végétarien pur, sans lait, œufs, viandes ni légumineuses, alcool, café, thé ou chocolat. On se nourrira exclusivement de pâtes alimentaires, de légumes frais et verts cuits à l'étuvée et dans leur eau de condensation, de pommes de terre et de riz, de fruits, de compotes, de marmelades, de confitures, d'entremets sucrés; pas de pain frais, un peu de pain grillé ou des biscottes; comme boisson, de l'eau ou une tisane indifférente (tilleul, camomille, menthe), pas plus de 150 centimètres cubes par repas (quatre repas peu copieux par jour). Ce régime doit être aussi peu salé que possible; mais, quand il y a des œdèmes, il faut s'efforcer de supprimer le sel culinaire, celui qu'on ajoute aux aliments : pain, légumes, etc., lors de leur préparation. Or le régime déchloruré est très difficile à supporter; il amène promptement le dégoût et la dénutrition et peut d'ailleurs donner lieu à des troubles gastriques. Il ne faut donc l'utiliser que pendant quelques jours, jusqu'à ce qu'il ait produit la résorption des œdèmes. Quand cette résorption, traduite par une abondante diurèse, aura eu lieu, il faudra revenir progressivement au régime chloruré normal. Si la résorption ne se produit pas au bout de cinq à six jours, revenir au régime végétarien ordinaire et recourir, suivant les cas, à la théobromine ou à la digitale. Le médecin seul sera juge de la drogue à prescrire et de ses doses.

Dans la néphrite interstitielle aussi bien que dans l'artério-sclérose et les cardiopathies artérielles, le régime lacté est loin de toujours donner de bons résultats; il est trop riche en albuminoïdes et en beurre; il favorise l'hydrémie et l'hypertension si on le prend à la dose de 3 ou 4 litres; si on le prend à dose plus faible, 1 litre ou 1 litre 1/2, il ne suffit plus à couvrir les besoins nutritifs, surtout en sucre. Pour ces raisons, il convient de lui préférer le régime végétal pur, tel qu'il a été ci-dessus formulé.

b) *Hygiène générale.* — Au point de vue de l'hygiène générale, comme à celui de la diététique, le repos relatif s'impose et pour les mêmes raisons. Ici encore naturellement, repos relatif veut dire simplement que le travail exigé des différents organes doit être strictement proportionné au rendement qu'ils peuvent fournir.

A cette fin, dans l'ordre des moyens physiques d'abord, l'hydrothérapie rend de grands services, principalement sous forme de douches tièdes, qui sont éminemment sédatives, et de grands bains tièdes à 34°-35° C., assez fréquents, qui modèrent promptement l'excitabilité des malades et favorisent la diurèse. Mais, comme nous le verrons plus loin, ces bains sont contre-indiqués dans certains cas. Les douches froides, le tub froid, réussissent beaucoup moins bien, parce que les arthritiques et même souvent les préarthritiques font mal leur réaction, et que d'ailleurs ces procédés sont nettement excitants.

Le massage général doux, sous forme d'effleurage, de pression lente et peu appuyée, qui facilite la circulation périphérique et la progression des déchets et décongestionne les viscères, est indispensable, surtout chez les pléthoriques. Il en est de même du massage abdominal, à la condition qu'il soit très surveillé et pratiqué par un médecin spécialiste, car il peut avoir de nombreuses contre-indications, même dès le début des insuffisances, ainsi que Cautru l'a

montré. Enfin les frictions cutanées, sèches ou alcooliques, avec le gant de flanelle ou de crin, sont presque toujours très utiles, parce qu'elles rétablissent ou activent les fonctions de la peau, ordinairement troublées ou viciées. Comme très utiles encore, chez maints arthritiques, il faut mentionner les bains de lumière et de soleil. Les bains de lumière exigent un outillage très compliqué et leurs effets me paraissent beaucoup plus restreints et beaucoup moins sûrs que ceux des bains de soleil. Pour ces derniers, que Malgat en particulier a préconisés, il n'est besoin, en réalité, ni d'appareils coûteux, ni même de l'atmosphère limpide et chaude du Midi. Il suffit de couvrir la tête du malade, de le vêtir d'un maillot de laine à mailles lâches et de le laisser exposé, pendant un temps variable (de quelques minutes à une demi-heure, même une heure), aux radiations solaires diffuses ou directes. Ces radiations paraissent agir comme des agents très actifs de l'équilibration du fonctionnement, puisque l'on constate que le bain de soleil (qu'il faut toujours préférer au simple bain d'air) produit une sensation très agréable de bien-être, l'amélioration des échanges et le calme nerveux.

En ce qui concerne les exercices physiques, je me range à l'avis de Pascault. Il faut être très sobre de prescriptions à leur égard. En dehors des mouvements de gymnastique passifs, puis actifs, très méthodiquement réglés, on ne peut recommander que la marche et une marche lente, progressive et peu à peu variée. A cette condition, la marche devient un exercice excellent pour les arthritiques, car elle augmente l'hématose, régularise la respiration, tonifie les muscles, active les échanges sans fatiguer le cœur ni les reins. Mais il convient toujours de s'arrêter avant l'apparition d'une lassitude appréciable, car autrement on ne ferait qu'aggraver l'état d'auto-intoxication. C'est pourquoi les exercices violents et prolongés, comme la bicyclette en vitesse, les jeux sportifs, les ascensions pénibles, etc., doi-

vent demeurer absolument interdits, à mon avis du moins, aux préarthritiques ordinaires et, *à fortiori*, aux arthritiques francs et aux artério-scléreux. Ils ont, en effet, le grave inconvénient de produire un double surmenage, musculaire et nerveux, dont les poisons s'ajoutent à ceux déjà existants, de telle sorte que les organes de transformation et d'élimination menacent de devenir insuffisants, et que le cœur se fatigue. Les palpitations, l'essoufflement, l'angoisse traduisent ces troubles. L'expérience prouve d'ailleurs, contrairement à ce qu'on croit communément, que ces exercices violents n'ont pas d'action sensible sur l'oxydation finale des déchets, en ce sens que l'abondante production des déchets tissulaires compense et au delà la combustion plus active des graisses de l'organisme.

Cette interdiction toutefois ne s'applique pas à certains préarthritiques et même à quelques arthritiques bien entraînés, qui arrivent à exécuter, sans phénomènes de fatigue (ce qui atteste leur adaptation), de longues marches, des courses en montagne, des jeux de plein air, tous exercices très favorables, quand ils sont bien supportés, à d'avantageuses modifications des échanges cellulaires. On peut, au surplus, arriver à un certain degré d'entraînement chez les préarthritiques les plus sédentaires, à cœur et à reins normaux; il faut même s'efforcer, dans ces conditions, de l'obtenir, en raison de la transformation qui en résulte dans les conditions d'existence de ces malades, transformation qui est, nous le savons, un facteur important de la cure. Notons enfin, avec P. Le Gendre, que l'automobilisme à allures modérées et pendant peu de temps chaque jour est favorable par les réactions cutanées et la sédation qu'il produit.

On conseille souvent aux préarthritiques de dormir peu. C'est à mon avis une erreur. Pendant le sommeil, il n'y a pas d'apports alimentaires et la production des déchets de fonctionnement est réduite au minimum. Par l'élimination

urinaire, qui est continue, la teneur des poisons diminue donc dans le milieu intérieur en même temps que certains organes de la vie de relation jouissent d'un repos relatif. On sait que certains préarthritiques, au début des insuffisances hépatiques et nerveuses, éprouvent, en se levant le matin, une lassitude plus grande qu'au moment du coucher. Il suffit, comme je l'ai constaté à plusieurs reprises, de prolonger d'une heure ou deux le séjour au lit, pour voir disparaître cette sensation de fatigue, à la condition toutefois que le repas de la veille au soir ait été, comme il est de règle pour ces malades, très sobre. Remarquons aussi que, pour les raisons précédemment dites, la diurèse est souvent augmentée par l'alitement, notamment chez les petits hypertendus. C'est pourquoi, bien loin de restreindre le sommeil et le repos au lit, chez les préarthritiques, je leur conseille au contraire de se coucher tôt après le dîner (les veilles tardives sont d'ailleurs particulièrement excitantes et fatigantes), de se lever d'assez bonne heure (neuf à dix heures de lit suffisent) et de dormir ou du moins de s'étendre sur le lit ou la chaise longue pendant une heure environ après le repas de midi. Les animaux, d'ailleurs, dorment toujours après avoir mangé, et cet instinct a une raison d'être que les expériences bien connues de Vulpian mettent en évidence.

Étant donné le rôle capital du système nerveux dans l'hyperfonctionnement et le dysfonctionnement, l'hygiène nerveuse et psychique a nécessairement une importance de premier ordre. Par la diététique, le repos et les moyens physiques, on peut déjà obtenir une sédation réflexe incontestable. Mais cela est loin de toujours suffire. Beaucoup de préarthritiques sont des cérébraux dont l'activité mentale est considérable, et cette activité exagérée n'est pas moins fâcheuse que le surmenage alimentaire et musculaire. Il est très difficile de l'enrayer. On y peut cependant arriver par deux méthodes différentes : le changement complet des

habitudes et des occupations qui est fréquemment impossible, en raison des nécessités de la vie, et l'éducation de la volonté.

Le « retour à la terre », à la vie des champs, à ses occupations lentes et monotones, sédatives de nature et par le milieu où elles s'exécutent, donne, quand il est accepté, des résultats immédiats et sûrs, dont j'ai fourni précédemment un exemple caractéristique. Mais bien peu de personnes consentent à cet abandon de leur bien-être, de leur profession, de leurs relations, de leurs habitudes et de leurs plaisirs, et d'ailleurs, bon nombre, même le voulant, ne le peuvent pas. Car il ne s'agit pas seulement d'aller vivre au grand air, dans une propriété confortable, en conservant la fâcheuse manière de vivre du citadin aisé ou riche. Il s'agit de mener la vie rude et frugale du paysan, sinon sous ses habits et dans sa chaumière, du moins en gardant le caractère physique et extérieur de ses travaux. Quel bourgeois, non contraint par les circonstances, s'y résignerait? On peut à la rigueur substituer à ce changement, trop radical pour beaucoup, et quand les ressources le permettent, la cure de campagne, au voisinage des bois, ou la cure d'altitude, par exemple dans un chalet un peu isolé et éloigné surtout des stations connues. Il n'est pas besoin de monter très haut : 600, 800, 1 000 mètres au plus suffisent. Le malade y vivra au grand air et au repos, faisant d'abord de très courtes marches, se nourrissant comme le montagnard de laitage, de pommes de terre et de pain. La cure marine, au contraire, est souvent contre-indiquée ; elle est beaucoup trop excitante, à moins qu'on ne choisisse les petites criques tranquilles de la côte des Maures et de l'Estérel, ou de la Corse, qui sont plutôt sédatives. On conçoit trop bien comment ce changement de milieu et de préoccupations influence et calme le système nerveux pour que j'y insiste. Mais il importe cependant que le malade ne passe pas subitement d'une activité débordante à une inertie intellectuelle trop

grande. Il faut et il suffit qu'il se crée des occupations nouvelles plus simples, moins excitantes : la pêche, le jardinage (la chasse est quelquefois trop fatigante, du moins au début de la cure), les collections de plantes, d'insectes, de fossiles, de minéraux, la photographie, le dessin ou la peinture (sans prétention au grand art, ce qui est particulièrement énervant), le modelage, les arts mécaniques, etc. Pas trop de lectures et seulement celles qui sont d'un intérêt immédiat, par conséquent plutôt des ouvrages techniques que des œuvres d'imagination, poésies, pièces de théâtre et romans; les bons classiques seuls seront exceptés de cette prohibition. Pas trop de correspondances non plus, même et surtout quand elles ont un caractère sentimental. Naturellement un facteur très favorable est la longue durée de ces transplantations. Si elles sont courtes (quelques semaines), l'effet produit est trop superficiel pour amener un résultat durable. C'est pourquoi je n'aime pas beaucoup les voyages, les voyages « circulaires » en particulier, pour les préarthritiques. Ils y goûtent sans doute des distractions utiles, mais la multiplicité des impressions et les déplacements répétés augmentent l'énervement et la fatigue, sans compter les troubles qui dérivent d'une nourriture changeante et surabondante, quoique le plus habituellement mauvaise.

A la vérité, la transplantation, chez les préarthritiques, est très pénible. Le malade s'y plie à la longue et même finit par y trouver des satisfactions toutes nouvelles, mais, au début, il lui faut faire un énergique appel à sa volonté. C'est alors surtout que les suggestions du médecin traitant doivent venir à son aide. Le rôle de ce dernier, en effet, est de préparer son client à tous les changements qu'il est obligé de lui imposer, dans sa nourriture, dans son hygiène, dans sa manière de vivre. Presque toujours le malade se refuse d'abord à ces changements, parce qu'il n'en comprend pas les raisons, se sentant ou se croyant moins exposé qu'il ne

l'est en réalité, et aussi parce que sa volonté est trop faible pour résister à l'entraînement des habitudes, des sentiments et des passions. Le médecin doit donc lui expliquer, avec patience et clarté, la nécessité des différents termes du traitement, puis lui indiquer comment il dressera sa volonté à les observer rigoureusement. A cet égard, les moyens diffèrent : suggestion et auto-suggestion continue, journal de cure, confession écrite des fautes commises contre le traitement, etc.; tous sont bons pourvu qu'ils réussissent, et ils réussissent toujours si le médecin a pu, dès le début, prendre, par son autorité, son tact, sa fermeté, un empire suffisant sur l'esprit du malade. La transplantation rompt trop souvent ces liens; il importe de les maintenir le plus longtemps possible par l'envoi réciproque de brèves communications, le malade exposant, sans phrase, les résultats obtenus et les fautes commises, le médecin y répondant par des encouragements, des blâmes modérés et, s'il y a lieu, la nature des modifications à introduire dans la thérapeutique.

Ce qui précède s'applique spécialement, comme on l'a vu, aux préarthritiques et aux arthritiques francs au début de la période des manifestations défensives. Quand il s'agit d'arthritiques plus gravement atteints, les règles de l'hygiène générale doivent nécessairement être plus ou moins modifiées.

Ainsi, chez les goutteux, il faut recommander le repos dès que s'annoncent les signes prémonitoires de l'accès; la marche ne sera reprise qu'avec prudence au moment de la convalescence. D'autre part, chez ces malades, les soins de la peau ont une importance toute particulière ; il faut recourir aux frictions sèches régulières et aux affusions d'eau tiède. Bien que tolérées par Lécorché, les affusions froides rendent de moins bons services. Les bains chauds alcalins (35°-36° C.) sont excellents; on a également vanté les bains électriques lithinés, qui activent la résorption des tophus et des exsudats articulaires, mais, pour ma part, je n'ai jamais

constaté, par cette méthode, de résultats bien nets. Enfin le goutteux, chronique ou non, doit éviter les climats froids et humides; ce sont les régions sèches qui lui conviennent le mieux, dans nos pays tempérés.

Chez les obèses, l'exercice est très utile, parce qu'il active la fonte et l'oxydation des dépôts adipeux; mais, en raison de l'état du cœur, il faut qu'il soit modéré. La cure d'Œrtel, en terrain varié, n'obtient guère qu'une sudation abondante, et si le malade boit ensuite, il récupère presque immédiatement la perte de poids qui résulte de l'élimination d'eau. Il faut lui préférer souvent la gymnastique suédoise, avec mouvements passifs et actifs progressifs. On doit utiliser également le massage doux et non le pétrissage. Les bains de lumière, de soleil, les bains chauds, les bains de vapeur sont excellents, mais ces derniers doivent être cependant rigoureusement interdits aux obèses cardiaques.

Chez les diabétiques florides, les règles de l'hygiène générale restent celles que nous avons exposées à propos des préarthritiques. Notons cependant qu'il faut leur éviter toute sudation abondante, et notamment les bains trop chauds, les bains de vapeur, les marches et les voyages en pleine chaleur de l'été, etc., qui peuvent déterminer des accidents graves et même mortels. Les bains tièdes et les lotions d'eau de Cologne ou d'eau de lavande (qui aseptisent en quelque sorte la peau) sont, au contraire, très recommandables, de même que les bains de lumière et les courants de haute fréquence : ces derniers s'appliquent principalement aux diabétiques déjà sérieusement atteints, avec hypertension forte et continue. En raison de la facilité des infections pulmonaires, ces malades doivent éviter les refroidissements et, dans ce but, ne porter que des vêtements de laine. Les climats de faible altitude, sans variations thermiques trop grandes, leur sont particulièrement favorables. Enfin, il faut éviter toute émotion forte et tout excès, la fatigue physique comme le surmenage intellectuel, sans cependant

tombér dans l'oisiveté, qui entraîne souvent la mélancolie.

Chez les artério-scléreux, de plus strictes précautions sont nécessaires. On pratiquera les frictions cutanées, les lotions tièdes, lé massage général et abdominal, parce que tous ces moyens agissent sur le cœur périphérique pour soulager le cœur central; pour cette même raison, on évitera toute cause de fatigue, et notamment la marche en ascension, qui surmène le cœur central. Les bains carbogazeux (Royat, Bourbon-Lancy) et les courants de haute fréquence peuvent être plus utiles, parce qu'ils tendent à diminuer l'hypertension, modèrent la dyspnée et font disparaître la sensibilité anormale au froid. Enfin, il faut leur prescrire d'éviter les endroits où l'air est confiné, et de vivre dans une région de faible altitude (ne pas dépasser 500 à 600 mètres), à l'abri du vent et des variations brusques de température. On leur interdira les rapports sexuels, bien entendu, et le tabac. S'il y a des œdèmes (néphrite), on ordonnera le lit, les bains de jambes à 38° centigrades, réchauffés jusqu'à 42° centigrades (30 à 40 minutes) et tous les soins les plus minutieux de propreté tant de la peau que des muqueuses.

c) *Traitement médicamenteux et hydrominéral.* — Dans la thérapeutique des préarthritiques, le traitement médicamenteux ne me paraît qu'exceptionnellement utile. C'est à la diététique et à l'hygiène qu'il faut demander avant tout non seulement la prévention des accidents de l'arthritisme franc, mais aussi la disparition définitive des troubles constatés. Cependant, étant donnée l'hypéracidité humorale qui est censée les caractériser, l'emploi du bicarbonate et du sulfate de soude (1 gramme le matin à jeun dans un verre d'eau), la cure d'oranges ou de citron, la cure de raisin, qui alcalinisent les humeurs, donnent souvent de bons résultats. Cette dernière est également utile contre certains troubles gastro-intestinaux.

Contre l'encombrement intestinal, presque constant, et qui entraîne des altérations fonctionnelles du foie et de l'estomac, Pascault préconise la double purgation successive à l'huile de ricin et à l'ipéca (à doses fractionnées, non vomitives), qui a pour but d'évacuer non seulement les résidus alimentaires, mais le dépôt muqueux qui encrasse les parois intestinales, l'*entéro-ripose*. Je ne suis pas très partisan de la purgation, qui entraîne un choc intense, constaté par la dépression marquée du patient. La plupart du temps, le changement de régime amène une évacuation naturelle et l'atténuation progressive de l'entéro-ripose. Dans certains cas cependant, s'il n'a pas été déjà fait un abus des laxatifs et des purgatifs et si le spasme entérique n'est pas trop accusé, et quand, notamment, l'encombrement intestinal est énorme, malgré de petites selles journalières, la purgation est indispensable et doit être utilisée, malgré ses inconvénients. On prescrira les purgatifs salins ou les eaux purgatives, si le rein est normal, l'huile de ricin ou l'eau-de-vie allemande, si, au contraire, il est fragile ou déjà touché.

On n'a que rarement l'occasion d'employer les uratolytiques, c'est-à-dire les médicaments qui favorisent la solubilisation et l'élimination des urates ou modèrent leur formation. Si cela est nécessaire pourtant, on donnera la préférence à l'acide thyminique (solurol), qui est, nous l'avons vu, d'après Schmoll, le dissolvant ou solubilisant physiologique de l'acide urique, et qui, chez certains goutteux et lithiasiques rénaux, m'a donné des résultats tout à fait remarquables. Le sidonal et l'urotropine sont aussi de bons uratolytiques; les benzoates sont déjà moins actifs (à ce point de vue seulement, car ils agissent efficacement sur le foie), et quant aux sels de lithine, ils seraient, d'après Fauvel, tout à fait inefficaces. Les produits du groupe du pyramidon, et particulièrement le quino-salicylate (antalgol), lequel peut se substituer au salicylate de soude

comme moins offensant pour le rein, sont des médicaments très précieux dans toutes les formes de douleurs toxiques, dans les névralgies, migraines et douleurs rhumatoïdes. Ils sont énergiquement analgésiques, tout en paraissant augmenter les échanges et les oxydations intra-organiques, contrairement aux drogues qui les restreignent, comme l'antipyrine et l'aspirine, plus toxiques, et qui sont par suite contre-indiqués.

Enfin, comme cures hydro-minérales, on n'a guère que l'embarras du choix, étant données la richesse, l'abondance et la spécialisation des stations françaises. Nous n'indiquerons donc ici, principalement comme eaux de simple lavage, en boissons abondantes, destinées surtout à débarrasser l'économie des déchets qui l'encrassent, que, d'une part, Alet, pour tous ceux qui souffrent à un titre quelconque du surmenage digestif, et d'autre part la source Alliot à Plombières et la source Cachat à Évian. Ces sources sont extrêmement peu minéralisées et la source Alliot jouit, en outre, de propriétés radio-actives remarquables sur la valeur thérapeutique desquelles cependant nous ne sommes pas encore définitivement fixés.

Dans les diverses formes de l'arthritisme franc, en revanche, on use souvent trop surabondamment des remèdes. Je ne saurais naturellement passer ici en revue, même sommairement, tous les traitements qui ont été proposés et qui souvent diffèrent profondément les uns des autres. Je dois cependant fournir quelques indications.

En ce qui concerne la goutte d'abord, il faut distinguer le traitement de la crise du traitement général. Le premier comporte les soins à donner à l'arthrite; ils se résument en ceci : immobilisation de la jointure malade, applications émollientes, enveloppement avec du coton hydrophile recouvert de taffetas gommé; si la douleur est très vive, on recourra aux badigeonnages de laudanum ou aux onctions avec la pommade belladonée. Nous avons vu déjà qu'il fallait

aussi prescrire la diète hydrique ou lactée et des boissons abondantes (limonades citriques) pour augmenter la diurèse et faciliter l'élimination des déchets uriques. Comme médicaments à l'intérieur, quand la crise est particulièrement douloureuse et longue, on doit indiquer d'une part le colchique, sous forme de teinture, de vin ou de pilules, ou encore la liqueur Laville ou la potion diurétique de Graves, et, d'autre part, le salicylate de soude ou mieux l'antalgol (quino-salicylate de pyramidon), qui est un puissant analgésique, favorisant les combustions intraorganiques et la diurèse.

Dans l'intervalle des crises, on devra suivre le traitement général indiqué précédemment pour les arthritiques, mais on y adjoindra l'usage alternatif de la médication alcaline et des uratolytiques (solurol, sidonal, antalgol, urotropine, etc.); enfin une cure hydro-minérale sera recommandée : Évian, Vittel, Martigny, Contrexéville, pour les goutteux sans complications spéciales; Vichy, pour les goutteux avec foie gros et gras; Châtelguyon ou Plombières, pour les goutteux constipés et entéritiques; Alet, pour les goutteux hypersthéniques; La Bourboule, Aix, Bourbonne-les-Bains, pour les goutteux chroniques.

Les manifestations viscérales de la goutte seront naturellement traitées suivant leur nature propre et la modalité particulière qu'elles affectent. Quant à la goutte asthénique (goutte chronique à la période cachectique), il importe surtout de pallier à ses dangers par une médication tonique (arséniate de soude, cacodylates) et d'utiliser, si l'on constate l'hypoacidité urinaire, l'acide phosphorique, suivant la méthode de Joulie.

Nous nous contenterons de rappeler ici pour mémoire le traitement chirurgical, qui a pour objet de débarrasser la partie malade de ses tophus douloureux ou de ses concrétions uratiques et d'extirper en même temps la capsule articulaire. Les résultats de ce traitement semblent favorables,

mais ne sont pas encore fort nombreux; on a d'ailleurs bien rarement à y recourir.

Le traitement de la lithiase rénale (goutte rénale) est celui même de la goutte, en ce qui concerne du moins le traitement général. La colique néphrétique comporte, comme indications principales, le repos, la diète hydrique et les bains tièdes prolongés, qui calment les douleurs et favorisent la diurèse et l'élimination du calcul. Si la crise est longue et particulièrement douloureuse, on peut recourir aux injections d'héroïne ou de morphine, mais en agissant avec beaucoup de prudence, car ces injections, outre qu'elles peuvent être l'origine d'une opiomanie, ont tendance à prolonger la crise en ralentissant la sécrétion urinaire. Enfin, si les calculs sont volumineux, logés dans le rein ou la vessie, s'ils déterminent de l'hydronéphrose, de la suppuration, de la cystite, des douleurs, de la fièvre, il faut recourir à l'intervention chirurgicale, soit lithotritie (quand le calcul est dans la vessie), soit néphrotomie ou même néphrectomie, si le rein est intéressé.

Du traitement de l'obésité, il n'y a pas grand'chose à dire, parce que l'obésité sans complication aucune (qui est rare) est uniquement dépendante du régime, de l'hygiène et des moyens physiques indiqués ci-dessus, et que l'obésité compliquée doit être traitée suivant la nature et l'importance de la complication. Il convient cependant d'indiquer la cure alcaline, sous forme d'un grand verre d'eau de Vichy tiédie au bain-marie et pris le matin à jeun (15 jours par mois), et surtout l'iode, sous forme soit d'iodure alcalin, soit d'iode organique (iodalose, iodone, iodocéréol, etc.) pris à petites doses, mais continué pendant longtemps (avec interruption de 10 jours par mois au moins). Les préparations de glandes thyroïdes et la thyroïdine ont été vantées comme particulièrement efficaces contre l'obésité; elles déterminent en effet un amaigrissement assez rapide, mais aussi des accidents cardiaques et nerveux qui doivent absolument les

faire repousser, sauf dans le cas d'obésité compliquée de myxœdème. Comme cure hydro-minérale, une surtout est à recommander, c'est celle de Brides (Savoie). Châtelguyon donne également de bons résultats chez les constipés; à l'étranger, Marienbad, Kissingen et Hambourg sont les stations indiquées de préférence contre l'obésité.

Extrêmement nombreux et complexes sont les divers traitements du diabète, et souvent contradictoires aussi parce qu'ils s'inspirent d'une pathogénie encore incertaine en bien des points. Je n'indiquerai ici que les principaux. La médication alcaline, sous forme de bicarbonate de soude ou d'eaux naturelles bicarbonatées sodiques (Vichy, Vals, Carlsbad), est, comme l'a dit Lécorché, la pierre de touche du diabète; tous les cas qu'elle n'amende pas doivent être considérés comme graves. Elle est cependant contre-indiquée dans la forme pancréatique et le diabète maigre ou cachectique et dans la tuberculose pulmonaire avérée. Cette médication constitue souvent une mesure préventive à l'égard du coma diabétique dont nous parlerons tout à l'heure. La médication sédative, par l'opium ou la morphine, la valériane, les bromures, a été préconisée par les auteurs qui considèrent le diabète comme le résultat d'une exagération notable des échanges, d'origine nerveuse. L'opium (qu'il faut préférer à ses alcaloïdes : morphine, codéine, etc.) ne semble en réalité indiqué que dans les formes nerveuses de la maladie; il peut alors produire la diminution et même la disparition du sucre urinaire. Les bromures, moins dangereux, donnent, suivant Albert Robin, de bons résultats dans le diabète hyperazoturique. Ce même auteur préconise aussi l'emploi de l'antipyrine, qui diminue les échanges. Le sulfate de quinine a également été utilisé avec succès. Comme médicament modérateur, on a enfin vanté l'arsenic, sous ses diverses formes : liqueur de Fowler, cacodylate, arrhénal, eaux naturelles arsenicales; cependant Frerich lui dénie toute valeur et le considère même comme dangereux.

Le glycogène a donné quelques résultats très satisfaisants, mais il n'a pas encore été suffisamment expérimenté. La médication opothérapique a suscité beaucoup d'espérances. Dans le diabète gras, Gilbert, Carnot, Lépine ont obtenu des résultats assez encourageants avec des extraits hépatiques, mais à la condition qu'il n'y ait pas hyperhépatie (c'est-à-dire fonctionnement exagéré du foie), car alors, sous l'influence de cette médication, la glycosurie monte au lieu de diminuer. Dans le diabète maigre, pancréatique, Lancereaux a préconisé l'opothérapie pancréatique, qui a en effet donné quelques résultats, précisément dans les cas ou l'opothérapie hépatique échoue. Toutefois ces deux méthodes en sont encore à leurs débuts et il faut attendre, pour juger définitivement de leur valeur, de plus nombreuses observations. Rappelons aussi le procédé de Guelpa, mentionné ci-dessus, consistant en jeûne absolu et purgation par périodes de trois jours, qui paraît faire disparaître momentanément le sucre urinaire, mais semble aussi capable, chez certains pléthoriques faisant purement de la glycosurie alimentaire, de déterminer une amélioration décisive. Enfin, il faut se souvenir que, en raison de la facilité avec laquelle il s'infecte, toute opération chirurgicale est dangereuse chez le diabétique et que, par conséquent, il ne faut y recourir qu'en cas de nécessité, et en prenant toutes les mesures possibles d'antisepsie et d'asepsie. En outre, dans le cas, par exemple, d'une intervention pour la gangrène diabétique d'un membre, il faut administrer au malade, avant l'opération, des doses élevées d'alcalins, et l'anesthésier à l'éther, de préférence au chloroforme. Enfin, quant au coma diabétique, il ne paraît guère curable et son traitement est encore purement empirique. On recommande l'usage, à la période prémonitoire d'apathie et de somnolence, du bicarbonate de soude à très fortes doses (30 à 50 grammes par jour), le lavage de l'estomac, les purgatifs drastiques, les inhalations d'oxygène, et, quand la période comateuse est commencée, des

injections hypodermiques d'eau salée ou mieux intraveineuses d'une solution stérilisée de bicarbonate de soude à 4-5 pour 100. D'après Lépine, on a obtenu, par ces moyens, dans quelques cas, une amélioration et la disparition, au moins temporaire, des accidents comateux.

Comme cures hydro-thermales pour les diabétiques : Vichy et Carlsbad, chez les diabétiques francs; Saint-Nectaire, chez les diabétiques albuminuriques; Pougues, Vittel, Contrexéville, Martigny, Capvern, pour les diabétiques goutteux et lithiasiques; Brides, pour les diabétiques obèses; la Bourboule, Forges, Orezza, pour les diabétiques anémiés, épuisés; et Royat enfin pour les diabétiques qui veulent recourir aux bains carbo-gazeux. Naturellement ces cures sont interdites aux malades qui présentent des altérations scléreuses.

Le traitement de l'artério-sclérose confirmée comporte un certain nombre de moyens visant, les uns l'état général, les autres les symptômes.

Parmi les premiers, il faut avant tout mentionner les bains carbo-gazeux (Royat, Bourbon-Lancy, Nauheim) appliqués de telle sorte que l'on obtienne la dépression périphérique sans accélérer l'action cardiaque, et la d'*arsonvalisation*, ou courants de haute fréquence agissant exclusivement par auto-conduction. Comme troisième moyen, on a préconisé le sérum de Trunecek, à base de sels alcalins. Mais l'expérience clinique a prouvé que ce sérum artificiel, tout en paraissant pouvoir agir contre l'athérome, n'est en rien capable de modifier les lésions scléreuses; il semble cependant abaisser quelque peu la pression artérielle, et c'est pourquoi quelques cliniciens continuent à l'employer, soit par la voie gastrique, soit par la voie rectale, soit enfin et de préférence par la voie sous cutanée. Plus volontiers, du reste, on prescrit les iodures alcalins. L'iodure de potassium ou de sodium ou les iodes organiques, qui évitent les accidents d'iodisme, doivent être pris à petites

doses (20 à 30 centigrammes par jour d'iodure, d'après Huchard), mais continuées pendant longtemps. On interrompra toutefois la cure d'iode au moins 8 à 10 jours par mois.

L'auto-intoxication étant, comme il a été dit précédemment, un des éléments déterminants des troubles et des accidents de l'artério-sclérose, il convient de la combattre par tous les moyens, et notamment par l'emploi : des purgatifs salins à petites doses (une cuillerée à café de citrate de magnésie ou de sulfate de soude, le matin à jeun, dans un peu d'eau); du régime lacté ou déchloruré, suivant les cas, dont il a été parlé ci-dessus, et enfin des diurétiques, tels que la théobromine (0 gr. 50 à 1 gramme par jour, associée ou non au benzoate de soude), qui active l'élimination des poisons et facilite la résorption des œdèmes.

Pour amener la dilatation périphérique des vaisseaux et soulager ainsi le travail du cœur, on prescrit soit la trinitrine, soit le tétranitrol. La première ayant une action inconstante et fugace et déterminant souvent de la céphalée pulsatile, on ordonne plus ordinairement le second (à la dose de 10 à 20 milligrammes par jour), dont l'action est plus durable, mais qui transforme l'hémoglobine en méthémoglobine.

Contre les paroxysmes dyspnéiques, on peut utiliser les vapeurs d'iodure d'amyle. S'ils sont dus à l'œdème aigu du poumon, il faut pratiquer d'urgence la saignée.

Quand le cœur commence à faiblir, à se dilater, on doit recourir à la digitale, surtout à la digitaline cristallisée qui, à petites doses (cinq gouttes de la solution au 1 000e de digitaline cristallisée pendant 8 à 10 jours), est le toni-cardiaque par excellence. D'ailleurs, à cette période, la digitale est le meilleur des remèdes contre la dyspnée, les palpitations, quand le cœur et les reins sont touchés à la fois. Même quand le muscle cardiaque est sclérosé, que les cavités cardiaques sont dilatées et que les œdèmes apparaissent, la digitale donne encore de bons résultats, ainsi que l'a montré Huchard. Dans ce cas, il convient d'associer à la médication

digitalique le repos au lit, le régime hydro-lacté réduit, la théobromine. Enfin à la période ultime de la maladie, quand s'installe l'insuffisance du cœur d'origine valvulaire, c'est aux injections de caféine qu'il faut s'adresser comme médicament d'urgence. Rappelons enfin que l'on peut aussi utiliser contre la dyspnée et les palpitations, pour faciliter la diurèse, le sulfate de spartéine, la strophantine et les teintures de grindelia robusta, de convallaria maialis et de scille.

Comme cures hydro-minérales, on ne peut guère recommander aux artério-scléreux que : Évian, Vittel, Contrexéville, Martigny, Capvern, et encore à petites doses, pour éviter d'accroître l'hypertension, et, à titre de médication iodurée, les eaux de Bondonneau (Drôme) et de Saxon (Valais).

Pour résumer brièvement tout ce qui précède, on peut dire que l'arthritisme n'est réellement et même facilement curable qu'à sa période prémonitoire. A partir du moment où les troubles fonctionnels se localisent et où les lésions tendent à apparaître, la guérison devient moins probable; elle est même relativement rare, malgré les soins prodigués au malade et l'énergie qu'il met alors, trop tardivement souvent, à observer son régime. A une période plus avancée enfin, quand les insuffisances se sont généralisées et que la sclérose frappe les organes, la guérison cesse d'être réalisable. Mais, même alors, et *à fortiori,* pendant l'étape des manifestations franches de l'arthritisme : goutte et lithiases, obésité, diabète, etc., de grandes améliorations sont toujours possibles, qui permettent au malade de vivre encore très longtemps, et sans trop souffrir en somme de sa maladie. Mais ces améliorations, si importantes, si nettes parfois qu'on serait tenté de les confondre avec la guérison, ne peuvent être obtenues que par un régime et une hygiène très sévères, scrupuleusement observés et ne laissant prise ni aux imprudences, ni aux négligences, ni aux omissions

Et c'est là qu'est la plus grande difficulté du traitement des arthritiques. A la phase des insuffisances, quand tous les organes fléchissent peu à peu, le malade, qui s'en rend compte, ne demanderait pas mieux alors que de se soigner, mais il est trop tard et la thérapeutique la plus énergique n'obtient guère qu'une palliation momentanée. A la phase floride, au contraire, à la période prémonitoire, l'arthritique, qui se sent peu touché, résiste aux conseils de son médecin et s'obstine dans ses habitudes dangereuses et sa manière de vivre. Si, par hasard, il se soumet au traitement qu'on lui impose, ce n'est que pour peu de temps, car il ne veut pas comprendre que ses fonctions ne se sont pas troublées en un jour, et que ce n'est pas non plus en un jour qu'elles reviendront à la normale, qu'il faut pour cela des mois et des années parfois. Et cependant le moment est précieux. Si on le laisse passer, tout espoir de guérison peut être perdu, tandis que, si on en profite, la santé rétablie est au bout des efforts que l'on va tenter. Ces efforts sont pénibles, certes; ils demandent de l'attention, de la volonté, de l'énergie, mais ne demandent guère que cela. C'est pourquoi, en fait d'arthritisme et surtout de préarthritisme, le malade est, bien plus que le médecin, l'auteur de sa propre cure; il suffit qu'il ait pris la ferme résolution de se soigner pour être assuré d'une amélioration décisive et peut-être d'une prochaine et définitive guérison.

INDEX-LEXIQUE

Acide β-oxybutyrique, 52. Acide toxique qui apparaît, chez les diabétiques, par oxydation incomplète du sucre.

Acide thyminique, 51.

Acné, 8.

Adipocire, 70. Sorte de graisse, qui se produit au début de la décomposition des cadavres de noyés.

Albuminisme, 10. Accidents consécutifs à l'usage exagéré de l'albumine alimentaire.

Albuminurie, 61. Présence de l'albumine dans l'urine.

Aliments dynamophores, 28.

— ***plastiques***, 28.

Aménorrhée, 85. Du gr. *a* priv., *mèn*, mois, et *rhein*, couler. Absence des règles.

Analgésique, 124. Du gr. *a* priv., et de *algos*, douleur. Provoquant l'abolition partielle ou complète de la douleur.

Angine de poitrine, 61. Crise de douleurs violentes et d'angoisse avec sensation de mort imminente, qui est sous la dépendance de lésions des artères du cœur.

Aortite, 61. Inflammation de l'aorte.

Apoplexie, 14. Hémorragie dans les tissus d'un organe, spécialement dans la substance cérébrale.

Artérite, 60. Inflammation des tuniques des artères.

Arthrite, 56. Du gr. *arthron*, articulation. Inflammation d'une articulation.

Asthme, 60.

Athérome artériel, 88. Du gr. *athèra*, bouillie. Épaississement et transformation calcaire de la paroi des artères.

Blépharite ciliaire, 8. Du gr. *blépharon*, paupière. Inflammation du bord des paupières.

Brightisme, 101. Etat de l'individu atteint de la maladie de Bright, ou néphrite chronique.

Cachexie, cachectisation, 37.

Cardiopathie, 75. Du gr. *kardia*, cœur, et *pathos*, douleur. Maladie du cœur.

Céphalée, 60. Du gr. *képhalè*, tête. Mal de tête tenace.

Chlorose, 17. Du gr. *klôros*, jaune verdâtre. Maladie dans laquelle la peau prend une teinte jaune verdâtre, par suite de la diminution de la richesse du sang en hémoglobine.

Choroïdite, 61. Inflammation de la choroïde, membrane de l'œil.

Cirrhose, 36. Maladie du foie caractérisée par l'inflammation et la sclérose de la glande.

Colique néphrétique, 63.

Colloïdal (État), 28. État d'une solution constituée par la suspension dans l'eau de matières solides extrêmement petites et *non solubles*.

Congestion pulmonaire, 60. Afflux exagéré du sang dans les poumons.

Conjonctivite, 56. Inflammation de la conjonctive.

Crampe vasculaire, 91. Contraction passagère d'un vaisseau.

Cystite, 126. Du gr. *kustis*, vessie. Inflammation de la vessie.

Dermatoses, 45. Du gr. *derma*, peau. Maladies de la peau.

Diabète phosphatique, 81.

Diabète sucré, 73.

Diathèse, 6. Du gr. *diathésis*, disposition.

Diététique, 104. Hygiène et thérapeutique alimentaires.

Drastique (Purgatif), 128. Du gr. *drastikos*, qui agit. Purgatif violent.

Dys. Du gr. *dus*, difficilement. Implique l'idée de peine, de difficulté.

Dysfonctionnement, 37.

Dysménorrhée, 85. De *dys*, *mèn*, mois, et *rhein*, couler. Règles difficiles et douloureuses.

Dyspepsie, 12. Troubles digestifs empêchant la digestion convenable des aliments.

Dyspnée, 81. De *dys*, et du gr. *pnein*, respirer. Difficulté pour respirer.

Emphysème, 8. Du gr. *en*, dans, et *phusaô*, je souffle. Infiltration gazeuse dans le tissu cellulaire.

Endartérite, 61. Inflammation de la tunique interne des artères.

Endocardite, 80. Inflammation de l'endocarde, membrane interne du cœur.

Endothermique (Réaction), 24.
Energétique, 24. Qui est relatif à l'énergie.
Entéralgie, 60. Du gr. *entéron*, intestin, et *algos*, douleur. Douleur aiguë des intestins.
Entérite, 36. Inflammation de l'intestin.
Entéro-colite, 41. Inflammation de l'intestin grêle et du colon.
Entéroptose, 19.
Entéro-ripose, 123. Dépôt muqueux à la surface interne des intestins, qui empêche l'absorption intestinale.

Floride (Type, aspect), 14.

Gangrène, 80. Mort locale des tissus.
Gastrite, 36. Inflammation de la membrane muqueuse de l'estomac.
Gastro-entérite, 80. Association d'une gastrite et d'une entérite.
Gingivite, 73. Inflammation des gencives.
Glycosurie, 77.
Goutte, 55; — asthénique, 68; — cérébrale, 60; — larvée, 60; — remontée, 60; — rénale, 62.
Gravelle, 62.

Hématose, 68. Transformation, dans les poumons, du sang veineux en sang artériel.
Hémoptysie, 91. Du gr. *haima*, sang, et *ptusis*, crachement. Crachement de sang.
Hémorroïdes, 61.
Hérédo-arthritisme, 43.
Histologie. Étude des tissus.
Hydrémie, 114. Du gr. *udôr*, eau, et *haima*, sang. Etat du sang dilué par une quantité exagérée de liquide.
Hydronéphrose, 63. Du gr. *udôr*, eau, et *néphros*, rein. Distension du rein par l'accumulation de l'urine.
Hyper. Le préfixe *hyper*, du gr. *uper*, au delà, marque un excès.
Hyperactivité, 19. Activité exagérée.
Hyperazoturie, 111. Exagération de la quantité des produits azotés de l'urine.
Hyperfonctionnement, 37.
Hypersthénique, 22.
Hypertension, 19.
Hypertrophie, 36. De *hyper*, et du gr. *trophè*, nourriture. Excès de nutrition et de développement d'un organe.
Hypo. Le préfixe *hypo*, du gr. *upo*, au-dessous, marque une diminution.
Hypofonctionnement, 37.
Hyposthénique, 22.
Hypotension, 19.

Impétigo, 56. Dermatose donnant lieu à la formation de pustules.
Iritis, 61. Inflammation de l'iris de l'œil.

Laryngite striduleuse, 8. Faux croup.
Leucémie, 50. Du gr. *leukos*, blanc, et *haima*, sang. Maladie causée par l'augmentation des globules blancs du sang.
Leucocyte, 8. Du gr. *leukos*, blanc, et *kutos*, cellule. Globule blanc du sang.
Leucomaïnes, 48. Substances à réaction basique qui se forment dans les tissus au cours de leur fonctionnement.
Lithiase rénale, 62. Lithiase, du gr. *lithos*, pierre. Affection consistant dans la formation de sables ou de petites pierres dans le rein.
Lithotritie, 126. Du gr. *lithos*, pierre, et du lat. *terere*, broyer. Opération qui consiste à broyer, dans la vessie même, les calculs urinaires.

Maladie de Basedow, 74. Goitre exophtalmique, hypertrophie de la glande thyroïde.
Malaria, 50. Fièvre paludéenne.
Mal perforant plantaire, 80. Ulcère de la plante du pied qui progresse en profondeur.
Méat urinaire, 64. Orifice du canal urinaire.
Ménopause, 17. Du gr. *mèn*, mois, et *pausis*, cessation. Cessation définitive des règles.
Myocardite, 61. Du gr. *mus*, muscle, et *kardia*, cœur. Inflammation du myocarde, partie musculaire du cœur.
Myxœdème, 68. Atrophie de la glande thyroïde.

Néphrectomie, 126. Du gr. *néphros*, rein, et *tomè*, section. Extirpation totale ou partielle du rein.
Néphrite, 36. Du gr. *néphros*, rein. Inflammation du rein.
Néphroptose, 19.
Néphrotomie, 126. Incision du rein.
Neurasthénique (état), 12. Du gr. *neuron*, nerf, *a* privatif, et *sthénos*, force.

TABLE DES MATIÈRES

Paris. — Imp. LAROUSSE, 17, rue Montparnasse.

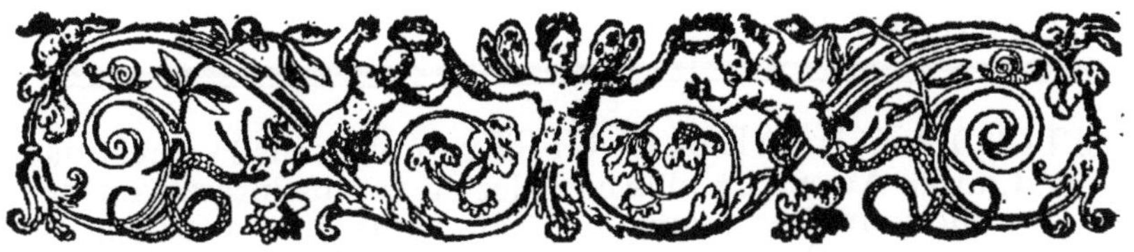

LIBRAIRIE LAROUSSE

EXTRAIT DU CATALOGUE — *13-17, rue Montparnasse, PARIS.*

Dictionnaires Larousse

Les *Dictionnaires Larousse* ont eu, par leur documentation claire et pratique, toujours soucieuse des exigences de l'actualité, le rare privilège de légitimer la faveur de plus en plus grande dont ils jouissent si heureusement en France et à l'étranger. Sans doute, la cause de cette vogue réside notamment dans l'adaptation rationnelle et méthodique du vocabulaire aux formes et aux exigences variées de la vie, qu'il s'agisse de l'intellectuel ou simplement de l'homme de métier. Une autre raison de ce succès est la multiplicité des formats grâce auxquels les éditeurs ont pu se mettre à la portée de toutes les bourses et satisfaire à tous les besoins.

LAROUSSE ÉLÉMENTAIRE ILLUSTRÉ. **Édition refondue et augmentée sous la direction de Claude et Paul Augé.** Un vol. de 1 275 pages (format 10,5 × 16,5), 2 500 grav., 37 tableaux encyclopédiques dont 2 en couleurs, 24 cartes, 600 portraits. Cartonné, 2 fr. 60; relié toile, titre or . 3 francs

(Cet ouvrage est majoré temporairement de 20 o/o).

LAROUSSE CLASSIQUE ILLUSTRÉ, par Claude Augé. Dictionnaire manuel à l'usage des écoles, plus complet qu'aucun autre dictionnaire de même prix. Beau volume de 1 100 pages (format 13,5 × 20), 4 150 gravures, 70 tableaux encyclopédiques dont 2 en couleurs et 114 cartes dont 7 en couleurs. Cartonné.......................... 3 fr. 30

Relié toile (reliure originale de Giraldon)....... 3 fr. 75

(0 fr. 75 en sus pour frais d'envoi à l'étranger.)

(Cet ouvrage est majoré temporairement de 20 o/o).

Bibliothèque Larousse
encyclopédique et illustrée

Directeur : GEORGES MOREAU

LA *Bibliothèque Larousse,* collection véritablement encyclopédique, assemble dans un but de culture française intégrale les ouvrages les plus divers répartis en neuf sections : *Littérature — Beaux-Arts — Sciences — Histoire et Géographie — Médecine et hygiène — Vie sociale et droit usuel — Agriculture — Connaissances pratiques — Sports.* Chaque section renferme en son cadre les connaissances qu'il fallait autrefois rechercher péniblement dans les ouvrages spéciaux, généralement coûteux et, souvent, d'une lecture aride. Cette collection se distingue en outre par une illustration documentaire abondante, exactement appropriée à son objet, par une présentation artistique où se manifeste le goût français, et, avec tous ces avantages, par son prix des plus modiques.

Les ouvrages de cette collection sont envoyés franco contre mandat-poste (pour l'étranger, ajouter 20 centimes par volume).

LITTÉRATURE

I — Les chefs-d'œuvre de la littérature

RABELAIS : GARGANTUA ET PANTAGRUEL. Avec biographie et notes, par H. CLOUZOT. *Trois vol.* illustrés de 12 grav. hors texte. Chaque vol., sous couverture rempliée . . 1 fr. 50
Relié toile ivoirine, titre bleu et or, tête bleue . . . . . 2 fr. 50
En *un seul volume*, reliure demi-peau, tête dorée . . . . 8 francs

CORNEILLE : THÉATRE CHOISI ILLUSTRÉ. Avec biographie et notes, par Henri CLOUARD. *Trois vol.* illustrés de 24 gravures dont 13 hors texte d'après Gravelot (édition de 1764).
Chaque volume, broché, 1 fr.; relié toile souple . . . . 1 fr. 30
En *un seul volume*, reliure demi-peau, tête dorée . . . 6 fr. 50

RACINE : THÉATRE COMPLET ILLUSTRÉ. Avec biographie et notes, par Henri CLOUARD, *Trois vol.* illustrés de 32 gravures dont 12 hors texte d'après J. de Sève (édition de 1767).
Chaque volume, couv. rempl., 1 fr. 50; toile ivoirine, 2 fr. 50
En *deux volumes*, reliure demi-peau, tête dorée . . . . 10 francs

MOLIÈRE : Théatre complet illustré. Avec biographie et notes, par Th. Comte, agrégé de l'Université. *Sept vol.* illustrés de 63 grav. dont 36 hors texte d'après Boucher (édition de 1734). Chaque vol., broché, 1 fr.; relié toile souple. 1 fr. 30
En *deux volumes*, reliure demi-peau, tête dorée..... 14 fr. 50

LA FONTAINE : Fables illustrées. Avec biographie et notes, par M. Morel, agrégé de l'Université. *Deux vol.* illustrés de 24 gravures d'après Oudry (édition de 1755) et 4 hors texte. Chaque vol., br., 1 fr.; relié toile souple..... 1 fr. 30
En *un seul volume*, reliure demi-peau, tête dorée.... 5 francs

BOILEAU : Œuvres poétiques illustrées. Avec biographie et notes, par L. Coquelin. 8 gravures d'après Cochin (édition de 1747). Broché, 1 fr.; relié toile souple...... 1 fr. 30
En reliure demi-peau, tête dorée................ 3 fr. 50

LA BRUYÈRE : Les Caractères. Avec biographie et notes, par René Pichon, agrégé de l'Univ. *Deux vol.* 8 gravures hors texte. Chaque vol., broché, 1 fr.; relié toile souple.. 1 fr. 30
En *un seul volume*, reliure demi-peau, tête dorée... 5 francs

LA ROCHEFOUCAULD : Maximes. Avec biographie et notes, par M. Roustan, agrégé de l'Univ. 4 gravures hors texte, couv. rempliée, 1 fr. 50; relié toile ivoirine... 2 fr. 50
En reliure demi-peau, tête dorée................ 4 francs

BOSSUET : Œuvres choisies illustrées. Avec biographie et notes, par Henri Clouard. *Deux volumes*, 18 gravures. Chaque volume, broché, 1 franc; relié toile souple.. 1 fr. 30
En *un seul volume*, reliure demi-peau, tête dorée.... 5 francs

Mme DE LA FAYETTE : La Princesse de Clèves. Avec biographie et notes, par L. Coquelin. 9 gravures dont 2 hors texte. Broché, 1 franc; relié toile souple..... 1 fr. 30
En reliure demi-peau, tête dorée................ 3 fr. 50

Mme DE SÉVIGNÉ : Lettres choisies illustrées, suivies d'un choix de lettres de femmes célèbres du XVIIe siècle. Avec biographie et notes, par Marguerite Clément, agrégée de l'Université. — *Deux vol.*, 8 gravures hors texte. — Chaque vol., sous couv. rempliée, 1 fr. 50; relié toile ivoirine.... 2 fr. 50
En *un seul volume*, reliure demi-peau, tête dorée.... 6 francs

REGNARD : Théatre choisi illustré. Avec biographie et notes, par Georges Roth, agrégé de l'Univ. — *Deux vol.*, 8 grav. Chaque vol., couv. rempliée, 1 fr. 50; rel. t. ivoir. 2 fr. 50
En *un seul volume*, reliure demi-peau, tête dorée.... 6 francs

SAINT-SIMON : MÉMOIRES (extraits suivis). Avec biographie et notes, par Aug. DUPOUY, agrégé de l'Univ. *Quatre vol.*, 17 hors-texte. Chaque vol., br., 1 fr, ; relié toile souple. 1 fr. 30
En *un seul volume*, reliure demi-peau, tête dorée.... 8 francs

ABBÉ PRÉVOST : MANON LESCAUT. Avec biographie et notes, par GAUTHIER-FERRIÈRES. 11 grav. Br.. 1 franc
Rel. toile souple, 1 fr. 30; en reliure d.-peau, tête dorée. 3 fr. 50

J.-J. ROUSSEAU : LES CONFESSIONS (extraits suivis). Avec biographie et notes, par H. LEGRAND, agrégé de l'Univ. 6 gr. d'après Le Barbier (1774). Br., 1 fr.; rel. t. souple. 1 fr. 30

J.-J. ROUSSEAU : EMILE (extraits suivis). Avec notices et annotations, par H. LEGRAND, 4 gravures hors texte. Sous couverture rempliée, 1 fr. 50; relié toile ivoirine.... 2 fr. 50

VOLTAIRE : ROMANS. Avec biographie et notes, par H. LEGRAND, *Deux vol.* 6 gr. Chaque vol., br., 1 fr.; rel. t. s. 1 fr. 30
En *un seul volume*, reliure demi-peau, tête dorée.... 5 francs

VOLTAIRE : THÉATRE CHOISI ILLUSTRÉ. Avec notes et notices, par H. LEGRAND. 4 grav. hors texte d'après Moreau le Jeune (édition de 1784). Br., 1 fr.; relié toile souple. 1 fr. 30

VOLTAIRE : ŒUVRE POÉTIQUE. Avec notes, par H. LEGRAND. 4 grav., couv. rempliée, 1 fr. 50; rel. toile ivoirine. 2 fr. 50

VOLTAIRE : HISTOIRE DE CHARLES XII. Avec notes et notices par H. LEGRAND. 1 grav. hors texte et 1 carte en couleurs, couv. rempliée, 1 fr. 50; relié toile ivoirine. 2 fr. 50

DIDEROT : ŒUVRES CHOISIES ILLUSTRÉES. Avec biographie et notes, par Aug. DUPOUY. *Trois vol.* 12 gravures. Chaque vol. sous couverture rempliée, 1 fr. 50; rel. t. ivoirine. 2 fr. 50
En *un seul volume*, reliure demi-peau, tête dorée... 8 francs

BEAUMARCHAIS : THÉATRE CHOISI ILLUSTRÉ. Avec biographie et notes, par M. ROUSTAN, agrégé de l'Université. *Deux vol.*, 8 grav. Chaque vol., br., 1 fr.; rel. t. souple. 1 fr. 30
En *un seul volume*, reliure demi-peau, tête dorée... 5 francs

BERNARDIN DE SAINT-PIERRE : PAUL ET VIRGINIE. Avec biographie et notes, par Aug. DUPOUY, agrégé de l'Université. 4 grav. hors texte. Couverture rempliée. 1 fr. 50
Rel. toile ivoirine, 2 fr. 50; rel. demi-peau, tête dorée. 4 francs

BENJAMIN CONSTANT. ADOLPHE ET ŒUVRES CHOISIES. Avec biographie et notes par M. ALLEM. 2 hors-texte. Couv. rempliée, 1 fr. 50; rel. t. ivoirine, 2 fr. 50; rel. demi-peau. 4 francs

CHATEAUBRIAND : Œuvres choisies illustrées. Avec biographie et notes, par Dupouy. *Trois vol.* 18 gravures. Chaque volume broché, 1 fr. ; relié toile souple..... 1 fr. 30
En *un seul volume*, reliure demi-peau, tête dorée... 6 fr. 50

STENDHAL : La Chartreuse de Parme. Avec biographie et notes, par Dupouy. *Deux volumes*, 4 gravures hors texte. Chaque volume couv. rempl., 1 fr. 50 ; relié toile ivoir. 2 fr. 50
En *un seul volume*, reliure demi-peau, tête dorée.... 5 francs

STENDHAL : Le Rouge et le Noir. Avec introduction et notes, par C. Stryienski. *Deux volumes*, 4 gravures hors texte. Chaque volume, couv. rempl., 1 fr. 50 ; rel. t. ivoir. 2 fr. 50
En *un seul volume*, reliure demi-peau, tête dorée.... 5 francs

STENDHAL : Chroniques italiennes. Avec notices et annotations, par Dupouy. 4 grav. hors texte. Couverture rempliée, 1 fr. 50 ; rel. t. ivoirine, 2 fr. 50 ; rel. demi-peau. 4 francs

BALZAC : Œuvres choisies illustrées. *Huit volumes* illustrés de 7 gravures et 2 autographes. Chaque volume, broché, 1 franc ; relié toile souple................. 1 fr. 30
En *trois volumes*, reliure demi-peau, tête dorée..... 18 francs

GÉRARD DE NERVAL : Œuvres choisies illustrées. Avec biographie et notes, par Gauthier-Ferrières. 4 grav. Couv. rempl., 1 fr. 50 ; rel. t. ivoirine, 2 fr. 50 ; rel. d.-peau. 4 francs

MURGER : Scènes de la vie de Bohème. Avec notice biographique. 4 grav. hors texte. Couv. rempliée. 1 fr. 50
Rel. toile ivoirine, 2 fr. 50 ; rel. demi-peau, tête dorée. 4 francs

MUSSET : Œuvres complètes illustrées. *Huit vol.*, 7 grav. et 2 autogr. Chaque vol., br., 1 fr. ; rel. t. souple. 1 fr. 30
En *trois volumes*, reliure demi-peau, tête dorée..... 18 francs

VIGNY : Œuvres illustrées. Avec biographie et notes, par Gauthier-Ferrières. *Sept volumes*, 27 grav. hors texte. Chaque vol., couv. rempliée, 1 fr. 50 ; rel. toile ivoirine. 2 fr. 50
En *trois volumes*, reliure demi-peau, tête dorée..... 20 francs

VICTOR HUGO : Œuvres choisies illustrées. Avec biographie et notices, par Léopold Lacour, agrégé de l'Université, et préface de G. Simon. *Deux vol.*, 60 grav. (*Poésie*, 1 vol. ; *Prose*, 1 vol.). Chaque volume, couverture rempliée. 5 francs
Relié toile ivoirine, 6 fr. ; relié demi-peau, tête dorée. 8 francs

II — Anthologies.

ANTHOLOGIE DES ÉCRIVAINS FRANÇAIS DES XVe ET XVIe SIÈCLES. Avec biographies et notes, par GAUTHIER-FERRIÈRES. *Deux vol.* (*Poésie*, 1 vol.; *Prose*, 1 vol.). 36 grav. dont 8 hors texte, 18 autogr. Chaque vol., couvert. rempliée 1 fr. 50
Relié toile ivoirine, titre bleu et or, tête bleue..... 2 fr. 50
En *un seul volume*, reliure demi-peau, tête dorée.... 6 francs

ANTHOLOGIE DES ÉCRIVAINS FRANÇAIS DU XVIIe SIÈCLE. Avec biographies et notes, par GAUTHIER-FERRIÈRES. *Deux volumes* (*Poésie*, 1 vol.; *Prose*, 1 vol.). 45 portraits dont 8 hors texte, 51 autographes. Chaque volume, broché, 1 franc; relié toile souple................ 1 fr. 30
En *un seul volume*, reliure demi-peau, tête dorée.... 5 francs

ANTHOLOGIE DES ÉCRIVAINS FRANÇAIS DU XVIIIe SIÈCLE. Avec biographies et notes, par GAUTHIER-FERRIÈRES. *Deux volumes* (*Poésie*, 1 vol.; *Prose*, 1 vol.). 61 portraits, dont 8 hors texte, 56 autographes. Chaque volume, sous couverture rempliée, 1 fr. 50; relié toile ivoirine. 2 fr. 50
En *un seul volume*, reliure demi-peau, tête dorée.... 5 francs

ANTHOLOGIE DES ÉCRIVAINS FRANÇAIS DU XIXe SIÈCLE. Avec biographie et notes, par GAUTHIER-FERRIÈRES. *Quatre volumes* (*Poésie*, 2 vol.; *Prose*, 2 vol.). 89 portraits, dont 16 hors texte, 83 autographes. Chaque volume, couverture rempliée, 1 fr. 50; toile ivoirine.......... 2 fr. 50
En *deux volumes*, reliure demi-peau, tête dorée.... 10 francs

ANTHOLOGIE DES ÉCRIVAINS FRANÇAIS CONTEMPORAINS (POÉSIE). Avec notices, par GAUTHIER-FERRIÈRES. 4 portraits hors texte et 36 autographes. Sous couverture rempliée, 1 fr. 50; relié toile ivoirine................ 2 fr. 50

Sous presse: ANTHOLOGIE DES ÉCRIVAINS FRANÇAIS CONTEMPORAINS (Prose).

ANTHOLOGIE DES ÉCRIVAINS SUÉDOIS CONTEMPORAINS, par T. HAMMAR. 4 gravures hors texte. Broché.... 1 franc
Relié toile souple........................... 1 fr. 30

III — Histoire des littératures.

LA LITTÉRATURE FRANÇAISE AU XIXe SIÈCLE, par Ch. LE GOFFIC. Tableau d'ensemble absolument unique de la littérature française contemporaine : tous les genres, tous les écrivains. 76 grav. Br., 1 fr. 75; relié toile souple.... 2 fr. 25

LITTÉRATURE ALLEMANDE, par W. THOMAS, agrégé de l'Univ. 57 grav. Br., 1 fr. 20; relié toile souple. 1 fr. 50

LITTÉRATURE ANGLAISE, par W. THOMAS, agrégé de l'Université. 56 grav. Br., 1 fr. 20; rel. toile souple. 1 fr. 50

LITTÉRATURE ITALIENNE, par G.-M. GATTI. 23 grav. Broché, 1 franc; relié toile souple........... 1 fr. 30

HISTOIRE DE LA LITTÉRATURE RUSSE, par L. LEGER, membre de l'Institut. 26 grav., 5 autographes. Broché, 0 fr. 75; relié toile souple............... 1 fr. 05

IV — Monographies.

MONTAIGNE, par L. COQUELIN. Sa vie et son œuvre (avec extraits). 6 grav. Br., 0 fr. 75; relié toile souple. 1 fr. 05

MUSSET, par GAUTHIER-FERRIÈRES. Sa vie et son œuvre (avec extraits). 4 grav. Br., 0 fr. 75; rel. t. souple. 1 fr. 05

VIGNY, par Aug. DUPOUY. Sa vie et son œuvre. 4 gravures. Broché, 1 fr., relié toile souple............. 1 fr. 30

DAUDET, par P. et V. MARGUERITTE, etc. Sa vie et son œuvre (avec extraits). 8 gr. Br., 0 fr. 75; rel. t.. 1 fr. 05

GŒTHE, par Ch. SIMOND. Sa vie et son œuvre (avec extraits). 4 gravures. Broché, 0 fr. 75; relié toile souple.. 1 fr. 05

SCHILLER, par Ch. SIMOND. Sa vie et son œuvre (avec extraits). 4 grav. Br., 0 fr. 75; relié toile souple. 1 fr. 05

HEINE, par A. TOPIN. Sa vie et son œuvre (avec extraits). 4 gravures. Broché, 1 franc; relié toile souple.. 1 fr. 30

TOLSTOÏ, par OSSIP-LOURIÉ. Sa vie et son œuvre (avec extraits). 4 grav. Br., 0 fr. 75; relié toile souple. 1 fr. 05

IBSEN, par OSSIP-LOURIÉ. Sa vie et son œuvre (avec extraits), 4 grav. Br., 0 fr. 75; relié toile souple.. 1 fr. 05

BEAUX-ARTS

ANTHOLOGIE D'ART FRANÇAIS : XIXe SIÈCLE (PEINTURE), par Ch. SAUNIER. *Deux vol.* contenant 240 reprod. photogr. en pleine page. Chaque vol., br., 2 fr. 50; relié toile. 3 fr. 50
Edition de luxe sur papier mat, chaque volume, br. 5 francs

ANTHOLOGIE D'ART FRANÇAIS : XXe SIÈCLE (PEINTURE), par Ch. SAUNIER. 128 reproductions photographiques en pleine page. Broché, 3 fr. 50; relié toile souple.. 4 fr. 50
Edition de luxe sur papier mat, broché......... 6 francs

REMBRANDT, par A. BRÉAL. 24 grav. h. texte. Br. 1 fr. 20
Relié toile souple.......................... 1 fr. 50

L'ART A L'ÉCOLE, par Ch.-M. COUYBA et les membres du Comité de la Société française de l'Art à l'Ecole. 70 gravures. Broché, 1 fr. 20; relié toile souple............ 1 fr. 50

HISTOIRE ET GÉOGRAPHIE

HISTOIRE DE RUSSIE, par L. LEGER. 12 grav., 2 cartes. Broché, 0 fr. 75; relié toile souple............ 1 fr. 05

GÉOGRAPHIE RAPIDE DE L'EUROPE, par Onésime RECLUS. 16 gravures, 1 carte. Br., 1 fr. 20; rel. toile souple. 1 fr. 50

GÉOGRAPHIE RAPIDE DE LA FRANCE, par Onésime RECLUS. 18 gravures. Broché, 1 fr. 20; relié toile souple.. 1 fr. 50

SCIENCES PURES ET APPLIQUÉES

QU'EST-CE QUE LA SCIENCE? par F. LE DANTEC, chargé de cours à la Sorbonne. 88 grav. Broché. 1 fr. 20
Relié toile souple.......................... 1 fr. 50

L'EVOLUTION DE L'ASTRONOMIE AU XIXe SIÈCLE, par P. BUSCO. Pages choisies des grands astronomes. 63 gr. dont 16 hors texte. Br., 1 fr. 50; rel. toile souple. 1 fr. 90

L'EVOLUTION DE LA PHYSIQUE AU XIXe SIÈCLE. par M. COSMOVICI. Pages choisies des grands physiciens. 8 portraits hors texte. Br., 1 fr. 50; relié t. souple. 1 fr. 90

L'EVOLUTION DE LA CHIMIE AU XIXe SIÈCLE, par Marcel OSWALD. Pages choisies des grands chimistes. 16 portraits hors texte. Broché, 1 fr. 50; relié toile souple. 1 fr. 90

LE RADIUM, sa genèse, ses propriétés et ses emplois, par André LANCIEN. 39 grav. et 1 pl. hors texte. Br. 1 fr. 50
Relié toile souple.......................... 1 fr. 90

LA PHOTOGRAPHIE DES COULEURS, par COUSTET. 22 gr. Broché, 0 fr. 75; relié toile souple............ 1 fr. 05

L'ÉLECTRICITÉ A LA MAISON, par H. de GRAFFIGNY. 100 gravures. Broché, 1 franc; relié toile souple.. 1 fr. 40

LES ALLIAGES MÉTALLIQUES, par HÉMARDINQUER. 9 gr. Broché, 0 fr. 50 ; relié toile souple.............. 0 fr. 75

LA VOIX PROFESSIONNELLE, par le Dr P. BONNIER. 39 grav. Broché, 2 francs ; relié toile souple............. 2 fr. 50

VIE SOCIALE ET DROIT USUEL

LA VIE ÉCONOMIQUE, par Frédéric PASSY. Broché. 1 fr. 20 Relié toile souple.............................. 1 fr. 50

ENTRE LOCATAIRES ET PROPRIÉTAIRES, par D. MASSÉ. Broché, 1 fr. 20 ; relié toile souple............. 1 fr. 50

LES ASSURANCES, par E. ADAM. Guide pratique. Broché, 0 fr. 75 ; relié toile souple................. 1 fr. 05

CE QUE LA LOI PUNIT, par GUYON. Code pénal expliqué. Broché, 0 fr. 90 ; relié toile souple............. 1 fr. 20

LES ACCIDENTS DU TRAVAIL, par L. ANDRÉ. Br. 1 fr. 20 Relié toile souple.......................... 1 fr. 50

ASSISTANCE AUX VIEILLARDS, AUX INFIRMES, AUX INCURABLES. Broché, 1 fr. 20; relié toile souple... 1 fr. 50

CODE MUNICIPAL, par Max LEGRAND. Broché. 1 fr. 20 Relié toile souple.......................... 1 fr. 50

DROITS DE TIMBRE ET D'ENREGISTREMENT, par A. LANOË. Broché, 1 fr. 50 ; relié toile souple............ 1 fr. 90

POUR FAIRE SOI-MÊME SON TESTAMENT, par Léon PARISOT. Broché, 1 fr. 50 ; relié toile souple....... 1 fr. 90

MÉDECINE ET HYGIÈNE

L'ESTOMAC, hygiène, maladies, traitement, par le Dr M.-A. LEGRAND, 14 grav. Br., 1 fr. ; relié toile. 1 fr. 30

L'ŒIL, hygiène, maladies, traitement, par le Dr VALUDE, médecin de la clinique des Quinze-Vingts. 54 gravures. Broché, 1 fr. ; relié toile souple............... 1 fr. 30

L'OREILLE, hygiène, maladies, traitement, par le Dr M.-A. LEGRAND. 74 gravures. Broché, 1 fr. 20 ; relié toile. 1 fr. 50

LA BOUCHE ET LES DENTS, hygiène, maladies, traitement, par le Dr ROSENTHAL. 28 gravures. Br... 1 franc Relié toile souple.......................... 1 fr. 30

LE NEZ ET LA GORGE, hygiène, maladies, traitement, par le Dr A. NEPVEU. 48 grav. Br.. 1 fr. ; relié toile. 1 fr. 30

LA PEAU ET LA CHEVELURE, hygiène, maladies, traitement, par le Dr M.-A. LEGRAND. 65 gravures. Broché... 1 fr. 20
Relié toile souple... 1 fr. 50

LE VISAGE, CORRECTIONS DES DIFFORMITÉS, par le Dr L. LAGARDE ; 75 gravures. Broché, 1 fr. 20 ; relié toile.. 1 fr. 65

LES NERFS ET LEUR HYGIÈNE, par le Dr GUILLERMIN. Broché, 0 fr. 75 ; relié toile souple... 1 fr. 05

LES MALADIES DE POITRINE, par le Dr GALTIER-BOISSIÈRE. 63 gravures. Broché, 1 fr. 35 ; relié toile souple.. 1 fr. 75

CHIRURGIE D'URGENCE, par le Dr L. BILLON. 46 gravures. Broché, 1 fr. 35 ; relié toile souple... 1 fr. 75

ARTHRITISME ET ARTÉRIO-SCLÉROSE, par le Dr LAUMONIER. Broché, 1 fr. 20 ; relié toile souple... 1 fr. 50

HERNIES ET VARICES, par L. et J. RAINAL. 55 gravures. Broché, 0 fr. 90 ; relié toile souple... 1 fr. 20

PRÉCIS D'ALIMENTATION RATIONNELLE, par le Dr PASCAULT. Broché, 1 fr. 20 ; relié toile souple. 1 fr. 50

LA CUISINE HYGIÉNIQUE, par Mme Cl. FAURE, avec introduction du Dr GUILLERMIN. Br., 1 fr. 50; rel. t. 1 fr. 95

POUR ÉLEVER LES NOURRISSONS, par le Dr GALTIER-BOISSIÈRE. 62 grav. Broché, 0 fr. 90 ; relié t. 1 fr. 20

POUR PRÉSERVER DES MALADIES VÉNÉRIENNES, par le Dr GALTIER-BOISSIÈRE. 34 grav. Br., 0 fr. 75 ; rel. t. 1 fr. 05

LES VACCINS MICROBIENS, par le Dr RENAUD-BADET. 12 gravures. Broché, 1 fr. ; relié toile souple... 1 fr. 30

AGRICULTURE

ROUTINE ET PROGRÈS EN AGRICULTURE, par DUMONT. 92 grav. Broché, 1 fr. 80; rel. t. souple. 2 fr. 25

LE JARDIN DE L'INSTITUTEUR, DE L'OUVRIER ET DE L'AMATEUR, par P. BERTRAND. Manuel pratique de jardinage. 60 grav. et 9 pl. Broché, 1 fr. 20; rel. toile souple. 1 fr. 50

LE VERGER DE L'INSTITUTEUR, DE L'OUVRIER ET DE L'AMATEUR, par P. BERTRAND. 193 gravures. Br.. 1 fr. 20
Relié toile souple... 1 fr. 50

LE BÉTAIL, par Marcel VACHER. 10 gravures. Br. 0 fr. 75
Relié toile souple... 1 fr. 15

LE PORC, par Marcel VACHER. 10 gravures. Br. . 0 fr. 75
Relié toile souple . . . . 1 fr. 15

TOUTE LA BASSE-COUR, par H. VOITELLIER. 11 grav., 24 planches. Broché, 1 fr. 50; relié toile souple. . 1 fr. 95

AMÉLIORATIONS DU SOL, par M. ABADIE. 95 grav. Broché, 0 fr. 90; relié toile souple . . . . 1 fr. 20

DES FOURRAGES VERTS TOUTE L'ANNÉE, par COMPAIN. 44 grav. Br., 0 fr. 90; relié toile souple. 1 fr. 20

CONNAISSANCES PRATIQUES

DÉFENDS TON ARGENT, par G. SOREPH. 4 gravures. Broché, 0 fr. 90; relié toile souple . . . . 1 fr. 20

LA CUISINE A BON MARCHÉ, par Mme J. SÉVRETTE. Broché, 0 fr. 90; relié toile souple . . . . 1 fr. 20

LA NOURRITURE DE L'ENFANCE, par le Dr H. LEGRAND. Broché, 1 fr. 20; relié toile souple . . . . . . 1 fr. 50

LE GUIDE MONDAIN, par la comtesse DE MAGALLON, Broché, 0 fr. 90; relié toile souple . . . . 1 fr. 20

CHAMPIGNONS MORTELS ET DANGEREUX, par F. GUÉGUEN, professeur agrégé à l'Ecole supérieure de Pharmacie. 7 planches en couleurs. Relié toile souple . 1 fr. 50

LE PASSE-TEMPS DES MOIS, par DELOSIÈRE. 111 grav. Broché, 0 fr. 75; relié toile souple . . . . 1 fr. 05

LA MAISON FLEURIE, par F. FAIDEAU. 61 gravures. Broché, 0 fr. 90; relié toile souple . . . . 1 fr. 20

POUR VIVRE A LA CAMPAGNE AVEC UN PETIT CAPITAL, par C. ARNOULD. 71 grav. Br., 1 fr. 50; rel. t. souple. 2 francs

LE DESSIN DE L'ARTISAN ET DE L'OUVRIER, par CHEVRIER. Broché, 0 fr. 75; relié toile souple . . . . 1 fr. 05

POUR FORMER UN TIREUR, par VIOLET et VOULQUIN. Broché, 0 fr. 75; relié toile souple . . . . 1 fr. 05

FRONTIÈRES FRANÇAISES, FORTS, CAMPS RETRANCHÉS, par G. VOULQUIN. *Trois vol.* illustrés de nombreuses grav. et cartes. Chaque vol., broché, 1 fr. 20; rel. t. souple. 1 fr. 50

SPORTS

LE LAWN-TENNIS, LE GOLF, LE CROQUET, LE POLO, par P. CHAMP, F. DE BELLET, A. DESPRÉS, F. CAZE DE CAUMONT. 50 grav. dont 24 hors texte. Relié toile souple . . 2 francs

LES SPORTS ATHLÉTIQUES : *Football, Course à pied, Saut, Lancement*, par P. et J. GARCET DE VAURESMONT. 45 gravures. Relié toile souple . . . . 2 francs

LES SPORTS NAUTIQUES : *Aviron, Natation, Water-polo*, par Louis DOYEN, Paul AUGÉ et Georges MOËBS, 41 grav. dont 24 hors texte. Relié toile souple . . . . 2 francs

LA BOXE : *Boxe anglaise et française, Lutte*, par J. MOREAU, CHARLEMONT, LUSCIEZ et DERIAZ. 48 gr. Rel. t. . 2 francs

L'ESCRIME : *Fleuret, Épée, Sabre*, par KIRCHHOFFER. J. JOSEPH-RENAUD et L. LECUYER. 48 grav. Rel. toile. 1 fr. 30

LA CHASSE A TIR AU CHIEN D'ARRÊT ET LA CHASSE AU GIBIER D'EAU, par GASTINNE-RENETTE, P. BERT, Cte J. CLARY, VOULQUIN, etc. 128 gravures. Relié toile souple . . 2 francs

LE PATINAGE ARTISTIQUE, par Louis MAGNUS, 33 gravures et 19 planches hors texte. Relié toile souple. 2 francs

LES ÉCLAIREURS DE FRANCE ET LE ROLE SOCIAL DU SCOUTISME FRANÇAIS, par le capitaine ROYET. 28 gravures hors texte. Relié toile souple . . . . 2 francs

JEUX ET CONCOURS DE PLEIN AIR à la campagne, à la mer, à l'école, par le baron GUSTAVE. 60 gravures dont 32 hors texte. Relié toile souple . . . . 2 francs

---

MÉMENTO LAROUSSE *Vingt ouvrages en un seul*. Englobant sous une forme méthodique tous les matériaux d'une solide instruction, le *Mémento Larousse* fait encore place, à côté de la partie purement intellectuelle, à une foule de notions de la vie usuelle qu'on aurait peine à trouver réunies ailleurs. Il forme ainsi un tout d'une exceptionnelle valeur pratique, un véritable vade-mecum. Le *Mémento Larousse* est le complément du *Dictionnaire Larousse* : il a sa place marquée à côté de lui dans toutes les bibliothèques, sur toutes les tables de travail. A eux deux, l'un dans l'ordre alphabétique, l'autre dans l'ordre méthodique, ils contiennent toutes les connaissances d'utilité journalière.

Beau volume, 730 pages (13,5 × 20 cent.), 900 gravures, 82 cartes dont 50 en coul., 90 tableaux synthétiques. Cartonné, 5 fr. ; rel. toile (rel. art. de GIRALDON), titre or. 6 francs

(Cet ouvrage est majoré temporairement de 20 0/0).

Larousse mensuel illustré

Publié sous la direction de Claude Augé

Le seul périodique véritablement encyclopédique, enregistrant chaque mois dans l'ordre alphabétique, sous une forme documentaire, toutes les manifestations de la vie contemporaine : littérature, arts, sciences, politique, etc. : tient au courant de tout, forme la mise à jour indéfinie du *Nouveau Larousse illustré* et de toutes les encyclopédies. — Paraît le 1er samedi du mois.

LE NUMÉRO de 24 pages gr. in-4° (32 × 26), illustré. 0 fr. 90

ABONNEMENT D'UN AN : France et Colonies..... 10 francs
— — Étranger (Union postale). 12 francs

(Ajouter 1 fr. 20 centimes si on désire recevoir les numéros sous tube-carton).

En vente : TOME I (1907-1910). Magnifique volume de 842 pages, 2812 gravures, 103 cartes.

TOME II (1911-1913). Magnifique vol. de 930 pages, 2340 grav., 82 cartes, 6 planches en couleurs.

Chaque volume, broché, 24 fr. ; relié demi-chagrin.. 32 francs

TOME III (1914-1916). Magnifique vol. de 1000 pages, 2560 grav., 122 cartes et plans. Br., 28 francs ; rel. demi-chagr. 36 francs

(Facilités de payement — Prospectus sur demande.)

Larousse médical illustré

Publié sous la direction du Dr Galtier-Boissière

Encyclopédie médicale à l'usage des familles, donnant sous la forme la plus pratique tout ce qu'il est utile de savoir sur nos organes et leurs fonctions, les différentes maladies et leur traitement, l'hygiène, etc. Magnifique volume in-4° de 1300 pages (format 20 × 27), 2462 gravures dont un grand nombre de photographies d'après nature, 36 pl. en coul. Broché 34 francs
Relié demi-chagrin (rel. originale de G. AURIOL)... 42 francs

(Facilités de payement — Prospectus spécimen sur demande.)

Collection in-4° Larousse

Splendides ouvrages de luxe (format 32 × 26)
merveilleusement illustrés par la photographie
Reliures artistiques originales

HISTOIRE DE FRANCE ILLUSTRÉE (DES ORIGINES A LA FIN DE LA GUERRE DE 1870-71), *en deux volumes*. La plus intéressante et la plus belle histoire de France qui ait jamais été publiée. 2028 gravures photographiques, 43 planches en couleurs, 9 cartes en couleurs, 96 cartes en noir. Broché, 53 fr.; relié demi-chagrin. . . . . . . 69 francs

HISTOIRE DE FRANCE CONTEMPORAINE, 1871-1913 *(Histoire politique et sociale. — Expansion coloniale. — Mouvement intellectuel)*. Tableau le plus documenté et le plus complet de notre activité nationale. 1164 gravures photographiques, 40 tableaux, 13 planches en couleurs. Broché, 34 fr.; relié demi-chagrin . . . . 42 francs

LA FRANCE, GÉOGRAPHIE ILLUSTRÉE, *en deux volumes*, par P. JOUSSET. Merveilleuse et vivante évocation de toutes les beautés de notre pays. 1942 gravures photographiques, 47 planches hors texte, 21 cartes et plans en noir, 30 cartes en couleurs. Br., 56 fr.; rel. demi-chagr. 72 francs

ATLAS COLONIAL ILLUSTRÉ. 7 cartes en couleurs, 70 cartes en noir, 16 planches hors texte, 768 gravures photographiques. Broché, 18 fr.; relié demi-chagrin. 25 francs

PARIS-ATLAS, par F. BOURNON. 595 gravures photographiques, 32 dessins, 24 plans en huit couleurs. Br. . 18 francs
Relié demi-chagrin. . . . . 25 francs

L'ALLEMAGNE CONTEMPORAINE ILLUSTRÉE, par P. JOUSSET. 588 gravures photographiques, 8 cartes en couleurs, 14 cartes ou plans en noir. Broché. . . 18 francs
Relié demi-chagrin. . . . . 25 francs

LA BELGIQUE ILLUSTRÉE, par DUMONT-WILDEN. 601 gravures photographiques, 15 planches hors texte, 4 planches en couleurs, 6 cartes en couleurs, 19 cartes en noir. Broché, 20 francs; relié demi-chagrin. . . . . 28 francs

L'ESPAGNE ET LE PORTUGAL ILLUSTRÉS, par P. JOUSSET. 772 grav. photogr., 10 cartes et plans en coul., 11 cartes et plans en noir. Br., 22 fr. ; relié demi-chagrin . . 30 francs

LA HOLLANDE ILLUSTRÉE, par VAN KEYMEULEN, BOOT, etc. 349 gravures photographiques, 2 planches en couleurs, 15 planches en noir, 4 cartes en couleurs, 35 cartes en noir. Broché, 12 francs ; relié demi-chagrin . . . . 19 francs

L'ITALIE ILLUSTRÉE, par P. JOUSSET. 784 gravures photographiques, 14 cartes et plans en couleurs, 9 cartes en noir. Broché, 22 francs ; relié demi-chagrin . . . . 30 francs

LE JAPON ILLUSTRÉ, par Félicien CHALLAYE. 677 gravures photographiques, 4 planches en couleurs, 8 planches en noir, 11 cartes et plans en couleurs, 15 cartes et plans en noir. Broché, 20 francs ; relié demi-chagrin . . . . 28 francs

LA SUISSE ILLUSTRÉE, par A. DAUZAT. 635 gravures photographiques, 10 cartes en noir, 11 cartes en couleurs, 2 pl. en coul., 12 pl. en noir. Broché, 19 fr. ; rel. demi-ch. 27 francs

ATLAS LAROUSSE ILLUSTRÉ. 42 cartes en couleurs, 1 158 grav. photogr. Br., 26 fr. ; relié d.-chagrin. 34 francs

LA TERRE, GÉOLOGIE PITTORESQUE, par Aug. ROBIN. 760 gravure photographiques, 24 hors-texte, 53 tableaux de fossiles, 158 dessins et 3 cartes en couleurs. Broché. 18 francs
Relié demi-chagrin . . . . 25 francs

LA MER, par CLERC-RAMPAL. 636 grav. photogr., 16 hors-texte, 4 pl. en couleurs, 6 cartes en coul., 316 cartes en noir ou dessins. Broché, 20 fr. ; relié demi-chagrin . . 28 francs

LE MUSÉE D'ART (DES ORIGINES AU XIXe SIÈCLE), publié sous la direction d'E. MÜNTZ. 900 grav. photogr., 50 planches hors texte. Broché, 22 fr. ; relié demi-chagrin . . 29 francs

LE MUSÉE D'ART (XIXe SIÈCLE), publié sous la direction de P. MOREAU. 1 000 gravures photographiques, 58 planches hors texte. Broché, 28 fr. ; relié demi-chagrin . . 36 francs

LES SPORTS MODERNES ILLUSTRÉS, encyclopédie sportive illustrée, publiée sous la direction de P. MOREAU et G. VOULQUIN. 813 gravures, 28 planches hors texte. Broché, 20 francs ; relié demi-chagrin. . . . . 28 francs

En cours de publication : LA FRANCE HÉROÏQUE ET SES ALLIÉS, par G. GEFFROY, L. LACOUR, L. LUMET.

Paris. — Imp. LAROUSSE, 17, rue Montparnasse. — 162

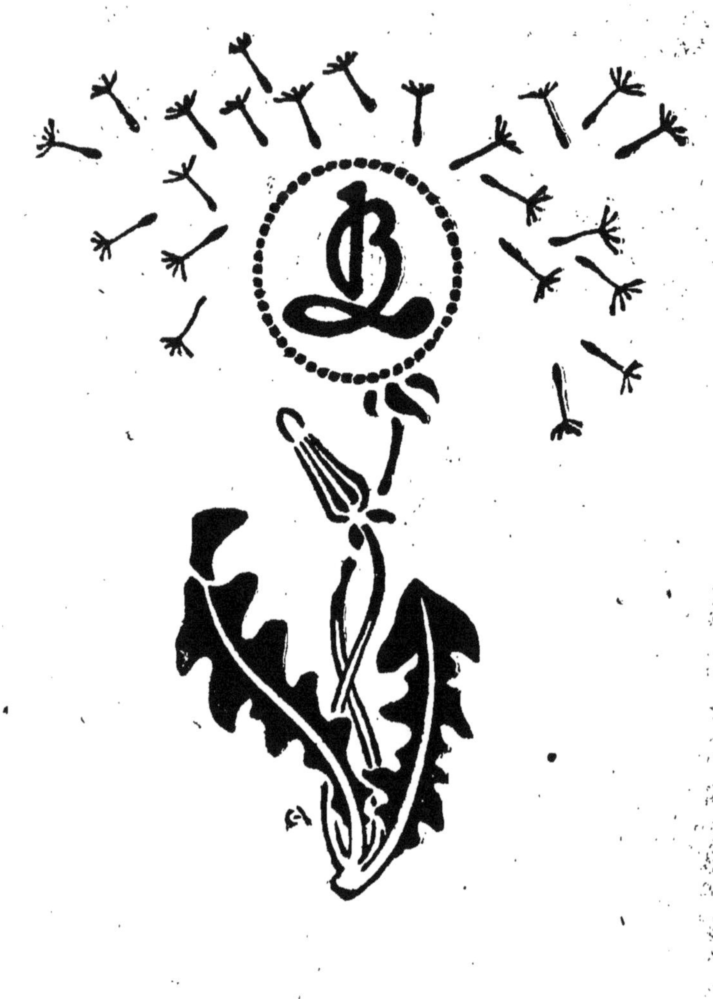

Prix : 1 fr. 20 net.

Arthritisme et Artério-sclérose

Par le Dr J. L[illegible]

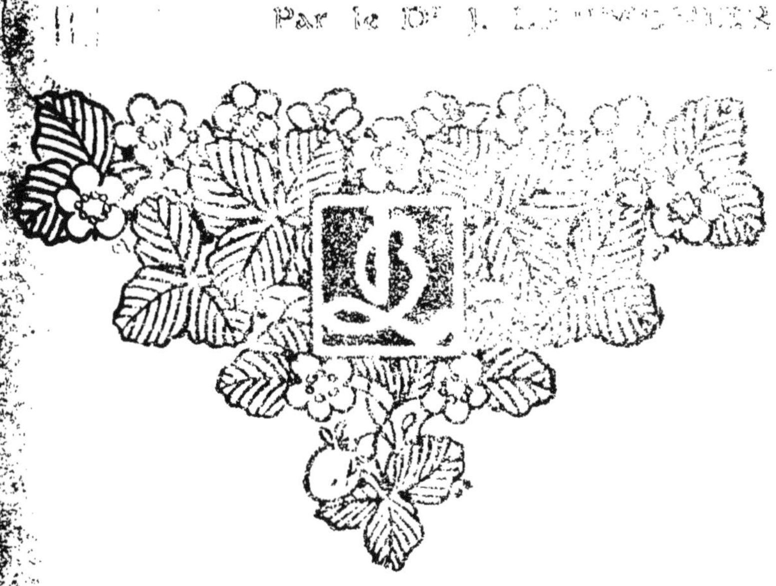

Bibliothèque Larousse

ARTHRITISME ET ARTÉRIO-SCLÉROSE

ONZIEME MILLE

PRINCIPAUX OUVRAGES DU MÊME AUTEUR

Chez F. Alcan, éditeur, Paris :

Hygiène de l'alimentation, 1 vol. in-12 de la *Collection médicale*, 4e édition (sous presse).

Les Nouveaux Traitements, 1 vol. in-12 de la *Collection médicale*, 2e édition, 1905.

Hygiène de la cuisine, 1 vol. in-32 de la *Bibliothèque utile*.

Chez Schleicher frères, éditeurs, Paris :

La Physiologie générale, 1 vol. in-12 de la *Bibliothèque des sciences contemporaines*, 1897.

La Nationalité française, 2 vol. in-12, 1889-1892 (épuisé).

Arthritisme et Artério-sclérose

Par le Dr J. LAUMONIER

JE SÈME À TOUT VENT

Bibliothèque Larousse
Paris. — 13-17, rue Montparnasse

Arthritisme et Artério-sclérose

CHAPITRE PREMIER

Qu'est-ce que l'arthritisme ?

I. — Définition.

L'ARTHRITISME et l'artério-sclérose sont des maladies à la mode; tout le monde en parle, tout le monde croit en être plus ou moins atteint. Mais en quoi consistent-elles? Quelles sont leurs origines, leurs formes, leurs caractères? Comment évoluent-elles? Cela, on le sait fort mal ou on l'ignore, et cependant c'est la connaissance de ces notions indispensables qui, seule, permet de les éviter ou de les soigner et de s'en guérir.

Mon but est précisément de fournir au grand public ces notions nécessaires, mais simplement, et débarrassées de la phraséologie savante et des théories compliquées et obscures qui les rendent souvent peu intelligibles. Être

clair et exact sera ma préoccupation constante, et je trouve tout de suite à faire l'application de cette règle de conduite.

L'artério-sclérose est liée à l'arthritisme ; elle en est une conséquence plus ou moins proche ou lointaine. Pour comprendre ses lésions, ses symptômes, sa thérapeutique, il faut donc au préalable que nous sachions ce qu'est l'arthritisme, et c'est pourquoi nous ne nous occuperons tout d'abord que de ce dernier.

Les manuels médicaux classiques définissent l'arthritisme : « Diathèse relevant d'un ralentissement dans les mutations nutritives et se traduisant en clinique par différents troubles : obésité, diabète, gravelle urinaire, goutte, etc. » (Garnier et Delamare.)

Ainsi, il y a deux choses dans l'arthritisme : la diathèse et les différentes formes cliniques qu'elle affecte.

Tout individu a une constitution et un tempérament. La constitution, c'est l'état des organes ; le tempérament, c'est la manière propre dont ils jouent. On appelle *diathèse* un tempérament morbide, un vice, hérité ou héritable, dans le fonctionnement des organes d'un individu.

Pour le professeur Ch. Bouchard, le caractère essentiel, dans la diathèse arthritique, de cette viciation, est un ralentissement des échanges. La cellule, l'élément anatomique, devenu incapable, pour une raison ou pour une autre, d'élaborer complètement les matériaux circulants, dérivés de l'alimentation ou des tissus, les laisse à un point insuffisant de dislocation chimique. Impressionnées par la viciation conséquente des humeurs de l'organisme, les cellules des descendants, par exemple, exagèrent le trouble fonctionnel, le ralentissement nutritif, et, réagissant chacune suivant son mode particulier d'activité, traduisent la diathèse ainsi constituée, chez tel descendant par la goutte ou l'obésité, chez tel autre par la gravelle ou le diabète.

Ces diverses maladies : goutte, obésité, gravelle, diabète, etc., sont des variétés, définies et connues, de la

diathèse arthritique, la forme concrète qu'elle revêt chez les malades qui, tout en présentant chacun des symptômes particuliers, ont pourtant en commun cette viciation fondamentale, le ralentissement des échanges nutritifs, l'incomplète élaboration des matériaux circulants.

Comme on le voit, la théorie de Bouchard est plus une constatation qu'une explication. Il ne suffit pas de dire : « l'hérédo-arthritisme, voilà la base de la diathèse arthritique » (Richardière et Sicard); il faut préférablement montrer par quel mécanisme l'ancêtre a tout d'abord modifié le terrain organique qui donnera, chez le descendant, la diathèse arthritique. Autrement dit, en quoi consistent les premières altérations des mutations nutritives destinées à donner ultérieurement naissance à l'arthritisme confirmé?

Voilà ce qu'on expliquait fort mal, parce que ces premières altérations présentent, ainsi que nous le verrons, des caractères tout à fait différents de ceux que l'on rencontre dans l'arthritisme franc et qu'elles échappent par suite, le plus souvent, à l'observation, sous prétexte qu' « on ne fait pas de la maladie avec de la santé ».

Donc, nous connaissions les formes cliniques, les modalités constituées de l'arthritisme, et Bouchard avait eu le grand mérite de nous apprendre qu'elles étaient liées les unes aux autres et qu'elles dérivaient du tronc commun de la nutrition ralentie ou retardante; nous savions que l'hérédité est presque toujours la condition de cette diathèse et de la manifestation de ses troubles concrets; mais nous n'allions pas encore au delà, et la cause réelle, première, de la viciation héritée nous échappant, nous ne possédions pas de l'arthritisme une idée nette et précise.

Le rôle même du système nerveux, dont l'importance si grande est attestée non seulement par les observateurs attentifs, mais aussi par beaucoup de malades, restait dans l'ombre. Sans doute, les poisons intérieurs qui résultent d'une dislocation chimique insuffisante des matériaux cir-

culants influencent le système nerveux et y déterminent des modifications réactionnelles variées. Mais cet amoindrissement excessif de son rôle, devenu presque la règle dans nos théories pathogéniques modernes, ne cadrait guère avec ce que l'observation des malades et la physiologie nous enseignent, puisque partout s'atteste, de sa part, une telle prépondérance que, en dehors de certains éléments de soutien et des *leucocytes* (1), aucune cellule n'échappe à son contrôle et à son impulsion. L'influence du système nerveux apparaît dans les moindres phénomènes vitaux des organismes les plus complexes, comme les mammifères et l'homme, précisément parce qu'il est la condition essentielle de la coordination organique et fonctionnelle, de l'harmonie des réactions et de leur adaptation au but, sans laquelle ces organismes périraient.

Certains médecins, et non des moindres, ont bien vu cette lacune et se sont efforcés de la combler. Le professeur Lancereaux, en particulier, définit l'*herpétisme*, qui répond en grande partie à l'arthritisme de Bouchard, un trouble d'origine nerveuse de l'irrigation sanguine et de la nutrition, constitutionnel et héréditaire, caractérisé par deux ordres successifs de manifestations : les unes de la circulation, qui se montrent pendant la première période de la vie (éruptions de la peau, laryngite striduleuse, purpuras symétriques, coryzas rebelles, pertes séminales, acné, blépharite ciliaire, migraines et névralgies, etc.), les autres de la nutrition, cantonnées dans la seconde moitié de l'existence (calvitie précoce, emphysème, trachéo-bronchite, artério-sclérose, rhumatisme chronique, obésité, diabète, gravelle, goutte, etc.). La valeur de cette conception n'était pas niable et le système nerveux y tenait une place plus conforme à son rôle. Malheu-

(1) *Leucocytes,* globules blancs du sang, qui jouent un rôle important dans la défense de l'organisme. On les appelle aussi *phagocytes* (mangeurs de cellules), et *macrophages,* ceux qui s'attaquent aux cellules dégénérées des tissus; *microphages,* ceux qui s'attaquent aux microbes.

reusement ici encore nous nous trouvions en présence d'un état acquis, d'une évolution presque achevée. L'herpétique de Lancereaux, comme l'arthritique de Bouchard, est un aboutissant qu'ont lentement amené, à sa situation de malade défini, des phénomènes antérieurs, vaguement entrevus depuis longtemps, mais insuffisamment connus et étudiés.

C'est que, en effet, les anciens, qui étaient de grands observateurs, avaient mieux vu que nous, dont les préoccupations théoriques dénaturent trop souvent la pure constatation des faits. Ils avaient deviné, sans connaître la parenté qui unit les différentes maladies arthritiques, l'état précurseur de la goutte et de l'obésité, c'est-à-dire la trop grande richesse du sang ou *pléthore* et le mode d'activité fonctionnelle qui y conduit, la *diathèse congestive*. Ils pensaient que le tempérament sanguin ou nervoso-sanguin est la cause originelle de ces troubles, parce qu'ils éclatent de préférence chez les individus trop bien nourris, trop pourvus de bien-être, trop adonnés aux passions. De nos jours aussi, tous les médecins ont fait les mêmes constatations, mais sans y voir une notion explicative, sans en déduire une démonstration pathogénique rigoureuse. Il a fallu l'inspiration des vieux maîtres ou une observation plus longue et plus attentive accumulant enfin les preuves, pour que l'idée causale réapparût et s'imposât. Le premier, le professeur Maurel, de Toulouse, a, dans son livre sur la *Dépopulation de la France*, incriminé la suralimentation comme cause primordiale de l'arthritisme et tracé de main de maître l'évolution conséquente de cette diathèse. Puis le Dr Huchard a prouvé que l'empoisonnement alimentaire ou *toxémie alimentaire* entraîne, par le mécanisme de l'irritation nerveuse vaso-constrictive (1), l'artério-sclérose et les scléroses viscérales qui s'échelonnent dans les différentes formes de l'arthritisme et en marquent souvent la terminaison ;

(1) La *vaso-constriction* est le rétrécissement du calibre des vaisseaux.

enfin, dans des domaines plus spéciaux, mais concourant à la même démonstration, G. Bardet, de Grandmaison, Combe (de Lausanne), Haig, Glénard, Sigaud, Pascault, Monteuuis, d'autres encore, ont montré les dangers de l'abus des viandes et de l'albuminisme, les réactions diverses, abdominales, circulatoires, nerveuses qui s'ensuivent et qui, pour être peu remarquées, n'en tiennent pas moins en puissance tous les désordres ultérieurs.

Nous connaissions les modalités cliniques définies, les localisations individuelles, les formes de terminaison de l'arthritisme; nous entrevoyons à présent les conditions de ses origines, de sa genèse chez des individus parfaitement sains, sans tares antérieures, et la manière dont il se prépare, s'entretient et s'aggrave. On peut donc le considérer, dans ses grandes lignes, comme l'effet d'un surmenage initial, fonctionnel et nerveux, entraînant des insuffisances progressives tant dans l'élaboration des matériaux circulants que dans le jeu des organes. L'ensemble de ces effets, localisés et généralisés, constitue la diathèse.

Ces notions, sinon tout à fait nouvelles, au moins renouvelées, sont d'une extrême importance pratique parce qu'elles permettent non seulement de manier plus savamment les agents de la thérapeutique curative et d'en instituer de nouveaux, mais aussi et surtout d'appliquer de bonne heure le traitement préventif dont l'efficacité est toujours certaine, prompte et définitive. Mais, en même temps, nous constatons combien le mot arthritisme, qui désigne, étymologiquement, une affection articulaire, est mal choisi; le vocable *bradytrophie*, imaginé par le professeur Landouzy, serait peut-être préférable, encore que bien barbare; *maladie de surmenage* est trop vague. D'ailleurs le mot arthritisme est aujourd'hui entré dans la langue; il est compris par tout le monde; on sait, en gros, ce qu'il désigne et ce qu'il comporte. C'est pourquoi je continuerai à l'employer, mais avec le sens que lui donne la définition précédente.

II. — *Fréquence croissante et dangers de l'arthritisme.*

Les arthritiques francs, c'est-à-dire les obèses, goutteux, calculeux, diabétiques, etc., sont extrêmement nombreux, beaucoup plus nombreux qu'on le croit communément. Malheureusement, les statistiques ne donnent pas à cet égard des chiffres certains. La proportion moyenne des arthritiques (environ 6 pour 100) sur la population hospitalisée ne peut nous fournir aucun renseignement à cet égard, parce que le nombre des malades de cette catégorie varie assez sensiblement avec les classes sociales et que, même chez les ouvriers, les arthritiques vont rarement à l'hôpital, sauf pendant les crises et aux périodes terminales. Mais ce qu'on peut affirmer, c'est que l'arthritisme étend actuellement ses ravages, augmente notablement de fréquence. Je suis en rapport constant avec beaucoup de praticiens des campagnes, et les vieux surtout, qui peuvent comparer, reconnaissent que les manifestations arthritiques se font de plus en plus nombreuses dans des régions rurales où elles étaient presque inconnues il y a seulement vingt ans. Il en est de même, on le sait, dans la population ouvrière des villes. Quant aux familles riches ou même simplement aisées, bourgeoises, il en est bien peu qui n'en présentent pas plusieurs exemples.

Mais à côté de ces arthritiques à manifestations définies, précises, il en est beaucoup d'autres qui ne présentent que des signes atténués ou des symptômes avant-coureurs. Tous ces préarthritiques, ces arthritiques latents, sont destinés à devenir un jour des arthritiques francs; ils doivent donc être comptés avec ces derniers, car la proportion de ceux qui, pris à temps, ont eu l'énergie de se soigner et de guérir, est relativement infime. Or le nombre des préarthritiques est sensiblement plus élevé que celui des arthritiques francs, et, ici, je puis apporter quelques chiffres qui donneront au

moins une idée approximative de la proportion de ces deux sortes de malades.

Sept familles arthritiques de mes relations comptent ensemble (parents, grands-parents, enfants, oncles et tantes célibataires) 52 personnes, parmi lesquelles 9 paraissant indemnes de toute tare arthritique. Des 43 autres, 2 sont diabétiques, 3 lithiasiques (graveleux ou calculeux), 2 goutteux, 7 obèses, 3 neuro-arthritiques, avec états neurasthéniques ou psychasthéniques (1). Il reste donc 26 personnes, dont 11 enfants, qui toutes présentent, à un degré quelconque, les signes avant-coureurs ou prémonitoires, névralgies et migraines toxiques, dyspepsie des gros mangeurs, éruptions cutanées diverses, calvitie précoce, acné, hypertension vasculaire ou pression sanguine exagérée, etc. Il faut noter, en outre, que, sur les 17 personnes à manifestations franches, 4 sont artério-scléreuses et 3 néphritiques, avec albuminurie. D'après cela on voit que, sur 100 personnes, 40 seulement sont arthritiques francs et 60 préarthritiques. Je ne crois pas cependant qu'il faille prendre cette proportion au pied de la lettre, attendu que ces familles sont *arthritisées* à un degré d'intensité rare, et que, la plupart du temps, les arthritiques francs sont beaucoup moins nombreux par rapport aux préarthritiques et aux personnes indemnes de tares ou de stigmates arthritiques. Je suis disposé à croire, d'après mes observations personnelles et les renseignements qu'ont bien voulu me communiquer quelques confrères, que les arthritiques francs sont moitié moins nombreux que les préarthritiques ou les arthritiques

(1) Ils sont caractérisés surtout : les premiers (*états neurasthéniques*) par des douleurs, des névralgies, des troubles digestifs, de la dépression ; les seconds (*états psychasthéniques*) par de l'indécision de l'esprit, des scrupules, des peurs irraisonnées et impulsives, etc. Les premiers dépendent plus du système nerveux que de l'état mental ; c'est le contraire pour les seconds ; ces états résultent d'une foule de causes et ne semblent pas constituer une maladie vraiment définie.

latents, les enfants représentant environ 60 à 70 pour 100 de ces derniers.

Le professeur Maurel, dans ses belles recherches sur la *Dépopulation de la France*, a montré que l'infécondité suit une marche parallèle au développement de l'arthritisme. Nous aurons à examiner plus loin comment l'arthritisme héréditaire aboutit à l'infécondité. Pour le moment il nous suffit de connaître cette relation pour en tirer quelques déductions, relativement au nombre des arthritiques. Suivant Maurel, 10 pour 100 au moins des unions actuelles restent sans enfants. Il convient aujourd'hui plus que jamais de faire une large part à la restriction volontaire, mais il n'en est pas moins vrai que cette stérilité est souvent imputable à des causes morbides ou physiologiques, puisque le nombre des demandes d'adoption d'enfants augmente. D'ailleurs, presque toujours, la restriction volontaire, le néo-malthusisme, s'applique à diminuer le nombre des enfants d'un ménage, non à les supprimer complètement. Or, dans la statistique de Maurel, il s'agit uniquement de ménages tout à fait inféconds, sans enfants. Si maintenant on se rappelle qu'il y a, en France, 21 000 ménages pour 100 000 habitants, soit 8 200 000 au total pour une population de 39 000 000 d'âmes environ, on s'aperçoit que le nombre des hérédo-arthritiques inféconds mariés s'élève à plus de 1 600 000! Et ce nombre, déjà formidable, doit être au moins quadruplé si l'on tient compte des célibataires, des veufs et veuves, des enfants atteints d'arthritisme franc et de tous les préarthritiques.

Naturellement, ces chiffres n'ont qu'une valeur problématique. J'ai cru bon néanmoins d'en faire état, pour attirer l'attention sur l'extrême fréquence de l'arthritisme et sur les dangers, à la fois individuels et sociaux, que comporte cette maladie.

On a dit quelquefois : « L'arthritisme est un brevet de santé. » Rien n'est plus faux et l'opinion aujourd'hui n'a pas

fort heureusement gardé cette fâcheuse illusion. Mais ce qui, trop longtemps, a induit le public en erreur, c'est que l'arthritique jeune, et le préarthritique surtout, gardent plus ou moins longtemps l'aspect floride (1), vigoureux, bien portant. Le préarthritique notamment est, en général, un bon vivant, *qui n'a peur de rien*. Mais cette belle santé apparente n'a qu'un temps. Il ne faut pas oublier, en effet, que le préarthritique succombe presque toujours à une mort précoce et brusque. L'apoplexie, l'urémie et les auto-intoxications aiguës sont, en quelque sorte, sa spécialité, et de très bonne heure, entre 45 et 55, 60 ans au plus tard. Quant à l'hérédo-arthritique, sa vie n'est souvent qu'une longue souffrance. Les névralgies et les migraines, les fluxions articulaires, les troubles digestifs, les coliques hépatique et rénale, les éruptions cutanées, l'essoufflement, les fatigues d'un embonpoint exagéré, l'impuissance, les scrupules, les phobies, les obsessions, etc., isolément, successivement ou simultanément, marquent beaucoup de ses jours, et d'une manière d'autant plus pénible que, par suite de l'irritabilité de son système nerveux, il est extraordinairement sensible à la douleur. A cela s'ajoute, pour certains, le regret de ne pas avoir d'enfants et de voir s'éteindre la lignée familiale; pour d'autres, le chagrin de perdre en bas âge les enfants qu'ils avaient eus, succombant aux insuffisances organiques léguées par les parents ou à des infections surajoutées.

Car, contrairement à ce qu'on a dit, l'arthritisme héréditaire ne protège point contre les infections, contre la tuberculose notamment; il semble bien plutôt, dans certaines circonstances au moins, les faciliter et les aggraver. Je le prouverai ultérieurement.

On comprend maintenant que l'arthritisme soit un véritable fléau social, plus redoutable même que la tuberculose,

(1) Aspect *floride*, type *floride* équivaut à aspect ou type florissant, plein de santé *en apparence*.

car non seulement il détermine, pour son propre compte, un chiffre de décès annuels supérieur à celui dont cette dernière est comptable, mais encore il stérilise la race, augmente le nombre des malformés, des dégénérés, des impuissants et provoque ainsi l'affaissement de la population et l'amoindrissement national qui appellent la conquête. « Le moment approche où les cinq fils pauvres de la famille allemande, alléchés par les ressources et la fertilité de la France, viendront facilement à bout du fils unique de la famille française. Quand une nation grossissante en coudoie une plus clairsemée, qui, par suite, constitue un centre de dépression, il se forme un courant, vulgairement appelé *invasion*, pendant lequel la loi et la morale sont mises provisoirement de côté. » (Rummel.)

En présence d'un tel danger, à la fois individuel et social, des mesures énergiques et promptes s'imposent. On lutte partout contre la tuberculose. Pourquoi ne lutterait-on pas avec la même ardeur contre l'arthritisme, puisque aussi bien les moyens dont nous disposons sont efficaces et faciles. Ici, en effet, il n'y a pas besoin de précautions collectives, l'arthritisme n'étant pas contagieux, ne reconnaissant pas une origine microbienne. Tout se borne donc à des soins individuels, sûrs, simples et économiques. Sans doute, contre l'hérédo-arthritisme, nous ne pouvons prétendre qu'à des améliorations, mais ces améliorations sont suffisantes pour permettre à l'individu de vivre, et de vivre utilement, en remplissant toute sa tâche familiale et sociale. En revanche, contre le préarthritisme et ses menaces ultérieures, nous sommes assez vigoureusement armés pour en assurer la guérison définitive.

Mettre ces moyens d'amélioration et de guérison à la portée de tous, tel est le but de ce petit livre. Mais, pour combattre utilement ce mal, il faut savoir sous quelles conditions il apparaît et se développe, par quelle ignorance et par quelles erreurs on l'entretient et on l'aggrave. Alors

seulement, en pleine connaissance de cause, informé des risques présents et des dangers à venir, on peut et on doit se prémunir et se soigner. A l'arthritique, en effet, mieux qu'à tout autre malade, il est permis d'appliquer la vieille formule : « La crainte de la maladie est le commencement de la guérison. »

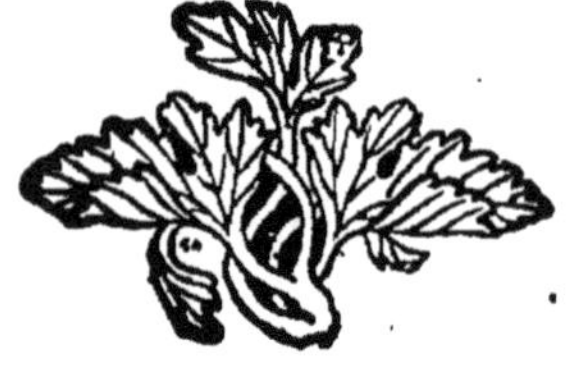

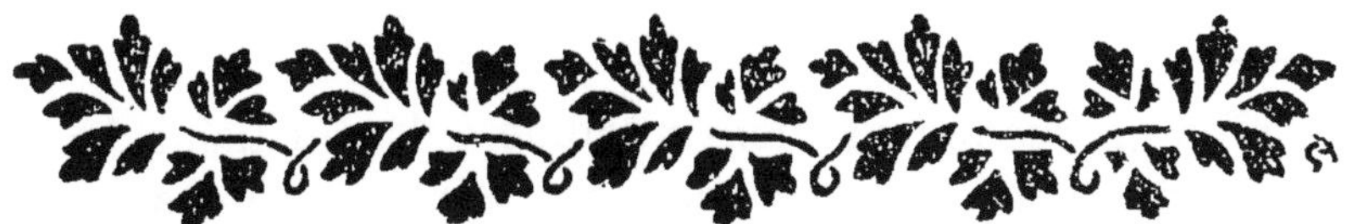

CHAPITRE II

Comment on devient arthritique.

I. — La suralimentation. — Comment et pourquoi on se suralimente.

On a vu, dans le chapitre précédent, que les médecins ont trouvé, dans la pléthore et la suralimentation, la cause initiale de l'état arthritique franc, acquis ou hérité. C'est là une affirmation qu'il convient maintenant de prouver, en recherchant de quelle manière on devient arthritique.

Beaucoup de causes immédiates ont été invoquées pour expliquer l'apparition des accidents arthritiques : la grossesse et la ménopause, l'anémie, la chlorose, les affections cardiaques et pulmonaires qui restreignent la ventilation du sang et la fixation de l'oxygène sur les globules rouges, certaines maladies infectieuses et notamment celles qui troublent profondément les fonctions du foie, les intoxications professionnelles, comme la goutte saturnine, l'alcoolisme, et même les intoxications médicamenteuses et le gavage thérapeutique. Il est incontestable que ces diverses causes agissent parfois pour déterminer l'apparition d'un état arthritique presque rigoureusement individuel, sans portée héréditaire bien nette et constante. Cependant ces constatations ont suffi pour que les médecins qui les avaient faites

le plus fréquemment aient attribué à l'arthritisme banal les origines les plus spéciales, qui n'interprètent que des cas très particuliers, rares, dans lesquels l'effet est parfois pris pour la cause. Mais, quand on interroge beaucoup de malades, on s'aperçoit que ces causes n'interviennent que d'une manière secondaire ou détournée, tout à fait occasionnellement, et que, neuf fois sur dix, les accidents constatés ont une source héréditaire.

Que cache cette hérédité? Il n'est pas impossible de le savoir quand les difficultés de l'enquête ne rebutent pas le médecin. Je dis bien *difficultés*, car, pour un malade qui connaît l'histoire morbide de ses ascendants : grands-parents, père, mère, oncles, tantes, beaucoup l'ignorent totalement et ne paraissent pas se douter de l'importance que cette histoire a pour eux-mêmes. Si cependant, après beaucoup d'interrogations, en évoquant les souvenirs des uns et des autres, on arrive à obtenir des renseignements précis, on constate ce qui suit :

Parmi les ascendants immédiats de l'arthritique franc, — parents ou grands-parents, suivant les cas, — il y a eu de gros mangeurs, des pléthoriques, des gens d'aspect vigoureux, bien portants, trop bien portants même, dit justement Pascault. Souvent on note que ces ascendants ont été doués d'une activité très grande et heureuse, que ce sont eux qui ont créé la situation et l'aisance de la famille. Les femmes se référant à ce type furent aussi des mères fécondes et de robustes ménagères. Mais, à partir de ces parents vigoureux, — dont bon nombre moururent jeunes, sans avoir, pour ainsi dire, jamais été malades, foudroyés en pleine santé, — la vitalité de la famille semble décroître. Chez leurs enfants, encore florides dans la jeunesse, bien que fréquemment soumis dès leur bas âge à l'emprise des fièvres éruptives, des troubles apparaissent à la maturité. Pour l'homme, ce sont des accidents digestifs, cutanés, respiratoires, des douleurs rhumatoïdes, la calvitie précoce; pour la femme, des acci-

dents nerveux, des crises névralgiques, et une diminution de la fécondité, avec ou sans altérations spontanées des organes du petit bassin. Parfois même les signes des formes cliniques définies de l'arthritisme se montrent : obésité, goutte, diabète, lithiases, etc.

Ainsi nous pouvons remonter, comme l'a indiqué Maurel et comme chacun de nous est à même de le faire, du diathésique notoire à l'ascendant pléthorique, autrement dit de l'effet à la cause. Car les relations ainsi constatées sont trop fréquentes pour être fortuites. Des phénomènes qui se succèdent toujours dans le même ordre doivent se conditionner l'un l'autre. Mais de quelle manière? Comment l'hyperactivité fonctionnelle de l'état pléthorique conduit-elle aux troubles, aux insuffisances et aux lésions de l'état arthritique franc?

Examinons un des gaillards sanguins que l'on trouve à l'origine des lignées arthritiques. Ils ne sont pas rares autour de nous. Tout le monde connaît leur aspect extérieur, mais cela ne suffit pas et il convient de les étudier de plus près.

Le cœur, le poumon, le rein semblent intacts; l'ensemble de la charpente est solide et l'individu semble fabriqué pour vivre cent ans, encore qu'il dépasse rarement la soixantaine. Cependant il y a un peu de dilatation, de ptose (1) gastriques, mais la tension abdominale est encore élevée. Le foie gauche est légèrement congestionné et il y a de l'hypertension (2) portale. La richesse du sang est excessive et la pression vasculaire dépasse plus ou moins la normale. Voilà ce que le médecin peut constater par un examen attentif; mais il le constate bien rarement parce qu'il n'est presque jamais consulté par des personnes qui se croient débordantes de santé et le semblent en effet. Elles-

(1) *Ptose,* déplacement, le plus ordinairement descente d'un viscère, estomac, intestin (entéroptose), d'un rein (néphroptose), etc.

(2) *Hypertension, hypotension,* accroissement ou diminution exagérés de la pression exercée par le sang sur les parois des vaisseaux; ici, de la veine porte.

mêmes d'ailleurs se sentent parfaitement bien et s'en vantent, ce qui, quelque paradoxal que cela paraisse, constitue un signe dont il faut tenir compte. Ces personnes au surplus ont grand appétit et boivent beaucoup ; elles sont toujours en mouvement et ont le travail facile, dorment bien et longtemps. A peine, de temps à autre, sont-elles soumises à des accès de colère ou à des périodes de fébrilité, qui passent vite, mais leur intelligence reste nette et leur système nerveux paraît suffisamment équilibré, quoiqu'en incessante activité. En somme, ce sont des individus dont toutes les fonctions s'exagèrent et qui, à cause de cela, se trouvent momentanément protégés contre les causes occasionnelles de maladies, telles que le refroidissement, et même contre les infections. On en rencontre qui traversent indemnes, et sans précautions, les épidémies les plus sévères. Aussi ne les voit-on jamais malades, très durs du reste souvent à la souffrance, et le sang riche qu'ils portent à fleur de peau leur conserve longtemps une jeunesse d'emprunt.

Sont-ce là vraiment des malades? Non, et cependant il est manifeste qu'ils ont dépassé l'état de réelle bonne santé. Sous leurs belles apparences, ils portent un vice qui tient en puissance tout à la fois et leur santé présente et la brusque catastrophe qui menace leurs jours et les désordres morbides dont souffriront leurs fils : c'est l'habitude de la suralimentation.

La suralimentation est à la base de tout état pléthorique ou sanguin. Elle en explique les caractères et l'évolution, parce que, seule, elle vient fournir cette excessive richesse de matériaux nutritifs qui entraîne l'hyperactivité fonctionnelle de tous les tissus. Et nous allons voir que cette suractivité fonctionnelle n'est pas la cause, comme on le croit parfois, mais bien l'effet de la suralimentation, quand elle est habituelle, continue. La question maintenant est de savoir sous quelles influences nous contractons la fâcheuse habitude de nous suralimenter.

Il ne faut pas confondre l'appétit avec la faim. L'appétit est un besoin artificiel, créé et entretenu par l'habitude et dont la satisfaction ne répond pas du tout aux mêmes nécessités que la faim. L'appétit vient en mangeant, dit un adage populaire souvent exact, et cela nous indique par quoi il se distingue essentiellement de la faim physiologique. Or, pour manger, nous n'attendons pas que la faim apparaisse, nous n'attendons même pas toujours l'appétit; il suffit qu'il *soit l'heure*. Dès la plus petite enfance, l'habitude nous est ainsi imposée de manger à heure fixe, quel que soit notre besoin réel, et nos parents, les premiers, nous poussent consciencieusement au gavage. Quand nous mangeons beaucoup, ils sont fiers de nous, et nous citent en exemple, tandis qu'il n'est point exceptionnel qu'on nous punisse si nous mangeons peu. D'ailleurs les gros mangeurs jouissent partout, on le sait, d'une considération qui fait bien des jaloux. On leur fait fête, on les honore; eux-mêmes cherchent des prosélytes et en trouvent, qui les imitent. Et c'est ainsi, aussi bien dans la famille qu'ailleurs, que nous sommes entraînés ou nous nous entraînons volontairement à manger plus qu'il n'est besoin. Les médecins eux-mêmes n'ont point échappé à l'influence de l'imitation; la suralimentation thérapeutique a été et est encore fort à la mode. Nul ne saura jamais les désastres causés chez les tuberculeux, les convalescents, les neurasthéniques, les enfants débiles, par ce redoutable procédé de traitement.

Mais, dira-t-on, qu'est-ce qui prouve que nous mangeons trop? La capacité gastrique et intestinale a des limites et, quand elles sont dépassées, des accidents notables se produisent : indigestion, vomissements, diarrhée, etc. Or, on l'a vu tout à l'heure, ces pléthoriques ne présentent pas de troubles digestifs manifestes.

Que répondre à cela?

D'abord, il est bien certain que, grâce à l'entraînement, à l'habitude, on peut arriver à ingérer des quantités considé-

rables d'aliments sans en éprouver immédiatement des inconvénients sérieux. L'estomac surtout, mais l'intestin aussi, sont des organes particulièrement patients et résistants, dont le surmenage et l'insuffisance n'apparaissent qu'à la longue. Souvent alors il est bien tard pour y porter remède et la palliation des accidents, par un régime sévère et prolongé, n'en comporte pas toujours la guérison. Mais, du fait que les troubles fonctionnels s'installent sournoisement, que les accidents graves n'apparaissent pas tout de suite, il n'en résulte point qu'il n'y ait pas suralimentation, et c'est là précisément ce qui fait son plus sérieux danger. On ne se méfie pas d'un ennemi qui s'introduit chez vous d'une manière insidieuse et hypocrite, en flattant vos préjugés, vos habitudes et vos goûts.

Il y a suralimentation toutes les fois que nous consommons plus d'aliments que les besoins divers de l'organisme n'en réclament réellement. Mais comment peut-on savoir qu'on mange habituellement trop? La faim apaisée, l'appétit satisfait, les sensations digestives de réplétion et de bien-être qui suivent les repas ne constituent-ils pas des signes auxquels on puisse se fier pour reconnaître que les besoins de réparation n'ont pas été outrepassés? Non et voici pourquoi. Nos sensations digestives dépendent plus de nos habitudes que de nos besoins. Des gens qui mangent beaucoup et qui cependant maigrissent parce qu'ils assimilent mal éprouvent une impression pénible d'inanition quand on les met à un régime restreint qui cependant augmente leur poids. De même le paysan, habitué à une nourriture grossière et forte, se plaint que les aliments ne lui tiennent pas au ventre si on les lui donne sous une forme plus digeste et plus concentrée. Certains hypersthéniques (1) ressentent la

(1) *Hypersthéniques*, malades chez lesquels les forces fonctionnelles sont exaltées anormalement; *hyposthéniques*, chez lesquels, au contraire, ces mêmes forces sont restreintes.

faim peu de temps après avoir fait un repas suffisant. Ces exemples prouvent que les sensations digestives renseignent généralement mal sur la quantité de nourriture que nous prenons en trop. Cependant les personnes qui s'observent attentivement peuvent reconnaître parfois, à divers petits signes particuliers et fugaces : pesanteurs vagues, léger sentiment de lassitude, chaleur à la peau, rapidité plus grande des battements du cœur, quand elles ont dépassé la mesure, alors même qu'en apparence elles n'ont pas beaucoup mangé. On ne saurait évidemment tabler sur de tels signes que beaucoup ne ressentent pas ou dont elles ne se rendent pas compte, et c'est donc autrement, par des considérations d'un ordre différent, qu'on peut toujours savoir assez exactement quand il y a suralimentation continue.

Les physiologistes, expérimentant sur les animaux et sur l'homme, ont montré qu'il existe une ration alimentaire minima d'entretien, au-dessous de laquelle l'organisme est obligé d'emprunter ce qui lui manque à ses propres tissus. Tout homme, par conséquent, sous peine d'inanition, d'amaigrissement, de misère physiologique et de maladie, doit donc consommer au moins cette ration d'entretien pour conserver son équilibre nutritif et fonctionnel et sa santé. Naturellement, cette ration varie considérablement suivant les individus, suivant l'âge, le sexe, les occupations et le travail, suivant les saisons, les climats et même les races. On a établi, par de longues et patientes recherches, des échelles de correspondance entre ces différents facteurs et les rations qu'ils nécessitent; autrement dit, étant donnés l'âge, le poids, la taille d'une personne, le travail qu'elle a à fournir, etc., on peut fixer avec précision la ration alimentaire qui lui est nécessaire, en consultant les traités spéciaux et notamment ceux de Maurel, de A. Gautier, etc. (1).

1. Voir l'article *Alimentation* du *Larousse mensuel*, n° de mars 1909, et le *Précis d'alimentation rationnelle*, par le Dr L. Pascault (Bibl. Larousse).

Assurément, ces échelles sont approximatives et globales; elles ont le grave inconvénient d'être presque exclusivement basées sur des données énergétiques, qui laissent dans l'ombre le rôle capital des aliments minéraux et ne tiennent pas compte des réactions endothermiques (c'est-à-dire absorbant de la chaleur au lieu d'en dégager, comme dans les oxydations) de l'assimilation. Néanmoins, elles ont leur utilité parce qu'elles restreignent l'amplitude des erreurs que nous pouvons commettre; en utilisant les chiffres qu'elles fournissent, nous pouvons encore pécher par excès, mais nous sommes sûrs de ne pas pécher par défaut. Quand les rations sont très exagérées, qu'elles dépassent notablement les besoins réels, la possibilité de rendement diminue, au contraire, rapidement, de telle sorte qu'il y a consommation de luxe, gaspillage alimentaire et que l'excès de ration ingérée s'accumule sous forme de réserves adipeuses qui surchargent les organes et entravent leur fonctionnement, ou est détruit en pure perte, ou enfin s'élimine par les matières fécales, sans autre profit que d'avoir imposé une fatigue inutile et une surcharge dangereuse à l'appareil digestif.

Si maintenant nous comparons les différents termes de ces échelles expérimentales aux valeurs thermiques des rations consommées par la majorité de nos concitoyens, nous constatons que ces dernières sont très exagérées pour les besoins et les dépenses auxquels elles sont censées répondre. Prenons, par exemple, la consommation alimentaire du Parisien moyen, si bien étudiée par le professeur Ch. Richet. Le rendement de ce Parisien correspond à une dépense énergétique de 35 à 40 calories au maximum par kilogramme, alors que sa ration consommée fournit de 45 à 50 calories pour le même poids. Elle est donc sensiblement trop forte pour ses besoins réels et nous devons en conclure qu'une partie importante de la population parisienne se livre à la suralimentation continue. On peut d'ailleurs, le plus facilement du monde, s'en convaincre par des observations

directes. Faites le calcul de vos dépenses énergétiques et de la valeur thermique de vos rations quotidiennes (1) et, neuf fois sur dix, si vous êtes ce qu'on appelle bien portant, vous constaterez que vous mangez trop, que vous gaspillez vos aliments. Nous verrons tout à l'heure les conséquences de ce gaspillage.

En regardant autour de soi, il est aisé de reconnaître que la suralimentation n'est pas l'apanage des classes riches, de la bourgeoisie; elle se répand de plus en plus chez les ouvriers des villes ; elle est notamment très visible à présent chez les ouvriers d'art et les électriciens, qui se nourrissent d'une manière excessive sans avoir à faire des dépenses physiques correspondant à leur consommation. Lorsque j'ai commencé à étudier l'alimentation collective, les restaurants et cantines populaires, les bouillons ouvriers (2), j'ai été très frappé du choix que les ouvriers font de leurs aliments. Rien de trop bon pour eux. Suivant les saisons, huîtres et crustacés, primeurs, volailles et gibiers, constituent pour certains des menus presque quotidiens. Les sauces grasses ont aussi leur préférence, tandis que les légumes herbacés sont généralement dédaignés. Comme ces aliments sont fort riches, que d'ailleurs ils tiennent moins au ventre que les mets grossiers, pain bis, choux, pommes de terre, lard, etc., il n'y a rien d'étonnant à ce que les ouvriers fassent de la suralimentation. Les campagnes, elles aussi, commencent à être atteintes; le paysan se nourrit infiniment mieux qu'autrefois, mais ses excès, plus rares, sont compensés par son genre de vie et l'intensité de son labeur et restreints souvent par ses instincts d'économie.

1. On trouve dans les traités d'alimentation et d'hygiène alimentaire des tableaux qui permettent de faire aisément ces calculs. Consultez ma *Physiologie générale*, p. 231 et suiv., et l'article *Alimentation* du *Larousse mensuel*. Voir le *Précis d'alimentation rationnelle*, par le Dr L. Pascault (Bibl. Larousse).

2. *Bulletin de Thérapeutique* du 28 février 1901.

Des constatations précédentes et des enquêtes locales, comme celles de Maurel et de Landouzy, il ressort que la suralimentation habituelle est de plus en plus répandue. Beaucoup de causes interviennent dans ce résultat : l'accroissement des richesses, l'augmentation du bien-être, le perfectionnement de l'outillage et des procédés de production, la facilité des communications, l'élévation des salaires, certaines conditions économiques, les assurances, les mutualités et autres moyens de prévoyance qui, en garantissant l'avenir pour une somme modique, donnent plus de latitude à la satisfaction des besoins immédiats de chaque jour. Et puis il y a la contagion de l'exemple et l'effet des prédications hygiéniques. Les nobles jadis, les bourgeois, forts et gros, se gavaient de viande et s'abreuvaient de boissons alcooliques. L'ouvrier, qui se croit à présent leur égal en tout et pour tout, veut faire comme eux. Monteuuis émet l'avis, justifié en apparence, que la généralisation de la suralimentation date de la Révolution française, de la proclamation de l'égalité de tous les citoyens et de la vente des biens nationaux. Le fait est que le gavage alimentaire de l'ouvrier (l'alcoolisme reconnaît souvent des causes absolument différentes) est plutôt affaire d'ostentation que de goût; il ne comprend pas en effet la saveur des mets raffinés, parce que le goût est le résultat d'une éducation qui lui manque et que d'ailleurs beaucoup de bourgeois ne possèdent pas non plus. Enfin, sous l'empire d'une philanthropie louable mais simpliste et qui a dépassé le but, on a dit à l'ouvrier qu'il se nourrissait mal, qu'il ne mangeait pas assez de viande saignante, qu'il ne buvait pas assez de bon vin. Et il l'a cru d'autant plus facilement que le langage de la philanthropie concordait absolument avec les impulsions de sa jalousie et de sa vanité. Il a mangé en conséquence, il a bu, — et a bu plus encore qu'il n'a mangé, comme avait fait le riche d'hier, et, comme ce dernier aussi et par le même mécanisme, il paye maintenant, en souffrances, en

infirmités, en déformations, en impuissance, en mort précoce, la rançon d'un bien-être trop subit, mal compris et disproportionné.

Résumons brièvement les points acquis. A l'origine des lignées arthritiques, nous trouvons la pléthore par suralimentation. La suralimentation habituelle est un fait : nous mangeons au delà de nos besoins, et cette habitude, sous l'influence des divers facteurs de la civilisation, de l'imitation, de l'entraînement, se répand de plus en plus. Le développement de l'arthritisme suit une marche parallèle, et nous sommes ainsi portés à croire qu'il y a entre la suralimentation et l'arthritisme un rapport de causalité. Mais ce rapport n'est ni évident, ni prouvé. Il s'agit donc maintenant de démontrer comment la suralimentation produit l'arthritisme.

II. — Comment la suralimentation produit l'arthritisme.

La conséquence première de la suralimentation est la suractivité de toutes les fonctions, et cette suractivité entraîne à la longue la fatigue des organes et la viciation des échanges qui constituent l'arthritisme. Nous allons voir par quel mécanisme.

Tout d'abord il faut admettre, dans l'état actuel de la physiologie, que l'unité fonctionnelle des organismes humains n'est pas une cellule, mais un ensemble de cellules, parmi lesquelles figurent un ou plusieurs éléments nerveux appelés *neurones*. De cette organisation résulte la *synergie,* en vertu de laquelle, suivant l'expression du professeur Ch. Richet, l'excitation d'une cellule retentit sur toutes les autres, comme l'excitation des autres retentit sur elle-même.

L'activité d'une cellule — et on doit entendre par là la manifestation de ses propriétés, y compris l'assimilation — est sous la dépendance exclusive des excitations. Les divers éléments histologiques réagissent différemment, suivant

leur nature propre, aux excitations, mais tous ont, par définition, un excitant commun, l'aliment. Et naturellement, l'intensité de l'excitation alimentaire varie avec l'espèce de l'aliment considéré.

On distingue deux catégories principales d'aliments : les aliments *plastiques* (albuminoïdes ou substances azotées et matières minérales) qui s'incorporent à la trame même des tissus vivants, et les aliments *dynamophores* (graisses, hydrates de carbone et alcool, appelés ternaires) qui fournissent, par la dislocation de leurs molécules, l'énergie dont les substances vivantes ont besoin pour leur fonctionnement, leurs synthèses assimilatrices et leurs dépenses de travail. Ces deux catégories d'aliments sont utiles, mais inégalement, attendu que les albuminoïdes, indispensables à la réfection des tissus, peuvent, par leurs dédoublements et leur oxydation, fournir de l'énergie et par conséquent se substituer aux seconds, tandis que ces derniers sont inaptes à l'assimilation et ne peuvent jamais remplacer les matières plastiques.

Cette simple constatation montre déjà que ces deux groupes d'aliments ne peuvent pas produire des excitations identiques. Mais le problème est beaucoup plus complexe qu'il n'en a l'air, parce qu'un aliment donné peut agir primitivement par lui-même, par sa constitution, son état colloïdal, ses affinités propres, et secondairement par les déchets d'utilisation qu'il laisse. Malheureusement nous sommes très mal renseignés sur ces divers points. Nous ignorons notamment la structure dans l'espace de la molécule d'albumine, et nous ne savons pas du tout en quoi la chair du bœuf, par exemple, diffère de la chair de l'homme. A peine est-il permis de soupçonner que, en vertu de la loi du moindre effort, l'affinité de nos protoplasmas cellulaires soit plus grande pour l'albumine animale que pour l'albumine végétale, encore que l'adaptation devienne parfaitement capable de modifier cette affinité (chez les herbivores,

frugivores, granivores, etc.). Il est incontestable cependant que, chez l'homme normal, l'affinité pour les albumines animales est très marquée. Deux faits le prouvent : 1° L'albumine de viande pure a une assimilabilité parfaite que ne possède pas l'albumine végétale pure (MUNK et EWALD) ; 2° Dans un repas copieux de viande et de pain ou de pommes de terre, par exemple, si le rapport des ternaires aux azotés dépasse sensiblement 5 : 1, la viande est utilisée et détruite de préférence aux ternaires, dont la dislocation est ralentie de telle sorte que ces derniers, au lieu d'acide carbonique et d'eau, donnent des acides gras (Ch. RICHET, A. GAUTIER).

En ce qui concerne les déchets d'utilisation, nous ne sommes guère mieux fixés. Il est admis que les ternaires doivent aboutir à l'eau et à l'acide carbonique, et les matières albuminoïdes à l'urée. Mais ce sont là des aboutissants extrêmes ; il serait aussi fort important de connaître les intermédiaires, les formes de dislocation ménagées des molécules alimentaires. Certaines ont été cependant indiquées par Kossel, Haliburton, A. Gautier. Ce dernier a même prouvé que plusieurs tissus de notre corps fonctionnent en anaérobie, c'est-à-dire à l'abri de l'oxygène libre, mode de fonctionnement qui entraîne nécessairement toute une série de passages entre la molécule alimentaire initiale et le déchet final oxydé : eau, acide carbonique, urée. Beaucoup de ces formes de passage nous échappent et par conséquent nous ignorons comment elles agissent sur l'élément cellulaire. Celles qui nous sont connues ont des propriétés très variables, les unes sont nettement toxiques et insolubles, les autres (alcools et acides) peuvent être ultérieurement utilisées comme dynamophores et brûlées par l'organisme.

L'exposé précédent justifie la distinction, bien faite par Pascault, entre la valeur d'assimilation d'un aliment et sa puissance d'excitation. Le lait, les pâtes alimentaires ont une valeur alimentaire élevée et une faible puissance d'excitation ; la viande a une grande valeur alimentaire et une

grande puissance d'excitation; les condiments (poivre, moutarde, etc.), les boissons alcooliques et alcaloïdiques (café, thé) ont une faible valeur alimentaire et une forte puissance d'excitation. Ces différences tiennent non seulement à la substance alimentaire, mais aussi à la nature des déchets d'utilisation qu'elle donne. Si la chair animale est plus excitante que la légumine (albumine végétale), cela provient manifestement de la nature des déchets fournis par la première et qui se montrent plus toxiques. Mais, et je ne crois pas avoir besoin d'insister sur ce point, la valeur d'assimilation et le pouvoir d'excitation d'un aliment donné varient avec les espèces, avec les individus et même, dans quelque mesure au moins, avec les dispositions journalières. La viande n'est pas également excitante chez tous les hommes et de plus, certains, qui y sont peu sensibles, se montrent très excitables par le sucre ou par des légumes ou des fruits particuliers.

L'exposé précédent va nous permettre de mieux comprendre comment la suralimentation produit l'arthritisme.

Le suralimenté mange trop par définition et peut manger trop de tout, mais ce n'est pas le cas habituel. Il y a sans doute des gens qui ont toujours vraiment faim et qui se nourrissent de tout ce qui leur tombe sous la main, soit qu'ils payent de longues périodes de privation, soit que leur ration reste toujours au-dessous de leurs besoins. Mais ceux-là sont l'exception et n'ont guère le loisir de faire de l'arthritisme. Le plus ordinairement, on se suralimente avec de la viande, parce que la viande est, de tous les aliments, le plus appétissant, le plus sapide, celui qui se prête aux préparations les plus variées, qui se digère le plus vite et qui donne le mieux la sensation de bien-être, de force et d'activité expansive.

On a beaucoup vanté la viande comme aliment. J'ai connu le temps où on en bourrait les enfants, les malades et les convalescents. Crue ou rôtie, jamais on n'en mangeait assez,

mais la réaction est venue naturellement, et Maurel, Huchard, Bardet ont montré les graves inconvénients de l'abus de la viande. Les végétariens ont même prétendu que son simple usage était excessivement nocif. C'est aller au delà de la vérité.

Nous aurons à étudier tout à l'heure le mécanisme de l'action excitante de l'abus carné et ses conséquences proches ou lointaines, mais auparavant il me faut disculper la viande d'une accusation dont Pascault s'est fait l'écho. Elle a de grands défauts, mais aussi de précieuses qualités. En niant ces dernières, connues expérimentalement de tous, on s'expose à n'être pas cru quand on parle de ses dangers.

La viande, dit-on, ne tient pas au ventre, nourrit mal. Est-ce vrai? Il est utile de le savoir, puisque certains médecins, et parfois non des moindres, se sont fait les défenseurs de cette manière de voir.

En effet, la viande tient moins au ventre, c'est-à-dire fait moins longtemps sentir le travail digestif que les autres aliments, parce qu'elle se digère normalement plus vite et plus complètement. Mais je ne puis pas croire que ce soit là un inconvénient. Je crois, au contraire, que la période digestive est une période d'élaboration pénible qui rend à peu près inapte à tout travail extérieur, comme le prouve l'exemple des animaux, qu'il faut en conséquence s'efforcer de faciliter et de raccourcir. Ce sont les aliments les plus indigestes qui tiennent le mieux au ventre et personne ne soutiendra, je pense, que pour la meilleure élaboration digestive, il faille choisir ceux-là de préférence.

Il n'est pas plus difficile de trancher la question de savoir si la viande nourrit mal, moins bien, en tout cas, que le sucre, l'amidon ou le beurre. Seulement nous touchons ici à un problème compliqué. Je ne puis, dans ce petit livre de vulgarisation, expliquer complètement l'erreur funeste que l'on commet si souvent aujourd'hui, en appréciant exclusivement la valeur d'un aliment par la chaleur qu'il dégage

dans la bombe calorimétrique. Nous ne savons pas sous quelle forme particulière et en quelle quantité l'énergie est utilisée pour les synthèses assimilatrices et le fonctionnement, et quel rapport existe entre l'intensité de l'assimilation et le taux de la chaleur dégagée, si bien que le professeur Chauveau, qui a cependant été l'un des initiateurs de l'introduction de l'énergétique en physiologie, en est réduit à écrire : « Il faut renoncer à chercher la valeur nutritive des aliments dans leur chaleur de combustion. La théorie de l'aliment et de l'alimentation ne peut plus être présentée sous cette forme simpliste. » Et cependant, c'est sur ces données insuffisantes, et peut-être fallacieuses, de la calorimétrie que sont basés les calculs des rations alimentaires dans l'état de santé et de maladie. Dans tous les traités classiques, la dépense *théorique* de chaleur, établie en additionnant la chaleur approximativement excrétée (son calcul exact ne peut se faire que dans la chambre calorimétrique des laboratoires de physiologie) et le travail approximativement fourni, tant intérieurement qu'extérieurement, est l'unique mesure dont on se sert pour fixer les besoins alimentaires d'un individu. Le rôle plastique, reconstitutif de la matière vivante, si important, capital sans doute, des matières minérales, le fait que l'albumine fixée par l'assimilation n'est pas brûlée et ne peut par suite figurer dans la dépense théorique de chaleur, — fait sur lequel d'ailleurs j'ai inutilement insisté au Congrès d'Hygiène alimentaire de Paris en 1906, — sont ignorés ou méconnus. On trouve évidemment plus commode d'aligner un certain nombre d'aliments, du reste pris à peu près au hasard, dont la somme des valeurs calorimétriques (dans le calorimètre, bien entendu, et non *in vivo*, ce qui serait tout différent) soit équivalente à la chaleur dépensée.

Mais, de ce point de vue, la hiérarchie naturelle des aliments se trouve presque complètement changée. Les matières minérales, dont on tient du reste fort peu compte

dans l'établissement des rations, sont réléguées au dernier rang, tandis que les graisses et l'alcool sont promus au premier. On ne se préoccupe pas de savoir si le muscle a besoin d'albumine autant que de sucre; on lui donne du sucre et voilà tout. A lui d'emprunter aux autres tissus de l'organisme l'albumine qui lui est nécessaire, puisqu'*il augmente de masse vivante en fonctionnant*. Il n'y a plus fixation chimique de certains aliments dans le protoplasma, il n'y a plus échange de matière; il n'y a plus que des échanges de force. La physiologie se trouve bien simplifiée. Et voilà pourquoi, après beaucoup d'autres, Pascault déclare que la viande ne nourrit pas. Ne donne-t-elle pas, en effet, en brûlant, moins de chaleur que les graisses, le sucre et l'amidon? Ces derniers lui sont donc préférables, puisque l'action plastique, qui est le phénomène fondamental et caractéristique de la vie, est décidément considérée comme négligeable. C'est sous l'empire des mêmes idées, ainsi que je le disais tout à l'heure, que l'alcool tend de plus en plus à être regardé comme un aliment, et un aliment précieux, puisqu'il donne, par gramme, deux fois plus de chaleur que l'albumine. En présence de cette haute valeur énergétique, ses propriétés toxiques sont laissées dans l'ombre.

De cette discussion un peu longue, mais qui était nécessaire pour fixer certains points, il doit ressortir que la viande est un aliment très digeste et très nutritif, mais plus toxique, plus excitant que l'albumine végétale, probablement par ses déchets d'utilisation. Si son usage modéré est souvent avantageux et parfois indispensable, son abus, en revanche, peut devenir fort dangereux.

Tout d'abord l'excessive digestibilité de la viande, le fait que sa digestion a lieu en grande partie dans l'estomac, et enfin l'appétence qu'elle produit conduisent facilement à une consommation exagérée. On se lasse moins vite de la viande que des autres mets et, comme nous obéissons volontiers

aux sollicitations d'un appétit artificiel, plus nous mangeons de viande, plus nous désirons en manger. Mais la viande, par son fumet et son aspect engageant, excite puissamment les sécrétions ; elle exige et produit une véritable hyperacidité gastrique, et détermine, par réflexe, une abondante sécrétion des sucs biliaires, pancréatiques et intestinaux qui doivent à la fois et neutraliser l'acidité du bol gastrique et achever l'élaboration des albumines ; enfin l'absorption de ses produits élaborés amène l'intervention active, d'une part, de la muqueuse intestinale elle-même ; d'autre part, de la glande hépatique, à laquelle semble réservé le rôle spécial de transformer les dérivés ammoniacaux toxiques. Ce rôle explique que, chez les individus qui consomment beaucoup de viande, on constate souvent une congestion du foie, surtout à gauche, et de l'hypertension portale (veine porte). Au cours de ces actions, le système nerveux intervient dans les phénomènes sécrétoires et moteurs, dans la congestion active des viscères, et avec une intensité d'autant plus grande que l'irritation digestive est plus forte. Cet hyperfonctionnement glandulaire et nerveux a des conséquences multiples.

Dans l'organisme, il n'y a pas, à proprement parler, de réserves d'albumine. L'albumine circulante doit être ou fixée par l'assimilation, ou brûlée. L'obésité des gros mangeurs ne résulte pas du dédoublement de l'albumine, mais du dépôt, sous forme de graisse, des aliments ternaires dont la combustion est économisée par l'abondance de l'albumine circulante. Cette abondance dans le milieu intérieur, ainsi qu'il arrive après un repas copieux de viande, est donc une puissante sollicitation à l'activité générale, puisque, comme l'a dit Le Dantec, assimilation et fonctionnement sont inséparables. Et, en effet, le mangeur de viande est un être très actif, dépensant en peu de temps une somme énorme de travail et ayant de précieuses qualités d'initiative et de combativité. Buckle, il y a déjà long-

temps, affirmait que, si quelques milliers d'Anglais ont jusqu'ici tenu dans l'obéissance plus de 200 millions d'Hindous, c'est qu'ils mangent de la viande alors que ces derniers se nourrissent principalement de riz. Or, chose bien singulière, les intellectuels Hindous qui, actuellement, sont à la tête du mouvement nationaliste contre l'administration britannique, ont précisément, au contact de la culture européenne, pris l'habitude, eux aussi, de manger de la viande.

Des constatations analogues peuvent être faites à peu près partout. Je n'en rappellerai que deux. Mme Workmann, la grande exploratrice de l'Himalaya, avait des porteurs hindous végétariens. Quand on arrivait aux passages difficiles de l'ascension, elle était obligée de leur donner de la viande, sans quoi ils eussent été incapables de l'effort nécessaire. De même, pendant la guerre de Mandchourie, l'administration japonaise devait augmenter la ration de poisson ou procurer de la viande aux troupes pour leur permettre de lutter jusqu'au bout, au cours des grandes et longues batailles de Liao-Yang et de Moukden; une augmentation de la ration de riz ne donnait pas du tout les mêmes résultats (1). L'excitation digestive de la viande galvanisait le corps entier, ce que l'amidon, malgré toute la chaleur qu'il fournit dans le calorimètre, ne peut faire. Si le simple usage a une telle influence, on comprend que l'abus de la viande détermine et entretienne un hyperfonctionnement de tous les organes : glandes, muscles, poumons, reins et surtout système nerveux.

Certaines conditions viennent renforcer l'excitation générale produite par la viande. Les gros mangeurs par habitude n'abusent pas seulement de la viande; ils abusent aussi souvent des condiments et des boissons alcooliques. Les

1. Les Japonais font une énorme consommation de bonbons de chocolat contenant 3 grammes d'hémoglobine. Je tiens le renseignement du fabricant allemand qui exporte ces bonbons par millions de boîtes.

condiments excitent puissamment les organes digestifs, qui réagissent par l'hypersécrétion et ensuite par une abondante production de mucus, entraînant la pituite et l'entérite muqueuse des gros mangeurs. L'alcool est plus nocif encore. En brûlant dans l'économie, il modère simultanément l'oxydation des ternaires alimentaires qui se dédoublent incomplètement (acides) ou se déposent sous forme de réserves (obésité alcoolique). En outre, il irrite les muqueuses, y crée des lésions souvent irréparables (gastrite, cirrhose, néphrite), altère les vaisseaux, intoxique le système nerveux. Condiments et alcool hâtent donc, en somme, l'évolution de l'arthritisme et en précipitent la terminaison.

Pawloff a dit très exactement : « Un organisme est en état pathologique quand, à l'ordinaire, il fonctionne avec une intensité anormale. » C'est le cas des suralimentés, des pléthoriques. En outre, ainsi qu'il a été expliqué ci-dessus, par les réflexes partis des organes digestifs, le système nerveux est mis en état presque continu de suractivité, laquelle réagit à son tour sur les autres organes, parfois sous la forme d'une grande activité mentale. D'ailleurs, ne l'oublions pas, si la suralimentation est la cause la plus habituelle de l'arthritisme, l'excès de travail physique ou intellectuel peut également le produire, car il réalise cet hyperfonctionnement qui constitue l'origine, le point de départ de tous les troubles et accidents ultérieurs. Mais ce point sera examiné tout à l'heure plus en détail. Pour le moment, il suffit de constater que l'hyperfonctionnement ne peut durer indéfiniment, car il entraînerait une hypertrophie exclusive de certains éléments au détriment des autres, à quoi s'oppose la corrélation, le balancement des organes. Et puis, les déchets interviennent, avec leur influence empêchante et toxique; en dehors des déchets d'utilisation alimentaire, il y a, en effet, les déchets de fonctionnement, d'autant plus abondants que l'activité générale est plus

grande, et qui, en partie transformés par le foie et par certaines glandes closes, doivent toujours être éliminés par le rein. On voit d'ici le surcroît de travail, le surmenage que la suralimentation, à elle seule, entraîne pour ces organes. La machine est à son maximum de tension. A la moindre imprudence, au plus petit excès surérogatoire, les accidents éclatent, et ils vont se succéder avec une rapidité croissante.

Les auteurs, Maurel et Pascault notamment, ont groupé ces accidents en trois périodes successives, qui peuvent parfaitement bien se dérouler chez le même individu, mais qui, le plus habituellement, occupent, jusqu'à leurs manifestations ultimes, trois ou quatre générations :

La *période d'hyperfonctionnement*, ou de fonctionnement exagéré, préarthritique, dont nous venons de voir les sources et le mécanisme et que nous allons examiner dans ses caractères morbides;

La *période de dysfonctionnement*, c'est-à-dire de fonctionnement vicié, qui constitue l'arthritisme franc, classique, et dans laquelle on voit apparaître les modalités cliniques à forme défensive, le diabète, la goutte, l'obésité, etc.;

Enfin, la *période d'hypofonctionnement*, ou de fonctionnement diminué, dans laquelle toutes les fonctions deviennent insuffisantes et qui est caractérisée par les dégénérescences et les scléroses, la mort précoce et l'infécondité.

Naturellement, c'est là une division schématique, qui n'a d'autre utilité que de faire comprendre l'enchaînement des phénomènes morbides. En réalité, le pléthorique, le suralimenté, dont les ancêtres furent sains et qui, lui-même, ne présentait pas de tares héréditaires, meurt, sauf le cas d'infections surajoutées ou d'accidents, par le même mécanisme que l'arthritique cachectique (1), issu de plusieurs générations de tarés héréditaires. Seulement l'insuffisance

(1) *Cachexie, cachectisation*, trouble profond et progressif de toutes les fonctions de l'organisme. C'est l'aboutissant des maladies chroniques.

organique qui entraîne la mort est plus rapide dans son évolution ; elle surprend parfois sa victime en pleine santé apparente. D'où la fréquence des morts subites chez les préarthritiques. Il n'est pas rare même de les voir manifester une des formes de l'arthritisme franc, l'obésité avant tout, ou le diabète, ou la goutte. De telle sorte que, en définitive, les trois périodes du cycle arthritique complet peuvent, comme il a été dit, se dérouler chez le suralimenté ou le surmené. Mais ses descendants n'en présentent pas moins, en vertu de la constitution et du tempérament dont ils ont hérité, des accidents du même ordre, rentrant dans le même cycle, quoique manifestant d'une façon plus prolongée et plus frappante l'une de ses périodes. Et c'est pourquoi nous aurons à rechercher, après avoir vu comment on devient arthritique, comment on naît arthritique et dans quelles conditions la maladie évolue alors, et comment meurent les arthritiques par acquisition ou par hérédité.

III. — *Le préarthritisme.*

Chez le suralimenté, au moment où commence le préarthritisme, les premiers troubles qui éclatent sont des accidents de fatigue ou de surmenage. Il importe d'abord de préciser le sens de ces deux mots qui ne sont pas toujours parfaitement compris.

En manifestant ses propriétés, — c'est-à-dire en fonctionnant et en assimilant, — toute cellule, tout tissu produit des déchets, non d'usure comme on le dit ordinairement à tort, mais d'*utilisation*, représentés par *ce qui reste* des molécules plastiques ou dynamophores utilisées, et dont la qualité varie avec la nature des substances (protoplasmas et aliments) mises en présence, et la quantité avec l'intensité de l'activité vitale. Ces déchets sont de deux sortes : insolubles ou solubles dans le milieu intérieur, dans les humeurs de l'individu. Les premiers précipitent là même où ils appa-

raissent, encroûtent les tissus et les organes et, par la diminution de résistance que ce dépôt entraîne, préparent la voie à l'intervention des leucocytes macrophages et à la formation des tissus de sclérose. Cette accumulation, intimement et indissolublement liée au fonctionnement, est la cause de tous les phénomènes de la vieillesse (1), laquelle devient ainsi d'autant plus précoce que l'hyperfonctionnement a été plus notoire.

Les déchets solubles diffusent dans le milieu intérieur; ils jouissent de la propriété d'inhiber ou d'empêcher le fonctionnement quand ils atteignent, dans ce milieu, un certain degré de concentration. Cette inhibition constitue la *fatigue*; elle est la conséquence de l'hyperfonctionnement, parce que la machine humaine est réglée pour éliminer, en un temps donné, par ses organes d'élimination et d'excrétion (rein, peau, poumons, etc.), une quantité déterminée de déchets, correspondant à ce fonctionnement moyen que l'on qualifie de normal. Du moment que ce fonctionnement moyen est dépassé, — ce qui est le cas des suralimentés, nous le savons, — il y a accumulation de déchets solubles, fatigue. A la fatigue, il n'y a qu'un remède, le repos, parce qu'alors, la production des déchets diminuant et leur élimination continuant cependant, leur concentration s'abaisse assez dans le milieu intercellulaire pour que le fonctionnement ne soit plus entravé.

Même quand l'activité a été momentanément très intense, le repos, le repos nocturne surtout, suffit à l'élimination des déchets qui causent la fatigue. Mais, si cette activité est en outre continue, si elle se reproduit tous les jours, pendant longtemps, le sommeil n'est plus capable d'éliminer l'excédent des déchets. Ces derniers s'accumulent donc de plus en plus, la fatigue persiste au réveil, l'auto-intoxica-

1. Cf. J. Laumonier : *Physiologie générale*, Livre III et divers articles sur la *Fatigue* et la *Vieillesse*, dans la *Vulgarisation scientifique*, 1903.

tion s'installe en permanence et entraîne, par l'inaction forcée à laquelle l'inhibition conduit certains éléments tissulaires, des altérations dégénératives. C'est le *surmenage,* auquel il est bien plus difficile de porter remède qu'à la fatigue, parce qu'il laisse après lui des points de résistance diminuée, des « manques » dans la continuité fonctionnelle, de véritables lésions.

Grâce à ces notions, nous comprenons que l'hyperfonctionnement du suralimenté ne puisse indéfiniment durer et que, à un moment donné, tôt ou tard, des troubles apparaissent qui sont tout d'abord des accidents de fatigue ou de surmenage.

Les premiers troubles qui se manifestent ne sont pas toujours des troubles digestifs ; ils sont parfois nerveux, et dépendent d'un travail mental ou musculaire excessif, des excès, des veilles, de l'abus des sports ; ils peuvent être aussi néphrétiques, vasculaires, cardiaques, suivant l'espèce de l'organe le moins vigoureux. Mais, comme il convient que leur exposé reste clair et méthodique, je crois avantageux de suivre l'ordre de succession le plus habituel des phénomènes morbides.

C'est entre quarante-cinq et cinquante ans, parfois plus tôt, rarement plus tard, qu'ils se montrent. Les glandes et la musculature de l'estomac se sont fatiguées à la longue et cessent de remplir convenablement leur rôle. Les digestions se font plus lentes, pénibles : le séjour prolongé des aliments dans l'estomac entraîne des pesanteurs, des fermentations anormales, des ballonnements. Il y a des malaises vagues, de la somnolence après les repas. Le sommeil devient moins bon, agité, coupé par des cauchemars ; même on peut constater une insomnie périodique, se reproduisant presque à heure fixe.

De l'estomac, les altérations fonctionnelles passent vite à l'intestin. L'hyperacidité du bol gastrique a été, pendant un temps, neutralisée par les sécrétions biliaires et entériques,

mais ces sécrétions elles-mêmes finissent par devenir insuffisantes à ce point de vue et alors les ferments pancréatiques et intestinaux qui ont besoin, pour agir, d'un milieu neutre ou faiblement alcalin, deviennent incapables d'achever l'élaboration des aliments. Alors les résidus de digestion s'accumulent et de préférence dans la région cæcale, comme l'ont bien montré Pascault et Sigaud, où ils sont la proie des micro-organismes. De là l'excessive fréquence des crises appendiculaires et de l'appendicite chronique chez les suralimentés. D'autre part, contre l'acidité anormale de son contenu, la muqueuse intestinale réagit, et par les contractions irritatives, qui produisent le spasme, la constipation, la douleur, les diarrhées intermittentes, et par une sécrétion muqueuse défensive et abondante qui protège cette paroi, mais en même temps restreint et empêche l'absorption alimentaire. De là les entérites et entéro-colites, et les manifestations nerveuses qui leur font cortège. Labbé, qui a étudié les accidents de la suralimentation, note aussi assez souvent le passage des éléments de la bile dans le sang.

Cette étape digestive est naturellement accompagnée de troubles corrélatifs du côté du foie, des vaisseaux, du système nerveux, qui ont été déjà signalés dans l'état pléthorique, mais qui maintenant s'aggravent notablement. A l'examen, en effet, en outre de la distension gastrique, de l'encombrement cæcal, d'une modification plus ou moins marquée de la tension abdominale, d'un côlon plus ou moins en chapelet, on constate un foie plus ou moins augmenté de volume et douloureux, plus spécialement dans son lobe gauche, des signes d'hypertension portale, une pression artérielle souvent supérieure à la normale, des varices ou des hémorroïdes, un cœur émotif. Le système nerveux est particulièrement irritable ; il y a des maux de tête continus ou des migraines, des douleurs névralgiques ambulantes, des vertiges, parfois de l'hypersensibilité cutanée, de l'agi-

tation ou de la dépression, un état de trouble encore mal défini, mais qui aboutit souvent à la neurasthénie franche ou à la psychasthénie. Enfin l'examen des urines achève de compléter ce tableau. Elles sont foncées, odorantes et renferment quelquefois un peu d'albumine; tous les rapports d'échanges sont en augmentation, la toxicité, la déminéralisation et la phosphaturie relative, attestant qu'il y a destruction intraorganique des matériaux nutritifs en excès sur les besoins réels, mauvaise élaboration de ces matériaux, et production de substances nocives qui, pour s'éliminer, attaquent la trame même des tissus vivants. L'analyse des matières fécales, suivant la méthode de René Gaultier, montre clairement du reste qu'il y a un défaut notable de l'absorption intestinale et des fonctions hépatiques.

Tels sont les principaux signes du préarthritisme, de la période hyperfonctionnelle de l'arthritisme. Ils constituent bien, comme je l'ai dit, des troubles de surmenage survenus dans des organes parfaitement sains, par des excès continus de travail. Mais ils ne s'arrêtent pas à cette étape, et si un traitement énergique n'intervient pas rapidement — traitement que nous exposerons dans le dernier chapitre — leur évolution se continue, amenant tantôt la brusque insuffisance du foie, du rein, des vaisseaux ou du cœur, tantôt une forme définie de l'arthritisme franc, diabète, goutte, lithiase, obésité, etc., reconnaissant d'ailleurs elle-même une terminaison identique, quoique plus éloignée. Toutefois ces manifestations de l'arthritisme franc se montrent de préférence, avec tous leurs caractères, chez les descendants des préarthritiques, chez les hérédo-arthritiques. C'est donc chez ceux-là surtout que nous devons les étudier.

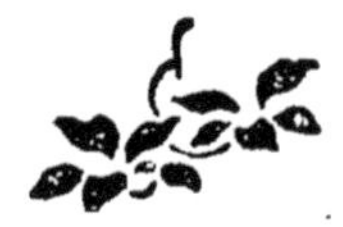

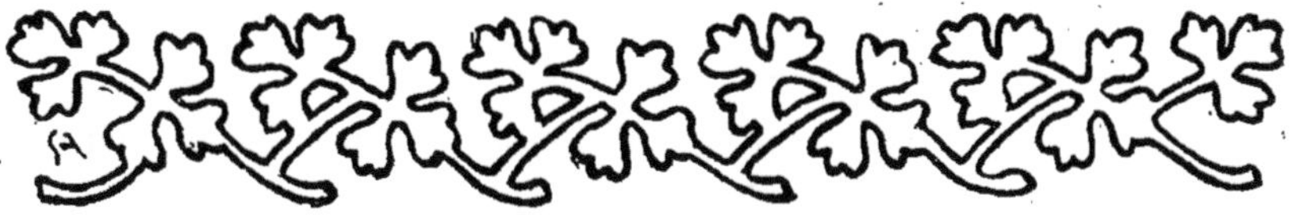

CHAPITRE III

L'ARTHRITISME FRANC

Comment on naît arthritique.

I. — Conditions de l'hérédo-arthritisme.

Au début de ce travail, j'ai reproduit la phrase de Richardière et Sicard : « L'hérédo-arthritisme, voilà la base de la diathèse arthritique. » Elle veut dire ceci : l'arthritisme franc, classique, avec le tempérament, la diathèse propre qu'il comporte, s'observe surtout chez les descendants d'individus déjà tarés, soit simplement suralimentés et pléthoriques, soit arthritiques plus ou moins notoires.

C'est qu'alors, en effet, sous l'influence de l'hérédité, les troubles apparaissent beaucoup plus nets, beaucoup mieux définis, et il est facile, en raison des manifestations variées et amples auxquelles ils donnent lieu, d'en suivre l'évolution presque depuis le début. Il n'en est pas de même dans le préarthritisme, la pléthore ou la suralimentation continue. Les troubles initiaux, fugaces ou peu importants, sont masqués par la belle santé apparente et la suractivité vitale. Même à la veille d'une insuffisance organique mortelle ou du moins grave, d'une cirrhose, d'une néphrite, d'une sclé-

rose du cœur, d'une apoplexie, ils sont si peu perceptibles que le malade souvent les ignore et que le médecin peut les méconnaître. Là d'ailleurs est le grand danger du préarthritisme, qui sournoisement, à petit bruit, étend ses ravages et ne les révèle enfin que quand il est déjà bien tard pour y porter remède.

Dans l'arthritisme franc, les signes sont plus précoces, plus accusés, ils attirent rapidement l'attention, d'autant que, comme nous le verrons, ils expriment, ils traduisent extérieurement les moyens de défense que l'organisme va employer contre le surmenage fonctionnel et les insuffisances conséquentes. Certes, l'héréditaire ne les manifeste que rarement d'emblée, dès la jeunesse. Cependant on connaît, chez les enfants, des exemples d'obésité, de lithiase urique, de migraines toxiques dans le bas âge. Évidemment, dans de tels cas, il faut une hérédité très forte, *très imprégnante*, ou déjà longue.

Mais, pour l'apparition et la consolidation de la diathèse arthritique, l'hérédité toute seule ne suffit pas; elle prédispose, elle prépare, elle rend les organes moins résistants, plus facilement surmenés et insuffisants, mais ce sont les conditions de vie surtout, les mêmes erreurs répétées d'alimentation, de travail, d'excès, d'hygiène, déjà commises par l'ancêtre, qui déclanchent les défectuosités et font apparaître les troubles latents, rapidement aggravés. Si ces conditions, favorables à l'éclosion de la diathèse, viennent à manquer, les organes restent fragiles, les humeurs plus ou moins viciées; mais, comme aucune fatigue excessive n'est imposée aux premiers, aucune addition notable de poison faite aux secondes, l'équilibre peut se maintenir indéfiniment, tant qu'aucun excès n'est commis, aucun surmenage imposé.

Le fait que l'hérédité arthritique n'est pas absolument fatale, qu'on y peut échapper par une série de précautions méthodiques et rigoureuses, dont nous aurons à parler au

chapitre du traitement, rendrait son pronostic extrêmement bénin, si les malades étaient suffisamment avertis et énergiques pour se soigner convenablement et au moment opportun. Mais il n'en est malheureusement pas ainsi et presque tous les héréditaires, sauf dans certains cas, fortuits presque toujours, retombent dans les errements dont leurs pères furent coupables. Il faut donc leur montrer à quel danger ils s'exposent ainsi, et, pour cela, expliquer le mécanisme, tel du moins qu'il est possible de l'entrevoir actuellement, de l'hérédo-arthritisme.

Rappelons tout d'abord que, chez le pléthorique, le suralimenté, le préarthritique, on attribue généralement l'ensemble des troubles morbides qu'il éprouve à une auto-intoxication d'origine alimentaire. Il était admis en effet que les produits toxiques, résultant des putréfactions intestinales qu'entraînent l'arrêt des matières et l'insuffisance fermentative, sont résorbés au niveau de la muqueuse, et normalement retenus et modifiés par la glande hépatique. Mais, si la fonction antitoxique du foie est, pour une cause ou pour une autre, insuffisante, ces poisons tombent dans la circulation générale et vont intoxiquer tout l'organisme et spécialement le système nerveux. Ainsi s'expliquaient tous les prétendus accidents toxiques des fermentations digestives anormales et de la constipation habituelle, les migraines, les névralgies, certaines dermatoses, la chlorose, etc. Il n'était donc pas surprenant déjà que l'organisme du suralimenté, du préarthritique, saturé de poisons qui devaient nécessairement imprégner les cellules germinales aussi bien que les autres tissus, léguât à ses descendants un fonctionnement vicié comme s'il eût été lui-même et directement influencé par les poisons de l'auto-intoxication digestive.

Cependant les recherches récentes de Falloise fournissent de ces phénomènes une autre interprétation.

Falloise, qui a eu la bonne fortune d'avoir à sa disposi-

tion un malade portant une fistule de l'intestin grêle, a démontré en effet ce qui suit :

1° La toxicité du contenu intestinal n'est pas due surtout à la putréfaction des albuminoïdes, puisque la toxicité des matières fécales est de beaucoup inférieure à celle du contenu de l'intestin grêle, où cependant l'albumine n'est pas attaquée par les microbes, et ne subit pas la putréfaction;

2° Le foie ne modifie pas sensiblement les poisons de l'intestin, puisque des chiens, injectés par la veine porte ou par la jugulaire avec une même quantité d'extrait aqueux de matières fécales, meurent avec les mêmes symptômes et à peu près dans le même temps;

3° Enfin l'épithélium intestinal modifie et arrête, *quand il est intact*, les poisons intestinaux, puisqu'une certaine quantité d'extrait aqueux de matières fécales, injectée dans une anse isolée de l'intestin, est absorbée comme une solution saline, sans aucun symptôme d'intoxication, quand la muqueuse est saine, mais détermine au contraire les accidents classiques de l'intoxication, quand cette muqueuse a été lésée par un moyen quelconque, artificiellement ou naturellement.

Ces expériences sont extrêmement importantes parce qu'elles permettent de donner, de certains phénomènes, une interprétation plus admissible. En effet, les accidents généraux d'hyperfonctionnement et de surmenage, relevés plus haut chez le suralimenté, ne peuvent plus être considérés comme le résultat direct de l'intoxication digestive. Tant que la muqueuse est intacte, anatomiquement, ils sont surtout attribuables à l'irritation réflexe et la toxine ne joue aucun rôle dans leur production. Quand au contraire la muqueuse est suffisamment altérée et lésée, alors, oui, les phénomènes peuvent être surtout d'ordre toxique; ils présentent en effet une allure bien différente, comme on le constate aisément en comparant ce qui se passe dans la

constipation simple, mais tenace, avec encombrement cæcal, et dans l'entéro-colite avec selles sanglantes. Ce sont donc, on peut le dire, les lésions intestinales qui ouvrent la porte aux manifestations bruyantes de l'empoisonnement provenant des poisons fournis par l'organisme lui-même, mais, avant elles, le système nerveux irrité avait réagi par ces accidents douloureux, vasculaires, congestifs, nutritifs, que présentent les suralimentés à la phase du surmenage, les préarthritiques.

Ainsi, de ces expériences, confirmées par de nombreuses observations cliniques, on peut conclure que la suralimentation, tant que des lésions digestives ne sont pas constituées, agit immédiatement, non point par les poisons auxquels elle donne lieu dans le tube intestinal et qui sont modifiés ou éliminés en grande partie par ce tube lui-même, mais par les réflexes nerveux dont elle provoque l'apparition dans l'appareil digestif. Une grande excitabilité nerveuse, qui peut s'étendre à tous les territoires qu'innerve la moelle et gagner les centres, est la conséquence première de la suralimentation continue, de telle sorte que, si nous faisons l'hypothèse (d'ailleurs souvent réalisée) d'une conception à ce moment précis, l'enfant n'aurait chance de présenter que des tendances à des troubles nerveux, à un simple défaut de coordination. Et, de fait, il y a toute une catégorie de jeunes hérédo-arthritiques chez lesquels les seuls signes des tares préexistantes sont un certain degré de déséquilibre nerveux, avec périodes de paresse ou de fébrilité, crises spasmodiques variées, au larynx, à la vessie, à l'intestin, et enfin manifestations cutanées fugaces ou peu importantes. Ces jeunes héréditaires n'en évoluent pas moins ultérieurement vers l'arthritisme franc en raison de leur genre d'existence, qui, copié sur celui des parents, entretient et aggrave les dispositions morbides.

Mais, chez le préarthritique, l'excitabilité nerveuse conditionne, comme nous l'avons appris, l'hyperfonctionne-

ment de tous les organes, et cet hyperfonctionnement, nous le savons aussi, entraîne la production de nouveaux poisons, les déchets tissulaires du fonctionnement, dont l'accumulation amène le surmenage et les insuffisances. On le voit donc, ces poisons qui, eux, circulent dans le milieu intérieur, qui sont modifiés normalement par le foie, — rôle qu'il partage probablement avec certaines glandes vasculaires closes, comme la glande thyroïde, — dérivent secondairement de la suralimentation continue, par la voie indirecte du système nerveux irrité et surmené.

Or, à ces poisons tissulaires, à ces déchets de fonctionnement, on attribue un rôle considérable dans la production des accidents de l'arthritisme franc et de ses lésions terminales. Il importe donc, au plus haut point, de les étudier, dans leur nature et dans leur rôle, car ils existent non seulement chez l'arthritique notoire, mais aussi chez le pré-arthritique où leur présence explique précisément, au moins d'après les idées aujourd'hui généralement admises, ces modifications, ces altérations des humeurs et des tissus qu'il va léguer à ses descendants sous forme de diathèse arthritique, d'arthritisme héréditaire ou hérédo-arthritisme.

Malheureusement, de ces poisons, qu'il serait si important, si nécessaire de connaître pour la pathogénie et la thérapeutique rationnelle de l'arthritisme, nous ne savons que fort peu de chose, moins encore sans doute que nous ne le croyons en vertu de théories séduisantes mais fragiles, qui nous ont donné l'illusion d'être renseignés. Les divers poisons, *leucomaïnes, ptomaïnes, toxalbumines,* observés dans les putréfactions et dans certaines conditions expérimentales comme les cultures, ne s'observent pas dans l'économie elle-même, soit que nos moyens d'investigation chimiques restent trop grossiers pour les y déceler, soit qu'ils n'y existent réellement pas sous la forme définie et précise qu'enseignent les traités de chimie biologique. Les *toxolécithides,* récemment découvertes, semblent douées

de propriétés intéressantes, mais elles sont encore trop mal connues pour qu'on puisse en faire sérieusement état dans la pathogénie de l'arthritisme. Quant aux poisons de l'urine et du sérum, ils existent incontestablement, du moins pour les animaux auxquels on les injecte. Mais leurs propriétés toxiques semblent tenir surtout à leur état colloïdal spécifique, et non peut-être à l'existence de composés chimiques définis. En tout cas, leur toxicité pour l'homme est faible et accidentelle, comme le prouvent deux faits : le succès de beaucoup de transfusions sanguines, même à une époque où la technique n'était guère perfectionnée et aseptique, et la survie de gens qui avaient bu, pendant plusieurs jours de suite, leur propre urine, à défaut de tout autre moyen d'étancher leur soif. Si donc d'une part nous devons nécessairement admettre que certains déchets de fonctionnement sont nocifs, d'autre part il nous faut reconnaître que nous sommes encore très mal fixés sur leur véritable nature et sur le mécanisme grâce auquel ils agissent. Cependant toute une catégorie de substances de ce groupe nous est plus familière; ce sont les *purines*, ou *dérivés puriques* de Kossel, auxquelles se rattache l'acide urique.

On leur attribue les principaux accidents de l'auto-intoxication arthritique. Cela demande quelques explications.

Il va de soi d'abord que l'abondance des dérivés puriques n'explique pas *tous* les accidents de l'arthritisme défini, mais seulement quelques-uns, comme la goutte uricémique ou la gravelle urique, et encore n'est-ce pas leur présence qu'il convient d'incriminer, mais bien les troubles antérieurs qui la rendent exagérée. On ne saurait donc, pour le moment, affirmer que l'abondance relative de l'acide urique, par exemple, dans une urine humaine, soit le signe certain d'un trouble profond des échanges, de la diathèse arthritique. En effet, les oiseaux, dont les oxydations intra-organiques sont cependant beaucoup plus intenses que les nôtres, n'éliminent l'azote que sous forme d'acide urique. Sans

doute, nous ne sommes pas des oiseaux, mais des phénomènes comparables s'observent chez l'homme. Ainsi, dans les tumeurs de la rate, dans certaines néphrites, dans la malaria, dans la leucémie surtout, le malade fait de l'acide urique en quantités énormes, sans cependant manifester à aucun degré la diathèse arthritique, sans être le moins du monde ni goutteux, ni lithiasique, en d'autres termes, sans retenir d'une manière appréciable l'acide urique, pourtant en considérable excès. Il y a donc, comme nous le verrons tout à l'heure, *autre chose,* dans la goutte et l'arthritisme urique, que le fait de la présence de l'acide urique dans le sang.

On dit souvent que l'élimination des corps puriques est presque rigoureusement parallèle à l'ingestion alimentaire de ces corps. Cela ne me paraît pas rigoureusement exact, si, comme je le suppose, on parle ici d'élimination urinaire. Chez un goutteux, que j'ai suivi pendant longtemps, l'usage de certains aliments riches en purines (foie gras, cervelle, boudin) était suivi d'un abaissement dans le taux de l'élimination urinaire de l'acide urique, que l'on retrouvait toutefois en excès dans les matières fécales. On sait d'ailleurs que l'acide urique, administré en nature, se retrouve en effet presque totalement dans les excréments. Aussi tend-on à considérer de plus en plus l'acide urique urinaire comme un produit de synthèse et non, ainsi qu'on le croyait autrefois, comme le résultat de l'oxydation incomplète de certains corps azotés.

On entrevoit ainsi une nouvelle orientation des conceptions relatives à l'origine de la goutte, et les plus récentes recherches viennent en effet affirmer d'une part que la réaction acide des humeurs et la présence de l'acide urique dans le sang ne sont pas forcément obligatoires dans la goutte, et d'autre part qu'une altération de la solubilité normale de l'acide urique est au contraire absolument constante.

Normalement, je veux dire chez l'homme sain, l'acide

urique est soluble et éliminable ; il ne s'accumule pas, ne se dépose pas dans l'économie. Comment donc se fait-il qu'il soit à l'état normal parfaitement éliminé, sans difficulté ni rétention? C'est qu'il a un solubilisant physiologique, qui ne serait autre, d'après Schmoll (de Baltimore), que l'acide thyminique, dérivé, par dédoublement, des nucléines, substances azotées riches en phosphore.

Chez le goutteux, chez le lithiasique urique, il y a insuffisance de l'acide thyminique circulant. L'acide urique et les urates ne pouvant plus, par suite, être solubilisés, s'accumulent d'abord sous la forme d'urates hydratés et gélatineux, puis sous la forme anhydre et cristallisée; à ce dernier état, ils se déposent dans les articulations et les tissus et donnent alors naissance aux divers accidents de la goutte et de la gravelle urique.

Par conséquent, en vertu de cette théorie, un individu devient goutteux, non point parce qu'il a une nutrition ralentie, que les oxydations intraorganiques ne sont pas poussées assez loin, ou que les aliments renferment beaucoup de substances puriques, mais uniquement parce que l'acide thyminique fait défaut ou est en quantité insuffisante dans la circulation.

Maintenant pourquoi l'acide thyminique est-il déficient dans certains organismes? A cette question, on n'a fourni jusqu'ici que des réponses assez obscures.

Peu importe, du reste. Le fait essentiel, c'est qu'il ne s'agit plus d'une auto-intoxication, d'un poison, mais seulement d'une insuffisance fonctionnelle, se traduisant par l'accumulation, la précipitation et le dépôt d'un déchet devenu véritable corps étranger, l'acide urique, les urates, qui se localisent dans certains tissus, y créent des altérations et des lésions caractéristiques et défensives à la fois.

L'acide urique en excès ne se retrouve pas, à titre de symptôme ou de signe dominant, dans le diabète ou l'obésité, qui sont aussi, et au même titre que la goutte et la gra-

velle urique, des formes de l'arthritisme franc. Ici non plus, le poison causal n'existe pas ou du moins reste encore complètement inconnu. L'acide β-oxybutyrique ne peut entrer en ligne de compte, car s'il provoque le coma diabétique, il apparaît comme résultat et non comme cause de l'élimination du sucre par l'urine. Par conséquent, il faut renoncer désormais à considérer l'hérédité arthritique comme préparée et réalisée par des poisons ayant impressionné les cellules sexuelles et se reproduisant dans l'être nouveau auquel ces cellules ont donné naissance. Cela ne veut pas dire qu'il n'y ait pas de poisons, de déchets nocifs accumulés, mais seulement que ces poisons traduisent l'insuffisance fonctionnelle et ne la conditionnent pas. A cette période, les poisons de la suralimentation ont fait toute leur œuvre; ils ont produit le surmenage et particulièrement le surmenage du système nerveux, et c'est des défaillances consécutives dans la synergie organique qu'hérite seulement le descendant, l'hérédo-arthritique.

Résumons en quelques mots les considérations précédentes.

Le préarthritique est un surmené digestif, mais aussi et presque surtout un surmené du système nerveux. Ce qu'il lègue, par suite, à ses descendants, ce n'est point une viciation humorale, mais un système nerveux impressionné, déjà moins résistant, moins apte au maintien d'une synergie parfaite, si bien que de bonne heure, quand les circonstances sont favorables, c'est-à-dire quand le fils mène à peu près la même existence antihygiénique que le père, ce déséquilibre nerveux va se manifester par toute une série de phénomènes, ceux que Lancereaux inscrit dans la première période de l'existence de l'herpétique, qui est notre hérédo-arthritique. (Voyez p. 8.) A partir de ce moment, la diathèse arthritique est constituée; elle va seulement évoluer et revêtir une forme différente suivant les individus.

Dans l'hypothèse d'une altération purement humorale, il

serait difficile de comprendre que les descendants d'un suralimenté, pléthorique, mort d'apoplexie par exemple, fassent l'un de la goutte, l'autre du diabète, un troisième de l'obésité. Mais si l'on admet, ce que la clinique tend à démontrer de mieux en mieux, que l'héritage porte principalement sur l'équilibre et la susceptibilité du système nerveux, on entrevoit alors la raison pour laquelle le descendant d'un goutteux n'est pas forcément un goutteux, ou celui d'un diabétique, un diabétique, encore qu'il y ait naturellement plus de chance pour qu'il en soit ainsi. Tout dépend des conditions dans lesquelles vivra l'hérédo-arthritique. Suivant les habitudes, la profession, les passions, les émotions qu'il est appelé à éprouver et à ressentir, il fera de l'obésité, de la goutte, de la gravelle ou du diabète, pour nous en tenir aux formes principales de l'arthritisme franc.

Pourtant, nous devons le reconnaître, la véritable cause pour laquelle telle de ces maladies éclate plutôt que telle autre chez un individu donné nous échappe encore presque complètement. Nous dirons le peu que nous en savons en traitant, dans les paragraphes suivants, de ces diverses affections. Toutefois, une remarque importante s'impose. Chacune de ces formes cliniques de l'arthritisme franc se traduit par l'insuffisante élaboration de l'un quelconque des principes alimentaires essentiels ou même de tous à la fois. Dans la goutte et la gravelle urique, certains dérivés azotés échappent à la dislocation ou à la solubilisation et causent, par leur accumulation ou leur dépôt, la crise aiguë ou la colique néphrétique. Dans l'obésité, les oxydations intraorganiques sont impuissantes à brûler tous les éléments ternaires, qui se déposent dans les tissus sous forme de graisse, laquelle apparaît comme un produit de réduction. Dans le diabète, le sucre cesse d'être utilisé et est éliminé au prorata de ce que l'organisme ne peut pas consommer. Dans le diabète phosphatique et les maladies par déminéralisation qui se rattachent nettement à la diathèse arthri-

tique, les matières minérales cessent d'être retenues par les tissus et s'échappent. Il semble donc, et c'était là, comme on l'a vu, la conception ingénieuse de Ch. Bouchard, qu'il s'agisse d'un ralentissement de la nutrition, puisque les matériaux alimentaires qui devraient être utilisés ne le sont plus ou le sont incomplètement, d'une manière en quelque sorte inachevée. Mais l'analyse des phénomènes morbides, faite à la lumière des dernières découvertes, atteste le peu de fondement de cette conception, comme j'en ai donné une preuve à propos de l'origine de l'acide urique, que l'on ne peut plus considérer désormais comme un produit de l'incomplète oxydation de certains matériaux azotés. Alors, si ce ne sont pas là des manifestations d'une nutrition ralentie, incomplète, la goutte, le diabète, l'obésité, etc., ne peuvent être et ne sont, suivant l'heureuse expression de Pascault, que des procédés de défense à l'égard des substances en excès dont l'organisme est devenu incapable de faire convenablement usage.

Les phénomènes qui précèdent et qui suivent la crise de goutte aiguë, les concrétions tophacées de la goutte chronique, ont un caractère trop manifestement défensif pour qu'il soit nécessaire d'insister; on retrouve ce même caractère dans l'obésité, où le dépôt de corps gras, produits de réduction, est le signe certain d'un déficit dans les oxydations; elle représente donc le moyen à l'aide duquel l'organisme se protège contre des surcharges alimentaires qu'il se trouve incapable d'utiliser. La glycosurie du diabétique est aussi une réaction protectrice, puisque, grâce à elle, l'économie élimine le sucre qu'elle ne peut ni transformer ni fixer et qui, s'il restait dans le milieu intérieur, subirait des dédoublements toxiques et causerait rapidement la mort.

Grâce à ces divers procédés de défense, il se produit une sorte d'arrêt momentané dans l'évolution de l'arthritisme. On sait que la crise de goutte, l'apparition du sucre dans l'urine, etc., mettent souvent fin aux troubles multiples, névralgiques, cutanés, viscéraux, dont souffrent les hérédi-

taires, ce qui serait peu compréhensible si l'on ne considérait pas la localisation clinique comme une réaction défensive. Cette période d'arrêt momentané constitue, on l'a vu, la seconde phase du cycle arthritique, l'arthritisme franc. A cette phase, l'hyperfonctionnement antérieur fait place à un fonctionnement, sinon déjà tout à fait insuffisant, au moins profondément altéré, dont il nous faut rappeler brièvement les principales formes cliniques.

II. — La goutte.

Elle est l'apanage presque exclusif des races du Nord et des climats tempérés ou froids, parce que ces climats favorisent plus particulièrement la suralimentation, mais, naturellement, les conditions physiques n'ont par elles-mêmes aucune influence connue. Aussi voit-on les Lapons et les Groenlandais échapper à la goutte malgré l'usage constant des substances grasses et de la viande. Inversement, dans les pays tropicaux, les Européens qui ont conservé les mauvaises habitudes alimentaires et hygiéniques de l'Europe centrale et septentrionale deviennent parfaitement goutteux, ce qui montre bien l'influence étiologique prépondérante du genre de vie et de la suralimentation. D'ailleurs une autre preuve est tirée de la fréquence beaucoup plus grande de la goutte chez l'homme que chez la femme, malgré que cette dernière soit souvent très sédentaire et que la passivité de son tempérament la prédispose à une activité médiocre. Mais néanmoins quand une femme se suralimente d'une manière continue, elle est, tout comme l'homme, exposée à la goutte; les cas féminins de goutte qu'on observe intéressent en effet toujours de grosses mangeuses par goût ou par métier.

D'après Scudamore, la goutte est héréditaire dans 64 pour 100 des cas, et directement (père, mère, grands-parents) dans 59. Bouchard croit cette hérédité plus

faible : 43-44 pour 100; Braun (de Wiesbaden), la croit, au contraire, absolument constante; il n'y aurait pas, d'après cet auteur, de goutte réellement acquise. Cette dernière manière de voir semble exagérée. On a cité des cas où le patient ne comptait absolument aucun taré dans ses ascendants. Mais en est-on bien sûr? Ce qui est certain cependant, c'est que la crise classique est tout à fait exceptionnellement le seul signe de la diathèse arthritique. D'autres symptômes se montrent antérieurement à la crise, et parfois dès l'enfance : migraines, impétigo, eczéma, pharyngite granuleuse, conjonctivites à répétition, etc., qui, en raison de l'âge où ils apparaissent, semblent bien indiquer une influence héréditaire méconnue.

Quoi qu'il en soit, la crise éclate, souvent précédée de ces avant-coureurs que connaissent bien les goutteux : irritabilité, changement de caractère, douleurs errantes, maux de tête, troubles dyspeptiques, état vertigineux. Elle peut éclater sans cause provocatrice discernable. Pourtant on a observé que les excès alimentaires, les fatigues et les traumatismes (1) en précèdent fréquemment l'éclosion. On conçoit du reste fort bien que l'adjonction de poisons nouveaux, provenant d'une incomplète élaboration alimentaire ou d'un fonctionnement exagéré, à la masse des poisons préexistants chez tout arthritique suffise à déclancher l'arthrite, qui apparaît bien ainsi avec son véritable caractère de procédé défensif.

Elle éclate généralement la nuit, et s'attaque de préférence à l'articulation métatarso-phalangienne du gros orteil. On a donné de cette crise des descriptions nombreuses, dont la plus remarquable est celle de Sydenham; elles sont trop connues pour qu'il soit indispensable de les répéter. Nous en retiendrons cependant deux faits, l'un relatif à l'état local,

(1) *Traumatismes,* toutes les actions mécaniques capables de léser les tissus : chocs, coups, blessures, etc.

l'autre à la réaction générale. En ce qui concerne le premier, la jointure est tuméfiée et douloureuse et présente les signes d'un épanchement; la peau qui la recouvre est très chaude, violacée, tendue, luisante et menace de s'ulcérer; néanmoins, malgré l'intensité des phénomènes inflammatoires, l'arthrite goutteuse ne suppure pas. A noter aussi que la douleur, extrêmement vive la nuit, s'amende notablement le jour, sans qu'on sache bien pourquoi. Quant à la réaction générale, elle se manifeste par une soif vive, la suppression de l'appétit, des troubles digestifs variés, de la sensibilité de la région hépatique, de la constipation, enfin de la fièvre pouvant monter jusqu'à 40° centigrades. Au moment de la période fébrile, l'examen du sang atteste un état défensif bien caractérisé. L'urine enfin, qui était abondante et souvent riche en acide urique avant la crise, se fait beaucoup plus rare; sa densité, sa coloration et son acidité augmentent, tandis que l'acide urique diminue considérablement. Mais aussitôt que l'accès a atteint son apogée, il se produit une décharge urinaire intense; la quantité d'urine monte à 1500, 2000 centimètres cubes et l'acide urique est très abondant.

Ces constatations diverses permettent d'entrevoir le mécanisme au moyen duquel se produit l'accès de goutte aiguë. Un excès de nourriture ou de travail a versé dans la circulation un surcroît de poisons dont quelques-uns sont apparentés à l'acide urique, dont beaucoup, en tout cas, ont une fonction acide. Déjà insuffisamment solubilisé, soit par la réaction des humeurs, soit par le défaut d'acide thyminique, l'acide urique, libre ou combiné, se précipite et de préférence aux points où la circulation est la moins active, et où des lésions favorisantes (traumatisme) facilitent le dépôt uratique, ce qui est, d'après Garrod, le cas de la jointure du gros orteil, dépôt qui, irritant par son action locale, chimique et mécanique, les tissus au milieu desquels il se fait, produit la crise et ses douleurs. A cette action localisée,

l'organisme réagit par ses moyens habituels de défense, la fièvre, la soif, la destruction et l'oxydation des déchets toxiques en excès, retenus pendant l'attaque, et enfin leur élimination ultérieure.

Aussi ne faut-il pas être surpris de ce sentiment très particulier de bien-être qu'éprouvent maintes fois les goutteux, surtout après leurs premières crises. Il traduit en somme le soulagement momentané que l'organisme ressent de s'être débarrassé d'une partie des poisons qui l'encombraient. Toutefois le bien-être qui, au début, se montre au moment où la desquamation de l'épiderme se produit au niveau de l'arthrite, et où l'appétit renaît, apparaît plus tardivement à mesure que les accès se répètent et finit même par faire défaut, quand la douleur à la pression et l'œdème persistent ou que de nouvelles attaques viennent frapper successivement plusieurs articulations.

En effet, si au début, comme il a été dit, le gros orteil est de beaucoup la région la plus atteinte, il n'en est plus de même au cours des attaques successives. Toutes les articulations du pied, notamment les chevilles, peuvent se prendre, puis le genou, le poignet, le coude, la hanche même, etc. Il peut alors se faire que la goutte, qui a débuté au gros orteil ou au cou-de-pied, lors d'une crise, gagne ensuite la cheville et le genou du même côté, ou du côté opposé. Mais, simultanément à cette tendance à la généralisation, au moins dans les cas ordinaires, l'espacement, la durée et l'intensité des attaques se modifient; elles se font plus rapprochées, plus longues, moins violentes, et finissent même par laisser des engorgements articulaires qui persistent indéfiniment. Cette nouvelle forme de la goutte est dite chronique ou asthénique. On l'observe comme conséquence des attaques répétées de goutte aiguë, mais aussi quelquefois elle se montre d'emblée. Elle est de préférence et pour cause l'apanage des vieillards, tandis que la goutte aiguë peut se manifester de très bonne heure, avant la quarantaine.

Les deux principaux caractères de la goutte chronique sont la fixité des lésions et l'atténuation de la réaction générale et locale. Les douleurs sont peu intenses, les signes inflammatoires manquent; il n'y a pas de fièvre, mais la résolution de l'arthrite n'est jamais complète et il se produit des déformations périarticulaires persistantes. Ces déformations, qui se compliquent de dépôts crayeux ou *tophus*, finissent par rendre le malade impotent; elles s'aggravent d'ailleurs des accidents variés de la goutte viscérale, dont nous parlerons tout à l'heure, et aboutissent à la cachectisation.

Les déformations sont le résultat de l'ostéite des extrémités osseuses et des dépôts uratiques qui se font dans les os, les cartilages, les ligaments et les tendons. Elles se montrent surtout aux doigts et aux poignets, aux pieds, aux genoux, et, d'après Lécorché, à la région cervicale et lombaire. Les tophus se forment particulièrement dans le tissu cellulaire qui entoure les jointures, dans les bourses muqueuses sous-cutanées, et enfin dans la peau, où ils ont pour siège de prédilection le pavillon de l'oreille. Ils apparaissent toujours à la suite de crises répétées, sous la forme d'une petite tumeur, de dimensions variables, de consistance molle, dont le contenu durcit peu à peu et prend l'allure d'un corps solide étranger; il est formé à peu près exclusivement d'urate acide de soude et de phosphate de chaux. La plupart du temps, les tophus persistent indéfiniment, peuvent même s'accroître notablement et se développer en cuirasse; plus rarement, ils se résorbent. Enfin ils peuvent s'ulcérer et suppurer, l'urate acide ayant déterminé une violente inflammation sur laquelle sont venus se greffer les microbes de la suppuration. Ces abcès donnent issue à du pus et à de l'urate de soude; ils peuvent alternativement se fermer et se rouvrir suivant les poussées de goutte.

Mais il y a, dans cette maladie, autre chose que des accidents articulaires; il y a les manifestations viscérales, ce

que l'on appelait parfois la *goutte remontée*, parce qu'elle semblait devenir visible seulement quand la crise articulaire avortait, notamment par le fait d'une médication intempestive. La gravité des accidents alors constatés résulte des lésions préexistantes, notamment au cœur, au cerveau, au rein. En fait, cette goutte viscérale n'est qu'une généralisation, pour ainsi dire, de l'arthrite, qui se porte sur les différents organes et y donne lieu à des réactions en rapport avec la nature et le rôle de chacun d'eux. Il en résulte que l'origine de ces affections et leurs relations avec la diathèse ne sont souvent reconnues que lorsqu'il existe d'autres manifestations goutteuses franches. Quand ces dernières font défaut (goutte larvée), le diagnostic pathogénique est plus difficile.

Les manifestations de la goutte viscérale sont moins souvent aiguës que chroniques, mais, dans ce dernier cas, elles tendent à perdre leur caractère gouttogène, car elles sont alors surtout conditionnées par l'artérite goutteuse, à la faveur de laquelle la lésion s'installe et se développe. Parmi ces manifestations, on peut citer, du côté de l'appareil respiratoire, l'asthme, qui alterne parfois avec la fluxion articulaire, ou bien qui disparaît quand la crise de goutte se montre, la congestion pulmonaire à répétition et le catarrhe, avec dilatation des bronches et cœur forcé ; du côté de l'appareil digestif, la dyspepsie et l'entéralgie ; on y rattache la goutte aiguë du pharynx et les vomissements acétonémiques des enfants, que Comby et Richardière considèrent comme une véritable crise larvée de goutte, et la lithiase biliaire dont les statistiques de Lécorché et Bouchard ont montré les rapports avec la goutte ; du côté du système nerveux, l'insomnie, la céphalée et la crise épileptiforme goutteuses, et les intermittences cardiaques au moment de la crise articulaire ; les grands accidents cérébraux, la goutte cérébrale de Lécorché, doivent être plus correctement rattachés à l'artérite, à la thrombose et à leurs conséquences ; du

côté du cœur, surtout la myocardite; du côté des artères, la sclérose, l'aortite chronique, l'endartérite oblitérante et la périartérite cérébrale, l'angine de poitrine; du côté des veines, les hémorroïdes et les phlébites; enfin, du côté du rein, qui est l'organe le plus constamment touché, d'abord l'albuminurie fonctionnelle (dans 92 pour 100 des cas, suivant Grandmaison), puis la lithiase rénale, que nous allons étudier tout à l'heure, enfin la néphrite, avec ou sans dépôts uratiques. Ajoutons, cependant, pour compléter ce tableau déjà un peu chargé, les accidents goutteux de l'œil : conjonctivite, iritis, choroïdite, rétinite; de l'oreille, l'otite avec infiltration crétacée, la goutte parotidienne et la goutte musculaire, caractérisée par des douleurs, des crampes, l'atrophie des muscles, et que Grandmaison regarde comme la manifestation la plus fréquente de la diathèse acide et de l'uricémie.

Évidemment, le goutteux ne manifeste point toutes ces localisations viscérales de la goutte ou, du moins, ne les supporte pas toutes avec la même intensité. D'ailleurs, par le fait même de l'évolution et du progrès de la diathèse, quand un traitement très énergique et très prolongé n'est pas intervenu à temps, les divers organes s'altèrent et se prennent successivement, et amènent cet état d'insuffisance généralisée de la nutrition et de l'oxygénation du sang, avec lésions du cœur, du sang, des artères, des poumons et des reins qui constitue la *cachexie goutteuse*. Nous étudierons plus en détails, dans le chapitre suivant, la terminaison la plus habituelle de l'évolution goutteuse; il nous suffit actuellement de constater que la cachexie est l'aboutissant d'une évolution très longue et que, en somme, un nombre relativement peu élevé de goutteux meurent de cette manière, après avoir supporté les divers accidents de l'arthrite goutteuse; la plupart du temps, le malade succombe, d'une manière précoce, à une maladie intercurrente, souvent d'origine infectieuse, à laquelle d'ailleurs l'auto-intoxication chronique de l'état

uricémique et les insuffisances organiques qu'il commande le prédisposent d'une manière particulière.

Les quelques notions qui précèdent montrent, je pense, clairement, le caractère nettement défensif, au moins au début, de la goutte aiguë ou subaiguë et des manifestations primaires de la goutte chronique, c'est-à-dire les déformations et les dépôts tophacés. Sans doute, plus tard et par la force des choses, la protection tout d'abord exercée par l'attaque devient un danger qui s'ajoute au péril de l'empoisonnement continu. Néanmoins, la constatation de ce caractère défensif est très importante pour comprendre non seulement les causes initiales et le développement de la maladie, mais aussi et surtout le traitement soit préventif, soit curatif qu'il convient d'appliquer rationnellement à ses différentes étapes.

III. — La lithiase rénale.

Entre la lithiase rénale ou gravelle et la goutte, il existe d'étroites parentés que démontrent l'association très fréquente de ces deux formes de l'arthritisme et leur alternance, ou encore leur succession, de telle sorte que la goutte articulaire succède à la gravelle, que l'on désigne par suite quelquefois sous le nom de *goutte rénale*. D'ailleurs, il ne faut pas oublier que dans la goutte, même sans manifestation franche de lithiase, il existe parfois des dépôts d'urate dans le tissu même du rein.

Les conditions qui déterminent la goutte déterminent aussi la gravelle : suralimentation, surmenage, etc. Dans les deux cas, il y a exagération de production de l'acide urique et diminution de sa solubilité, tant par l'élaboration incomplète des nucléines que par l'acidité élevée des humeurs et l'excès de phosphates acides. Mais, dans la goutte, la crise est provoquée par le dépôt d'éléments uratiques aux points de moindre résistance, représentés principalement par les

articulations des membres inférieurs; dans la gravelle, l'apparition de sables ou de calculs peut se faire bien avant que les moindres résistances organiques soient constituées et par le seul fait des variations de solubilité que les urates éprouvent dans la filtration rénale. Au surplus, le rein, par le fait qu'il a à éliminer des quantités anormales d'acide urique, se fatigue parfois d'une manière précoce. Et c'est pourquoi d'une part le rein est si souvent altéré dans la goutte et, d'autre part, la gravelle précède assez souvent l'arthrite ou les autres manifestations de la goutte.

Lécorché distingue la gravelle de la lithiase rénale; dans la première, il y aurait émission de sables et de petits graviers (d'où son nom); dans la seconde, il y aurait production de concrétions uratiques, de volume variable, de forme arrondie ou irrégulière, qui, en s'engageant dans l'uretère, détermineraient la crise, la *colique néphrétique.* Quand le calcul est trop volumineux, il peut produire des accidents extrêmement graves, soit qu'il demeure dans le bassinet, déterminant des douleurs, de l'hydronéphrose, de la suppuration, soit que, parvenu au col de l'uretère, il ne puisse aller plus loin. Il en est de même pour les calculs vésicaux, qui se concrètent par l'adjonction de plusieurs graviers et qui deviennent ainsi trop gros pour pouvoir être expulsés par l'urètre. L'intervention chirurgicale s'impose alors : ouverture ou ablation du rein, écrasement des calculs.

Les graveleux et lithiasiques présentent en général le même ensemble de symptômes morbides que les goutteux, et les troubles fonctionnels du côté de l'appareil digestif, du foie, des vaisseaux, du cœur et des poumons — sans parler des reins — sont sensiblement de même ordre. Néanmoins, le seul signe dont le malade s'inquiète est la colique néphrétique, parce qu'elle est accompagnée de douleurs extrêmement violentes. Les sables n'attirent point beaucoup l'attention et passent parfois inaperçus. Pourtant ils représentent bien souvent les avant-coureurs de la crise, et toute per-

sonne qui constate des dépôts uratiques rougeâtres, tapissant le fond de son vase de nuit, doit se méfier d'une prochaine colique néphrétique et prendre ses précautions en conséquence.

Parfois cependant la crise paraît éclater sans aucun trouble avant-coureur perceptible. A peine constate-t-on quelques douleurs sourdes dans les reins, avec envies fréquentes d'uriner et sensation plus ou moins nette de pesanteur. Puis brusquement, à l'occasion d'un mouvement un peu brusque, par exemple, une douleur vive éclate, au niveau des lombes, continue, exaspérante, mais unilatérale et se produisant souvent du même côté (mais non nécessairement; il y a d'ailleurs parfois alternance presque régulière) ; elle s'irradie à gauche vers la rate, à droite vers le foie, mais de préférence dans la direction du petit bassin et des organes génitaux. Chez l'homme, le testicule devient sensible et remonte vers l'anneau, et il y a une impression sensible de brûlure et de tension du côté de la vessie et jusqu'au méat urinaire. En même temps se produisent des envies d'uriner (les urines sont diminuées ou même supprimées) et d'aller à la garde-robe, des sueurs, des nausées et même des vomissements. Le malade est pâle, courbé en deux, immobilisé, se plaint ou gémit, mais ne présente de fièvre que s'il y a menace de complications : pyélo-néphrite calculeuse, phlegmon périnéphrétique, etc. Le pissement de sang est assez fréquent quand le calcul est hérissé d'aspérités qui déchirent les muqueuses.

La crise est d'une durée très variable, tantôt une heure, tantôt un jour. Elle cesse brusquement au moment où le gravier tombe dans la vessie; mais il peut subsister encore un peu de gêne ou d'engourdissement dans la région lombaire.

Pendant le parcours de l'uretère, il y a parfois des rémissions dans la douleur, et le patient se croit au bout de ses souffrances, mais bientôt la colique reprend, le gravier momentanément arrêté reprenant sa descente.

La chute du gravier dans la vessie est suivie d'une abondante émission d'urine, qui entraîne ordinairement la concrétion uratique au dehors, sans déterminer de nouvelles sensations pénibles du côté de l'urètre. En raison de cette abondante miction, il est rare que les calculs provoquent la formation de concrétions vésicales; ces dernières résultent plus souvent de l'agglomération de sables ou de petits graviers; si, avant d'être très volumineuses, elles s'engagent dans l'urètre, elles peuvent être la cause d'une sorte de colique urétrale, d'ailleurs fort rare, mais qui réclame l'intervention du chirurgien.

Rappelons enfin que le traitement même de la lithiase rénale peut amener des coliques néphrétiques, en détachant les petits calculs du bassinet et en augmentant la sécrétion rénale.

A côté de la gravelle urique, dont je viens de parler, beaucoup d'auteurs placent la gravelle oxalique, caractérisée par la présence de concrétions d'oxalates au lieu de concrétions d'urates. L'acide oxalique, en effet, paraît dériver, dans certains cas, de l'acide urique et est considéré comme le produit d'une élaboration défectueuse des matériaux azotés. Enfin la gravelle oxalique peut coexister avec la gravelle urique. Malgré cela, elle ne paraît pas sous la dépendance de la diathèse arthritique, attendu qu'elle existe indépendamment de toute manifestation certaine, héréditaire ou acquise, de l'arthritisme, et notamment chez des dyspeptiques ou des nerveux. D'ailleurs, l'observation attentive montre qu'elle est souvent d'origine purement alimentaire.

L'évolution de la lithiase aboutit soit à la goutte articulaire et à toutes ses conséquences, soit à une sorte d'état cachectique, dans lequel on retrouve les manifestations viscérales paragoutteuses mentionnées ci-dessus à propos de la goutte. Ici encore on constate les altérations rénales, vasculaires, cardiaques, qui conditionnent la terminaison habituelle de la goutte.

Par ce qui précède, on voit que la lithiase rénale et la goutte sont les deux formes corrélatives d'un même trouble des échanges nutritifs, conditionnées par les mêmes circonstances et aboutissant aux mêmes insuffisances organiques. Toutefois, dans la lithiase, le caractère défensif est moins net, en dehors de la douleur, qui constitue cependant un avertissement réellement protecteur. Sous ces deux modalités cliniques s'exprime l'effort de l'organisme pour éliminer un excès de poison qui a sa source dans une destruction exagérée des matériaux azotés les plus riches, que ces matériaux proviennent du dehors, dans la suralimentation, ou du dedans, dans le surmenage, ou des deux à la fois et dans l'absence ou l'insuffisance du solubilisant physiologique de ce poison. Cette constatation s'éclaire d'ailleurs des notions étiologiques fournies dans les chapitres précédents et servira ultérieurement pour l'établissement d'une thérapeutique méthodique et rationnelle.

IV. — L'obésité.

Il est assez difficile de dire exactement ce qu'est l'obésité, ou adipose, et en quoi elle diffère du simple embonpoint. Normalement, les tissus humains contiennent, en moyenne, 50 grammes de graisse pour 1000. A partir de quel taux cette proportion de graisse devient-elle de l'obésité? Quant à présent on ne sait pas au juste et le diagnostic de l'obésité ne se porte que d'après l'aspect extérieur et la constatation de certains troubles spéciaux dont nous parlerons tout à l'heure.

Mais l'impossibilité où nous sommes de tracer scientifiquement une démarcation nette entre la corpulence ou l'embonpoint et l'obésité n'empêche pas de comprendre l'exacte signification de ce processus morbide, et Maurel (de Toulouse), dans son *Rapport sur l'obésité*, au Congrès de Paris de 1904, la considère, à juste raison, comme un des moyens employés par la nature pour éviter les inconvénients de la

suralimentation et de la surnutrition, consistant dans la mise en réserve, sous la forme de tissus adipeux, répartis dans le tissu sous-cutané et les organes, d'une quantité de corps gras dépassant sensiblement la proportion normale. En d'autres termes, l'obésité est un procédé de dépense contre l'excès de matériaux alimentaires que l'organisme ne peut utiliser.

Si l'on se rappelle ce que j'ai dit précédemment du rôle de la suralimentation dans la production et l'évolution de la diathèse arthritique, on ne sera pas étonné de constater que l'obésité, plus ou moins franche et marquée, est le signe de beaucoup le plus fréquent de l'arthritisme, celui qui précède et complique souvent tous les autres et se retrouve constamment au début, tout au moins, des autres formes cliniques de l'arthritisme. Au surplus, le fait seul d'être *gros* indique, sinon toujours la diathèse en voie d'évolution, du moins la réalisation des conditions qui la préparent et l'imminence de son éclosion.

D'après A. Mathieu, trois éléments peuvent intervenir dans la pathogénie de l'obésité : la prédisposition constitutionnelle, l'augmentation des recettes nutritives et enfin la diminution des dépenses correspondantes.

Par prédisposition constitutionnelle, il faut surtout entendre ici l'hérédité, dont l'influence majeure a été bien mise en évidence par les statistiques de Chambers, de Bouchard et de Warthington. Les femmes sont, le fait est bien connu, beaucoup plus souvent atteintes que les hommes, puisque, sur 100 obèses, il faut en moyenne compter 65 femmes. Cette fréquence ne tient pas uniquement à la sédentarité plus grande de la femme, comme nous le verrons plus loin.

En dehors de l'hérédité directe, il faut mentionner les rapports de l'obésité avec les autres formes de l'arthritisme, avec la goutte, la lithiase, le diabète, le neuro-arthritisme et le nervosisme. En dehors de l'obésité modérée, qui

s'observe, comme il a été dit, au début de presque toutes les manifestations arthritiques, l'obésité difforme peut alterner avec ces autres manifestations, et traduire alors, presque à elle seule, l'emprise définitive de la diathèse. Mais Maurel a bien fait remarquer que cette adipose ne doit pas être confondue avec l'obésité, pour ainsi dire banale, du début de toute évolution arthritique, laquelle disparaît quand l'hyperfonctionnement fait place à des insuffisances fonctionnelles de plus en plus généralisées.

L'obésité banale a sa source, nous le savons, dans la suralimentation, la pléthore. C'est la plus fréquente; c'est celle qui marque l'excès des recettes sur les dépenses et traduit les limites de l'hyperfonctionnement. Voilà pourquoi on la trouve constamment au début de l'évolution arthritique et pendant les premières générations, d'apparition de plus en plus précoce et jusque dans l'enfance.

Mais si cette obésité par suralimentation tend à disparaître à mesure que le cycle arthritique s'avance, que le fonctionnement devient plus difficile, une autre peut, simultanément et presque sans transition ou sans changement apparent, faire son apparition : c'est celle qui tient à une réduction des dépenses *par intoxication*. La plupart des théories pathogéniques de l'obésité ne s'appliquent guère qu'à cette dernière, comme la théorie digestive, qui attribue l'obésité des dyspeptiques au non-dédoublement des graisses; comme la théorie asphyxique, qui rattache l'obésité de certains anémiques et chlorotiques aux troubles de l'hématose et à la diminution conséquente des oxydations intra-organiques; comme la théorie en vertu de laquelle, les sécrétions internes des glandes closes et des glandes génitales étant des régulateurs des phénomènes d'oxydation, la dégénérescence morbide ou physiologique de ces glandes ou leur ablation (insuffisance de la glande thyroïde, ménopause, castration, etc.) entraînerait une diminution des oxydations et l'obésité des myxœdémateux, des castrats et des femmes au

retour d'âge; comme la théorie toxi-infectieuse, qui admet que certaines infections : tuberculose, convalescence de fièvre typhoïde, amènent l'obésité. L'alcool, l'arsenic, le phosphore produisent également une obésité toxique.

Dans ces différentes formes de l'adipose par intoxication, le rôle du système nerveux est manifeste, puisque c'est par lui de toute nécessité que se produit la régulation dans le mécanisme et le taux des échanges nutritifs, et c'est, par conséquent, à un trouble de son fonctionnement qu'est due aussi l'altération de cette régulation. Or cette perturbation nerveuse se montre, relativement de bonne heure, dans l'évolution de l'arthritisme, comme le résultat des excitations multiples et de l'hyperfonctionnement. Et c'est ainsi que, à l'obésité par suralimentation qui caractérise le début de cette évolution, succède au bout d'un temps variable chez l'individu, de deux ou trois générations dans la lignée, une obésité d'une autre nature, toxique, grave par conséquent, à signification très différente, puisque, quelle que soit sa forme, elle est, au même titre que l'amaigrissement qui survient parfois à sa place, le signe des insuffisances progressives. Chez ces malades, d'ailleurs, la suralimentation n'est plus généralement en cause et beaucoup d'entre eux continuent à engraisser avec un régime parfois tout à fait insuffisant.

Sans doute, toutes les obésités toxiques ne sont pas dépendantes de l'arthritisme; les personnes qui deviennent obèses à la suite d'une castration, de la ménopause, de myxœdème, d'un empoisonnement par le phosphore ou d'un abus de l'arsenic ou de l'alcool, ne sont pas du tout nécessairement des arthritiques. Mais néanmoins, et c'est là ce qu'il importe de retenir, ces obésités toxiques se produisent plus aisément, plus fréquemment (les statistiques le prouvent) chez les hérédo-arthritiques, en raison précisément des troubles nerveux préexistants et des insuffisances variées qu'ils commandent.

Les deux types d'obèses d'Albert Robin : les obèses hyperazoturiques, ou *par excès,* et les obèses hypoazoturiques, ou *par défaut,* répondent en somme aux deux formes d'obésité dont nous venons de parler, les premiers dépendant de l'obésité par suralimentation et hyperfonctionnement, les seconds de l'obésité par intoxication avec insuffisance.

D'ailleurs la physiologie expérimentale démontre que la graisse peut apparaître aux dépens des différents matériaux alimentaires et des différents tissus de l'organisme. Dans ma *Physiologie générale*, j'ai longuement discuté les expériences qui attestent que les corps gras, bien entendu, mais aussi les albuminoïdes purs et même les hydrates de carbone donnent de la graisse. Je ne puis naturellement reprendre ici cet exposé, dont nous nous bornerons à accepter les conclusions. Mais il faut néanmoins bien se rendre compte que, normalement, cette transformation est limitée et ne porte que, d'une part, sur un léger excès de matériaux alimentaires momentanément inutilisés et qui se déposent sous forme de réserves nutritives, et, d'autre part, sur cette partie des tissus qui, cessant de fonctionner ou privée d'oxygène, fournit par réduction des substances grasses, comme l'adipocire des noyés. Dans l'état morbide qui aboutit à l'obésité vraie, ces phénomènes de réduction prennent une beaucoup plus grande ampleur, pour les raisons suivantes : ingestion alimentaire dépassant notablement les besoins et les limites d'utilisation digestive, insuffisances des ferments des graisses, de l'hématose et de la circulation de l'oxygène, du système nerveux enfin, qui, irrité ou intoxiqué, cesse d'exercer son contrôle et son action synergiques et laisse ainsi certains tissus ou organes s'infiltrer de graisse et dégénérer.

Ce qui précède rend compte des lésions constatées dans l'obésité. On observe en effet une accumulation anormale de graisse dans la peau et le tissu cellulaire sous-cutané, dans les interstices celluleux des muscles et des organes

internes. Or, il importe de remarquer que ces tissus sont ceux où l'irrigation sanguine est à son minimum et où par conséquent l'apport d'oxygène est extrêmement réduit, ce qui explique que la graisse s'y montre toujours d'abord et de préférence. Mais la lésion peut s'étendre davantage et s'attaquer aux éléments anatomiques nobles eux-mêmes (1). Ainsi, dans le foie, la graisse se dépose à peu près exclusivement à l'intérieur des cellules hépatiques. Les muscles du cœur subissent eux aussi très souvent une transformation, la dégénérescence graisseuse. Ici la lésion a une signification différente ; elle est le résultat d'un phénomène de fatigue. Chez les suralimentés, les intoxiqués, les obèses, le foie et le cœur se surmènent en effet de bonne heure et le ralentissement fonctionnel qui en est la conséquence entraîne la transformation partielle des éléments anatomiques en corps gras.

Le dépôt adipeux et les lésions qu'il détermine commandent les différents symptômes de l'obésité. Nous ne nous y attarderons pas, car ils sont connus de tout le monde. Notons cependant que, chez certains malades, la peau est fortement colorée, tandis qu'elle est pâle chez les autres ; parfois même, elle est non seulement décolorée mais comme bouffie. Ces derniers appartiennent au type toxique ou atonique, les premiers au contraire au type pléthorique. Ceux-ci sont souvent des obèses par acquisition, ou des héréditaires de la première génération ; ceux-là sont des héréditaires plus anciens, marchant vers la période terminale et constituant souvent ces *grands* obèses, qui meurent généralement avant la quarantaine.

Les troubles fonctionnels du début sont sous la dépendance de la surcharge de poids qu'entraînent les dépôts adipeux et de la gêne mécanique qu'ils apportent au fonc-

(1) On entend par éléments anatomiques *nobles* le système nerveux, les muscles et les glandes.

tionnement des organes. De là, l'apathie intellectuelle, la somnolence, l'essoufflement au moindre mouvement, l'anémie, l'état dyspeptique et l'hypertrophie du foie, la frigidité, l'impuissance, la stérilité, etc. Ultérieurement, quand la dégénérescence graisseuse survient, les troubles cardiaques font leur apparition; il y a des palpitations, des intermittences; le cœur, dont les fibres musculaires sont infiltrées de graisse, se dilate et le malade meurt par insuffisance progressive de la contraction du cœur ou même subitement par rupture. L'obésité infantile (celle qui apparaît seulement après le sevrage, vers 2 ans) peut avoir une évolution plus rapide, non par le fait même de l'obésité, mais par une infection intercurrente, notamment la tuberculose. Cette infection en effet exerce, chez les jeunes obèses, des ravages très prompts et qu'il est difficile d'enrayer. L'adulte lui-même est exposé à cette complication, dont la terminaison alors est parfois moins rapide. Enfin rappelons, pour mémoire seulement, que la goutte, la lithiase, le diabète, la néphrite se superposent souvent à l'obésité et, indépendamment des accidents de cette dernière, peuvent donner lieu à l'apoplexie, au coma, à la crise d'urémie.

Somme toute, il y a deux types d'obésité : l'obésité par suralimentation ou floride et l'obésité toxique. La première est la forme la plus banale de l'arthritisme; elle en est le signe du début, l'avant-coureur, et peut accompagner les autres formes cliniques, mais seulement pendant un certain temps, jusqu'à ce que des insuffisances d'un autre ordre, mais graves, soient constituées. Alors, comme l'a montré Maurel, elle disparaît pour faire place à un état de déchéance plus ou moins notoire. La seconde, au contraire, est elle-même une forme définie de l'arthritisme, à manifestations et à terminaison spéciales, pouvant ou non succéder à l'obésité floride, mais évoluant pour son propre compte. Elle cesse complètement d'être en relation avec des excès alimentaires, puisque les malades mangent souvent très peu.

Ce qui la caractérise, c'est la diminution des ferments qui dissolvent les graisses et l'état asphyxique du sang, de telle sorte que tous les tissus ont tendance à faire de la graisse et, par conséquent, à devenir fonctionnellement insuffisants. Si donc l'obésité floride est incontestablement un moyen de protection contre l'excès des matériaux alimentaires utilisables, l'obésité toxique ne jouit plus des mêmes propriétés défensives; elle marque au contraire une déchéance progressive qu'il est souvent très difficile et parfois impossible d'enrayer.

V. — Le diabète sucré.

Dans la goutte et la lithiase rénale, certains dérivés protéiques ou azotés sont mal élaborés et retenus; dans l'obésité, c'est la graisse qui se produit anormalement et encombre les tissus. Nous allons voir que, dans le diabète sucré, le sucre, à son tour, entre en jeu et provoque des accidents par son incomplète utilisation.

Le diabète est en effet caractérisé par la présence d'une quantité notable de sucre dans l'urine, accompagnée de polyurie, de polydipsie et, quelquefois seulement, de polyphagie (1) avec peau sèche, prurigineuse, troubles de la vue, migraines, fourmillements, gingivite, suppression des règles et perte de l'appétit sexuel chez les femmes, impuissance chez l'homme. Plus tard, ces symptômes s'aggravent et se compliquent de troubles digestifs, hépatiques, pulmonaires, circulatoires, cardiaques, rénaux et nerveux, qui provoquent l'amaigrissement et la cachectisation, puis la mort par coma, par infection, urémie ou défaillance cardiaque.

Les rapports du diabète et des autres formes de l'arthri-

(1) Ces mots barbares sont commodes parce qu'ils disent beaucoup de choses en peu de lettres, et c'est pourquoi les médecins les emploient. *Polyurie* veut dire : émission très abondante d'urine; *Polydipsie*, soif continuelle amenant à boire constamment; *Polyphagie*, appétit exagéré et consommation énorme d'aliments.

tisme sont connus depuis longtemps, et Bouchard a insisté sur ce point avec raison. Dans le cycle arthritique, le diabète peut alterner avec la goutte, la gravelle, le nervosisme, l'obésité, mais il est moins banal et moins précoce que cette dernière. Je veux dire par là qu'il apparaît presque toujours postérieurement à l'obésité chez les arthritiques par acquisition ; chez les hérédo-arthritiques, au contraire, il peut se montrer dès l'enfance, mais alors sa gravité est beaucoup plus grande. D'ailleurs, dans certaines familles, où le diabète se transmet de père en fils, on a pu constater qu'il devient dans les générations successives de plus en plus précoce et grave.

Toutefois, le diabète peut se montrer, indépendamment de l'arthritisme, chez des individus indemnes de toute tare ou hérédité diathésique. Ainsi les traumatismes et les lésions de l'encéphale (surtout du quatrième ventricule), certaines vésanies, la paralysie générale, la maladie de Basedow, les lésions du pancréas, même un simple choc nerveux, une émotion, pourvu qu'elle soit suffisamment intense, suffisent à le provoquer. Mais alors les caractères de ce diabète — ou, pour parler plus exactement, de ces diabètes — ne sont plus les mêmes : tantôt ils sont purement transitoires et guérissent assez vite ; tantôt, au contraire, ils s'affirment d'emblée comme progressifs et graves, amenant rapidement l'amaigrissement, l'autophagie (1) et la mort.

Enfin certaines infections : le typhus, la diphtérie, le choléra, les oreillons, etc., produiraient le diabète, par lésion du pancréas. Cette étiologie est possible et vraisemblable ; mais les observations sont encore trop rares ou trop incomplètes pour qu'on puisse admettre cette origine sans conteste. Quant à la nature infectieuse du diabète, soutenue par Teissier, elle semble absolument improbable

(1) *Autophagie,* état des gens qui ne peuvent plus se nourrir qu'aux dépens de leurs propres tissus.

et n'a d'ailleurs jamais été démontrée. Ce qui a donné quelque vraisemblance à cette opinion, c'est l'existence bien constatée — quoique assez peu fréquente — du diabète conjugal ou familial. Il arrive parfois, en effet, que deux époux, sans aucune parenté, soient successivement atteints de diabète. Debove, Martinet, Deléage, ont pensé à la contagion. Mais cette hypothèse ne repose que sur une simple apparence. Pour expliquer la coïncidence, il suffit de constater, d'abord que le diabète qui apparaît ainsi est un diabète arthritique gras, ou tout au moins un diabète hépatico-nerveux, à évolution floride et lente, et, en second lieu, de remarquer que l'identité des conditions d'existence, la communauté des peines et des joies, les mêmes excès, les mêmes fatigues doivent amener nécessairement chez les deux conjoints, surtout s'ils ont, comme c'est le cas souvent, quelque prédisposition héréditaire, l'éclosion des mêmes phénomènes morbides. Nous verrons d'ailleurs plus loin que les habitudes et les circonstances du milieu représentent les facteurs essentiels des manifestations arthritiques : vicieuses et fâcheuses, elles suffisent à les créer, comme elles suffisent à les faire disparaître (au début, bien entendu) quand elles redeviennent salutaires et favorables.

Cliniquement, on peut distinguer trois formes de diabète sucré : la forme dite *arthritique*, généralement bénigne, intermittente souvent, que le régime améliore toujours quand il ne la fait pas disparaître; la forme proprement *hépatique* et *nerveuse*, plus tenace et plus grave; enfin la forme *pancréatique*, à évolution plus rapide, à pronostic toujours sombre, contre laquelle l'emploi des extraits d'organes, malgré les espérances du début, s'est montré à peu près complètement impuissant.

A ces formes simples, pour ainsi dire, il faut adjoindre les formes aggravées et compliquées, comme le diabète avec albuminurie, cardiopathies, infections diverses (streptococcies, pneumococcies, tuberculose surtout).

Nombreuses sont les explications que les auteurs ont tenté de donner de ces formes. Il serait fastidieux et inutile de les passer toutes en revue ; je me contenterai de rappeler seulement les trois théories principales qui départagent aujourd'hui les médecins, à savoir : la théorie du défaut de consommation du sucre par ralentissement de la nutrition ; la théorie de l'hypersécrétion du sucre par exagération des échanges, et enfin la théorie pancréatique par réduction de la destruction du sucre.

La théorie par ralentissement de la nutrition est due au professeur Ch. Bouchard. Pour lui, l'excès de sucre du sang provient de ce que l'organisme n'utilise pas tout le sucre produit par le foie. Le foie donne, en effet, par jour environ 1 500 grammes de sucre, dont 800 seulement sont utilisés pour les dépenses de force. Le reste, ce sont les tissus qui l'emploient. Mais si un trouble, d'origine intestinale principalement, survient, qui modifie les échanges, la nutrition n'est plus capable d'utiliser le sucre en excès qui apparaît alors dans l'urine. Aussi le diabète est-il fréquent chez les surmenés digestifs, chez les individus à nutrition dite ralentie, chez les arthritiques et leurs descendants et chez les alcooliques.

La théorie de l'hypersécrétion par hyperfonctionnement appartient au professeur Albert Robin, qui a montré que, dans beaucoup de cas de diabète sucré, il y a une exagération plus ou moins considérable des échanges et de la désassimilation. En effet, ce n'est pas seulement la production du sucre qui est exagérée, c'est aussi celle de l'urée et de l'acide carbonique ; le coefficient d'oxydation de l'azote dépasse la normale et peut monter jusqu'à 87 et 90 pour 100 ; il en est de même pour la consommation de l'oxygène. Il n'y a donc pas diminution des oxydations. La théorie de l'hypersécrétion explique les grands symptômes du diabète et la cachectisation ; elle suppose une altération ou une lésion, primitive ou secondaire, du système nerveux central, puisque ce n'est que par l'intermédiaire de ce système que peuvent

se produire et la non-compensation entre la production et l'utilisation du sucre, et la consomption.

La théorie pancréatique a été créée surtout par le professeur Lancereaux. Un diabète, reproduit expérimentalement par Von Mering et Minkowski et bien étudié par Thiroloix, s'observe, en effet, dans les lésions étendues et profondes du pancréas. Mais comment ces lésions peuvent-elles expliquer l'apparition de la glycosurie (présence du sucre dans l'urine)? Le professeur Lépine, de Lyon, a soutenu que le pancréas sécrète un ferment glycolytique, qui, versé dans le torrent circulatoire, jouit de la propriété de dédoubler le sucre en acide carbonique et eau. A l'état normal, ce ferment détruirait 25 pour 100 du sucre circulant; à l'état pathologique, quand le pancréas est profondément lésé, il en détruirait à peine dix fois moins. Cet écart dans la destruction du sucre expliquerait la glycosurie et, par le trouble qui en est la conséquence, la rapide déchéance des diabétiques graves.

Telles sont les trois principales théories en présence. Que faut-il pratiquement en retenir?

La théorie pancréatique, en premier lieu, ne saurait être adoptée dans tous les cas. D'ailleurs le ferment glycolytique, qui est la base de l'interprétation pathogénique, semble hypothétique. On n'a pas pu l'isoler et les expériences d'Arthus rendent son existence peu probable. Cependant Lépinois a trouvé un ferment oxydant (oxydase) dans le sang, et Abelous et Biarnès en ont également découvert un. En admettant — ce qui n'est pas prouvé — que cette hémoxydase vienne du pancréas, on pourrait expliquer par les lésions de cet organe l'incomplète oxydation du sucre chez les diabétiques, si l'on ne savait que beaucoup d'autres tissus non atteints produisent également des ferments oxydasiques, qui viennent largement en suppléance. Cela n'empêche pas d'ailleurs que le diabète pancréatique soit une réelle « personnalité clinique ». La coïncidence des lésions pancréatiques et d'un diabète à forme spéciale est un fait parfaitement établi,

et pour ce diabète — mais pour lui seulement — la théorie pancréatique se trouve justifiée. Lancereaux, au surplus, reconnaît que c'est par l'intermédiaire obligé du système nerveux que le pancréas agit sur la cellule hépatique et que, physiologiquement et embryologiquement, il y a d'étroites relations entre ces deux glandes que Renault considère comme les deux parties différenciées d'un seul et même appareil. Par là aussi peut s'expliquer le fait que le diabète purement nerveux réagisse parfois secondairement sur le pancréas et y détermine des lésions qui transforment à la longue le diabète hépatique en diabète pancréatique.

La théorie de M. Bouchard n'interprète que le diabète des arthritiques francs, à la période des insuffisances commençantes. C'est pourquoi il est beaucoup plus fréquent chez les hérédo-arthritiques que chez les arthritiques par acquisition. Néanmoins, on l'observe aussi chez ces derniers, mais à une période plus tardive; le malade est généralement floride encore et reste floride pendant un certain temps jusqu'à ce que le trouble retentisse sur le pancréas, ce qui détermine l'apparition d'un amaigrissement morbide.

Quant à la conception du professeur A. Robin, elle s'applique cliniquement à deux catégories de malades très différentes au point de vue de l'évolution et du pronostic : d'abord aux suralimentés et aux pléthoriques à la période d'hyperfonctionnement, chez lesquels l'exagération des échanges et la glycosurie sont conditionnées par le surmenage alimentaire et nerveux. Aussi ce diabète par hypersécrétion se rencontre-t-il souvent chez les diabétiques par acquisition, non héréditaires. Il peut être intermittent et passe maintes fois inaperçu, la polydipsie et la polyphagie qui l'accompagnent étant coutumières chez les suralimentés, et les troubles accessoires, tels que la sécheresse de la peau, les migraines, l'impuissance, ne s'accusant pas assez pour attirer spécialement l'attention du patient et éveiller ses inquiétudes. Bien que fréquemment compliqué d'obésité,

ce diabète est parfaitement curable par le régime et l'hygiène. Mais s'il n'est pas soigné à temps, il aboutit, au bout d'une durée variable, à un diabète plus grave, avec diminution des échanges et menaces de coma.

En second lieu, le diabète par hypersécrétion s'observe chez les nerveux, dans l'hystérie, l'épilepsie, la paralysie générale, les vésanies, chez des individus non suspects de tares arthritiques. Son évolution est ici beaucoup plus rapide et conduit promptement à la cachectisation. Son pronostic est donc aussi plus sombre. Le diabète traumatique ou purement nerveux (émotion) se rattache à cette forme, mais on sait qu'alors deux cas peuvent se présenter. Si le diabète apparaît immédiatement après le choc, il est parfois curable ; il cesse de l'être ordinairement si son apparition est tardive. Le diabète par hypersécrétion est enfin celui qui aboutit le plus vite aux lésions pancréatiques.

Pour résumer ce qui précède, nous dirons que : 1° La suralimentation et le surmenage conditionnent un diabète hyperfonctionnel, parfois intermittent, curable, qu'on observe de préférence chez les pléthoriques, même non héréditaires ; il est souvent compliqué d'obésité ; — 2° Lorsque les insuffisances fonctionnelles s'installent, c'est le diabète avec ralentissement des échanges qui apparaît ; aussi est-il surtout fréquent chez les hérédo-arthritiques, chez les descendants de pléthoriques et de surmenés. Il représente le diabète classique des arthritiques, souvent floride au moins au début, mais aboutissant au diabète hépatico-nerveux et à la cachectisation ; — 3° Les lésions nerveuses créent, soit d'emblée et alors sans que la maladie se trouve en rapport avec l'arthritisme, soit secondairement, un diabète avec exagération des échanges, qui peut aboutir rapidement à la cachectisation et à la mort. Ce diabète, comme il a été dit, est en relation d'une part avec le diabète purement pancréatique, d'autre part avec le diabète arthritique, dont il représente le terme ultime ; — 4° Enfin l'hérédité, longue et

chargée, peut déterminer, dès l'enfance, l'apparition d'un diabète maigre, à évolution rapidement fatale, avec autophagie d'emblée et souvent mort dans le coma. C'est l'aboutissant logique du diabète héréditaire.

Cette évolution du diabète, comprise entre la période de tolérance ou défensive, pendant laquelle le traitement est toujours efficace, et la période d'autophagie ou de déchéance, qu'aucune thérapeutique n'est encore capable de guérir définitivement, est souvent modifiée profondément par un certain nombre de complications, qui en abrègent plus ou moins notablement la durée.

Parmi ces complications très nombreuses qui toutes résultent des troubles et des lésions créés par le diabète, nous nous contenterons de citer : la gastro-entérite grave et la cirrhose hypertrophique pigmentaire du foie, la néphrite, l'endocardite, la dilatation et l'hypertrophie du cœur, sa dégénérescence graisseuse avec défaillance cardiaque, l'angine de poitrine, la gangrène sèche ou humide du tégument et le mal perforant plantaire, le vertige diabétique et les petites attaques apoplectiformes, les paralysies typiques et le pseudo-tabès (qu'il importe de ne pas confondre avec la paralysie générale et le tabès vrai), le délire vésanique et enfin les diverses infections : furoncles et anthrax, pneumonie et broncho-pneumonie, gangrène pulmonaire, tuberculose, etc. Mais la plus fréquente de ces complications, et la plus redoutable aussi, est le coma diabétique.

Il est admis que ce coma résulte d'une véritable intoxication par l'acide β-oxybutyrique, provenant de l'abus du régime carné ou d'une autophagie excessive dans la phase d'amaigrissement. Diverses circonstances peuvent en favoriser l'apparition : la fatigue, les excès, l'abus des opiacés.

La crise débute par une période d'excitation, de bavardage avec incohérence dans le langage, puis la dépression s'installe. Ses caractères sont : odeur aigrelette (de pomme) de l'haleine et de l'urine, troubles gastro-intestinaux, dysp-

née (1) avec respiration en deux temps séparés, dilatation pupillaire, abaissement de la température et accélération du pouls. La mort est très rapide, et malheureusement nous sommes à peu près désarmés contre elle, car tous les médicaments échouent, même les alcalins à hautes doses, à moins qu'ils ne soient utilisés de bonne heure, dès l'apparition des tout premiers symptômes avant-coureurs que le médecin n'a qu'exceptionnellement l'occasion de constater.

Dans le cycle arthritique, le diabète occupe une place notable, quoique moins importante que celle que détient l'obésité. Sur 100 arthritiques par hérédité, moins d'un tiers environ est diabétique, tandis que près des deux tiers sont obèses. Néanmoins, l'influence sociale du diabète est plus redoutable, parce que chez les héréditaires, et quand la maladie est assez précoce, on constate une atteinte rapide portée à la fécondité, soit par avortements, soit par impuissance ou anaphrodisie. Les familles diabétiques se trouvent être ainsi assez souvent, d'après les statistiques, celles qui s'éteignent le plus rapidement.

VI. — Le diabète phosphatique ou phosphaturie.

A côté du diabète sucré, il faut faire une place à la phosphaturie, qui exprime une excrétion exagérée de substances minérales nécessaires à l'organisme, et spécialement de phosphates, comme le diabète exprime une excrétion exagérée de sucre.

Il y a plusieurs sortes de phosphaturies : la phosphaturie dite essentielle et les phosphaturies secondaires, liées à la dyspepsie, au diabète, à la tuberculose et à certaines maladies du système nerveux. La première seule nous intéresse ici, car elle constitue une forme définie et trop souvent méconnue de la diathèse arthritique.

(1) *Dyspnée,* difficulté pour respirer. — Les dyspnéiques « cherchent leur respiration ».

Elle s'observe en effet à la suite de la suralimentation, surtout carnée, du surmenage musculaire et nerveux, et enfin parfois au cours de la croissance, où les deux conditions précédentes se trouvent réalisées. Tous ceux qui en sont atteints sont des arthritiques par acquisition et le plus souvent par hérédité.

Les principaux caractères de la phosphaturie essentielle sont : 1° l'augmentation absolue ou relative, et dans des proportions anormales, de l'élimination de l'acide phosphorique, déphosphorisation et déminéralisation (il y a simultanément excès de chaux et de magnésie urinaires) qui portent principalement sur le système nerveux; on constate en même temps le plus ordinairement un excès prononcé d'azote dans l'urine; 2° la mauvaise assimilation des matières minérales alimentaires; 3° enfin, la diminution des oxydations. Comme symptômes, on peut noter des troubles nerveux d'intensité variable, et plus souvent par défaut que par excès, la polyurie et la polydipsie, l'état anémique, l'amaigrissement, la perte des forces et la cachexie. La phosphaturie se complique souvent de diabète, de goutte, de néphrite. En diminuant la minéralisation des tissus et des humeurs, elle diminue les défenses organiques et la résistance vitale; aussi la terminaison par infection et surtout par tuberculose est-elle fréquente.

Les maladies que nous venons de passer brièvement en revue : goutte et lithiase rénale, obésité, diabète, phosphaturie, sont les formes principales de l'arthritisme franc, de la diathèse définitivement constituée. D'autres modalités morbides, telles que l'asthme, les migraines, les états neurasthéniques et psychasthéniques, etc., sont parfois ajoutées à cette liste par les auteurs, mais comme on les retrouve toujours, les unes ou les autres, superposées aux types cliniques qui ont été étudiés ci-dessus, je crois inutile de leur consacrer ici une étude spéciale.

CHAPITRE IV

L'ARTÉRIO-SCLÉROSE

Comment meurent les arthritiques.

I. — L'évolution terminale de l'arthritisme.

Nous avons vu que, dans l'évolution de la diathèse arthritique, on peut distinguer trois périodes successives :

1° La période de fonctionnement exagéré préarthritique;

2° La période de fonctionnement vicié et d'arthritisme confirmé, donnant lieu à des maladies de forme plus ou moins nettement défensive ;

3° Enfin la période d'insuffisance, frappant un ou plusieurs des organes indispensables à la vie, soit même la faculté de reproduction.

C'est à cette dernière que nous en sommes, mais, malgré son importance évidente, elle nous arrêtera moins longtemps que la précédente, parce que la progression et l'étendue des lésions désarment presque complètement la thérapeutique. Nous devons néanmoins en dire quelques mots pour montrer les graves et imminents dangers que court l'arthritique qui néglige d'observer les précautions et de prendre les soins nécessaires pour enrayer les progrès de sa maladie.

Mais, avant d'aller plus loin et de montrer comment meurt l'individu arthritique, il me faut signaler l'action de sa diathèse sur la fécondité et la natalité vivante, et prouver ainsi l'immense et néfaste influence sociale de l'arthritisme. Maurel (de Toulouse), un des premiers, a appelé l'attention sur ce point capital. Depuis ses premiers travaux sur la *Dépopulation de la France et ses causes*, d'autres recherches sont venues vérifier sa manière de voir. (Manquat.)

En raison même de ses habitudes de suralimentation et de l'activité fonctionnelle conséquente, le pléthorique préarthritique est généralement très fécond : il a parfois une ribambelle d'enfants. Mais cela est moins apparent maintenant que jadis, par suite de l'usage trop répandu de la restriction volontaire. Quoi qu'il en soit, d'ailleurs, ces enfants, dont l'hérédité fait, la plupart du temps, des arthritiques à manifestations défensives, sont déjà moins féconds; ils ont un, deux, trois rejetons au plus, parmi lesquels les filles dominent, comme toutes les fois qu'une race est menacée dans son existence. Ces derniers, suivant les conditions de leur vie propre, peuvent être ultérieurement encore aptes à la reproduction, mais le plus souvent, hérédo-arthritiques notoires, ils n'ont plus rien qui rappelle l'ancêtre pléthorique et exubérant de santé. Ce sont de petits êtres malingres, souffreteux et grognons, parfois fort intelligents, de sensibilité accrue et d'émotivité forte, mais de vitalité minime. On les élève difficilement, c'est-à-dire qu'ils semblent plus aptes que d'autres à contracter les infections de l'enfance, et d'ailleurs beaucoup d'entre eux meurent jeunes, avant l'âge de la reproduction, fauchés par ces infections ou la tuberculose. Les autres survivent péniblement, instables de mentalité et de fonctions perpétuellement détraquées, en proie à mille misères, corporelles et nerveuses, qui font d'eux de grands douloureux et constituent cette catégorie de dégénérés dits supérieurs, dont certains pourtant réussissent à se faire un nom, de préfé-

rence dans l'art ou la littérature. Enfin, ils ont rarement des enfants; la fécondité, cette dernière défense de la race, est, chez eux, défaillante à son tour.

Cette diminution croissante de la natalité ne s'observe pas seulement en France; elle s'observe partout où on a abusé de la suralimentation, des excitants fonctionnels et du surmenage mental, dans les grandes familles anglaises, allemandes, yankees, australiennes et jusque dans l'aristocratie japonaise. Sans doute, la restriction volontaire intervient de plus en plus souvent, grâce à la connivence de certains appétits ou de certaines sentimentalités déplacées dont quelques médecins se sont malheureusement constitués les défenseurs. Mais cette influence ne saurait expliquer que l'infécondité frappe partout de préférence les descendants d'arthritiques, et c'est pourquoi nous croyons, avec Maurel, que c'est avant tout la diathèse arthritique qu'il faut incriminer.

Mais si le fait est patent, attesté par d'intéressantes statistiques, nous devons reconnaître que son mécanisme nous échappe. Chez bon nombre de grands arthritiques mâles, à la période des insuffisances, le sens génésique reste très éveillé et il est impossible de constater soit des malformations anatomiques, soit des altérations dans les sécrétions génitales. Aussi est-ce à la femme surtout que l'on impute l'infécondité; chez la femme arthritique, en effet, les déviations utérines sont assez fréquentes; il y a souvent de la dysménorrhée et parfois de l'aménorrhée; on peut noter en outre des inversions sexuelles, comme chez l'homme, du reste, et de l'inappétence génitale. Mais, dans beaucoup d'autres cas, les causes de l'infécondité restent obscures : certains troubles fonctionnels peuvent être signalés, mais aucune lésion n'est réellement accusable. On en est donc réduit aux hypothèses, notamment aux altérations ou à l'insuffisance des sécrétions internes d'origine génitale et, chez la femme, à la fragilité spéciale de la muqueuse utérine inapte à fixer l'ovule fécondé. En faveur de cette dernière hypothèse,

on peut noter que, chez les femmes arthritiques, l'avortement précoce et la morti-natalité sont un peu plus fréquents que chez les femmes non diathésiques, en dehors des avariées.

Si nous discernons encore mal le mécanisme au moyen duquel l'arthritisme stérilise et supprime la race, la descendance, pour ainsi dire, avant de frapper l'individu lui-même, nous sommes mieux fixés en ce qui concerne les causes qui, habituellement, déterminent la mort de l'arthritique. Je dis habituellement, parce qu'il y a une évolution normale de l'arthritisme et que cette évolution normale aboutit à une mort de forme parfois différente, mais de cause identique. Or, cette cause, c'est l'insuffisance par sclérose ; que le foie, le rein, les vaisseaux, le cœur, le cerveau soient frappés et provoquent l'accident mortel, peu importe en ce qui nous occupe ici. La terminaison fatale a toujours son origine dans une lésion de même ordre et de même provenance. Mais il peut aussi arriver que la mort soit le résultat d'un accident spécifique, comme le coma dans le diabète, comme la congestion pulmonaire suraiguë dans la goutte *remontée*, comme la dégénérescence graisseuse du cœur dans l'obésité, ou encore et plus souvent d'une infection surajoutée. Nous n'avons pas à insister ici sur les accidents spécifiques mortels dont il a déjà été parlé au chapitre précédent; nous dirons plus loin quelques mots des infections qui viennent se greffer sur l'évolution arthritique. Pour le moment, nous n'avons à nous occuper que des insuffisances et des scléroses qui déterminent habituellement, *normalement*, pourrait-on dire, la mort chez l'arthritique.

II. — Présclérose et artério-sclérose.

Plusieurs théories ont été proposées pour expliquer l'artério-sclérose. Nous n'avons pas à en parler ici, car il s'agit seulement de savoir *ce qui est* pour en tirer, si possible, des applications pratiques.

Or, dans l'évolution morbide qui aboutit à la sclérose des vaisseaux et des organes, on doit distinguer deux étapes dont la signification pronostique et la maniabilité thérapeutique sont très différentes : la première ne produit que des troubles fonctionnels parfaitement curables, tandis que la seconde aboutit à des lésions que l'on peut tout au plus pallier, mais qu'il faut renoncer à guérir.

La première étape constitue ce que le Dr H. Huchard a appelé la *présclérose,* pour bien faire comprendre qu'elle précède et conditionne la sclérose vraie, dans la plupart des cas.

Cette présclérose s'observe chez les suralimentés, les pléthoriques, les surmenés et les intoxiqués, et est essentiellement formée de trois éléments : l'intoxication primitive, l'insuffisance hépatique et rénale, et l'hypertension, lesquels commandent tous les troubles constatés.

Nous avons vu, en effet, que le suralimenté et le surmené (physique ou nerveux) produisent une grande quantité de déchets d'élaboration et de fonctionnement, que nous connaissons mal au point de vue de la composition chimique, mais dont nous sommes arrivés à discerner convenablement les actions physiologiques. Ces actions sont diverses, mais elles peuvent se résumer en un pouvoir toxique qui s'exerce de préférence sur le système nerveux et aboutit à une irritation générale. De là, de multiples conséquences.

D'abord l'abondance de ces déchets toxiques exige, comme il a été dit précédemment, un travail considérable de la part du foie, auquel appartient le rôle de modifier ou de retenir ces poisons. Nous savons que toute suractivité anormale et continue d'un organe entraîne sa fatigue inhibitoire. Il arrive donc un moment où le foie cesse de pouvoir remplir convenablement sa tâche.

A partir de ce moment, des poisons, en abondance variable suivant les cas, passent dans la circulation générale et vont impressionner le système nerveux qu'ils irritent. Cette irri-

tation se manifeste de plusieurs façons, par des maux de tête, par des douleurs irrégulières, par des actions réflexes du côté des viscères, par la vaso-constriction périphérique Presque tous les déchets d'élaboration et de fonctionnement et notamment l'acide urique sont en effet vaso-constricteurs.

Pendant un certain temps, le rein vient en suppléance du foie déficient. Il élimine avec une activité plus grande les poisons accumulés dans l'organisme. Mais son rôle physiologique n'est pas essentiellement d'éliminer ces poisons anormaux. Aussi se fatigue-t-il bientôt à cette besogne et il se passe alors pour lui ce qui s'est passé pour le foie : il devient plus ou moins insuffisant, et l'élimination rénale ne suffit plus à débarrasser l'économie des toxines en excès. A partir de ce moment, les troubles précédemment notés, d'intermittents et passagers, se font continus et s'aggravent. Il y a des migraines, des troubles digestifs réflexes, un état psychasthénique ou neurasthénique plus ou moins marqué, des vertiges, de la dyspepsie, de l'insomnie, parfois de l'albuminurie, des intermittences du rythme cardiaque et des palpitations, etc., tous les symptômes constitutifs de la présclérose.

Il faut noter cependant que les poisons intérieurs de la suralimentation et du surmenage, qui créent le préarthritisme d'abord, puis l'arthritisme confirmé, tels qu'ils ont été ci-dessus définis, ne sont pas les seuls à produire cet ensemble de troubles morbides. Certains poisons d'origine extérieure et surtout le plomb, l'alcool, peut-être aussi le tabac, produisent des effets analogues. C'est pourquoi il y a une sorte d'arthritisme alcoolique et saturnin, dont les symptômes sont voisins de ceux de l'arthritisme ordinaire. Quant au tabac, il ne paraît pas, à lui seul, apte à produire tous ces désordres; il agit cependant sur la circulation périphérique et le cœur et sur certaines fonctions psychiques (amnésie tabagique) et peut-être prédispose à l'athérome, mais

le mécanisme de son intervention reste peu clair, puisque les chiqueurs sont moins exposés que les fumeurs à ces accidents. Au surplus, l'intoxication alcoolique et tabagique se superpose souvent à la suralimentation et au surmenage pour en accélérer et en aggraver les effets.

On voit donc que, par les conditions qui la déterminent, la présclérose est presque exclusivement l'apanage des arthritiques latents ou confirmés et des hérédo-arthritiques. Elle précède ou accompagne les manifestations de l'arthritisme classique, la goutte et les lithiases, l'obésité, le diabète, et leur communique, par la manière dont elle évolue ultérieurement, leur caractère de gravité. Elle n'est en effet que la première étape de ces cardiopathies artérielles qui terminent si souvent le cycle arthritique.

La présclérose ne comporte pas cependant de lésions irrémédiables; elle est donc parfaitement curable à l'aide du traitement antitoxique et rénal que j'exposerai dans le prochain chapitre, traitement qui du reste se confond presque entièrement avec celui de l'arthritisme. Mais elle évolue et se transforme. Du moment que persistent les causes qui la produisent, l'intoxication va donner naissance progressivement aux lésions de l'artério-sclérose et de la sclérose généralisée.

De quelle manière?

Limitons-nous à l'artério-sclérose. La constriction continue des vaisseaux périphériques détermine des modifications dans leur structure. C'est ce qui a lieu toutes les fois qu'un organe ou qu'un tissu est en hyperfonctionnement. La vaso-constriction représente cet hyperfonctionnement, dû à l'irritation permanente du système nerveux sous l'influence des poisons circulants. Nous voyons en effet que, dans l'artério-sclérose, les altérations des artères de petit et de moyen calibres consistent en une augmentation des éléments musculaires, accompagnée d'une dégénérescence de l'appareil élastique. Le double résultat de ces modifications

structurales est, en premier lieu, une diminution du calibre des vaisseaux et, en second lieu, la fragilité et la menace de rupture. Dans tous les cas, l'organe irrigué par les artérioles ainsi altérées tend à devenir de plus en plus anémique et insuffisant.

Naturellement, ces lésions ne sont pas généralisées d'emblée; elles n'envahissent tout d'abord que certains territoires vasculaires, limités précisément aux organes dont l'hyperfonctionnement est le plus intense. C'est pourquoi nous voyons la sclérose rénale, la sclérose viscérale précéder, chez les arthritiques et les toxémiques, l'artério-sclérose franche. C'est pourquoi encore M. Huchard propose justement de donner à cette dernière le nom de *sclérose artério-viscérale*.

Toutefois, ici encore, on peut trouver, à cette maladie, ou du moins à certaines de ses formes, d'autres causes que la suralimentation et le surmenage. C'est ainsi que la scarlatine, la fièvre typhoïde, le rhumatisme aigu, le paludisme paraissent pouvoir aboutir à des lésions d'artério-sclérose, bien qu'en réalité il soit possible, comme l'indique Josué, de distinguer les lésions inflammatoires de l'artérite des processus artério-scléreux.

Les symptômes propres de l'artério-sclérose confirmée sont maintenant bien connus; les uns ne font qu'aggraver les signes constatés dans la présclérose, les autres au contraire sont nouveaux et spéciaux. Ces divers symptômes peuvent se montrer seuls, à l'état pur, mais la plupart du temps ils se superposent à ceux qui caractérisent l'une des formes de l'arthritisme. Nous nous contenterons de les énumérer très brièvement.

Parmi les signes objectifs, il faut mentionner : la rigidité des artères (artères en tuyau de pipe) qui s'écrasent difficilement, la saillie anormale et les sinuosités des temporales, la persistance des battements de l'arcade palmaire après l'écrasement de la radiale; le pouls est serré et stable et ne

se modifie pas par les changements d'attitude. L'hypertension, au moins dans l'artère, est toujours forte, mais elle peut être fixe ou oscillante; de plus, elle est parfois inégalement distribuée, et la pression dans les gros vaisseaux se montre plus élevée que dans les capillaires. Cette constatation est fort importante, car Potain a bien montré que, dans certains cas, la circulation viscérale peut conserver une véritable indépendance à l'égard de la pression dans les gros vaisseaux, et le pronostic est toujours plus favorable si la tension reste peu élevée dans les capillaires et forte à la radiale, que si elle est faible à la radiale et forte dans les capillaires. Du côté du cœur, on constate soit un éclat anormal des bruits aortiques et auriculo-ventriculaires, soit le bruit de galop.

Les troubles fonctionnels se réfèrent au système nerveux central et aux viscères. D'origine encéphalique sont : la pâleur marquée du visage et les signes de l'anémie cérébrale, les bourdonnements d'oreille, les vertiges, et ultérieurement les crises d'aphasie ou d'hémiplégie transitoires, la cécité brusque, certaines crises épileptiformes; d'origine médullaire ou nerveuse sont plus spécialement la paralysie des membres inférieurs, les fourmillements avec crampes. Du côté de l'appareil digestif, on note d'une part des accidents gastriques intenses, dépendant de l'anémie mécanique ou de la crampe vasculaire, d'autre part des crises diarrhéiques ou des accès d'entéro-colite glaireuse, avec réflexes cardiaques sévères, dépendant de la sclérose mésentérique. Du côté de l'appareil cardio-pulmonaire, la sclérose pulmonaire donne naissance à la bronchite tenace, avec crises dyspnéiques asthmatiformes et râles siégeant aux deux bases, et parfois hémoptysies, altérations du rythme respiratoire. A une période plus avancée, on constate l'œdème aigu du poumon et la crise de pseudo-angine de poitrine, due à la compression du plexus sous-aortique. D'ailleurs on observe aussi souvent la sclérose des artères coronaires pro-

duisant l'angine de poitrine vraie et toutes ses redoutables conséquences. Du côté du cœur, au surplus, les troubles et les lésions s'accumulent par l'évolution même de la cardiopathie artérielle : dilatation des cavités cardiaques et souvent des orifices, rupture du cœur. Des congestions viscérales, des œdèmes énormes peuvent apparaître, avec des symptômes d'insuffisance de la contraction cardiaque. Enfin du côté du rein, où les accidents sont et les plus fréquents et les plus précoces, on doit mentionner d'abord les troubles liés simplement à l'hypertension : polyurie claire avec albuminurie peu abondante et parfois intermittente, puis la néphrite interstitielle avec hypertrophie du ventricule gauche et bruit de galop, et accidents urémiques (1).

Tous ces troubles et lésions, qui viennent compliquer les accidents propres de la cachexie goutteuse, des lithiases, de la dégénérescence graisseuse, de l'obésité, des diabètes, etc., et qui évoluent toujours de préférence sur ce même terrain de l'arthritisme, attestent l'influence commune d'une intoxication primitive; mais, suivant la nature et l'origine des poisons accumulés, suivant aussi les prédispositions héréditaires, cette intoxication a des conséquences et des localisations différentes. Ici l'acide urique attaque les tissus fibreux et les parois de certains vaisseaux ; là l'alcool frappe le foie ou le système nerveux central, comme la nicotine les ganglions cardiaques; ailleurs la toxémie alimentaire ou fonctionnelle intéresse de préférence le rein. La sclérose elle-même et les accidents qu'elle conditionne ne sont que la conséquence de l'hyperfonctionnement imposé à tel ou tel organe ou à plusieurs par la continuité et l'intensité de l'irritation toxique.

L'artério-sclérose confirmée a une évolution plus ou

(1) *Urémie*, ensemble des troubles, souvent graves et parfois rapidement mortels, qui résultent de l'élimination insuffisante ou de la non-élimination par le rein des poisons de l'urine.

moins rapide, mais sa terminaison est toujours fatale; elle est précipitée ou retardée suivant les oscillations et la généralisation de l'hypertension, le degré de la résistance capillaire et l'état des organes d'élimination. La mort lente est l'effet de la néphrite interstitielle, des progrès de la cachexie cardiaque ou parfois de l'inflammation de l'écorce cérébrale; la mort brusque est sous la dépendance soit de l'angine de poitrine, soit de l'œdème aigu du poumon, soit d'une syncope bulbaire, soit enfin, et le plus ordinairement, d'une hémorragie cérébrale. Cette terminaison est souvent commandée par la forme même que revêt l'artério-sclérose suivant l'organe essentiel préférentiellement atteint. Et c'est pourquoi Edgren a reconnu trois grands types d'artério-sclérose : le type rénal, le type cardiaque et le type cérébral, auxquels il convient d'ajouter, avec Huchard, des types intermédiaires : type cardio-pulmonaire et pseudo-arthritique (avec crise d'œdème aigu du poumon) et le type cardio-rénal.

Comme on doit le comprendre par tout ce qui précède, les arthritiques, qui sont des surmenés et des intoxiqués, succombent le plus souvent aux accidents de l'artério-sclérose; c'est presque exceptionnellement que les accidents spécifiques des modalités de leur diathèse les emportent : goutte remontée, coma diabétique, dégénérescence graisseuse et rupture du cœur, etc. La sclérose, en effet, apparaît souvent avant que ces modalités ne se soient constituées; elle éclôt déjà chez le pléthorique, chez le suralimenté et le surmené et termine fréquemment leur existence. Chez l'arthritique franc et l'hérédo-arthritique, elle se manifeste parfois de très bonne heure, se traduisant par la gamme variée des insuffisances partielles, qui, malgré les localisations particulières de l'arthritisme, finissent par devenir totales, et frappent mortellement l'individu.

Pourtant il est une dernière cause de mort, indépendante de l'arthritisme, mais favorisée par lui : les complications infectieuses, qu'il nous reste à passer brièvement en revue.

III. — Les complications infectieuses de l'arthritisme.

Au point de vue de l'action infectante, il faut faire une grande différence entre le préarthritique et l'arthritique notoire, surtout l'hérédo-arthritique.

Le pléthorique, en effet, grâce à l'activité de son fonctionnement qui, pour le moment, maintient ses défenses naturelles et assure sa résistance vitale, n'offre qu'une prise médiocre à la pullulation microbienne. Certains pléthoriques sont même très remarquables sous ce rapport. Fiers de leur belle santé et dédaigneux par suite des précautions, ils bravent impunément non seulement les épidémies banales, mais aussi les grandes contagions, comme la diphtérie, la variole, le choléra, la fièvre jaune. Et ce n'est point là uniquement un résultat du hasard. La preuve que l'accroissement de l'immunité est, chez eux, bien réelle, c'est que, en ce qui concerne la diphtérie par exemple et aussi la tuberculose, ils sont porteurs de bacilles pathogènes, souvent fort abondants. Il serait intéressant de connaître, chez ces personnes, la valeur de l'index opsonique (1), mais cette recherche n'a pas, à ma connaissance du moins, encore été faite. En tout cas, la résistance notable des préarthritiques à l'égard des infections prouve le rôle capital que joue, dans ces maladies, la nature du terrain organique sur lequel tombe le germe morbide. Notons cependant que, contre le tétanos et la syphilis, les pléthoriques ne semblent dotés d'aucune immunité spéciale. Certaines observations tendraient même à prouver qu'ils sont particulièrement sensibles au microbe de Nicolaïer (tétanos).

Les arthritiques par acquisition et surtout les hérédo-arthritiques sont loin d'offrir la même résistance que les

(1) C'est un moyen d'apprécier l'état des défenses leucocytaires. V. l'article *Opsonines*, du LAROUSSE MENSUEL, n° de décembre 1909.

pléthoriques; tout au contraire, ils contractent avec la plus grande facilité les infections, qui revêtent souvent chez eux un caractère particulier et plus sévère. Voici probablement pour quelle raison. Gaube (du Gers), Charrin, Lewin, etc., ont montré que les substances minérales de nos humeurs et de nos tissus forment les éléments normaux de notre protection contre les microbes pathogènes, et que, par conséquent, toute cause de déminéralisation constitue une circonstance prédisposante à l'infection. Or, la plupart des poisons qui existent chez l'arthritique ne peuvent s'éliminer qu'après s'être combinés à certaines substances minérales qu'ils empruntent normalement, on le suppose du moins, aux apports alimentaires. Mais quand ils sont en excès, qu'au surplus les digestions se font mal, que le foie est insuffisant, c'est à la minéralisation des humeurs et des tissus que les déchets toxiques circulants, presque tous à réaction acide, empruntent les bases dont ils ont besoin. De là une déminéralisation plus ou moins profonde, mais presque toujours progressive. Les analyses urinaires en dénotent l'évolution, à la condition pourtant qu'on sache les interpréter. L'élimination minérale, et en particulier la phosphaturie, est en effet notablement accrue aux premières étapes du cycle arthritique, tandis qu'elle diminue et tend même à tomber bien au-dessous de la normale à la période des insuffisances irrémédiables. Cette diminution n'est pas un signe d'amélioration, bien au contraire; elle signifie que toutes les réserves minérales disponibles sont épuisées, et que, par conséquent, les conditions nécessaires aux échanges chimiques des tissus cessent ou vont cesser d'être réalisées. On comprend que ce soient là des circonstances éminemment favorables à la germination et à l'envahissement des bactéries pathogènes.

C'est pourquoi, en effet, les complications infectieuses sont si fréquentes et si redoutables dans l'arthritisme. Il m'est naturellement impossible de les passer toutes en re-

vue. Il me suffira d'en citer quelques-unes seulement, car le but que je poursuis ici est moins d'écrire une monographie de l'arthritisme, que d'en montrer les dangers multiples, afin que l'on mette tout en œuvre pour ne pas en être victime ou pour le combattre quand on en est atteint.

Parmi ces complications infectieuses, la grippe tient presque la première place. Ordinairement bénigne chez l'adulte, elle revêt chez l'arthritique, ainsi que Gaillard et Hirtz l'ont montré, une gravité singulière. L'attaque est courte, la fièvre parfois peu élevée, mais les phénomènes toxiques prennent une ampleur considérable. On note des accidents du côté du foie, du rein, du cœur et du système nerveux; enfin la convalescence est excessivement traînante. Chose curieuse, certains arthritiques deviennent de plus en plus sensibles à la grippe, dont les atteintes, répétées, se montrent de plus en plus sévères. Il y a là certainement une sorte de susceptibilité pour la grippe qui peut aboutir à la mort.

Chez eux aussi, la fièvre typhoïde, en raison peut-être de l'irritation constante dans laquelle se trouve leur tube intestinal, prend vite une allure inquiétante. J'ai noté que, dans une statistique de 23 cas, les complications, hémorragies et perforations, ne s'étaient rencontrées que chez des arthritiques gros mangeurs (1 goutteux, 2 obèses, 1 diabétique).

Les complications pulmonaires sont également très fréquentes et souvent mortelles, en raison du mauvais état du rein et du cœur. Quant aux infections dues aux streptocoques et aux staphylocoques (angines, gangrène pulmonaire, otites, pleurésies purulentes, phlegmons, érysipèles, hépatites infectieuses, phlébites, endocardites, etc.), on sait combien souvent elles se montrent chez les obèses, les diabétiques, etc.

Enfin il faut mentionner la tuberculose. On croyait jadis qu'il y avait une sorte d'antagonisme entre l'arthritisme et la tuberculose, la première étant un ralentissement des échanges, la seconde une consomption, une exagération

des échanges, et les abus pernicieux de la cure de suralimentation dérivent en partie de cette croyance. Mais les observations de Kuss, de Poncet, de Collières et de beaucoup d'autres cliniciens ont ruiné cette manière de voir, en montrant que, si l'arthritique, à la période floride, a tendance à localiser la tuberculose, à scléroser ses lésions, il la généralise au contraire rapidement et facilement à la période des insuffisances, le défaut de résistance des tissus et la superposition des toxines bacillaires aux poisons d'origine interne ne pouvant manquer de précipiter l'évolution morbide. D'ailleurs, même chez les préarthritiques et les arthritiques florides, on voit parfois la tuberculose brûler les étapes avec une rapidité foudroyante. Notons, pour terminer, que plus du tiers des jeunes hérédo-arthritiques meurent, avant vingt ans, de la tuberculose.

Enfin il faut rappeler que le cancer semble se développer de préférence sur le terrain arthritique. Plus des 2/3 des cancéreux sont des arthritiques plus ou moins notoires. Il semble au surplus que le cancer suive une marche parallèle aux progrès de l'arthritisme, ce qui expliquerait la fréquence de plus en plus grande des tumeurs malignes, constatée par toutes les statistiques.

Aussi, à tout bien considérer, par les accidents multiples auxquels il expose, par les tares qu'il entraîne, par la stérilité dont il frappe les familles qu'il atteint, l'arthritisme doit-il prendre place, à côté de la tuberculose, comme un fléau social. Et je me demande même s'il n'est pas encore plus redoutable qu'elle, puisqu'il associe à ses dangers propres ceux qui résultent de l'alcoolisme, de l'artério-sclérose, des infections dont il facilite et aggrave les ravages. Devenu ainsi le moteur commun des actions morbides qui désorganisent les fonctions individuelles et paralysent la fécondité de la race, c'est contre lui qu'il convient avant tout d'entrer en lutte par l'emploi des moyens hygiéniques et thérapeutiques dont l'exposition rapide va clôturer ce court travail.

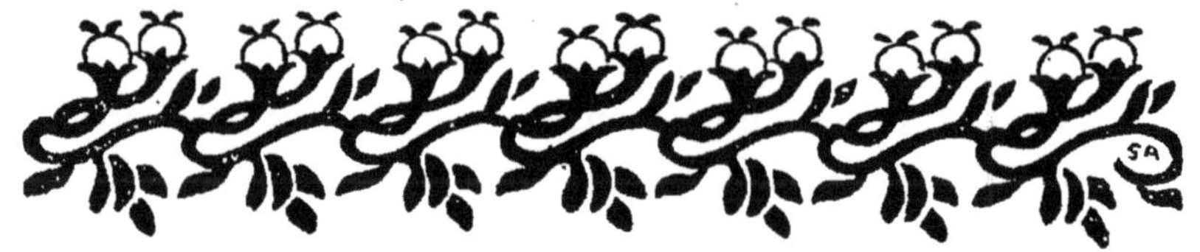

CHAPITRE V

PROPHYLAXIE ET THÉRAPEUTIQUE

Comment on évite et comment on soigne l'arthritisme.

I. — Pronostic.

Nous avons appris, dans les pages précédentes, à la faveur de quels excès et de quelles fatigues l'arthritisme naît chez un individu donné; comment il s'affirme et se développe chez cet individu ou chez ses descendants; quelles formes diverses il peut revêtir et enfin comment il se termine le plus habituellement. En décrivant ainsi sommairement l'histoire du cycle arthritique, j'avais surtout en vue de montrer d'abord par quels procédés insidieux et trompeurs, sous le couvert d'une santé en apparence florissante, l'arthritisme se crée, et en second lieu, à quelles misères, à quelles souffrances, à quelle déchéance irrémédiable il expose le malade et sa descendance ellemême quand il n'est pas de bonne heure énergiquement combattu à l'aide des moyens que l'hygiène et la thérapeutique mettent aujourd'hui à notre disposition. Ces moyens, il nous reste maintenant à en prendre connaissance, la notion des dangers multiples et presque toujours très sérieux auxquels est exposé l'arthritique, même floride, lui

ayant suffisamment fait comprendre la nécessité d'un traitement suivi et méthodique.

Mais, auparavant, il n'est peut-être pas inutile d'exposer, en quelques mots, la question du pronostic, car, à son égard, de graves erreurs ont cours dans le public. Il est, en effet, de croyance banale, et quelques médecins la partagent encore, que l'arthritisme est une maladie chronique à évolution très lente, à terminaison lointaine et normale, qui donne à ceux qu'il atteint comme un cachet de supériorité sociale et intellectuelle, beaucoup de riches étant podagres, beaucoup d'artistes névropathes; que la goutte et l'obésité, par exemple, sont des brevets de santé et que l'hypersthénie arthritique est une assurance contre la mort précoce. Je ne suis pas de cet avis, et mon opinion s'étaye sur les innombrables observations des cliniciens qui se sont particulièrement occupés de cette maladie et sur des statistiques très frappantes. Les arthritiques meurent relativement jeunes, entre cinquante et soixante ans de préférence, et souvent avant cinquante ans. 70 pour 100 meurent de leur maladie ou des complications qui en résultent immédiatement. Parmi les hérédo-arthritiques à tares anciennes, 16 pour 100 meurent sans postérité et 21 pour 100 succombent avant l'âge de la reproduction. Ces chiffres ne sont-ils pas effrayants, et est-il possible, après cela, d'accorder à l'arthritisme un pronostic bénin ? Beaucoup des affections les plus redoutées, comme la fièvre typhoïde, la scarlatine ou la diphtérie, sont loin d'avoir des conséquences aussi désastreuses. Encore ne tient-on pas compte, dans ce bilan, des misères variées, des douleurs, des impotences dont souffrent nos malades et qui pourtant constituent une perspective assez pénible pour qu'on en puisse faire légitimement état.

Toutefois, et il est nécessaire d'insister sur ce point, si l'arthritisme franc, de même que l'artério-sclérose confirmée, sont rarement guérissables, encore qu'on puisse parfois

les amender, pallier dans une certaine mesure à leurs accidents, il n'en est pas de même du préarthritisme et de la présclérose qui restent longtemps parfaitement curables, jusqu'à la constitution définitive des lésions et, partant, des insuffisances. Malheureusement le préarthritique et parfois même le présclèreux ne se soignent pas ou se soignent mal. Le premier surtout, qui en est encore à la période hyperfonctionnelle, et dont le sentiment de plénitude et de force qu'il éprouve est l'accompagnement presque constant, ne se croit pas malade; il refuse en conséquence d'obéir aux conseils du médecin, de suivre le régime sévère qu'on prétend lui imposer et qui trouble ses habitudes et contrarie ses passions. Et c'est cela qui constitue avant tout, pour ainsi dire, le grand danger de l'arthritisme : cette belle santé apparente du début, à laquelle on se fie et à l'abri de laquelle néanmoins le processus morbide s'installe et se propage. Car, cette étape franchie, l'évolution arthritique va se poursuivre sans arrêt. Tout ce qu'on pourra faire, ce sera d'en reculer plus ou moins la terminaison fatale.

Remarquons au surplus que le préarthritisme n'est vraiment curable qu'à la condition *sine qua non* de changer radicalement la manière de vivre du patient. Supposer que la guérison soit possible autrement, par quelques moyens empiriques ou quelques drogues, est une erreur dangereuse. L'arthritisme, nous l'avons vu, est créé essentiellement par les habitudes et les circonstances ambiantes, et il ne devient héréditaire que parce que, comme l'a dit Pascault, « presque tous les membres d'une même famille sont soumis à des cas semblables qui le font naître, l'entretiennent et à la longue le perpétuent ». On ne peut donc modifier l'état acquis qu'en changeant aussi complètement que possible, mais naturellement par étapes ménagées, le genre antérieur de vie. Quant à l'état hérité, s'il ne date pas d'ancêtres trop éloignés, sans interruption dans l'évolution arthritique, auquel cas la thérapeutique reste inefficace ou n'est que

temporairement palliative, il demande un changement encore plus complet, des précautions plus constantes et plus prolongées.

On constate aussi parfois des guérisons en quelque sorte spontanées, dues précisément à un changement occasionnel d'existence. J'en ai cité, dans un autre travail (1), un exemple curieux qu'on me permettra de rappeler.

Une famille bourgeoise, composée du père, de la mère, d'un garçon et d'une fille, vivant de leurs rentes, sédentaires et gros mangeurs, souffrait de troubles variés : migraines et nervosisme chez la mère, calvitie, gros ventre, signes du petit brightisme chez le père, coryzas, angines à répétition, entérite, crises appendiculaires chez les enfants, bref tous les symptômes de l'arthritisme menaçant. Or, ces gens ayant perdu leur fortune dans le krach des métaux, furent obligés de se retirer dans un petit domaine qu'ils possédaient en Corrèze et où jusque-là ils n'avaient jamais mis les pieds, et de le faire valoir eux-mêmes. A partir du moment où ils vécurent à la campagne, menant une existence active, de plein air, ayant une alimentation pauvre, surtout végétarienne, se couchant de bonne heure, mais se levant avec l'aurore, toutes leurs misères et leurs douleurs disparurent et ne sont jamais revenues. Le garçon et la fille, aujourd'hui mariés là-bas, ont fait souche de beaux enfants parfaitement sains et bien portants, et les parents vivent toujours, sans aucune infirmité. Cette observation, tout à fait caractéristique, m'a permis de dire, avec Maurel, que l'arthritisme est la rançon du bien-être.

On voit, en somme, d'après ce qui précède, que le pronostic dépend en réalité, non seulement de l'état du malade, mais aussi de la manière dont il suit son traitement, de l'énergie de son caractère et des facilités matérielles dont il

1. Cf. *La Question de l'arthritisme par suralimentation.* (*Bulletin général de Thérapeutique*, octobre 1908.)

dispose. L'arthritisme n'atteint guère, nous le savons, que les gens *qui ne se privent pas,* et son traitement consiste essentiellement, comme on le verra tout à l'heure, à *se priver d'une certaine façon.* Or cette façon est toujours pénible, souvent onéreuse, par les soins divers qu'elle impose, et n'est pas, par conséquent, il faut bien le reconnaître, à la portée de toutes les bourses.

II. — Traitement.

Le préarthritique ayant un fonctionnement suractivé, l'arthritique franc et l'artério-scléreux présentant au contraire un fonctionnement troublé, vicié ou diminué, il semble théoriquement que le traitement doive notablement différer dans les deux cas. En réalité, il n'en est rien, du moins en général, parce qu'aux organes surmenés aussi bien qu'aux organes insuffisants, une même nécessité s'impose, le *repos.* Au fond, c'est là la grande, j'oserai même dire la seule thérapeutique de l'arthritisme, et ce repos s'applique à toutes les fonctions et à tous les organes, puisque toutes les fonctions et tous les organes sont successivement atteints. Mais, naturellement, cette indication globale doit être diversement comprise et appliquée suivant les modalités cliniques qu'elle vise à améliorer ou à guérir. Ses variations, néanmoins, sont relativement de faible amplitude, car, partout et toujours, la règle qui doit servir de guide reste *le repos par la restriction.*

Comment l'appliquer?

Par le régime alimentaire, par l'hygiène générale, corporelle, nerveuse, morale; par le traitement physique (physiothérapie), enfin par le traitement médicamenteux.

a) Régime alimentaire. — Le malade est incapable de le choisir lui-même, car, pour le formuler en pleine connaissance de cause, il faut connaître non seulement l'âge, la

taille, le poids, les occupations du sujet, mais encore son pouvoir d'utilisation et d'élaboration digestives. Par le repas d'épreuve d'Albert Robin et par l'examen clinique des fèces suivant la technique de René Gaultier, le médecin peut être aisément fixé sur ces deux derniers points. D'après les renseignements ainsi obtenus et ceux qui résultent de l'état morbide constaté, il détermine le choix et la quantité des aliments, en se rappelant : 1° que la valeur énergétique de la ration ne doit pas dépasser, au repos, 25 calories par kilogramme du poids du corps; 2° que la valeur énergétique de l'albumine doit être abaissée à 3 calories par gramme, en raison des fixations tissulaires, dans lesquelles l'albumine n'est pas brûlée; 3° que le rapport de 1 d'aliments azotés à 5-6 d'aliments ternaires doit être conservé autant que possible.

A cette ration *nette*, il convient de faire subir, suivant les circonstances, d'importantes modifications : 1° une majoration dans les périodes de croissance et dans les convalescences. Je n'ai pas à insister particulièrement sur ce point : on trouvera dans le *Traité de l'alimentation* de Maurel et dans mon *Hygiène de l'alimentation* toutes les indications nécessaires ; elles sont trop variables pour qu'il soit possible même de les énumérer. En ce qui concerne les convalescents, le médecin sera surtout guidé par la perte de poids subie par le malade adulte; si le malade est un enfant ou un adolescent, il y aura à tenir compte, en outre, des besoins du développement. Les mêmes observations s'appliquent naturellement aux états physiologiques, grossesse et allaitement; 2° une diminution chez les vieillards. Mais la difficulté est de savoir quand commence réellement la vieillesse, car l'âge où elle apparaît varie singulièrement avec les individus. On dit quelquefois qu'on a l'âge de ses artères : cela est souvent vrai chez les arthritiques, dont les vaisseaux s'altèrent de bonne heure et qui, en effet, vieillissent très prématurément. D'une manière générale, la

ration du vieillard (homme ou femme) doit être diminuée d'un quart à partir de soixante ou soixante-cinq ans, d'un tiers et même de moitié, suivant Maurel, à partir de soixante-dix à soixante-quinze ans; 3° une majoration suivant le travail extérieur fourni, l'activité musculaire ou intellectuelle. On admet, un peu empiriquement, que la ration *nette* doit être augmentée d'un tiers à un demi pour un travail moyen, des deux tiers à un pour un travail intense. Mon expérience personnelle, déduite de longues observations, me porte à croire que, chez les préarthritiques et chez beaucoup d'arthritiques francs, qui ont d'assez abondantes réserves, qui sont florides et gras, ces chiffres sont trop élevés et j'estime qu'une majoration d'un tiers dans le travail moyen, d'un demi dans le travail intense, est suffisante. Au surplus, il est très rare que l'arthritique franc puisse se livrer effectivement à un travail intense; 4° enfin, une diminution ou une augmentation, suivant la saison et la température extérieure. La ration de travail pourra donc être majorée, en hiver, d'un cinquième à un quart, d'après la température et l'état hygrométrique; elle sera diminuée au contraire, dans les mêmes proportions, en été et pendant les grandes chaleurs (1).

Ces notions générales bien comprises, passons aux détails du régime alimentaire, en commençant par le préarthritique, qui est, de tous, le plus sensible aux effets bienfaisants de la diététique.

Le choix des aliments a naturellement une grande importance. La viande et le poisson, étant des aliments très riches et très excitants, devront être réduits au minimum, peut-être même supprimés à certains moments. Mais il faut proscrire absolument les gibiers faisandés, les abats, le foie

1. Voir, pour plus de détails, chez l'homme sain, mon article *Alimentation*, dans le *Larousse mensuel*, n° de mars 1909. On consultera aussi avec fruit le *Précis d'alimentation rationnelle* du Dr L. Pascault (Bibl. Larousse).

gras, le boudin, les crustacés. Cela ne veut pas dire que je partage le moins du monde les idées de ces végétariens qui considèrent l'homme comme frugivore par nature. Ni sa dentition, ni la qualité de ses sécrétions digestives normales, ni la longueur de son intestin, ni même les dimensions de son appendice, ne permettent d'adopter cette manière de voir. L'histoire entière des races auxquelles nous appartenons prouve tout justement le contraire (nos ancêtres furent même presque exclusivement carnivores aux temps préhistoriques) et, si certaines populations ont une alimentation à prédominance végétale, cela tient surtout à la nature des ressources dont elles disposent et aux préjugés religieux qui se sont très habilement inspirés non seulement des circonstances économiques, mais aussi des dangers locaux de certains aliments. Tous les peuples usent de la viande quand ils le peuvent, en raison de ses qualités sapides, nutritives et excitantes.

Mais le préarthritique n'est pas un individu normal. Qu'il soit hyperfonctionnel ou dysfonctionnel, l'excitation que lui procure la viande est nuisible, et c'est pourquoi il faut en restreindre autant que possible l'usage. Une ration de 100 à 150 grammes de viande de boucherie (sauf le veau, en raison de sa richesse en matières collagènes), de jambon ou de poisson frais, *une seule fois par jour*, doit suffire. On pourra utiliser également les œufs, moins riches que la viande en matières extractives nuisibles, mais une seule fois par jour aussi, à la condition qu'ils viennent en remplacement, ce jour-là, de la ration habituelle de viande ou de poisson. On restreindra aussi considérablement l'usage des légumineuses, pois, haricots, lentilles, qui, tout en étant moins excitantes que la viande, contiennent cependant beaucoup d'albumine et se prêtent à des fermentations aisément toxiques. Elles renferment, en outre, d'après Haig, beaucoup de purines, mais je ne suis pas convaincu du rôle de ces purines dans les accidents de

l'arthritisme; j'ai indiqué précédemment pourquoi. Du reste, en Vendée, où la consommation individuelle des haricots blancs est souvent énorme, on ne rencontre l'arthritisme que parmi les gens qui abusent de la viande ou de l'alcool. Chez le préarthritique, le régime lacté n'est généralement pas nécessaire; le lait d'ailleurs est souvent mal supporté, en raison de l'état gastrique; en outre, sa prétendue innocuité fait qu'on en abuse facilement, en mangeant, par exemple, ce qui constitue une nouvelle forme de suralimentation. Le mieux est de l'interdire comme boisson et de ne le permettre que sous les espèces de laitages et entremets ou encore de fromage frais (pas d'autres fromages). Il faut restreindre également la consommation du pain, qui augmente l'acidité humorale et facilite la déminéralisation. Le pain frais doit être interdit, mais on permettra l'usage du pain bien rassis ou très cuit (200 grammes par jour environ), car certaines personnes ne peuvent absolument pas s'en passer. Enfin, il faut proscrire tous les condiments, à cause aussi de leur action excitante non nutritive, les boissons alcooliques, vin rouge, vins cuits, bière, cidre, liqueurs et spiritueux, le café, le thé, le chocolat, le bouillon gras.

En somme, viandes de boucherie, jambon, poulet ou dinde, poissons ou œufs, une seule fois par jour; potages maigres, céréales et pâtes alimentaires, légumes verts, fruits et laitages, tels sont les aliments parmi lesquels il convient de choisir les éléments de la ration. Ils sont assez nombreux pour amener la variété indéfinie des menus et se prêtent aisément à toutes les préparations culinaires, à l'exclusion, bien entendu, des ragoûts de viandes et des sauces trop relevées. Comme boissons, des eaux pures de bonne qualité, des eaux minérales faibles, comme Cachat-Évian, ou Alliot-Plombières, en toutes quantités, et, à la rigueur, un peu de vin blanc léger abondamment coupé. On peut également user avantageusement des tisanes aromatiques chaudes : camomille, tilleul, violette, menthe, etc.

L'organisation des repas a une importance manifeste et celle que propose Monteuuis (de Sylvabelle) me semble de tous points excellente. On peut la résumer comme suit : le matin, au petit déjeuner, fruits frais ou gâteaux secs avec boissons abondantes ; à midi, pour commencer, un plat de légumes (pommes de terre, riz ou pâtes alimentaires), qui, calmant la première faim, empêche de manger la viande en excès; ensuite un plat de viande grillée ou rôtie, ou du poisson, ou des œufs, salade de saison (assaisonnée au jus de citron); enfin, pour terminer, fruits ou laitage. Le soir, potage maigre et légumes. C'est le *régime de réforme*, destiné à amener le malade au régime végétal pur. Mais je crois que l'on peut parfaitement s'y tenir sans inconvénient et j'ai maintes fois constaté que la suppression totale de la viande est très mal supportée par beaucoup d'arthritiques, même quand ils ne sont pas entéroptosiques.

Enfin un dernier point, et des plus importants aussi, est de surveiller la mastication. Beaucoup de personnes ne mastiquent pas leur nourriture ou la mastiquent mal, et il en résulte des accidents digestifs très sérieux, des pesanteurs, des stases, des fermentations anormales. Il faut donc souvent apprendre au malade à mastiquer, à manger lentement, à insaliver convenablement le bol alimentaire (même liquide, comme la soupe, le lait, les crèmes fluides). L'état de la dentition devra en conséquence être l'objet d'un examen attentif, afin que soient faites toutes les réparations nécessaires.

Grâce à ce régime de restriction et aux précautions diverses dont on l'entoure, grâce au choix et à la préparation convenables des aliments, on verra disparaître promptement tous les troubles constatés, digestifs, hépatiques, rénaux, nerveux, diminuer l'hyperfonctionnement et les échanges revenir vers la normale. La constipation, si tenace parfois et qui préoccupe tant certains malades, cessera d'elle-même par le simple effet du changement de régime,

à la condition toutefois, comme le veut Burlureaux, qu'on n'ait pas recours au purgatif, qui entretient l'irritation intestinale et augmente le spasme. Mais il faut reconnaître néanmoins que cette diététique, si efficace qu'elle soit dans tous les cas, est très difficile à faire accepter par les préarthritiques, presque tous gros mangeurs et qui n'ont encore éprouvé, la plupart du temps, que des troubles passagers ou des accidents peu graves en apparence, et restent par conséquent sceptiques et indociles. Cette difficulté, plus sérieuse qu'on ne croit, ne peut être vaincue que par le traitement moral dont je parlerai tout à l'heure.

Mais si le régime alimentaire du préarthritique est déjà sévère, il l'est cependant beaucoup moins que celui des différentes formes de l'arthritisme franc et de l'artério-sclérose, dont nous allons dire quelques mots.

Chez les goutteux, il faut supprimer aussi complètement que possible les aliments riches en substances puriques et capables d'augmenter la proportion d'acide urique ; on défendra donc la viande et même les légumineuses, les œufs; le lait, du moins pour les personnes en imminence d'accès ou dont les accès sont très rapprochés et tendent à la chronicité. Néanmoins, il ne faut pas pousser la restriction trop loin et supprimer, comme le demandent quelques auteurs, l'albumine de la ration. Il faut seulement la diminuer et l'emprunter de préférence aux céréales et pâtes alimentaires. Avec ces derniers aliments, les légumes herbacés et les fruits constitueront le régime, dans lequel, au surplus, il faut aussi réduire considérablement le sucre et les corps gras (sauf un peu de beurre frais pour assaisonner les légumes, et d'huile d'olive pour les salades) et les aliments riches en acide oxalique. Par conséquent, pas de confitures, de marmelades, d'entremets sucrés, pas de crèmes ni de sauces grasses, pas d'oseille ni d'épinards. Les légumes crus, tels que concombre, salade, céleri, radis, etc., sont assurément fort utiles par les oxydases et les matières

salines qu'ils renferment. Il ne convient pas cependant d'en abuser. Les médecins végétariens ont la fâcheuse tendance d'en exagérer l'utilité et d'en négliger les inconvénients. Ils sont, en effet, ces aliments crus, fort peu digestes et leur abus entraîne facilement des accidents digestifs qui se superposent aux troubles goutteux pour les aggraver notablement. Quant aux boissons, composées uniquement d'eaux faiblement minéralisées ou légèrement alcalines, ou encore de tisanes indifférentes, peu sucrées, leur quantité dépend de l'état de la pression sanguine : si cette pression est normale ou du moins n'oscille que faiblement, en plus ou en moins, autour de la normale, on peut et on doit prescrire des boissons abondantes, qui facilitent toujours, dans une certaine mesure, l'élimination des déchets ; si, au contraire, il y a hypertension, on restreindra les boissons, de manière à ne pas accroître la masse liquide du sang.

Chez les obèses, le régime est encore plus difficile à formuler et à pratiquer, parce que, comme on le sait, les obèses *font* de la graisse avec toutes les sortes d'aliments et, de plus, sont presque toujours de gros mangeurs. Aussi, le principe de la restriction alimentaire étant admis, la première difficulté à vaincre est-elle de diminuer l'apport nutritif tout en laissant au malade cette impression de réplétion digestive à laquelle il est fortement habitué. On y arrive en lui donnant, en abondance, des aliments peu nutritifs : légumes verts, brèdes, salades et fruits, avec boissons suffisamment copieuses (non alcooliques). On a traité quelquefois les obèses par la réduction des liquides. C'est une méthode qui amène, en effet, l'amaigrissement, mais qui produit en même temps la dénutrition et l'affaiblissement. On doit donc y renoncer. Une autre méthode consiste à permettre au malade de faire, le matin, dès le lever, un repas assez copieux, de manger à sa faim, ne lui laissant consommer ensuite, au cours du reste de la journée, que des légumes herbacés et des fruits, *sans pain*. Les résultats obtenus ainsi sont assez

satisfaisants, mais on a quelquefois constaté de la dénutrition, le malade n'ayant pas d'appétit le matin et se trouvant avoir de la sorte une ration insuffisante. Il ne faut pas oublier, en effet, que les obèses font souvent des exercices physiques assez énergiques, destinés à mobiliser les graisses, et que ces exercices réclament aussi de l'albumine pour pourvoir à l'assimilation fonctionnelle des muscles. Par suite, sous peine de dénutrition et d'accidents parfois très sérieux, il faut que la ration contienne au moins 50 à 60 centigrammes d'albumine *assimilable* par kilogramme brut du corps, ce qui représente sensiblement 1 gramme d'albumine par kilogramme vivant (la masse adipeuse n'est pas considérée comme une partie intégrante des tissus vivants). Le thé et le café peuvent être permis, en quantité modérée, aux obèses, mais naturellement les spiritueux et liqueurs, le vin, la bière et le cidre leur sont rigoureusement interdits.

Chez les diabétiques, la prescription classique est de supprimer complètement du régime non seulement le sucre en nature et les aliments qui en contiennent (melon, raisin, carotte, betterave, prune, etc.), mais aussi les féculents, légumineuses et céréales, dont l'amidon donne en effet du sucre par dédoublement. La pomme de terre seule a trouvé grâce depuis les travaux de Mossé (de Toulouse), et encore certains médecins, comme de Grandmaison, se refusent-ils toujours à la permettre. Mais cette prescription paraît, aujourd'hui que nous connaissons un peu mieux la physiologie pathologique du diabète, trop rigoureuse et même dangereuse, si l'on remarque que la suppression des fécules du régime entraîne une augmentation considérable de la ration carnée, augmentation qui, par l'hyperacidité humorale qu'elle entraîne, accroît fâcheusement les chances de coma diabétique. D'ailleurs, il n'est pas exact que tout le sucre ou l'amidon ingéré par le diabétique fasse du sucre éliminable par l'urine. Il est bien prouvé maintenant, depuis les travaux de Laufer et de Labbé, que tout diabétique peut utiliser une

quantité d'hydrates de carbone, variable à la vérité, mais telle que si on ne la dépasse pas dans la ration, le sucre urinaire n'augmente pas et diminue même peu à peu. Par conséquent, la détermination, par tâtonnements successifs, de cette quantité doit être le point de départ de l'organisation du régime qui convient à un diabétique donné. La quantité d'hydrates de carbone ainsi utilisée est représentée dans la ration, non par des sucres, mais par des amidons, et il faut l'emprunter de préférence non pas au pain, qui a des cendres acides, mais à la pomme de terre, dont les cendres sont alcalines. L'alcalinité des aliments doit être la seconde préoccupation. Quoi qu'on en dise, il faut restreindre autant que possible les viandes; l'hyperazoturie, sous forme d'urée, n'est souvent que la conséquence d'un excès d'aliments carnés et elle diminue aussitôt qu'on restreint l'usage de ces aliments. L'autophagie elle-même ne s'observe nettement que dans le diabète pancréatique grave. Enfin, c'est à tort que l'on considère comme d'un pronostic grave l'amaigrissement des diabétiques. Cet amaigrissement est plutôt favorable quand il est le résultat du régime. Toujours pour les mêmes raisons, il ne faut pas non plus abuser des corps gras. En somme, ration normale de viande (en deux fois si l'on veut, mais de préférence à midi), pommes de terre pour remplacer le pain, au prorata de l'utilisation sans augmentation du sucre urinaire et, pour compléter la ration, légumes à minéralisation alcaline (choux, salsifis, cardons, céleri, salades) et fruits peu sucrés (noix, amandes, groseilles, cassis, cerises aigres, pommes, etc.). Comme boisson, de l'eau ou du vin très largement coupé, en quantité correspondante à la soif du malade. Il ne faut jamais le priver de boire, car les boissons abondantes éliminent le sucre en excès et les déchets toxiques. On peut permettre un peu de thé ou de café sans sucre (interdire la saccharine à cause de son action nocive sur l'appareil digestif), mais pas d'alcool pur, pas de liqueurs, de vins sucrés. de cidres.

Le lait est souvent interdit aux diabétiques, en raison du lactose qu'il contient. Mais cette interdiction, comme on le comprend maintenant, n'est pas justifiée, au moins dans certains cas. La clinique prouve en effet que le régime lacté améliore souvent d'une manière remarquable les diabètes avec auto-intoxication, hypertension et albuminurie.

Tout récemment, Guelpa (de Paris) a simplifié le traitement diététique du diabète. Il a prescrit un jeûne rigoureux, absolu, de *trois jours pleins*, pendant lesquels on ne prend qu'une bouteille quotidienne d'Hunyadi-Janos. D'après cet auteur, le sucre diminue rapidement et disparaît même complètement au troisième jour. Ce résultat a été constaté par Albert Robin chez un diabétique de son service. Il s'explique du reste par l'abstinence même et les physiologistes savent depuis longtemps que l'inanition diminue et supprime la glycosurie. Mais faire disparaître un symptôme n'est pas guérir le malade. D'ailleurs, dans l'intervalle des périodes de jeûne, le sucre remonte rapidement à son taux précédent. Cependant Guelpa affirme que, au bout de quatre à cinq périodes d'abstinence et de purgation, le sucre parfois ne reparaît plus. La chose est surprenante, mais possible après tout chez les diabétiques arthritiques, gros mangeurs, car la cure de Guelpa réalise évidemment la restriction idéale. Néanmoins, ce procédé radical n'est peut-être pas, comme l'a dit Linossier, inoffensif chez tous les diabétiques, et c'est pourquoi il ne faut y recourir que sur l'avis formel de son médecin.

L'hygiène alimentaire des déminéralisés et spécialement des phosphaturiques est sensiblement celle des préarthritiques, mais il faut insister sur les céréales et les légumes verts qui sont particulièrement riches en phosphates. Si le malade n'a pas, comme cela arrive souvent, d'hypertension, on peut autoriser le bouillon gras avec beaucoup de légumes et surtout du bouillon d'os bien frais, les œufs, les cervelles, le poisson, même le bœuf et le mouton, les petits oiseaux

grillés. Interdire les sucreries, les pâtisseries, les condiments. Comme boisson, du vin rouge non acide largement coupé.

Enfin, dans la néphrite interstitielle et l'artério-sclérose, le régime doit être aussi restreint que possible en albumine, pour ne pas augmenter les déchets toxiques qui s'accumulent d'autant plus facilement que le rein est moins perméable; en eau, pour ne pas augmenter le travail du rein et l'hypertension; en chlorure de sodium, pour éviter les œdèmes ou favoriser leur résorption, s'il s'en produit. En conséquence, il faut prescrire le régime végétarien pur, sans lait, œufs, viandes ni légumineuses, alcool, café, thé ou chocolat. On se nourrira exclusivement de pâtes alimentaires, de légumes frais et verts cuits à l'étuvée et dans leur eau de condensation, de pommes de terre et de riz, de fruits, de compotes, de marmelades, de confitures, d'entremets sucrés; pas de pain frais, un peu de pain grillé ou des biscottes; comme boisson, de l'eau ou une tisane indifférente (tilleul, camomille, menthe), pas plus de 150 centimètres cubes par repas (quatre repas peu copieux par jour). Ce régime doit être aussi peu salé que possible; mais, quand il y a des œdèmes, il faut s'efforcer de supprimer le sel culinaire, celui qu'on ajoute aux aliments : pain, légumes, etc., lors de leur préparation. Or le régime déchloruré est très difficile à supporter; il amène promptement le dégoût et la dénutrition et peut d'ailleurs donner lieu à des troubles gastriques. Il ne faut donc l'utiliser que pendant quelques jours, jusqu'à ce qu'il ait produit la résorption des œdèmes. Quand cette résorption, traduite par une abondante diurèse, aura eu lieu, il faudra revenir progressivement au régime chloruré normal. Si la résorption ne se produit pas au bout de cinq à six jours, revenir au régime végétarien ordinaire et recourir, suivant les cas, à la théobromine ou à la digitale. Le médecin seul sera juge de la drogue à prescrire et de ses doses.

Dans la néphrite interstitielle aussi bien que dans l'artério-sclérose et les cardiopathies artérielles, le régime lacté est loin de toujours donner de bons résultats ; il est trop riche en albuminoïdes et en beurre ; il favorise l'hydrémie et l'hypertension si on le prend à la dose de 3 ou 4 litres ; si on le prend à dose plus faible, 1 litre ou 1 litre 1/2, il ne suffit plus à couvrir les besoins nutritifs, surtout en sucre. Pour ces raisons, il convient de lui préférer le régime végétal pur, tel qu'il a été ci-dessus formulé.

b) Hygiène générale. — Au point de vue de l'hygiène générale, comme à celui de la diététique, le repos relatif s'impose et pour les mêmes raisons. Ici encore naturellement, repos relatif veut dire simplement que le travail exigé des différents organes doit être strictement proportionné au rendement qu'ils peuvent fournir.

A cette fin, dans l'ordre des moyens physiques d'abord, l'hydrothérapie rend de grands services, principalement sous forme de douches tièdes, qui sont éminemment sédatives, et de grands bains tièdes à 34°-35° C., assez fréquents, qui modèrent promptement l'excitabilité des malades et favorisent la diurèse. Mais, comme nous le verrons plus loin, ces bains sont contre-indiqués dans certains cas. Les douches froides, le tub froid, réussissent beaucoup moins bien, parce que les arthritiques et même souvent les préarthritiques font mal leur réaction, et que d'ailleurs ces procédés sont nettement excitants.

Le massage général doux, sous forme d'effleurage, de pression lente et peu appuyée, qui facilite la circulation périphérique et la progression des déchets et décongestionne les viscères, est indispensable, surtout chez les pléthoriques. Il en est de même du massage abdominal, à la condition qu'il soit très surveillé et pratiqué par un médecin spécialiste, car il peut avoir de nombreuses contre-indications, même dès le début des insuffisances, ainsi que Cautru l'a

montré. Enfin les frictions cutanées, sèches ou alcooliques, avec le gant de flanelle ou de crin, sont presque toujours très utiles, parce qu'elles rétablissent ou activent les fonctions de la peau, ordinairement troublées ou viciées. Comme très utiles encore, chez maints arthritiques, il faut mentionner les bains de lumière et de soleil. Les bains de lumière exigent un outillage très compliqué et leurs effets me paraissent beaucoup plus restreints et beaucoup moins sûrs que ceux des bains de soleil. Pour ces derniers, que Malgat en particulier a préconisés, il n'est besoin, en réalité, ni d'appareils coûteux, ni même de l'atmosphère limpide et chaude du Midi. Il suffit de couvrir la tête du malade, de le vêtir d'un maillot de laine à mailles lâches et de le laisser exposé, pendant un temps variable (de quelques minutes à une demi-heure, même une heure), aux radiations solaires diffuses ou directes. Ces radiations paraissent agir comme des agents très actifs de l'équilibration du fonctionnement, puisque l'on constate que le bain de soleil (qu'il faut toujours préférer au simple bain d'air) produit une sensation très agréable de bien-être, l'amélioration des échanges et le calme nerveux.

En ce qui concerne les exercices physiques, je me range à l'avis de Pascault. Il faut être très sobre de prescriptions à leur égard. En dehors des mouvements de gymnastique passifs, puis actifs, très méthodiquement réglés, on ne peut recommander que la marche et une marche lente, progressive et peu à peu variée. A cette condition, la marche devient un exercice excellent pour les arthritiques, car elle augmente l'hématose, régularise la respiration, tonifie les muscles, active les échanges sans fatiguer le cœur ni les reins. Mais il convient toujours de s'arrêter avant l'apparition d'une lassitude appréciable, car autrement on ne ferait qu'aggraver l'état d'auto-intoxication. C'est pourquoi les exercices violents et prolongés, comme la bicyclette en vitesse. les jeux sportifs, les ascensions pénibles, etc., doi-

vent demeurer absolument interdits, à mon avis du moins, aux préarthritiques ordinaires et, *à fortiori*, aux arthritiques francs et aux artério-scléreux. Ils ont, en effet, le grave inconvénient de produire un double surmenage, musculaire et nerveux, dont les poisons s'ajoutent à ceux déjà existants, de telle sorte que les organes de transformation et d'élimination menacent de devenir insuffisants, et que le cœur se fatigue. Les palpitations, l'essoufflement, l'angoisse traduisent ces troubles. L'expérience prouve d'ailleurs, contrairement à ce qu'on croit communément, que ces exercices violents n'ont pas d'action sensible sur l'oxydation finale des déchets, en ce sens que l'abondante production des déchets tissulaires compense et au delà la combustion plus active des graisses de l'organisme.

Cette interdiction toutefois ne s'applique pas à certains préarthritiques et même à quelques arthritiques bien entraînés, qui arrivent à exécuter, sans phénomènes de fatigue (ce qui atteste leur adaptation), de longues marches, des courses en montagne, des jeux de plein air, tous exercices très favorables, quand ils sont bien supportés, à d'avantageuses modifications des échanges cellulaires. On peut, au surplus, arriver à un certain degré d'entraînement chez les préarthritiques les plus sédentaires, à cœur et à reins normaux; il faut même s'efforcer, dans ces conditions, de l'obtenir, en raison de la transformation qui en résulte dans les conditions d'existence de ces malades, transformation qui est, nous le savons, un facteur important de la cure. Notons enfin, avec P. Le Gendre, que l'automobilisme à allures modérées et pendant peu de temps chaque jour est favorable par les réactions cutanées et la sédation qu'il produit.

On conseille souvent aux préarthritiques de dormir peu. C'est à mon avis une erreur. Pendant le sommeil, il n'y a pas d'apports alimentaires et la production des déchets de fonctionnement est réduite au minimum. Par l'élimination

urinaire, qui est continue, la teneur des poisons diminue donc dans le milieu intérieur en même temps que certains organes de la vie de relation jouissent d'un repos relatif. On sait que certains préarthritiques, au début des insuffisances hépatiques et nerveuses, éprouvent, en se levant le matin, une lassitude plus grande qu'au moment du coucher. Il suffit, comme je l'ai constaté à plusieurs reprises, de prolonger d'une heure ou deux le séjour au lit, pour voir disparaître cette sensation de fatigue, à la condition toutefois que le repas de la veille au soir ait été, comme il est de règle pour ces malades, très sobre. Remarquons aussi que, pour les raisons précédemment dites, la diurèse est souvent augmentée par l'alitement, notamment chez les petits hypertendus. C'est pourquoi, bien loin de restreindre le sommeil et le repos au lit, chez les préarthritiques, je leur conseille au contraire de se coucher tôt après le dîner (les veilles tardives sont d'ailleurs particulièrement excitantes et fatigantes), de se lever d'assez bonne heure (neuf à dix heures de lit suffisent) et de dormir ou du moins de s'étendre sur le lit ou la chaise longue pendant une heure environ après le repas de midi. Les animaux, d'ailleurs, dorment toujours après avoir mangé, et cet instinct a une raison d'être que les expériences bien connues de Vulpian mettent en évidence.

Étant donné le rôle capital du système nerveux dans l'hyperfonctionnement et le dysfonctionnement, l'hygiène nerveuse et psychique a nécessairement une importance de premier ordre. Par la diététique, le repos et les moyens physiques, on peut déjà obtenir une sédation réflexe incontestable. Mais cela est loin de toujours suffire. Beaucoup de préarthritiques sont des cérébraux dont l'activité mentale est considérable, et cette activité exagérée n'est pas moins fâcheuse que le surmenage alimentaire et musculaire. Il est très difficile de l'enrayer. On y peut cependant arriver par deux méthodes différentes : le changement complet des

habitudes et des occupations qui est fréquemment impossible, en raison des nécessités de la vie, et l'éducation de la volonté.

Le « retour à la terre », à la vie des champs, à ses occupations lentes et monotones, sédatives de nature et par le milieu où elles s'exécutent, donne, quand il est accepté, des résultats immédiats et sûrs, dont j'ai fourni précédemment un exemple caractéristique. Mais bien peu de personnes consentent à cet abandon de leur bien-être, de leur profession, de leurs relations, de leurs habitudes et de leurs plaisirs, et d'ailleurs, bon nombre, même le voulant, ne le peuvent pas. Car il ne s'agit pas seulement d'aller vivre au grand air, dans une propriété confortable, en conservant la fâcheuse manière de vivre du citadin aisé ou riche. Il s'agit de mener la vie rude et frugale du paysan, sinon sous ses habits et dans sa chaumière, du moins en gardant le caractère physique et extérieur de ses travaux. Quel bourgeois, non contraint par les circonstances, s'y résignerait? On peut à la rigueur substituer à ce changement, trop radical pour beaucoup, et quand les ressources le permettent, la cure de campagne, au voisinage des bois, ou la cure d'altitude, par exemple dans un chalet un peu isolé et éloigné surtout des stations connues. Il n'est pas besoin de monter très haut : 600, 800, 1 000 mètres au plus suffisent. Le malade y vivra au grand air et au repos, faisant d'abord de très courtes marches, se nourrissant comme le montagnard de laitage, de pommes de terre et de pain. La cure marine, au contraire, est souvent contre-indiquée ; elle est beaucoup trop excitante, à moins qu'on ne choisisse les petites criques tranquilles de la côte des Maures et de l'Estérel, ou de la Corse, qui sont plutôt sédatives. On conçoit trop bien comment ce changement de milieu et de préoccupations influence et calme le système nerveux pour que j'y insiste. Mais il importe cependant que le malade ne passe pas subitement d'une activité débordante à une inertie intellectuelle trop

grande. Il faut et il suffit qu'il se crée des occupations nouvelles plus simples, moins excitantes : la pêche, le jardinage (la chasse est quelquefois trop fatigante, du moins au début de la cure), les collections de plantes, d'insectes, de fossiles, de minéraux, la photographie, le dessin ou la peinture (sans prétention au grand art, ce qui est particulièrement énervant), le modelage, les arts mécaniques, etc. Pas trop de lectures et seulement celles qui sont d'un intérêt immédiat, par conséquent plutôt des ouvrages techniques que des œuvres d'imagination, poésies, pièces de théâtre et romans; les bons classiques seuls seront exceptés de cette prohibition. Pas trop de correspondances non plus, même et surtout quand elles ont un caractère sentimental. Naturellement un facteur très favorable est la longue durée de ces transplantations. Si elles sont courtes (quelques semaines), l'effet produit est trop superficiel pour amener un résultat durable. C'est pourquoi je n'aime pas beaucoup les voyages, les voyages « circulaires » en particulier, pour les préarthritiques. Ils y goûtent sans doute des distractions utiles, mais la multiplicité des impressions et les déplacements répétés augmentent l'énervement et la fatigue, sans compter les troubles qui dérivent d'une nourriture changeante et surabondante, quoique le plus habituellement mauvaise.

A la vérité, la transplantation, chez les préarthritiques, est très pénible. Le malade s'y plie à la longue et même finit par y trouver des satisfactions toutes nouvelles, mais, au début, il lui faut faire un énergique appel à sa volonté. C'est alors surtout que les suggestions du médecin traitant doivent venir à son aide. Le rôle de ce dernier, en effet, est de préparer son client à tous les changements qu'il est obligé de lui imposer, dans sa nourriture, dans son hygiène, dans sa manière de vivre. Presque toujours le malade se refuse d'abord à ces changements, parce qu'il n'en comprend pas les raisons, se sentant ou se croyant moins exposé qu'il ne

l'est en réalité, et aussi parce que sa volonté est trop faible pour résister à l'entraînement des habitudes, des sentiments et des passions. Le médecin doit donc lui expliquer, avec patience et clarté, la nécessité des différents termes du traitement, puis lui indiquer comment il dressera sa volonté à les observer rigoureusement. A cet égard, les moyens diffèrent : suggestion et auto-suggestion continue, journal de cure, confession écrite des fautes commises contre le traitement, etc.; tous sont bons pourvu qu'ils réussissent, et ils réussissent toujours si le médecin a pu, dès le début, prendre, par son autorité, son tact, sa fermeté, un empire suffisant sur l'esprit du malade. La transplantation rompt trop souvent ces liens; il importe de les maintenir le plus longtemps possible par l'envoi réciproque de brèves communications, le malade exposant, sans phrase, les résultats obtenus et les fautes commises, le médecin y répondant par des encouragements, des blâmes modérés et, s'il y a lieu, la nature des modifications à introduire dans la thérapeutique.

Ce qui précède s'applique spécialement, comme on l'a vu, aux préarthritiques et aux arthritiques francs au début de la période des manifestations défensives. Quand il s'agit d'arthritiques plus gravement atteints, les règles de l'hygiène générale doivent nécessairement être plus ou moins modifiées.

Ainsi, chez les goutteux, il faut recommander le repos dès que s'annoncent les signes prémonitoires de l'accès; la marche ne sera reprise qu'avec prudence au moment de la convalescence. D'autre part, chez ces malades, les soins de la peau ont une importance toute particulière ; il faut recourir aux frictions sèches régulières et aux affusions d'eau tiède. Bien que tolérées par Lécorché, les affusions froides rendent de moins bons services. Les bains chauds alcalins (35°-36° C.) sont excellents; on a également vanté les bains électriques lithinés, qui activent la résorption des tophus et des exsudats articulaires, mais, pour ma part, je n'ai jamais

constaté, par cette méthode, de résultats bien nets. Enfin le goutteux, chronique ou non, doit éviter les climats froids et humides ; ce sont les régions sèches qui lui conviennent le mieux, dans nos pays tempérés.

Chez les obèses, l'exercice est très utile, parce qu'il active la fonte et l'oxydation des dépôts adipeux ; mais, en raison de l'état du cœur, il faut qu'il soit modéré. La cure d'Œrtel, en terrain varié, n'obtient guère qu'une sudation abondante, et si le malade boit ensuite, il récupère presque immédiatement la perte de poids qui résulte de l'élimination d'eau. Il faut lui préférer souvent la gymnastique suédoise, avec mouvements passifs et actifs progressifs. On doit utiliser également le massage doux et non le pétrissage. Les bains de lumière, de soleil, les bains chauds, les bains de vapeur sont excellents, mais ces derniers doivent être cependant rigoureusement interdits aux obèses cardiaques.

Chez les diabétiques florides, les règles de l'hygiène générale restent celles que nous avons exposées à propos des préarthritiques. Notons cependant qu'il faut leur éviter toute sudation abondante, et notamment les bains trop chauds, les bains de vapeur, les marches et les voyages en pleine chaleur de l'été, etc., qui peuvent déterminer des accidents graves et même mortels. Les bains tièdes et les lotions d'eau de Cologne ou d'eau de lavande (qui aseptisent en quelque sorte la peau) sont, au contraire, très recommandables, de même que les bains de lumière et les courants de haute fréquence : ces derniers s'appliquent principalement aux diabétiques déjà sérieusement atteints, avec hypertension forte et continue. En raison de la facilité des infections pulmonaires, ces malades doivent éviter les refroidissements et, dans ce but, ne porter que des vêtements de laine. Les climats de faible altitude, sans variations thermiques trop grandes, leur sont particulièrement favorables. Enfin, il faut éviter toute émotion forte et tout excès, la fatigue physique comme le surmenage intellectuel, sans cependant

tomber dans l'oisiveté, qui entraîne souvent la mélancolie.

Chez les artério-scléreux, de plus strictes précautions sont nécessaires. On pratiquera les frictions cutanées, les lotions tièdes, le massage général et abdominal, parce que tous ces moyens agissent sur le cœur périphérique pour soulager le cœur central; pour cette même raison, on évitera toute cause de fatigue, et notamment la marche en ascension, qui surmène le cœur central. Les bains carbo-gazeux (Royat, Bourbon-Lancy) et les courants de haute fréquence peuvent être plus utiles, parce qu'ils tendent à diminuer l'hypertension, modèrent la dyspnée et font disparaître la sensibilité anormale au froid. Enfin, il faut leur prescrire d'éviter les endroits où l'air est confiné, et de vivre dans une région de faible altitude (ne pas dépasser 500 à 600 mètres), à l'abri du vent et des variations brusques de température. On leur interdira les rapports sexuels, bien entendu, et le tabac. S'il y a des œdèmes (néphrite), on ordonnera le lit, les bains de jambes à 38° centigrades, réchauffés jusqu'à 42° centigrades (30 à 40 minutes) et tous les soins les plus minutieux de propreté tant de la peau que des muqueuses.

c) *Traitement médicamenteux et hydrominéral.* — Dans la thérapeutique des préarthritiques, le traitement médicamenteux ne me paraît qu'exceptionnellement utile. C'est à la diététique et à l'hygiène qu'il faut demander avant tout non seulement la prévention des accidents de l'arthritisme franc, mais aussi la disparition définitive des troubles constatés. Cependant, étant donnée l'hypéracidité humorale qui est censée les caractériser, l'emploi du bicarbonate et du sulfate de soude (1 gramme le matin à jeun dans un verre d'eau), la cure d'oranges ou de citron, la cure de raisin, qui alcalinisent les humeurs, donnent souvent de bons résultats. Cette dernière est également utile contre certains troubles gastro-intestinaux.

Contre l'encombrement intestinal, presque constant, et qui entraîne des altérations fonctionnelles du foie et de l'estomac, Pascault préconise la double purgation successive à l'huile de ricin et à l'ipéca (à doses fractionnées, non vomitives), qui a pour but d'évacuer non seulement les résidus alimentaires, mais le dépôt muqueux qui encrasse les parois intestinales, l'*entéro-ripose*. Je ne suis pas très partisan de la purgation, qui entraîne un choc intense, constaté par la dépression marquée du patient. La plupart du temps, le changement de régime amène une évacuation naturelle et l'atténuation progressive de l'entéro-ripose. Dans certains cas cependant, s'il n'a pas été déjà fait un abus des laxatifs et des purgatifs et si le spasme entérique n'est pas trop accusé, et quand, notamment, l'encombrement intestinal est énorme, malgré de petites selles journalières, la purgation est indispensable et doit être utilisée, malgré ses inconvénients. On prescrira les purgatifs salins ou les eaux purgatives, si le rein est normal, l'huile de ricin ou l'eau-de-vie allemande, si, au contraire, il est fragile ou déjà touché.

On n'a que rarement l'occasion d'employer les uratolytiques, c'est-à-dire les médicaments qui favorisent la solubilisation et l'élimination des urates ou modèrent leur formation. Si cela est nécessaire pourtant, on donnera la préférence à l'acide thyminique (solurol), qui est, nous l'avons vu, d'après Schmoll, le dissolvant ou solubilisant physiologique de l'acide urique, et qui, chez certains goutteux et lithiasiques rénaux, m'a donné des résultats tout à fait remarquables. Le sidonal et l'urotropine sont aussi de bons uratolytiques; les benzoates sont déjà moins actifs (à ce point de vue seulement, car ils agissent efficacement sur le foie), et quant aux sels de lithine, ils seraient, d'après Fauvel, tout à fait inefficaces. Les produits du groupe du pyramidon, et particulièrement le quino-salicylate (antalgol), lequel peut se substituer au salicylate de soude

comme moins offensant pour le rein, sont des médicaments très précieux dans toutes les formes de douleurs toxiques, dans les névralgies, migraines et douleurs rhumatoïdes. Ils sont énergiquement analgésiques, tout en paraissant augmenter les échanges et les oxydations intra-organiques, contrairement aux drogues qui les restreignent, comme l'antipyrine et l'aspirine, plus toxiques, et qui sont par suite contre-indiqués.

Enfin, comme cures hydro-minérales, on n'a guère que l'embarras du choix, étant données la richesse, l'abondance et la spécialisation des stations françaises. Nous n'indiquerons donc ici, principalement comme eaux de simple lavage, en boissons abondantes, destinées surtout à débarrasser l'économie des déchets qui l'encrassent, que, d'une part, Alet, pour tous ceux qui souffrent à un titre quelconque du surmenage digestif, et d'autre part la source Alliot à Plombières et la source Cachat à Évian. Ces sources sont extrêmement peu minéralisées et la source Alliot jouit, en outre, de propriétés radio-actives remarquables sur la valeur thérapeutique desquelles cependant nous ne sommes pas encore définitivement fixés.

Dans les diverses formes de l'arthritisme franc, en revanche, on use souvent trop surabondamment des remèdes. Je ne saurais naturellement passer ici en revue, même sommairement, tous les traitements qui ont été proposés et qui souvent diffèrent profondément les uns des autres. Je dois cependant fournir quelques indications.

En ce qui concerne la goutte d'abord, il faut distinguer le traitement de la crise du traitement général. Le premier comporte les soins à donner à l'arthrite; ils se résument en ceci : immobilisation de la jointure malade, applications émollientes, enveloppement avec du coton hydrophile recouvert de taffetas gommé; si la douleur est très vive, on recourra aux badigeonnages de laudanum ou aux onctions avec la pommade belladonée. Nous avons vu déjà qu'il fallait

aussi prescrire la diète hydrique ou lactée et des boissons abondantes (limonades citriques) pour augmenter la diurèse et faciliter l'élimination des déchets uriques. Comme médicaments à l'intérieur, quand la crise est particulièrement douloureuse et longue, on doit indiquer d'une part le colchique, sous forme de teinture, de vin ou de pilules, ou encore la liqueur Laville ou la potion diurétique de Graves, et, d'autre part, le salicylate de soude ou mieux l'antalgol (quino-salicylate de pyramidon), qui est un puissant analgésique, favorisant les combustions intraorganiques et la diurèse.

Dans l'intervalle des crises, on devra suivre le traitement général indiqué précédemment pour les arthritiques, mais on y adjoindra l'usage alternatif de la médication alcaline et des uratolytiques (solurol, sidonal, antalgol, urotropine, etc.); enfin une cure hydro-minérale sera recommandée : Évian, Vittel, Martigny, Contrexéville, pour les goutteux sans complications spéciales; Vichy, pour les goutteux avec foie gros et gras; Châtelguyon ou Plombières, pour les goutteux constipés et entéritiques; Alet, pour les goutteux hypersthéniques; La Bourboule, Aix, Bourbonne-les-Bains, pour les goutteux chroniques.

Les manifestations viscérales de la goutte seront naturellement traitées suivant leur nature propre et la modalité particulière qu'elles affectent. Quant à la goutte asthénique (goutte chronique à la période cachectique), il importe surtout de pallier à ses dangers par une médication tonique (arséniate de soude, cacodylates) et d'utiliser, si l'on constate l'hypoacidité urinaire, l'acide phosphorique, suivant la méthode de Joulie.

Nous nous contenterons de rappeler ici pour mémoire le traitement chirurgical, qui a pour objet de débarrasser la partie malade de ses tophus douloureux ou de ses concrétions uratiques et d'extirper en même temps la capsule articulaire. Les résultats de ce traitement semblent favorables,

mais ne sont pas encore fort nombreux; on a d'ailleurs bien rarement à y recourir.

Le traitement de la lithiase rénale (goutte rénale) est celui même de la goutte, en ce qui concerne du moins le traitement général. La colique néphrétique comporte, comme indications principales, le repos, la diète hydrique et les bains tièdes prolongés, qui calment les douleurs et favorisent la diurèse et l'élimination du calcul. Si la crise est longue et particulièrement douloureuse, on peut recourir aux injections d'héroïne ou de morphine, mais en agissant avec beaucoup de prudence, car ces injections, outre qu'elles peuvent être l'origine d'une opiomanie, ont tendance à prolonger la crise en ralentissant la sécrétion urinaire. Enfin, si les calculs sont volumineux, logés dans le rein ou la vessie, s'ils déterminent de l'hydronéphrose, de la suppuration, de la cystite, des douleurs, de la fièvre, il faut recourir à l'intervention chirurgicale, soit lithotritie (quand le calcul est dans la vessie), soit néphrotomie ou même néphrectomie, si le rein est intéressé.

Du traitement de l'obésité, il n'y a pas grand'chose à dire, parce que l'obésité sans complication aucune (qui est rare) est uniquement dépendante du régime, de l'hygiène et des moyens physiques indiqués ci-dessus, et que l'obésité compliquée doit être traitée suivant la nature et l'importance de la complication. Il convient cependant d'indiquer la cure alcaline, sous forme d'un grand verre d'eau de Vichy tiédie au bain-marie et pris le matin à jeun (15 jours par mois), et surtout l'iode, sous forme soit d'iodure alcalin, soit d'iode organique (iodalose, iodone, iodocéréol, etc.) pris à petites doses, mais continué pendant longtemps (avec interruption de 10 jours par mois au moins). Les préparations de glandes thyroïdes et la thyroïdine ont été vantées comme particulièrement efficaces contre l'obésité; elles déterminent en effet un amaigrissement assez rapide, mais aussi des accidents cardiaques et nerveux qui doivent absolument les

faire repousser, sauf dans le cas d'obésité compliquée de myxœdème. Comme cure hydro-minérale, une surtout est à recommander, c'est celle de Brides (Savoie). Châtelguyon donne également de bons résultats chez les constipés; à l'étranger, Marienbad, Kissingen et Hambourg sont les stations indiquées de préférence contre l'obésité.

Extrêmement nombreux et complexes sont les divers traitements du diabète, et souvent contradictoires aussi parce qu'ils s'inspirent d'une pathogénie encore incertaine en bien des points. Je n'indiquerai ici que les principaux. La médication alcaline, sous forme de bicarbonate de soude ou d'eaux naturelles bicarbonatées sodiques (Vichy, Vals, Carlsbad), est, comme l'a dit Lécorché, la pierre de touche du diabète; tous les cas qu'elle n'amende pas doivent être considérés comme graves. Elle est cependant contre-indiquée dans la forme pancréatique et le diabète maigre ou cachectique et dans la tuberculose pulmonaire avérée. Cette médication constitue souvent une mesure préventive à l'égard du coma diabétique dont nous parlerons tout à l'heure. La médication sédative, par l'opium ou la morphine, la valériane, les bromures, a été préconisée par les auteurs qui considèrent le diabète comme le résultat d'une exagération notable des échanges, d'origine nerveuse. L'opium (qu'il faut préférer à ses alcaloïdes : morphine, codéine, etc.) ne semble en réalité indiqué que dans les formes nerveuses de la maladie; il peut alors produire la diminution et même la disparition du sucre urinaire. Les bromures, moins dangereux, donnent, suivant Albert Robin, de bons résultats dans le diabète hyperazoturique. Ce même auteur préconise aussi l'emploi de l'antipyrine, qui diminue les échanges. Le sulfate de quinine a également été utilisé avec succès. Comme médicament modérateur, on a enfin vanté l'arsenic, sous ses diverses formes : liqueur de Fowler, cacodylate, arrhénal, eaux naturelles arsenicales; cependant Frerich lui dénie toute valeur et le considère même comme dangereux.

Le glycogène a donné quelques résultats très satisfaisants, mais il n'a pas encore été suffisamment expérimenté. La médication opothérapique a suscité beaucoup d'espérances. Dans le diabète gras, Gilbert, Carnot, Lépine ont obtenu des résultats assez encourageants avec des extraits hépatiques, mais à la condition qu'il n'y ait pas hyperhépatie (c'est-à-dire fonctionnement exagéré du foie), car alors, sous l'influence de cette médication, la glycosurie monte au lieu de diminuer. Dans le diabète maigre, pancréatique, Lancereaux a préconisé l'opothérapie pancréatique, qui a en effet donné quelques résultats, précisément dans les cas ou l'opothérapie hépatique échoue. Toutefois ces deux méthodes en sont encore à leurs débuts et il faut attendre, pour juger définitivement de leur valeur, de plus nombreuses observations. Rappelons aussi le procédé de Guelpa, mentionné cidessus, consistant en jeûne absolu et purgation par périodes de trois jours, qui paraît faire disparaître momentanément le sucre urinaire, mais semble aussi capable, chez certains pléthoriques faisant purement de la glycosurie alimentaire, de déterminer une amélioration décisive. Enfin, il faut se souvenir que, en raison de la facilité avec laquelle il s'infecte, toute opération chirurgicale est dangereuse chez le diabétique et que, par conséquent, il ne faut y recourir qu'en cas de nécessité, et en prenant toutes les mesures possibles d'antisepsie et d'asepsie. En outre, dans le cas, par exemple, d'une intervention pour la gangrène diabétique d'un membre, il faut administrer au malade, avant l'opération, des doses élevées d'alcalins, et l'anesthésier à l'éther, de préférence au chloroforme. Enfin, quant au coma diabétique, il ne paraît guère curable et son traitement est encore purement empirique. On recommande l'usage, à la période prémonitoire d'apathie et de somnolence, du bicarbonate de soude à très fortes doses (30 à 50 grammes par jour), le lavage de l'estomac, les purgatifs drastiques, les inhalations d'oxygène, et, quand la période comateuse est commencée, des

injections hypodermiques d'eau salée ou mieux intraveineuses d'une solution stérilisée de bicarbonate de soude à 4-5 pour 100. D'après Lépine, on a obtenu, par ces moyens, dans quelques cas, une amélioration et la disparition, au moins temporaire, des accidents comateux.

Comme cures hydro-thermales pour les diabétiques : Vichy et Carlsbad, chez les diabétiques francs; Saint-Nectaire, chez les diabétiques albuminuriques; Pougues, Vittel, Contrexéville, Martigny, Capvern, pour les diabétiques goutteux et lithiasiques; Brides, pour les diabétiques obèses; la Bourboule, Forges, Orezza, pour les diabétiques anémiés, épuisés; et Royat enfin pour les diabétiques qui veulent recourir aux bains carbo-gazeux. Naturellement ces cures sont interdites aux malades qui présentent des altérations scléreuses.

Le traitement de l'artério-sclérose confirmée comporte un certain nombre de moyens visant, les uns l'état général, les autres les symptômes.

Parmi les premiers, il faut avant tout mentionner les bains carbo-gazeux (Royat, Bourbon-Lancy, Nauheim) appliqués de telle sorte que l'on obtienne la dépression périphérique sans accélérer l'action cardiaque, et la d'*arsonvalisation*, ou courants de haute fréquence agissant exclusivement par auto-conduction. Comme troisième moyen, on a préconisé le sérum de Trunecek, à base de sels alcalins. Mais l'expérience clinique a prouvé que ce sérum artificiel, tout en paraissant pouvoir agir contre l'athérome, n'est en rien capable de modifier les lésions scléreuses; il semble cependant abaisser quelque peu la pression artérielle, et c'est pourquoi quelques cliniciens continuent à l'employer, soit par la voie gastrique, soit par la voie rectale, soit enfin et de préférence par la voie sous cutanée. Plus volontiers, du reste, on prescrit les iodures alcalins. L'iodure de potassium ou de sodium ou les iodes organiques, qui évitent les accidents d'iodisme, doivent être pris à petites

doses (20 à 30 centigrammes par jour d'iodure, d'après Huchard), mais continuées pendant longtemps. On interrompra toutefois la cure d'iode au moins 8 à 10 jours par mois.

L'auto-intoxication étant, comme il a été dit précédemment, un des éléments déterminants des troubles et des accidents de l'artério-sclérose, il convient de la combattre par tous les moyens, et notamment par l'emploi : des purgatifs salins à petites doses (une cuillerée à café de citrate de magnésie ou de sulfate de soude, le matin à jeun, dans un peu d'eau); du régime lacté ou déchloruré, suivant les cas, dont il a été parlé ci-dessus, et enfin des diurétiques, tels que la théobromine (0 gr. 50 à 1 gramme par jour, associée ou non au benzoate de soude), qui active l'élimination des poisons et facilite la résorption des œdèmes.

Pour amener la dilatation périphérique des vaisseaux et soulager ainsi le travail du cœur, on prescrit soit la trinitrine, soit le tétranitrol. La première ayant une action inconstante et fugace et déterminant souvent de la céphalée pulsatile, on ordonne plus ordinairement le second (à la dose de 10 à 20 milligrammes par jour), dont l'action est plus durable, mais qui transforme l'hémoglobine en méthémoglobine.

Contre les paroxysmes dyspnéiques, on peut utiliser les vapeurs d'iodure d'amyle. S'ils sont dus à l'œdème aigu du poumon, il faut pratiquer d'urgence la saignée.

Quand le cœur commence à faiblir, à se dilater, on doit recourir à la digitale, surtout à la digitaline cristallisée qui, à petites doses (cinq gouttes de la solution au 1 000e de digitaline cristallisée pendant 8 à 10 jours), est le toni-cardiaque par excellence. D'ailleurs, à cette période, la digitale est le meilleur des remèdes contre la dyspnée, les palpitations, quand le cœur et les reins sont touchés à la fois. Même quand le muscle cardiaque est sclérosé, que les cavités cardiaques sont dilatées et que les œdèmes apparaissent, la digitale donne encore de bons résultats, ainsi que l'a montré Huchard. Dans ce cas, il convient d'associer à la médication

digitalique le repos au lit, le régime hydro-lacté réduit, la théobromine. Enfin à la période ultime de la maladie, quand s'installe l'insuffisance du cœur d'origine valvulaire, c'est aux injections de caféine qu'il faut s'adresser comme médicament d'urgence. Rappelons enfin que l'on peut aussi utiliser contre la dyspnée et les palpitations, pour faciliter la diurèse, le sulfate de spartéine, la strophantine et les teintures de grindelia robusta, de convallaria maialis et de scille.

Comme cures hydro-minérales, on ne peut guère recommander aux artério-scléreux que : Évian, Vittel, Contrexéville, Martigny, Capvern, et encore à petites doses, pour éviter d'accroître l'hypertension, et, à titre de médication iodurée, les eaux de Bondonneau (Drôme) et de Saxon (Valais).

Pour résumer brièvement tout ce qui précède, on peut dire que l'arthritisme n'est réellement et même facilement curable qu'à sa période prémonitoire. A partir du moment où les troubles fonctionnels se localisent et où les lésions tendent à apparaître, la guérison devient moins probable ; elle est même relativement rare, malgré les soins prodigués au malade et l'énergie qu'il met alors, trop tardivement souvent, à observer son régime. A une période plus avancée enfin, quand les insuffisances se sont généralisées et que la sclérose frappe les organes, la guérison cesse d'être réalisable. Mais, même alors, et *à fortiori,* pendant l'étape des manifestations franches de l'arthritisme : goutte et lithiases, obésité, diabète, etc., de grandes améliorations sont toujours possibles, qui permettent au malade de vivre encore très longtemps, et sans trop souffrir en somme de sa maladie. Mais ces améliorations, si importantes, si nettes parfois qu'on serait tenté de les confondre avec la guérison, ne peuvent être obtenues que par un régime et une hygiène très sévères, scrupuleusement observés et ne laissant prise ni aux imprudences, ni aux négligences, ni aux omissions

Et c'est là qu'est la plus grande difficulté du traitement des arthritiques. A la phase des insuffisances, quand tous les organes fléchissent peu à peu, le malade, qui s'en rend compte, ne demanderait pas mieux alors que de se soigner, mais il est trop tard et la thérapeutique la plus énergique n'obtient guère qu'une palliation momentanée. A la phase floride, au contraire, à la période prémonitoire, l'arthritique, qui se sent peu touché, résiste aux conseils de son médecin et s'obstine dans ses habitudes dangereuses et sa manière de vivre. Si, par hasard, il se soumet au traitement qu'on lui impose, ce n'est que pour peu de temps, car il ne veut pas comprendre que ses fonctions ne se sont pas troublées en un jour, et que ce n'est pas non plus en un jour qu'elles reviendront à la normale, qu'il faut pour cela des mois et des années parfois. Et cependant le moment est précieux. Si on le laisse passer, tout espoir de guérison peut être perdu, tandis que, si on en profite, la santé rétablie est au bout des efforts que l'on va tenter. Ces efforts sont pénibles, certes; ils demandent de l'attention, de la volonté, de l'énergie, mais ne demandent guère que cela. C'est pourquoi, en fait d'arthritisme et surtout de préarthritisme, le malade est, bien plus que le médecin, l'auteur de sa propre cure; il suffit qu'il ait pris la ferme résolution de se soigner pour être assuré d'une amélioration décisive et peut-être d'une prochaine et définitive guérison.

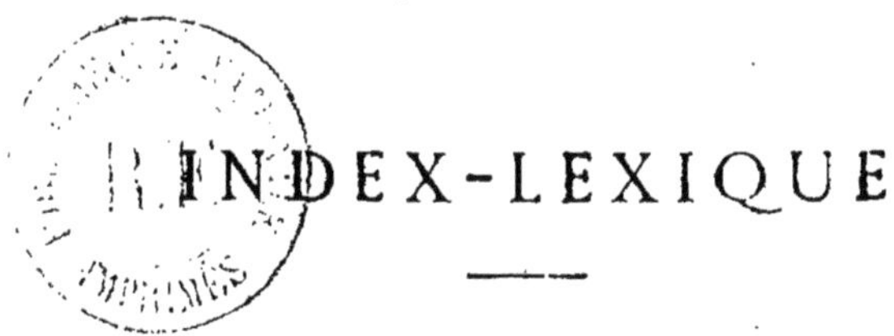

INDEX-LEXIQUE

Endothermique (Réaction), 24.
Energétique, 24. Qui est relatif à l'énergie.
Entéralgie, 60. Du gr. *entéron*, intestin, et *algos*, douleur. Douleur aiguë des intestins.
Entérite, 36. Inflammation de l'intestin.
Entéro-colite, 41. Inflammation de l'intestin grêle et du colon.
Entéroptose, 19.
Entéro-ripose, 123. Dépôt muqueux à la surface interne des intestins, qui empêche l'absorption intestinale.

Floride (Type, aspect), 14.

Gangrène, 80. Mort locale des tissus.
Gastrite, 36. Inflammation de la membrane muqueuse de l'estomac.
Gastro-entérite, 80. Association d'une gastrite et d'une entérite.
Gingivite, 73. Inflammation des gencives.
Glycosurie, 77.
Goutte, 55; — asthénique, 68; — cérébrale, 60; — larvée, 60; — remontée, 60; — rénale, 62.
Gravelle, 62.

Hématose, 68. Transformation, dans les poumons, du sang veineux en sang artériel.
Hémoptysie, 91. Du gr. *haima*, sang, et *ptusis*, crachement. Crachement de sang.
Hémorroïdes, 61.
Hérédo-arthritisme, 43.
Histologie. Étude des tissus.
Hydrémie, 114. Du gr. *udôr*, eau, et *haima*, sang. Etat du sang dilué par une quantité exagérée de liquide.
Hydronéphrose, 63. Du gr. *udôr*, eau, et *néphros*, rein. Distension du rein par l'accumulation de l'urine.
Hyper. Le préfixe *hyper*, du gr. *uper*, au delà, marque un excès.
Hyperactivité, 19. Activité exagérée.
Hyperazoturie, 111. Exagération de la quantité des produits azotés de l'urine.
Hyperfonctionnement, 37.
Hypersthénique, 22.
Hypertension, 19.
Hypertrophie, 36. De *hyper*, et du gr. *trophè*, nourriture. Excès de nutrition et de développement d'un organe.

Hypo. Le préfixe *hypo*, du gr. *upo*, au-dessous, marque une diminution.
Hypofonctionnement, 37.
Hyposthénique, 22.
Hypotension, 19.

Impétigo, 56. Dermatose donnant lieu à la formation de pustules.
Iritis, 61. Inflammation de l'iris de l'œil.

Laryngite striduleuse, 8. Faux croup.
Leucémie, 50. Du gr. *leukos*, blanc, et *haima*, sang. Maladie causée par l'augmentation des globules blancs du sang.
Leucocyte, 8. Du gr. *leukos*, blanc, et *kutos*, cellule. Globule blanc du sang.
Leucomaïnes, 48. Substances à réaction basique qui se forment dans les tissus au cours de leur fonctionnement.
Lithiase rénale, 62. Lithiase, du gr. *lithos*, pierre. Affection consistant dans la formation de sables ou de petites pierres dans le rein.
Lithotritie, 126. Du gr. *lithos*, pierre, et du lat. *terere*, broyer. Opération qui consiste à broyer, dans la vessie même, les calculs urinaires.

Maladie de Basedow, 74. Goitre exophtalmique, hypertrophie de la glande thyroïde.
Malaria, 50. Fièvre paludéenne.
Mal perforant plantaire, 80. Ulcère de la plante du pied qui progresse en profondeur.
Méat urinaire, 64. Orifice du canal urinaire.
Ménopause, 17. Du gr. *mèn*, mois, et *pausis*, cessation. Cessation définitive des règles.
Myocardite, 61. Du gr. *mus*, muscle, et *kardia*, cœur. Inflammation du myocarde, partie musculaire du cœur.
Myxœdème, 68. Atrophie de la glande thyroïde.

Néphrectomie, 126. Du gr. *néphros*, rein, et *tomè*, section. Extirpation totale ou partielle du rein.
Néphrite, 36. Du gr. *néphros*, rein. Inflammation du rein.
Néphroptose, 19.
Néphrotomie, 126. Incision du rein.
Neurasthénique (état), 12. Du gr. *neuron*, nerf, *a* privatif, et *sthénos*, force.

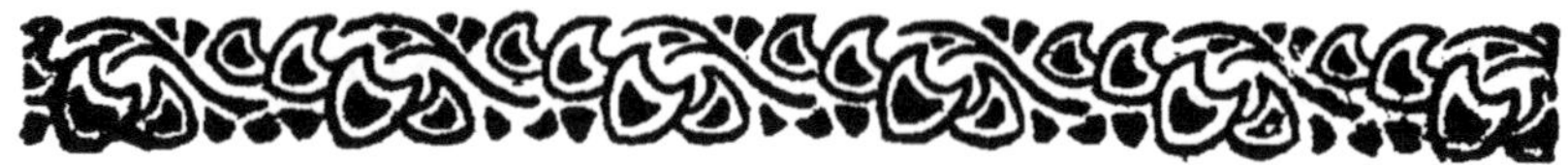

TABLE DES MATIÈRES

Paris. — Imp. LAROUSSE, 17, rue Montparnasse.

PETIT LAROUSSE ILLUSTRÉ. Publié sous la direction de Claude AUGÉ. Le plus complet et le plus intéressant de tous les dictionnaires manuels. Beau volume de 1664 pages (format 13,5 × 20), 5800 gravures, 130 tableaux encyclopédiques dont 4 en couleurs, et 120 cartes dont 7 en couleurs. Relié toile (reliure originale de GRASSET), en trois tons. 10 francs

(1 fr. en sus pour frais d'envoi dans les localités non desservies par le chemin de fer et à l'étranger.)

(Cet ouvrage est majoré temporairement de 20 %).

LAROUSSE DE POCHE, par Claude et Paul AUGÉ. Le seul dictionnaire de poche vraiment pratique et complet. Plus de 85 000 mots, avec un traité de grammaire et de littérature française. Joli volume de 1292 pages sur papier extra-mince (10,5 × 16,5), épaiss. 2 cent., poids 315 gr. Rel. t. 9 francs

(Cet ouvrage est majoré temporairement de 20 %).

LE LAROUSSE POUR TOUS, dictionnaire encyclopédique en *deux volumes*, publié sous la direction de Claude AUGÉ. Une encyclopédie complète à la portée de tous : tous les mots de la langue, toutes les connaissances humaines, sous la forme la plus pratique et la moins coûteuse. 1 950 pages (format 21 × 30,5), 17 325 gravures, 216 cartes en noir et en couleurs, 35 planches en couleurs. Broché.......... 52 francs
Relié demi-chagrin (reliure originale de G. AURIOL). 70 francs

(Facilités de payement — Prospectus spécimen sur demande.)

NOUVEAU LAROUSSE ILLUSTRÉ en *huit volumes*, publié sous la direction de Claude AUGÉ. Le plus récent, le plus remarquablement documenté et le plus magnifiquement illustré des grands dictionnaires encyclopédiques, rédigé par plus de 400 collaborateurs d'élite : le plus grand succès de la librairie française. 7 600 pages (format 32 × 26), 237 000 articles, 49 000 gravures, 504 cartes en noir et en couleurs, 89 planches en couleurs. Broché........................ 320 francs
Relié demi-chagrin (reliure originale de GRASSET). 400 francs

(Facilités de payement — Prospectus spécimen sur demande.)

GRAND DICTIONNAIRE LAROUSSE en *dix-sept volumes*. Le plus vaste répertoire encyclopédique du monde entier. 24 500 pages (format 32 × 26), 2 864 gravures. Broché, 650 fr. ; — Relié demi-chagrin............ 800 francs

(Facilités de payement — Prospectus spécimen sur demande.)

Bibliothèque Larousse

encyclopédique et illustrée

Directeur : GEORGES MOREAU

LA *Bibliothèque Larousse*, collection véritablement encyclopédique, assemble dans un but de culture française intégrale les ouvrages les plus divers répartis en neuf sections : *Littérature — Beaux-Arts — Sciences — Histoire et Géographie — Médecine et hygiène — Vie sociale et droit usuel — Agriculture — Connaissances pratiques — Sports*. Chaque section renferme en son cadre les connaissances qu'il fallait autrefois rechercher péniblement dans les ouvrages spéciaux, généralement coûteux et, souvent, d'une lecture aride. Cette collection se distingue en outre par une illustration documentaire abondante, par une présentation artistique où se manifeste le goût français, et par son prix des plus modiques.

Les ouvrages de cette collection sont majorés temporairement de 30 % pour les Sections I et II de la Série « Littérature » et de 20 % pour toutes les autres sections. Ils sont envoyés franco contre mandat-poste (pour l'étranger, ajouter 20 centimes par volume).

LITTÉRATURE

I — Les chefs-d'œuvre des grands écrivains

RABELAIS : GARGANTUA ET PANTAGRUEL. Avec biographie et notes, par H. CLOUZOT. *Trois vol.* illustrés de 12 grav. hors texte. Chaque vol., sous couverture rempliée. . 1 fr. 50
Relié toile ivoirine, titre bleu et or, tête bleue. . . . . 2 fr. 50
En *un seul volume*, reliure demi-peau, tête dorée. . . . 8 francs

RONSARD : ŒUVRES CHOISIES. Avec notices et annotations, par GAUTHIER-FERRIÈRES, lauréat de l'Académie française, *Un vol.*, 4 gravures hors texte, sous couv. rempliée. . 1 fr. 50

CORNEILLE : THÉATRE CHOISI ILLUSTRÉ. Avec biographie et notes, par Henri CLOUARD. *Trois vol.* illustrés de 24 gravures dont 13 hors texte d'après Gravelot (édition de 1764). Chaque vol., couv. rempl., 1 fr. 50; relié toile ivoir. . 2 fr. 50
En *un seul volume*, reliure demi-peau, tête dorée . . . 6 fr. 50

RACINE : THÉATRE COMPLET ILLUSTRÉ. Avec biographie et notes, par Henri CLOUARD, *Trois vol.* illustrés de 32 gravures dont 12 hors texte d'après J. de Sève (édition de 1767). Chaque volume, couv. rempl., 1 fr. 50; toile ivoirine. 2 fr. 50
En *deux volumes*, reliure demi-peau, tête dorée. . . . 10 francs

MOLIÈRE : Théâtre complet illustré. Avec biographie et notes, par Th. Comte, agrégé de l'Université. *Sept vol.* illustrés de 63 grav. dont 36 hors texte d'après Boucher (édition de 1734). Chaque vol., broché, 1 fr.; relié toile souple. 1 fr. 30
En *deux volumes*, reliure demi-peau, tête dorée..... 14 fr. 50

LA FONTAINE : Fables illustrées. Avec biographie et notes, par M. Morel, agrégé de l'Université. *Deux vol.* illustrés de 24 gravures d'après Oudry (édition de 1755) et 4 hors texte. Chaque vol., br., 1 fr.; relié toile souple..... 1 fr. 30

BOILEAU : Œuvres poétiques illustrées. Avec biographie et notes, par L. Coquelin. 8 gravures d'après Cochin (édition de 1747). Broché, 1 fr.; relié toile souple...... 1 fr. 30

LA BRUYÈRE : Les Caractères. Avec biographie et notes, par René Pichon, agrégé de l'Univ. *Deux vol.* 8 gravures hors texte. Chaque vol., broché, 1 fr.; relié toile souple.. 1 fr. 30

LA ROCHEFOUCAULD : Maximes. Avec biographie et notes, par M. Roustan, agrégé de l'Univ. 4 gravures hors texte, couv. rempliée, 1 fr. 50; relié toile ivoirine... 2 fr. 50
En reliure demi-peau, tête dorée................ 4 francs

BOSSUET : Œuvres choisies illustrées. Avec biographie et notes, par Henri Clouard. *Deux volumes*, 18 gravures. Chaque volume, broché, 1 franc; relié toile souple.. 1 fr. 30

Mme DE LA FAYETTE : La Princesse de Clèves. Avec biographie et notes, par L. Coquelin. 9 gravures dont 2 hors texte. Broché, 1 franc; relié toile souple..... 1 fr. 30

Mme DE SÉVIGNÉ : Lettres choisies illustrées, suivies d'un choix de lettres de femmes célèbres du XVIIe siècle. Avec biographie et notes, par Marguerite Clément, agrégée de l'Université. — *Deux vol.*, 8 gravures hors texte. — Chaque vol., sous couv. rempliée, 1 fr. 50; relié toile ivoirine.... 2 fr. 50

REGNARD : Théâtre choisi illustré. Avec biographie et notes, par Georges Roth, agrégé de l'Univ. — *Deux vol.*, 8 grav. Chaque vol., couv. rempliée, 1 fr. 50; rel. t. ivoir. 2 fr. 50
En *un seul volume*, reliure demi-peau, tête dorée.... 6 francs

SAINT-SIMON : Mémoires (extraits suivis). Avec biographie et notes, par Aug. Dupouy, agrégé de l'Univ. *Quatre vol.*, 17 hors-texte. Chaque vol., br., 1 fr, ; relié toile souple. 1 fr. 30

ABBÉ PRÉVOST : Manon Lescaut. Avec biographie et notes, par Gauthier-Ferrières. 11 grav. Br.. 1 franc
Rel. toile souple, 1 fr. 30; en reliure d.-peau, tête dorée. 3 fr. 50

J.-J. ROUSSEAU : Les Confessions (extraits suivis). Avec biographie et notes, par H. Legrand, agrégé de l'Univ. 6 gr. d'après Le Barbier (1774). Br., 1 fr.; rel. t. souple. 1 fr. 30

J.-J. ROUSSEAU : Émile (extraits suivis). Avec notices et annotations, par H. Legrand. 4 gravures hors texte. Sous couverture rempliée, 1 fr. 50; relié toile ivoirine.... 2 fr. 50

VOLTAIRE : Romans. Avec biographie et notes, par H. Legrand. *Deux vol.* 6 gr. Chaque vol., br., 1 fr.; rel. t. s. 1 fr. 30
En *un seul volume*, reliure demi-peau, tête dorée.... 5 francs

VOLTAIRE : Théatre choisi illustré. Avec notes et notices, par H. Legrand. 4 grav. hors texte d'après Moreau le Jeune (édition de 1784). Br., 1 fr.; relié toile souple. 1 fr. 30

VOLTAIRE : Œuvre poétique. Avec notes, par H. Legrand. 4 grav., couv. rempliée, 1 fr. 50; rel. toile ivoirine. 2 fr. 50

VOLTAIRE : Histoire de Charles XII. Avec notes et notices par H. Legrand. 1 grav. hors texte et 1 carte en couleurs, couv. rempliée, 1 fr. 50; relié toile ivoirine. 2 fr. 50

DIDEROT : Œuvres choisies illustrées. Avec biographie et notes, par Aug. Dupouy. *Trois vol.* 12 gravures. Chaque vol. sous couverture rempliée, 1 fr. 50; rel. t. ivoirine. 2 fr. 50
En *un seul volume*, reliure demi-peau, tête dorée... 8 francs

MONTESQUIEU : Lettres persanes. Avec biographie et notes par Ch. Gaudier, agrégé de l'Université. *Un volume*, 4 gravures hors texte, sous couverture rempliée.... 1 fr. 50

BEAUMARCHAIS : Théatre choisi illustré. Avec biographie et notes, par M. Roustan, agrégé de l'Université. *Deux vol.*, 8 grav. Chaque vol., br., 1 fr.; rel. t. souple. 1 fr. 30

BERNARDIN DE SAINT-PIERRE : Paul et Virginie. Avec biographie et notes, par Aug. Dupouy, agrégé de l'Université. 4 grav. hors texte. Couverture rempliée. 1 fr. 50
Relié toile ivoirine........................ 2 fr. 50

BENJAMIN CONSTANT. Adolphe et Œuvres choisies. Avec biographie et notes par M. Allem. 2 hors-texte. Couv. rempliée, 1 fr. 50; rel. t. ivoirine, 2 fr. 50; rel. demi-peau. 4 francs

CHATEAUBRIAND : Œuvres choisies illustrées. Avec biographie et notes, par Dupouy. *Trois vol.* 18 gravures. Chaque volume, couv. rempl., 1 fr. 50; relié toile ivoir. 2 fr. 50
En *un seul volume*, reliure demi-peau, tête dorée... 6 fr. 50

STENDHAL : La Chartreuse de Parme. Avec biographie et notes, par Dupouy. *Deux volumes*, 4 gravures hors texte. Chaque volume, couv. rempl., 1 fr. 50 ; relié toile ivoir. 2 fr. 50

STENDHAL : Le Rouge et le Noir. Avec introduction et notes, par C. Stryienski. *Deux volumes*, 4 gravures hors texte. Chaque volume, couv. rempl., 1 fr. 50 ; rel. t. ivoir. 2 fr. 50

STENDHAL : Chroniques italiennes. Avec notices et annotations, par Dupouy. 4 grav. hors texte. Couverture rempliée, 1 fr. 50 ; rel. t. ivoirine, 2 fr. 50 ; rel. demi-peau. 4 francs

BALZAC : Œuvres choisies illustrées. *Huit volumes* illustrés de 7 gravures et 2 autographes. Chaque volume, broché, 1 franc; relié toile souple.................... 1 fr. 30

La Rabouilleuse. *Un volume*. 1 gravure hors texte. Sous couverture rempliée.......................... 1 fr. 50

GÉRARD DE NERVAL : Œuvres choisies illustrées. Avec biographie et notes, par Gauthier-Ferrières. 4 grav. Couverture rempliée, 1 fr. 50; relié toile ivoirine.... 2 fr. 50

MURGER : Scènes de la vie de Bohème. Avec notice biographique. 4 grav. hors texte. Couv. rempliée. 1 fr. 50 Rel. toile ivoirine, 2 fr. 50 ; rel. demi-peau, tête dorée. 4 francs

MUSSET : Œuvres complètes illustrées. *Huit vol.*, 7 grav. et 2 autogr. Chaque vol., br., 1 fr. ; rel. t. souple. 1 fr. 30

VIGNY : Œuvres illustrées. Avec biographie et notes, par Gauthier-Ferrières. *Sept volumes*, 27 grav. hors texte. Chaque vol., couv. rempliée, 1 fr. 50 ; rel. toile ivoirine. 2 fr. 50

VICTOR HUGO : Œuvres choisies illustrées. Avec biographie et notices, par Léopold-Lacour, agrégé de l'Université, et préface de G. Simon. *Deux vol.*, 60 grav. (*Poésie*, 1 vol.; *Prose*, 1 vol.). Chaque volume, couverture rempliée. 5 francs Relié toile ivoirine, 6 fr. ; relié demi-peau, tête dorée. 8 francs

II — Anthologies.

ANTHOLOGIE des écrivains français des XVe et XVIe siècles. Avec biographies et notes, par Gauthier-Ferrières. *Deux vol.* (*Poésie*, 1 vol.; *Prose*, 1 vol.). 36 grav. dont 8 hors texte, 18 autogr. Chaque vol., couvert. rempliée 1 fr. 50 Relié toile ivoirine, titre bleu et or, tête bleue..... 2 fr. 50

ANTHOLOGIE DES ÉCRIVAINS FRANÇAIS DU XVIIe SIÈCLE. Avec biographies et notes, par GAUTHIER-FERRIÈRES. *Deux volumes* (*Poésie*, 1 vol.; *Prose*, 1 vol.). 45 portraits dont 8 hors texte, 51 autographes. Chaque volume, broché, 1 franc; relié toile souple.................. 1 fr. 30
En *un seul volume*, reliure demi-peau, tête dorée.... 5 francs

ANTHOLOGIE DES ÉCRIVAINS FRANÇAIS DU XVIIIe SIÈCLE. Avec biographies et notes, par GAUTHIER-FERRIÈRES. *Deux volumes* (*Poésie*, 1 vol.; *Prose*, 1 vol.). 61 portraits, dont 8 hors texte, 56 autographes. Chaque volume, sous couverture rempliée, 1 fr. 50; relié toile ivoirine. 2 fr. 50

ANTHOLOGIE DES ÉCRIVAINS FRANÇAIS DU XIXe SIÈCLE. Avec biographie et notes, par GAUTHIER-FERRIÈRES. *Quatre volumes* (*Poésie*, 2 vol.; *Prose*, 2 vol.). 89 portraits, dont 16 hors texte, 83 autographes. Chaque volume, couverture rempliée, 1 fr. 50; toile ivoirine.......... 2 fr. 50

ANTHOLOGIE DES ÉCRIVAINS FRANÇAIS CONTEMPORAINS (POÉSIE). Avec notices, par GAUTHIER-FERRIÈRES. 4 portraits hors texte et 36 autographes. Sous couverture rempliée, 1 fr. 50; relié toile ivoirine............... 2 fr. 50

Sous presse : ANTHOLOGIE DES ÉCRIVAINS FRANÇAIS CONTEMPORAINS (Prose).

ANTHOLOGIE DES ÉCRIVAINS SUÉDOIS CONTEMPORAINS, par T. HAMMAR. 4 gravures hors texte. Broché.... 1 franc
Relié toile souple......................... 1 fr. 30

TOURGUENEV : EAUX PRINTANIÈRES. Avec biographie et notice par Michel DELINES. *Un vol.*, une gravure hors texte. Sous couverture rempliée......................... 1 fr. 50

GOGOL : L'INSPECTEUR. Avec biographie et notice. Traduction nouvelle par Ern. COMBES. *Un volume*, une gravure hors texte. Sous couverture rempliée............ 1 fr. 50

SHAKESPEARE : ŒUVRES CHOISIES. Avec biographie et notices, par G. ROTH, agrégé de l'université. Traduction nouvelle de G. ROTH. *Trois volumes* illustrés de 11 gravures hors texte. Chaque volume sous couverture rempliée. 1 fr. 50

III — Histoire des littératures.

LA LITTÉRATURE FRANÇAISE AU XIXe SIÈCLE, par Ch. LE GOFFIC. Tableau d'ensemble absolument unique de la littérature française contemporaine : tous les genres, tous les écrivains. 76 grav. Br., 1 fr. 75; relié toile souple... 2 fr. 25

LITTÉRATURE ALLEMANDE, par W. THOMAS, agrégé de l'Univ. 57 grav. Br., 1 fr. 20; relié toile souple. 1 fr. 50

LITTÉRATURE ANGLAISE, par W. THOMAS, agrégé de l'Université. 56 grav. Br., 1 fr. 20; rel. toile souple. 1 fr. 50

LITTERATURE ITALIENNE, par G.-M. GATTI. 23 grav. Broché, 1 franc; relié toile souple............ 1 fr. 30

HISTOIRE DE LA LITTÉRATURE RUSSE, par L. LEGER, membre de l'Institut. 26 grav., 5 autographes. Broché, 0 fr. 75; relié toile souple............... 1 fr. 05

IV — Monographies.

FRANÇOIS VILLON, par J. M. BERNARD. Sa vie et son œuvre (avec extraits). 6 gravures. Broché...... 3 francs

MONTAIGNE, par L. COQUELIN. Sa vie et son œuvre (avec extraits). 6 grav. Br., 0 fr. 75; relié toile souple. 1 fr. 05

MUSSET, par GAUTHIER-FERRIÈRES. Sa vie et son œuvre (avec extraits). 4 grav. Br., 0 fr. 75; rel. t. souple. 1 fr. 05

VIGNY, par Aug. DUPOUY. Sa vie et son œuvre. 4 gravures. Broché, 1 fr., relié toile souple.............. 1 fr. 30

DAUDET, par P. et V. MARGUERITTE, etc. Sa vie et son œuvre (avec extraits). 8 gr. Br., 0 fr. 75; rel. t.. 1 fr. 05

GŒTHE, par Ch. SIMOND. Sa vie et son œuvre (avec extraits). 4 gravures. Broché, 0 fr. 75; relié toile souple.. 1 fr. 05

SCHILLER, par Ch. SIMOND. Sa vie et son œuvre (avec extraits). 4 grav. Br., 0 fr. 75; relié toile souple. 1 fr. 05

HEINE, par A. TOPIN. Sa vie et son œuvre (avec extraits). 4 gravures. Broché, 1 franc; relié toile souple.. 1 fr. 30

TOLSTOÏ, par OSSIP-LOURIÉ. Sa vie et son œuvre (avec extraits). 4 grav. Br., 0 fr. 75; relié toile souple. 1 fr. 05

IBSEN, par OSSIP-LOURIÉ. Sa vie et son œuvre (avec extraits). 4 grav. Br., 0 fr. 75; relié toile souple.. 1 fr. 05

BEAUX-ARTS

ANTHOLOGIE D'ART FRANÇAIS : XIXe SIÈCLE (PEINTURE), par Ch. SAUNIER. *Deux vol.* contenant 240 reprod. photogr. en pleine page. Chaque vol., br., 2 fr. 50; relié toile. 3 fr. 50

ANTHOLOGIE D'ART FRANÇAIS : XXe SIÈCLE (PEINTURE), par Ch. SAUNIER. 128 reproductions photographiques en pleine page. Broché, 3 fr. 50; relié toile souple.. 4 fr. 50

REMBRANDT, par A. BRÉAL. 24 grav. h. texte. Br. 1 fr. 20
Relié toile souple........................ 1 fr. 50

L'ART A L'ÉCOLE, par Ch.-M. COUYBA et les membres du Comité de la Société française de l'Art à l'Ecole. 70 gravures. Broché, 1 fr. 20; relié toile souple............ 1 fr. 50

HISTOIRE ET GÉOGRAPHIE

HISTOIRE DE RUSSIE, par L. LEGER. 12 grav., 2 cartes. Broché, 0 fr. 75; relié toile souple........... 1 fr. 05

GÉOGRAPHIE RAPIDE DE L'EUROPE, par Onésime RECLUS. 16 gravures, 1 carte. Br., 1 fr. 20; rel. toile souple. 1 fr. 50

GÉOGRAPHIE RAPIDE DE LA FRANCE, par Onésime RECLUS. 18 gravures. Broché, 1 fr. 20; relié toile souple.. 1 fr. 50

SCIENCES PURES ET APPLIQUÉES

QU'EST-CE QUE LA SCIENCE? par F. LE DANTEC, chargé de cours à la Sorbonne. 88 grav. Broché. 1 fr. 20
Relié toile souple........................ 1 fr. 50

L'ÉVOLUTION DE L'ASTRONOMIE AU XIXe SIÈCLE, par P. BUSCO. Pages choisies des grands astronomes. 63 gr. dont 16 hors texte. Br., 1 fr. 50; rel. toile souple. 1 fr. 90

L'ÉVOLUTION DE LA PHYSIQUE AU XIXe SIÈCLE. par M. COSMOVICI. Pages choisies des grands physiciens. 8 portraits hors texte. Br., 1 fr. 50; relié t. souple. 1 fr. 90

L'ÉVOLUTION DE LA CHIMIE AU XIXe SIÈCLE, par Marcel OSWALD. Pages choisies des grands chimistes. 16 portraits hors texte. Broché, 1 fr. 50; relié toile souple. 1 fr. 90

LE RADIUM, sa genèse, ses propriétés et ses emplois, par André LANCIEN. 39 grav. et 1 pl. hors texte. Br. 1 fr. 50
Relié toile souple........................ 1 fr. 90

LA PHOTOGRAPHIE DES COULEURS, par COUSTET. 22 gr. Broché, 0 fr. 75; relié toile souple.....(Épuisé). 1 fr. 05

L'ÉLECTRICITÉ A LA MAISON, par H. de GRAFFIGNY. 100 gravures. Broché, 1 fr. 50; relié toile souple.. 2 francs

LES ALLIAGES MÉTALLIQUES, par HÉMARDINQUER. 9 gr. Broché, 0 fr. 50; relié toile souple............ 0 fr. 75

LA VOIX PROFESSIONNELLE, par le Dr P. BONNIER. 39 grav. Broché, 2 francs; relié toile souple........... 2 fr. 50

VIE SOCIALE ET DROIT USUEL

LA VIE ÉCONOMIQUE, par Frédéric PASSY. Broché. 1 fr. 20
Relié toile souple . . . . 1 fr. 50

ENTRE LOCATAIRES ET PROPRIÉTAIRES, par D. MASSÉ. Broché, 1 fr. 20 ; relié toile souple . . . . 1 fr. 50

LES ASSURANCES, par E. ADAM. Guide pratique. Broché, 0 fr. 75 ; relié toile souple. . . . . 1 fr. 05

CE QUE LA LOI PUNIT, par GUYON. Code pénal expliqué. Broché, 0 fr. 90 ; relié toile souple . . . . 1 fr. 20

LES ACCIDENTS DU TRAVAIL, par L. ANDRÉ. Br. 1 fr. 20
Relié toile souple . . . . 1 fr. 50

ASSISTANCE AUX VIEILLARDS, AUX INFIRMES, AUX INCURABLES. Broché, 1 fr. 20; relié toile souple. . . 1 fr. 50

CODE MUNICIPAL, par Max LEGRAND. Broché. 1 fr. 20
Relié toile souple. . . . . 1 fr. 50

DROITS DE TIMBRE ET D'ENREGISTREMENT, par A. LANOË. Broché, 1 fr. 50 ; relié toile souple. . . . . 1 fr. 90

POUR FAIRE SOI-MÊME SON TESTAMENT, par Léon PARISOT. Broché, 1 fr. 50 ; relié toile souple . . . . 1 fr. 90

MÉDECINE ET HYGIÈNE

L'ESTOMAC, hygiène, maladies, traitement, par le Dr M.-A. LEGRAND, 14 grav. Br., 1 fr. 25 ; relié t. 1 fr. 75

L'ŒIL, hygiène, maladies, traitement, par le Dr VALUDE, médecin de la clinique des Quinze-Vingts. 54 gravures. Broché, 1 fr. ; relié toile. . . . . 1 fr. 30

L'OREILLE, hygiène, maladies, traitement, par le Dr M.-A. LEGRAND. 74 gravures. Broché, 1 fr. 20 ; relié toile. 1 fr. 50

LA BOUCHE ET LES DENTS, hygiène, maladies, traitement, par le Dr ROSENTHAL. 28 gravures. Broché, 1 franc ; relié toile souple. . . . . 1 fr. 30

LE NEZ ET LA GORGE, hygiène, maladies, traitement, par le Dr A. NEPVEU. 48 grav. Br., 1 fr. 50 ; relié t. 2 francs

LA PEAU ET LA CHEVELURE, hygiène, maladies, traitement, par le Dr M.-A. LEGRAND. 65 gravures. Broché. 1 fr. 20
Relié toile . . . . 1 fr. 50

LE VISAGE, CORRECTIONS DES DIFFORMITÉS, par le Dr L. LAGARDE ; 75 gravures. Broché, 1 fr. 20 ; relié toile . . 1 fr. 65

LES NERFS ET LEUR HYGIÈNE, par le Dr GUILLERMIN. Broché, 0 fr. 75 ; relié toile souple . . . . 1 fr. 05

LES MALADIES DE POITRINE, par le Dr GALTIER-BOISSIÈRE. 63 gravures. Broché, 1 fr. 35 ; relié toile souple . . 1 fr. 75

CHIRURGIE D'URGENCE, par le Dr L. BILLON. 46 gravures. Broché, 1 fr. 35 ; relié toile souple . . . . 1 fr. 75

ARTHRITISME ET ARTÉRIO-SCLÉROSE, par le Dr LAUMONIER. Broché, 1 fr. 20 ; relié toile souple . . . . 1 fr. 50

HERNIES ET VARICES, par L. et J. RAINAL. 55 gravures. Broché, 0 fr. 90 ; relié toile souple . . . . 1 fr. 20

PRÉCIS D'ALIMENTATION RATIONNELLE, par le Dr PASCAULT. Broché, 1 fr. 20 ; relié toile souple. 1 fr. 50

LA CUISINE HYGIÉNIQUE, par Mme Cl. FAURE, avec introduction du Dr GUILLERMIN. Br., 1 fr. 50 ; rel. t. 1 fr. 95

POUR ÉLEVER LES NOURRISSONS, par le Dr GALTIER-BOISSIÈRE. 62 grav. Broché, 1 fr. 50 ; relié t. 2 francs

POUR PRÉSERVER DES MALADIES VÉNÉRIENNES, par le Dr GALTIER-BOISSIÈRE. 34 grav. Br., 0 fr. 75 ; rel. t. 1 fr. 05

LES VACCINS MICROBIENS, par le Dr RENAUD-BADET. 12 gravures. Broché, 1 fr. ; relié toile souple . . . . . 1 fr. 30

PHARMACIE DOMESTIQUE, par P. HUBAULT, pharmacien diplômé. Broché . . . . 2 fr. 50

AGRICULTURE

ROUTINE ET PROGRÈS EN AGRICULTURE, par DUMONT. 92 grav. Broché, 1 fr. 80 ; rel. t. souple. 2 fr. 25

LE JARDIN DE L'INSTITUTEUR, DE L'OUVRIER ET DE L'AMATEUR, par P. BERTRAND. Manuel pratique de jardinage. 60 grav. et 9 pl. Broché, 1 fr. 50 ; rel. toile souple. 2 francs

LE VERGER DE L'INSTITUTEUR, DE L'OUVRIER ET DE L'AMATEUR, par P. BERTRAND. 193 gravures. Br. . 1 fr. 50
Relié toile souple . . . . 2 francs

LE BÉTAIL, par Marcel VACHER. 10 gravures. Br. 0 fr. 75
Relié toile souple . . . . 1 fr. 15

LE PORC, par Marcel VACHER. 10 gravures. Br. . 0 fr. 75
Relié toile souple . . . . 1 fr. 15

TOUTE LA BASSE-COUR, par H. VOITELLIER. 11 grav., 24 planches . . . . (*En réimpression*)

AMÉLIORATIONS DU SOL, par M. ABADIE. 95 grav. Broché, 0 fr. 90; relié toile souple . . . . 1 fr. 20

DES FOURRAGES VERTS TOUTE L'ANNÉE, par COMPAIN. 44 grav. Br., 0 fr. 90; relié toile souple. 1 fr. 20

CONNAISSANCES PRATIQUES

DÉFENDS TON ARGENT, par G. SOREPH. 4 gravures. Broché, 0 fr. 90 ; relié toile souple . . . . 1 fr. 20

LA CUISINE A BON MARCHÉ, par Mme J. SÉVRETTE. Broché, 1 fr. 25 ; relié toile souple . . . . 1 fr. 75

LA NOURRITURE DE L'ENFANCE, par le Dr H. LEGRAND. Broché, 1 fr. 20; relié toile souple . . . . . . 1 fr. 50

LE GUIDE MONDAIN, par la comtesse DE MAGALLON. Broché, 0 fr. 90; relié toile souple . . . . 1 fr. 20

CHAMPIGNONS MORTELS ET DANGEREUX, par F. GUÉGUEN, professeur agrégé à l'Ecole supérieure de Pharmacie. 7 planches en couleurs. Relié toile souple. 1 fr. 50

LE PASSE-TEMPS DES MOIS, par DELOSIÈRE. 111 grav. Broché, 0 fr. 75 ; relié toile souple . . . . 1 fr. 05

LA MAISON FLEURIE, par F. FAIDEAU. 61 gravures. Broché, 0 fr. 90; relié toile souple . . . . 1 fr. 20

POUR VIVRE A LA CAMPAGNE AVEC UN PETIT CAPITAL, par C. ARNOULD. 71 grav. Br., 1 fr. 50; rel. t. souple. 2 francs

LE DESSIN DE L'ARTISAN ET DE L'OUVRIER, par CHEVRIER. Broché, 0 fr. 75 ; relié toile souple . . . . 1 fr. 05

POUR FORMER UN TIREUR, par VIOLET et VOULQUIN. Broché, 0 fr. 75 ; relié toile souple . . . . 1 fr. 05

FRONTIÈRES FRANÇAISES, FORTS, CAMPS RETRANCHÉS, par G. VOULQUIN. *Trois vol.* illustrés de nombreuses grav. et cartes. Chaque vol., broché, 1 fr. 20 ; rel. t. souple. 1 fr. 50

SPORTS

LE LAWN-TENNIS, LE GOLF, LE CROQUET, LE POLO, par P. CHAMP, F. DE BELLET, A. DESPRÉS, F. CAZE DE CAUMONT. 50 grav. dont 24 hors texte. Relié toile souple . . . 2 francs

LES SPORTS ATHLÉTIQUES : *Football, Course à pied, Saut, Lancement,* par P. et J. GARCET DE VAURESMONT. 45 gravures. Relié toile souple . . . . 2 francs

LES SPORTS NAUTIQUES : *Aviron, Natation, Water-polo,* par Louis DOYEN, Paul AUGÉ et Georges MOËBS, 41 grav. dont 24 hors texte. Relié toile souple . . . . 2 francs

LA BOXE : *Boxe anglaise et française, Lutte,* par J. MOREAU, CHARLEMONT, LUSCIEZ et DERIAZ. 48 gr. Rel. t. . 2 francs

L'ESCRIME : *Fleuret, Épée, Sabre,* par KIRCHHOFFER. J. JOSEPH-RENAUD et L. LECUYER. 48 grav. Rel. toile. 1 fr. 30

LA CHASSE A TIR AU CHIEN D'ARRÊT ET LA CHASSE AU GIBIER D'EAU, par GASTINNE-RENETTE, P. BERT, Cte J. CLARY, VOULQUIN, etc. 128 gravures. Relié toile souple . . 2 francs

LE PATINAGE ARTISTIQUE, par Louis MAGNUS. 33 gravures et 19 planches hors texte. Relié toile souple. 2 francs

LES ÉCLAIREURS DE FRANCE ET LE ROLE SOCIAL DU SCOUTISME FRANÇAIS, par le capitaine ROYET. 28 gravures hors texte. Relié toile souple . . . . 2 francs

JEUX ET CONCOURS DE PLEIN AIR à la campagne, à la mer, à l'école, par le baron GUSTAVE. 60 gravures dont 32 hors texte. Relié toile souple . . . . 2 francs

MÉMENTO LAROUSSE *Vingt ouvrages en un seul.* Englobant sous une forme méthodique tous les matériaux d'une solide instruction, le *Mémento Larousse* fait encore place, à côté de la partie purement intellectuelle, à une foule de notions de la vie usuelle qu'on aurait peine à trouver réunies ailleurs. Il forme ainsi un tout d'une exceptionnelle valeur pratique. Le *Mémento Larousse* est le complément du *Dictionnaire Larousse :* il a sa place marquée à côté de lui dans toutes les bibliothèques, sur toutes les tables de travail. A eux deux, l'un dans l'ordre alphabétique, l'autre dans l'ordre méthodique, ils contiennent toutes les connaissances d'utilité journalière.

Beau volume, 730 pages, (13,5 × 20 cent.), 900 gravures, 82 cartes dont 50 en coul., 90 tableaux synthétiques. Cartonné, 7 fr. ; rel. toile (rel. art. de GIRALDON), titre or. 8 francs

(Cet ouvrage est majoré temporairement de 20 %).

Larousse mensuel illustré

Publié sous la direction de Claude Augé

Revue encyclopédique, enregistrant chaque mois dans l'ordre alphabétique, sous une forme documentaire, toutes les manifestations de la vie contemporaine, tient au courant de tout, forme la mise à jour indéfinie du *Nouveau Larousse illustré* et de toutes les encyclopédies. — Paraît le 1er samedi du mois.

LE NUMÉRO de 24 pages gr. in-4° (32 × 26), illustré. 1 fr. 50

ABONNEMENT D'UN AN : France et Colonies.... 16 francs
— — Étranger (Union post.). 18 francs

(Ajouter 2 fr. 50 si on désire recevoir les numéros sous tube-carton).

En vente : TOME I (1907-1910). Magnifique volume de 842 pages, 2 812 grav., 103 cartes. — TOME II (1911-1913). Magnifique vol. de 930 pages, 2 340 grav., 82 cartes, 6 planches en couleurs.
Chaque volume, broché, 33 fr. ; relié demi-chagrin.. 43 francs
TOME III (1914-1916). Magnifique vol. de 1 000 pages, 2 560 grav., 122 cartes et plans. Br. 35 francs; rel. demi-chagr. 45 francs

(Facilités de payement — Prospectus sur demande.)

Larousse médical illustré

Publié sous la direction du Dr Galtier-Boissière

Encyclopédie médicale à l'usage des familles, donnant sous la forme la plus pratique tout ce qu'il est utile de savoir sur nos organes et leurs fonctions, les différentes maladies et leur traitement, l'hygiène, etc. Magnifique volume in-4° de 1 300 pages (format 20 × 27), 2 462 gravures dont un grand nombre de photographies d'après nature, 36 pl. en coul. Broché. 48 francs
Relié demi-chagrin (rel. originale de G. AURIOL)... 60 francs

LAROUSSE MÉDICAL ILLUSTRÉ DE GUERRE. Publié sous la direction du Dr GALTIER-BOISSIÈRE. Blessures et maladies de guerre. Rééducation des mutilés. Br. 16 francs
Relié toile.............................. 20 francs

(Facilités de payement — Prospectus spécimen sur demande.)

Collection in-4° Larousse

Splendides ouvrages de vulgarisation (32×26)
merveilleusement illustrés par la photographie
Reliures artistiques originales

HISTOIRE DE FRANCE ILLUSTRÉE (DES ORIGINES A LA FIN DE LA GUERRE DE 1870-71), *en deux volumes.* La plus intéressante et la plus belle histoire de France qui ait jamais été publiée. 2028 gravures photographiques, 43 planches en couleurs, 9 cartes en couleurs, 96 cartes en noir. Broché, 67 fr.; relié demi-chagrin....... 87 francs

HISTOIRE DE FRANCE CONTEMPORAINE, 1871-1913 *(Histoire politique et sociale. — Expansion coloniale. — Mouvement intellectuel).* Tableau le plus documenté et le plus complet de notre activité nationale. 1164 gravures photographiques, 40 tableaux, 13 planches en couleurs. Broché, 40 fr.; relié demi-chagrin.......... 50 francs

LA FRANCE, GÉOGRAPHIE ILLUSTRÉE, *en deux volumes,* par P. JOUSSET. Merveilleuse et vivante évocation de toutes les beautés de notre pays. 1942 gravures photographiques, 47 planches hors texte, 21 cartes et plans en noir, 30 cartes en couleurs. Br., 67 fr.; rel. demi-chagr. 87 francs

PARIS-ATLAS, par F. BOURNON. 595 gravures photographiques, 32 dessins, 24 plans en huit couleurs. Br.. 23 francs
Relié demi-chagrin...................... 33 francs

L'ALLEMAGNE CONTEMPORAINE ILLUSTRÉE, par P. JOUSSET. 588 gravures photographiques, 8 cartes en couleurs, 14 cartes ou plans en noir. Broché... 23 francs
Relié demi-chagrin...................... 33 francs

LA BELGIQUE ILLUSTRÉE, par DUMONT-WILDEN. 601 gravures photographiques, 15 planches hors texte, 4 planches en couleurs, 6 cartes en couleurs, 19 cartes en noir, Broché, 25 francs; relié demi-chagrin............ 35 francs

L'ESPAGNE ET LE PORTUGAL ILLUSTRÉS, par P. JOUSSET, 772 grav. photogr., 10 cartes et plans en coul., 11 cartes et plans en noir. Br., 28 fr.; relié demi-chagrin.. 38 francs

LA HOLLANDE ILLUSTRÉE, par VAN KEYMEULEN, BOOT, etc. 349 gravures photographiques, 2 planches en couleurs, 15 planches en noir, 4 cartes en couleurs, 35 cartes en noir. Broché, 15 francs ; relié demi-chagrin . . . . 25 francs

L'ITALIE ILLUSTRÉE, par P. JOUSSET. 784 gravures photographiques, 14 cartes et plans en couleurs, 9 cartes en noir. Broché, 28 francs ; relié demi-chagrin . . . . 38 francs

LE JAPON ILLUSTRÉ, par Félicien CHALLAYE. 677 gravures photographiques, 4 planches en couleurs, 8 planches en noir, 11 cartes et plans en couleurs, 15 cartes et plans en noir. Broché, 25 francs ; relié demi-chagrin . . . . 35 francs

LA SUISSE ILLUSTRÉE, par A. DAUZAT. 635 gravures photographiques, 10 cartes en noir, 11 cartes en couleurs, 2 pl. en coul., 12 pl. en noir. Broché, 23 fr. ; rel. demi-ch. 33 francs

LA TERRE, GÉOLOGIE PITTORESQUE, par Aug. ROBIN. 760 gravures photographiques, 24 hors-texte, 53 tableaux de fossiles, 158 dessins et 3 cartes en couleurs. Broché. 22 francs
Relié demi-chagrin . . . . 32 francs

LA MER, par CLERC-RAMPAL. 636 grav. photogr., 16 hors-texte, 4 pl. en couleurs, 6 cartes en coul., 316 cartes en noir ou dessins. Broché, 25 fr. ; relié demi-chagrin . . 35 francs

LE MUSÉE D'ART (DES ORIGINES AU XIXe SIÈCLE), publié sous la direction d'E. MÜNTZ. 900 grav. photogr., 50 planches hors texte. Broché, 27 fr. ; relié demi-chagrin . . 37 francs

LE MUSÉE D'ART (XIXe SIÈCLE), publié sous la direction de P. MOREAU. 1 000 gravures photographiques, 58 planches hors texte. Broché, 35 fr. ; relié demi-chagrin . . 45 francs

LES SPORTS MODERNES ILLUSTRÉS, encyclopédie sportive illustrée, publiée sous la direction de P. MOREAU et G. VOULQUIN. 813 gravures, 28 planches hors texte. Broché, 25 francs ; relié demi-chagrin . . . . 35 francs

En cours de publication : LA FRANCE HÉROÏQUE ET SES ALLIÉS, par G. GEFFROY, L. LACOUR, L. LUMET.

Prix de souscription actuel à l'ouvrage complet :

En deux vol. brochés, 60 fr. En deux vol. rel. demi-chag., 80 fr.

Livrables le 1er immédiatement, le 2e à l'achèvement.

Paris. — Imp. LAROUSSE, 17, rue Montparnasse. — 974-918

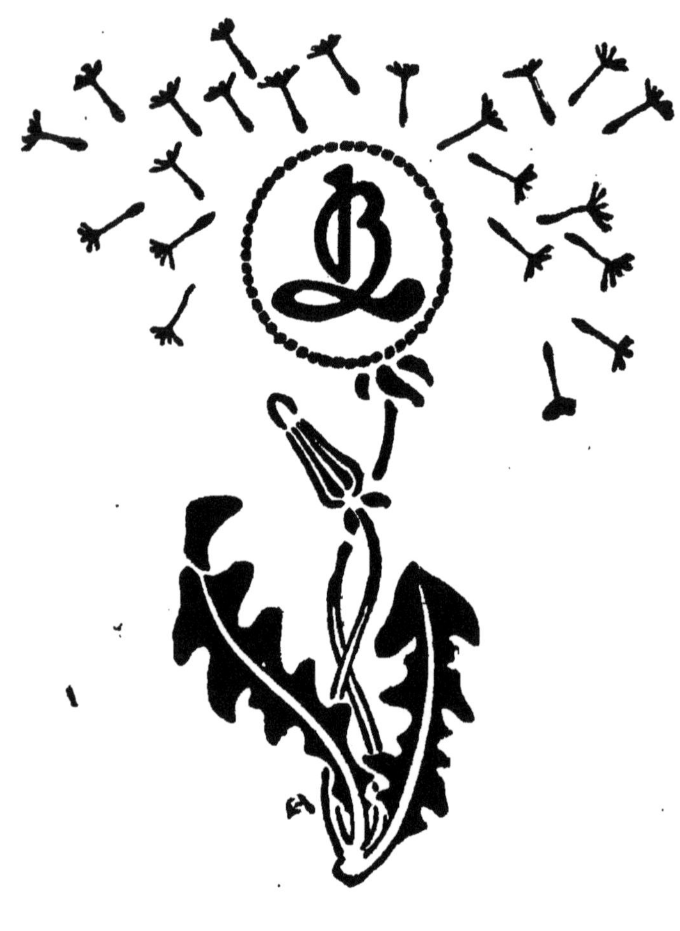

Arthritisme

et Artério-sclérose

Par le Dr J. LAUMONIER

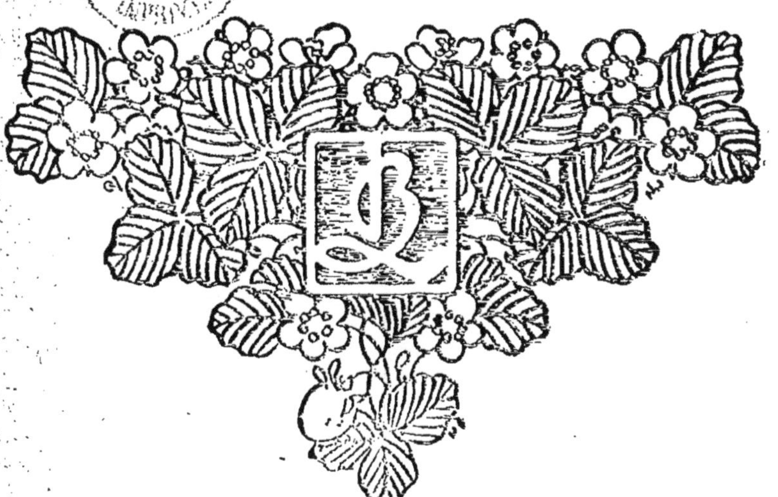

[Bi]bliothèque Larousse

ARTHRITISME ET ARTÉRIO-SCLÉROSE

QUINZIÈME MILLE

PRINCIPAUX OUVRAGES DU MÊME AUTEUR

Chez F. Alcan, éditeur, Paris :

HYGIÈNE DE L'ALIMENTATION, 1 vol. in-12 de la *Collection médicale*, 4e édition (sous presse).

LES NOUVEAUX TRAITEMENTS, 1 vol. in-12 de la *Collection médicale*, 2e édition, 1905.

HYGIÈNE DE LA CUISINE, 1 vol. in-32 de la *Bibliothèque utile*.

Chez Schleicher frères, éditeurs, Paris :

LA PHYSIOLOGIE GÉNÉRALE, 1 vol. in-12 de la *Bibliothèque des sciences contemporaines*, 1897.

LA NATIONALITÉ FRANÇAISE, 2 vol. in-12, 1889-1892 (épuisé).

Arthritisme et Artério-sclérose

Par le Dr J. LAUMONIER

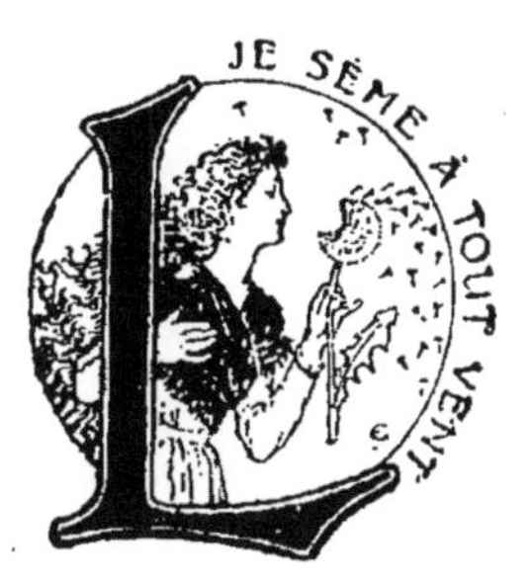

Bibliothèque Larousse
Paris. — 13-17, rue Montparnasse

Arthritisme et Artério-sclérose

CHAPITRE PREMIER

Qu'est-ce que l'arthritisme ?

I. — Définition.

L'ARTHRITISME et l'artério-sclérose sont des maladies à la mode; tout le monde en parle, tout le monde croit en être plus ou moins atteint. Mais en quoi consistent-elles? Quelles sont leurs origines, leurs formes, leurs caractères? Comment évoluent-elles? Cela, on le sait fort mal ou on l'ignore, et cependant c'est la connaissance de ces notions indispensables qui, seule, permet de les éviter ou de les soigner et de s'en guérir.

Mon but est précisément de fournir au grand public ces notions nécessaires, mais simplement, et débarrassées de la phraséologie savante et des théories compliquées et obscures qui les rendent souvent peu intelligibles. Être

clair et exact sera ma préoccupation constante, et je trouve tout de suite à faire l'application de cette règle de conduite.

L'artério-sclérose est liée à l'arthritisme ; elle en est une conséquence plus ou moins proche ou lointaine. Pour comprendre ses lésions, ses symptômes, sa thérapeutique, il faut donc au préalable que nous sachions ce qu'est l'arthritisme, et c'est pourquoi nous ne nous occuperons tout d'abord que de ce dernier.

Les manuels médicaux classiques définissent l'arthritisme : « Diathèse relevant d'un ralentissement dans les mutations nutritives et se traduisant en clinique par différents troubles : obésité, diabète, gravelle urinaire, goutte, etc. » (Garnier et Delamare.)

Ainsi, il y a deux choses dans l'arthritisme : la diathèse et les différentes formes cliniques qu'elle affecte.

Tout individu a une constitution et un tempérament. La constitution, c'est l'état des organes ; le tempérament, c'est la manière propre dont ils jouent. On appelle *diathèse* un tempérament morbide, un vice, hérité ou héritable, dans le fonctionnement des organes d'un individu.

Pour le professeur Ch. Bouchard, le caractère essentiel, dans la diathèse arthritique, de cette viciation, est un ralentissement des échanges. La cellule, l'élément anatomique, devenu incapable, pour une raison ou pour une autre, d'élaborer complètement les matériaux circulants, dérivés de l'alimentation ou des tissus, les laisse à un point insuffisant de dislocation chimique. Impressionnées par la viciation conséquente des humeurs de l'organisme, les cellules des descendants, par exemple, exagèrent le trouble fonctionnel, le ralentissement nutritif, et, réagissant chacune suivant son mode particulier d'activité, traduisent la diathèse ainsi constituée, chez tel descendant par la goutte ou l'obésité, chez tel autre par la gravelle ou le diabète.

Ces diverses maladies : goutte, obésité, gravelle, diabète, etc., sont des variétés, définies et connues, de la

diathèse arthritique, la forme concrète qu'elle revêt chez les malades qui, tout en présentant chacun des symptômes particuliers, ont pourtant en commun cette viciation fondamentale, le ralentissement des échanges nutritifs, l'incomplète élaboration des matériaux circulants.

Comme on le voit, la théorie de Bouchard est plus une constatation qu'une explication. Il ne suffit pas de dire : « l'hérédo-arthritisme, voilà la base de la diathèse arthritique » (Richardière et Sicard) ; il faut préférablement montrer par quel mécanisme l'ancêtre a tout d'abord modifié le terrain organique qui donnera, chez le descendant, la diathèse arthritique. Autrement dit, en quoi consistent les premières altérations des mutations nutritives destinées à donner ultérieurement naissance à l'arthritisme confirmé?

Voilà ce qu'on expliquait fort mal, parce que ces premières altérations présentent, ainsi que nous le verrons, des caractères tout à fait différents de ceux que l'on rencontre dans l'arthritisme franc et qu'elles échappent par suite, le plus souvent, à l'observation, sous prétexte qu' « on ne fait pas de la maladie avec de la santé ».

Donc, nous connaissions les formes cliniques, les modalités constituées de l'arthritisme, et Bouchard avait eu le grand mérite de nous apprendre qu'elles étaient liées les unes aux autres et qu'elles dérivaient du tronc commun de la nutrition ralentie ou retardante ; nous savions que l'hérédité est presque toujours la condition de cette diathèse et de la manifestation de ses troubles concrets ; mais nous n'allions pas encore au delà, et la cause réelle, première, de la viciation héritée nous échappant, nous ne possédions pas de l'arthritisme une idée nette et précise.

Le rôle même du système nerveux, dont l'importance si grande est attestée non seulement par les observateurs attentifs, mais aussi par beaucoup de malades, restait dans l'ombre. Sans doute, les poisons intérieurs qui résultent d'une dislocation chimique insuffisante des matériaux cir-

culants influencent le système nerveux et y déterminent des modifications réactionnelles variées. Mais cet amoindrissement excessif de son rôle, devenu presque la règle dans nos théories pathogéniques modernes, ne cadrait guère avec ce que l'observation des malades et la physiologie nous enseignent, puisque partout s'atteste, de sa part, une telle prépondérance que, en dehors de certains éléments de soutien et des *leucocytes* (1), aucune cellule n'échappe à son contrôle et à son impulsion. L'influence du système nerveux apparaît dans les moindres phénomènes vitaux des organismes les plus complexes, comme les mammifères et l'homme, précisément parce qu'il est la condition essentielle de la coordination organique et fonctionnelle, de l'harmonie des réactions et de leur adaptation au but, sans laquelle ces organismes périraient.

Certains médecins, et non des moindres, ont bien vu cette lacune et se sont efforcés de la combler. Le professeur Lancereaux, en particulier, définit l'*herpétisme*, qui répond en grande partie à l'arthritisme de Bouchard, un trouble d'origine nerveuse de l'irrigation sanguine et de la nutrition, constitutionnel et héréditaire, caractérisé par deux ordres successifs de manifestations : les unes de la circulation, qui se montrent pendant la première période de la vie (éruptions de la peau, laryngite striduleuse, purpuras symétriques, coryzas rebelles, pertes séminales, acné, blépharite ciliaire, migraines et névralgies, etc.), les autres de la nutrition, cantonnées dans la seconde moitié de l'existence (calvitie précoce, emphysème, trachéo-bronchite, artério-sclérose, rhumatisme chronique, obésité, diabète, gravelle, goutte, etc.). La valeur de cette conception n'était pas niable et le système nerveux y tenait une place plus conforme à son rôle. Malheu-

(1) *Leucocytes,* globules blancs du sang, qui jouent un rôle important dans la défense de l'organisme. On les appelle aussi *phagocytes* (mangeurs de cellules), et *macrophages,* ceux qui s'attaquent aux cellules dégénérées des tissus; *microphages,* ceux qui s'attaquent aux microbes.

reusement ici encore nous nous trouvions en présence d'un état acquis, d'une évolution presque achevée. L'herpétique de Lancereaux, comme l'arthritique de Bouchard, est un aboutissant qu'ont lentement amené, à sa situation de malade défini, des phénomènes antérieurs, vaguement entrevus depuis longtemps, mais insuffisamment connus et étudiés.

C'est que, en effet, les anciens, qui étaient de grands observateurs, avaient mieux vu que nous, dont les préoccupations théoriques dénaturent trop souvent la pure constatation des faits. Ils avaient deviné, sans connaître la parenté qui unit les différentes maladies arthritiques, l'état précurseur de la goutte et de l'obésité, c'est-à-dire la trop grande richesse du sang ou *pléthore* et le mode d'activité fonctionnelle qui y conduit, la *diathèse congestive.* Ils pensaient que le tempérament sanguin ou nervoso-sanguin est la cause originelle de ces troubles, parce qu'ils éclatent de préférence chez les individus trop bien nourris, trop pourvus de bien-être, trop adonnés aux passions. De nos jours aussi, tous les médecins ont fait les mêmes constatations, mais sans y voir une notion explicative, sans en déduire une démonstration pathogénique rigoureuse. Il a fallu l'inspiration des vieux maîtres ou une observation plus longue et plus attentive accumulant enfin les preuves, pour que l'idée causale réapparût et s'imposât. Le premier, le professeur Maurel, de Toulouse, a, dans son livre sur la *Dépopulation de la France*, incriminé la suralimentation comme cause primordiale de l'arthritisme et tracé de main de maître l'évolution conséquente de cette diathèse. Puis le Dr Huchard a prouvé que l'empoisonnement alimentaire ou *toxémie alimentaire* entraîne, par le mécanisme de l'irritation nerveuse vaso-constrictive (1), l'artério-sclérose et les scléroses viscérales qui s'échelonnent dans les différentes formes de l'arthritisme et en marquent souvent la terminaison ;

---

(1) La *vaso-constriction* est le rétrécissement du calibre des vaisseaux.

enfin, dans des domaines plus spéciaux, mais concourant à la même démonstration, G. Bardet, de Grandmaison, Combe (de Lausanne), Haig, Glénard, Sigaud, Pascault, Monteuuis, d'autres encore, ont montré les dangers de l'abus des viandes et de l'albuminisme, les réactions diverses, abdominales, circulatoires, nerveuses qui s'ensuivent et qui, pour être peu remarquées, n'en tiennent pas moins en puissance tous les désordres ultérieurs.

Nous connaissions les modalités cliniques définies, les localisations individuelles, les formes de terminaison de l'arthritisme; nous entrevoyons à présent les conditions de ses origines, de sa genèse chez des individus parfaitement sains, sans tares antérieures, et la manière dont il se prépare, s'entretient et s'aggrave. On peut donc le considérer, dans ses grandes lignes, comme l'effet d'un surmenage initial, fonctionnel et nerveux, entraînant des insuffisances progressives tant dans l'élaboration des matériaux circulants que dans le jeu des organes. L'ensemble de ces effets, localisés et généralisés, constitue la diathèse.

Ces notions, sinon tout à fait nouvelles, au moins renouvelées, sont d'une extrême importance pratique parce qu'elles permettent non seulement de manier plus savamment les agents de la thérapeutique curative et d'en instituer de nouveaux, mais aussi et surtout d'appliquer de bonne heure le traitement préventif dont l'efficacité est toujours certaine, prompte et définitive. Mais, en même temps, nous constatons combien le mot arthritisme, qui désigne, étymologiquement, une affection articulaire, est mal choisi; le vocable *bradytrophie*, imaginé par le professeur Landouzy, serait peut-être préférable, encore que bien barbare; *maladie de surmenage* est trop vague. D'ailleurs le mot arthritisme est aujourd'hui entré dans la langue; il est compris par tout le monde; on sait, en gros, ce qu'il désigne et ce qu'il comporte. C'est pourquoi je continuerai à l'employer, mais avec le sens que lui donne la définition précédente.

II. — *Fréquence croissante et dangers de l'arthritisme.*

Les arthritiques francs, c'est-à-dire les obèses, goutteux, calculeux, diabétiques, etc., sont extrêmement nombreux, beaucoup plus nombreux qu'on le croit communément. Malheureusement, les statistiques ne donnent pas à cet égard des chiffres certains. La proportion moyenne des arthritiques (environ 6 pour 100) sur la population hospitalisée ne peut nous fournir aucun renseignement à cet égard, parce que le nombre des malades de cette catégorie varie assez sensiblement avec les classes sociales et que, même chez les ouvriers, les arthritiques vont rarement à l'hôpital, sauf pendant les crises et aux périodes terminales. Mais ce qu'on peut affirmer, c'est que l'arthritisme étend actuellement ses ravages, augmente notablement de fréquence. Je suis en rapport constant avec beaucoup de praticiens des campagnes, et les vieux surtout, qui peuvent comparer, reconnaissent que les manifestations arthritiques se font de plus en plus nombreuses dans des régions rurales où elles étaient presque inconnues il y a seulement vingt ans. Il en est de même, on le sait, dans la population ouvrière des villes. Quant aux familles riches ou même simplement aisées, bourgeoises, il en est bien peu qui n'en présentent pas plusieurs exemples.

Mais à côté de ces arthritiques à manifestations définies, précises, il en est beaucoup d'autres qui ne présentent que des signes atténués ou des symptômes avant-coureurs. Tous ces préarthritiques, ces arthritiques latents, sont destinés à devenir un jour des arthritiques francs; ils doivent donc être comptés avec ces derniers, car la proportion de ceux qui, pris à temps, ont eu l'énergie de se soigner et de guérir, est relativement infime. Or le nombre des préarthritiques est sensiblement plus élevé que celui des arthritiques francs, et, ici, je puis apporter quelques chiffres qui donneront au

moins une idée approximative de la proportion de ces deux sortes de malades.

Sept familles arthritiques de mes relations comptent ensemble (parents, grands-parents, enfants, oncles et tantes célibataires) 52 personnes, parmi lesquelles 9 paraissant indemnes de toute tare arthritique. Des 43 autres, 2 sont diabétiques, 3 lithiasiques (graveleux ou calculeux), 2 goutteux, 7 obèses, 3 neuro-arthritiques, avec états neurasthéniques ou psychasthéniques (1). Il reste donc 26 personnes, dont 11 enfants, qui toutes présentent, à un degré quelconque, les signes avant-coureurs ou prémonitoires, névralgies et migraines toxiques, dyspepsie des gros mangeurs, éruptions cutanées diverses, calvitie précoce, acné, hypertension vasculaire ou pression sanguine exagérée, etc. Il faut noter, en outre, que, sur les 17 personnes à manifestations franches, 4 sont artério-scléreuses et 3 néphritiques, avec albuminurie. D'après cela on voit que, sur 100 personnes, 40 seulement sont arthritiques francs et 60 préarthritiques. Je ne crois pas cependant qu'il faille prendre cette proportion au pied de la lettre, attendu que ces familles sont *arthritisées* à un degré d'intensité rare, et que, la plupart du temps, les arthritiques francs sont beaucoup moins nombreux par rapport aux préarthritiques et aux personnes indemnes de tares ou de stigmates arthritiques. Je suis disposé à croire, d'après mes observations personnelles et les renseignements qu'ont bien voulu me communiquer quelques confrères, que les arthritiques francs sont moitié moins nombreux que les préarthritiques ou les arthritiques

(1) Ils sont caractérisés surtout : les premiers (*états neurasthéniques*) par des douleurs, des névralgies, des troubles digestifs, de la dépression ; les seconds (*états psychasthéniques*) par de l'indécision de l'esprit, des scrupules, des peurs irraisonnées et impulsives, etc. Les premiers dépendent plus du système nerveux que de l'état mental ; c'est le contraire pour les seconds ; ces états résultent d'une foule de causes et ne semblent pas constituer une maladie vraiment définie.

latents, les enfants représentant environ 60 à 70 pour 100 de ces derniers.

Le professeur Maurel, dans ses belles recherches sur la *Dépopulation de la France*, a montré que l'infécondité suit une marche parallèle au développement de l'arthritisme. Nous aurons à examiner plus loin comment l'arthritisme héréditaire aboutit à l'infécondité. Pour le moment il nous suffit de connaître cette relation pour en tirer quelques déductions, relativement au nombre des arthritiques. Suivant Maurel, 10 pour 100 au moins des unions actuelles restent sans enfants. Il convient aujourd'hui plus que jamais de faire une large part à la restriction volontaire, mais il n'en est pas moins vrai que cette stérilité est souvent imputable à des causes morbides ou physiologiques, puisque le nombre des demandes d'adoption d'enfants augmente. D'ailleurs, presque toujours, la restriction volontaire, le néo-malthusisme, s'applique à diminuer le nombre des enfants d'un ménage, non à les supprimer complètement. Or, dans la statistique de Maurel, il s'agit uniquement de ménages tout à fait inféconds, sans enfants. Si maintenant on se rappelle qu'il y a, en France, 21000 ménages pour 100000 habitants, soit 8200000 au total pour une population de 39000000 d'âmes environ, on s'aperçoit que le nombre des hérédo-arthritiques inféconds mariés s'élève à plus de 1600000! Et ce nombre, déjà formidable, doit être au moins quadruplé si l'on tient compte des célibataires, des veufs et veuves, des enfants atteints d'arthritisme franc et de tous les préarthritiques.

Naturellement, ces chiffres n'ont qu'une valeur problématique. J'ai cru bon néanmoins d'en faire état, pour attirer l'attention sur l'extrême fréquence de l'arthritisme et sur les dangers, à la fois individuels et sociaux, que comporte cette maladie.

On a dit quelquefois : « L'arthritisme est un brevet de santé. » Rien n'est plus faux et l'opinion aujourd'hui n'a pas

fort heureusement gardé cette fâcheuse illusion. Mais ce qui, trop longtemps, a induit le public en erreur, c'est que l'arthritique jeune, et le préarthritique surtout, gardent plus ou moins longtemps l'aspect floride (1), vigoureux, bien portant. Le préarthritique notamment est, en général, un bon vivant, *qui n'a peur de rien.* Mais cette belle santé apparente n'a qu'un temps. Il ne faut pas oublier, en effet, que le préarthritique succombe presque toujours à une mort précoce et brusque. L'apoplexie, l'urémie et les auto-intoxications aiguës sont, en quelque sorte, sa spécialité, et de très bonne heure, entre 45 et 55, 60 ans au plus tard. Quant à l'hérédo-arthritique, sa vie n'est souvent qu'une longue souffrance. Les névralgies et les migraines, les fluxions articulaires, les troubles digestifs, les coliques hépatique et rénale, les éruptions cutanées, l'essoufflement, les fatigues d'un embonpoint exagéré, l'impuissance, les scrupules, les phobies, les obsessions, etc., isolément, successivement ou simultanément, marquent beaucoup de ses jours, et d'une manière d'autant plus pénible que, par suite de l'irritabilité de son système nerveux, il est extraordinairement sensible à la douleur. A cela s'ajoute, pour certains, le regret de ne pas avoir d'enfants et de voir s'éteindre la lignée familiale; pour d'autres, le chagrin de perdre en bas âge les enfants qu'ils avaient eus, succombant aux insuffisances organiques léguées par les parents ou à des infections surajoutées.

Car, contrairement à ce qu'on a dit, l'arthritisme héréditaire ne protège point contre les infections, contre la tuberculose notamment; il semble bien plutôt, dans certaines circonstances au moins, les faciliter et les aggraver. Je le prouverai ultérieurement.

On comprend maintenant que l'arthritisme soit un véritable fléau social, plus redoutable même que la tuberculose,

(1) Aspect *floride*, type *floride* équivaut à aspect ou type florissant, plein de santé *en apparence.*

car non seulement il détermine, pour son propre compte, un chiffre de décès annuels supérieur à celui dont cette dernière est comptable, mais encore il stérilise la race, augmente le nombre des malformés, des dégénérés, des impuissants et provoque ainsi l'affaissement de la population et l'amoindrissement national qui appellent la conquête. « Le moment approche où les cinq fils pauvres de la famille allemande, alléchés par les ressources et la fertilité de la France, viendront facilement à bout du fils unique de la famille française. Quand une nation grossissante en coudoie une plus clairsemée, qui, par suite, constitue un centre de dépression, il se forme un courant, vulgairement appelé *invasion,* pendant lequel la loi et la morale sont mises provisoirement de côté. » (Rummel.)

En présence d'un tel danger, à la fois individuel et social, des mesures énergiques et promptes s'imposent. On lutte partout contre la tuberculose. Pourquoi ne lutterait-on pas avec la même ardeur contre l'arthritisme, puisque aussi bien les moyens dont nous disposons sont efficaces et faciles. Ici, en effet, il n'y a pas besoin de précautions collectives, l'arthritisme n'étant pas contagieux, ne reconnaissant pas une origine microbienne. Tout se borne donc à des soins individuels, sûrs, simples et économiques. Sans doute, contre l'hérédo-arthritisme, nous ne pouvons prétendre qu'à des améliorations, mais ces améliorations sont suffisantes pour permettre à l'individu de vivre, et de vivre utilement, en remplissant toute sa tâche familiale et sociale. En revanche, contre le préarthritisme et ses menaces ultérieures, nous sommes assez vigoureusement armés pour en assurer la guérison définitive.

Mettre ces moyens d'amélioration et de guérison à la portée de tous, tel est le but de ce petit livre. Mais, pour combattre utilement ce mal, il faut savoir sous quelles conditions il apparaît et se développe, par quelle ignorance et par quelles erreurs on l'entretient et on l'aggrave. Alors

seulement, en pleine connaissance de cause, informé des risques présents et des dangers à venir, on peut et on doit se prémunir et se soigner. A l'arthritique, en effet, mieux qu'à tout autre malade, il est permis d'appliquer la vieille formule : « La crainte de la maladie est le commencement de la guérison. »

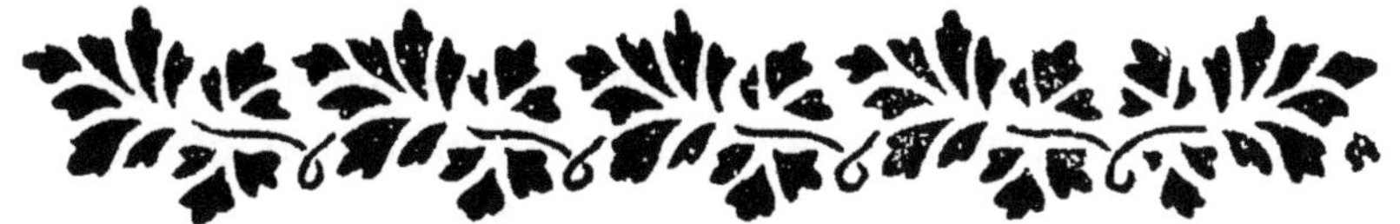

CHAPITRE II

Comment on devient arthritique.

I. — La suralimentation. — Comment et pourquoi on se suralimente.

On a vu, dans le chapitre précédent, que les médecins ont trouvé, dans la pléthore et la suralimentation, la cause initiale de l'état arthritique franc, acquis ou hérité. C'est là une affirmation qu'il convient maintenant de prouver, en recherchant de quelle manière on devient arthritique.

Beaucoup de causes immédiates ont été invoquées pour expliquer l'apparition des accidents arthritiques : la grossesse et la ménopause, l'anémie, la chlorose, les affections cardiaques et pulmonaires qui restreignent la ventilation du sang et la fixation de l'oxygène sur les globules rouges, certaines maladies infectieuses et notamment celles qui troublent profondément les fonctions du foie, les intoxications professionnelles, comme la goutte saturnine, l'alcoolisme, et même les intoxications médicamenteuses et le gavage thérapeutique. Il est incontestable que ces diverses causes agissent parfois pour déterminer l'apparition d'un état arthritique presque rigoureusement individuel, sans portée héréditaire bien nette et constante. Cependant ces constatations ont suffi pour que les médecins qui les avaient faites

le plus fréquemment aient attribué à l'arthritisme banal les origines les plus spéciales, qui n'interprètent que des cas très particuliers, rares, dans lesquels l'effet est parfois pris pour la cause. Mais, quand on interroge beaucoup de malades, on s'aperçoit que ces causes n'interviennent que d'une manière secondaire ou détournée, tout à fait occasionnellement, et que, neuf fois sur dix, les accidents constatés ont une source héréditaire.

Que cache cette hérédité? Il n'est pas impossible de le savoir quand les difficultés de l'enquête ne rebutent pas le médecin. Je dis bien *difficultés*, car, pour un malade qui connaît l'histoire morbide de ses ascendants : grands-parents, père, mère, oncles, tantes, beaucoup l'ignorent totalement et ne paraissent pas se douter de l'importance que cette histoire a pour eux-mêmes. Si cependant, après beaucoup d'interrogations, en évoquant les souvenirs des uns et des autres, on arrive à obtenir des renseignements précis, on constate ce qui suit :

Parmi les ascendants immédiats de l'arthritique franc, — parents ou grands-parents, suivant les cas, — il y a eu de gros mangeurs, des pléthoriques, des gens d'aspect vigoureux, bien portants, trop bien portants même, dit justement Pascault. Souvent on note que ces ascendants ont été doués d'une activité très grande et heureuse, que ce sont eux qui ont créé la situation et l'aisance de la famille. Les femmes se référant à ce type furent aussi des mères fécondes et de robustes ménagères. Mais, à partir de ces parents vigoureux, — dont bon nombre moururent jeunes, sans avoir, pour ainsi dire, jamais été malades, foudroyés en pleine santé, — la vitalité de la famille semble décroître. Chez leurs enfants, encore florides dans la jeunesse, bien que fréquemment soumis dès leur bas âge à l'emprise des fièvres éruptives, des troubles apparaissent à la maturité. Pour l'homme, ce sont des accidents digestifs, cutanés, respiratoires, des douleurs rhumatoïdes, la calvitie précoce; pour la femme, des acci-

dents nerveux, des crises névralgiques, et une diminution de la fécondité, avec ou sans altérations spontanées des organes du petit bassin. Parfois même les signes des formes cliniques définies de l'arthritisme se montrent : obésité, goutte, diabète, lithiases, etc.

Ainsi nous pouvons remonter, comme l'a indiqué Maurel et comme chacun de nous est à même de le faire, du diathésique notoire à l'ascendant pléthorique, autrement dit de l'effet à la cause. Car les relations ainsi constatées sont trop fréquentes pour être fortuites. Des phénomènes qui se succèdent toujours dans le même ordre doivent se conditionner l'un l'autre. Mais de quelle manière? Comment l'hyperactivité fonctionnelle de l'état pléthorique conduit-elle aux troubles, aux insuffisances et aux lésions de l'état arthritique franc?

Examinons un des gaillards sanguins que l'on trouve à l'origine des lignées arthritiques. Ils ne sont pas rares autour de nous. Tout le monde connaît leur aspect extérieur, mais cela ne suffit pas et il convient de les étudier de plus près.

Le cœur, le poumon, le rein semblent intacts; l'ensemble de la charpente est solide et l'individu semble fabriqué pour vivre cent ans, encore qu'il dépasse rarement la soixantaine. Cependant il y a un peu de dilatation, de ptose (1) gastriques, mais la tension abdominale est encore élevée. Le foie gauche est légèrement congestionné et il y a de l'hypertension (2) portale. La richesse du sang est excessive et la pression vasculaire dépasse plus ou moins la normale. Voilà ce que le médecin peut constater par un examen attentif; mais il le constate bien rarement parce qu'il n'est presque jamais consulté par des personnes qui se croient débordantes de santé et le semblent en effet. Elles-

(1) *Ptose,* déplacement, le plus ordinairement descente d'un viscère, estomac, intestin (entéroptose), d'un rein (néphroptose), etc.

(2) *Hypertension, hypotension,* accroissement ou diminution exagérés de la pression exercée par le sang sur les parois des vaisseaux; ici, de la veine porte.

mêmes d'ailleurs se sentent parfaitement bien et s'en vantent, ce qui, quelque paradoxal que cela paraisse, constitue un signe dont il faut tenir compte. Ces personnes au surplus ont grand appétit et boivent beaucoup; elles sont toujours en mouvement et ont le travail facile, dorment bien et longtemps. A peine, de temps à autre, sont-elles soumises à des accès de colère ou à des périodes de fébrilité, qui passent vite, mais leur intelligence reste nette et leur système nerveux paraît suffisamment équilibré, quoiqu'en incessante activité. En somme, ce sont des individus dont toutes les fonctions s'exagèrent et qui, à cause de cela, se trouvent momentanément protégés contre les causes occasionnelles de maladies, telles que le refroidissement, et même contre les infections. On en rencontre qui traversent indemnes, et sans précautions, les épidémies les plus sévères. Aussi ne les voit-on jamais malades, très durs du reste souvent à la souffrance, et le sang riche qu'ils portent à fleur de peau leur conserve longtemps une jeunesse d'emprunt.

Sont-ce là vraiment des malades? Non, et cependant il est manifeste qu'ils ont dépassé l'état de réelle bonne santé. Sous leurs belles apparences, ils portent un vice qui tient en puissance tout à la fois et leur santé présente et la brusque catastrophe qui menace leurs jours et les désordres morbides dont souffriront leurs fils : c'est l'habitude de la suralimentation.

La suralimentation est à la base de tout état pléthorique ou sanguin. Elle en explique les caractères et l'évolution, parce que, seule, elle vient fournir cette excessive richesse de matériaux nutritifs qui entraîne l'hyperactivité fonctionnelle de tous les tissus. Et nous allons voir que cette suractivité fonctionnelle n'est pas la cause, comme on le croit parfois, mais bien l'effet de la suralimentation, quand elle est habituelle, continue. La question maintenant est de savoir sous quelles influences nous contractons la fâcheuse habitude de nous suralimenter.

Il ne faut pas confondre l'appétit avec la faim. L'appétit est un besoin artificiel, créé et entretenu par l'habitude et dont la satisfaction ne répond pas du tout aux mêmes nécessités que la faim. L'appétit vient en mangeant, dit un adage populaire souvent exact, et cela nous indique par quoi il se distingue essentiellement de la faim physiologique. Or, pour manger, nous n'attendons pas que la faim apparaisse, nous n'attendons même pas toujours l'appétit; il suffit qu'il *soit l'heure*. Dès la plus petite enfance, l'habitude nous est ainsi imposée de manger à heure fixe, quel que soit notre besoin réel, et nos parents, les premiers, nous poussent consciencieusement au gavage. Quand nous mangeons beaucoup, ils sont fiers de nous, et nous citent en exemple, tandis qu'il n'est point exceptionnel qu'on nous punisse si nous mangeons peu. D'ailleurs les gros mangeurs jouissent partout, on le sait, d'une considération qui fait bien des jaloux. On leur fait fête, on les honore; eux-mêmes cherchent des prosélytes et en trouvent, qui les imitent. Et c'est ainsi, aussi bien dans la famille qu'ailleurs, que nous sommes entraînés ou nous nous entraînons volontairement à manger plus qu'il n'est besoin. Les médecins eux-mêmes n'ont point échappé à l'influence de l'imitation; la suralimentation thérapeutique a été et est encore fort à la mode. Nul ne saura jamais les désastres causés chez les tuberculeux, les convalescents, les neurasthéniques, les enfants débiles, par ce redoutable procédé de traitement.

Mais, dira-t-on, qu'est-ce qui prouve que nous mangeons trop? La capacité gastrique et intestinale a des limites et, quand elles sont dépassées, des accidents notables se produisent : indigestion, vomissements, diarrhée, etc. Or, on l'a vu tout à l'heure, ces pléthoriques ne présentent pas de troubles digestifs manifestes.

Que répondre à cela?

D'abord, il est bien certain que, grâce à l'entraînement, à l'habitude, on peut arriver à ingérer des quantités considé-

rables d'aliments sans en éprouver immédiatement des inconvénients sérieux. L'estomac surtout, mais l'intestin aussi, sont des organes particulièrement patients et résistants, dont le surmenage et l'insuffisance n'apparaissent qu'à la longue. Souvent alors il est bien tard pour y porter remède et la palliation des accidents, par un régime sévère et prolongé, n'en comporte pas toujours la guérison. Mais, du fait que les troubles fonctionnels s'installent sournoisement, que les accidents graves n'apparaissent pas tout de suite, il n'en résulte point qu'il n'y ait pas suralimentation, et c'est là précisément ce qui fait son plus sérieux danger. On ne se méfie pas d'un ennemi qui s'introduit chez vous d'une manière insidieuse et hypocrite, en flattant vos préjugés, vos habitudes et vos goûts.

Il y a suralimentation toutes les fois que nous consommons plus d'aliments que les besoins divers de l'organisme n'en réclament réellement. Mais comment peut-on savoir qu'on mange habituellement trop? La faim apaisée, l'appétit satisfait, les sensations digestives de réplétion et de bien-être qui suivent les repas ne constituent-ils pas des signes auxquels on puisse se fier pour reconnaître que les besoins de réparation n'ont pas été outrepassés? Non et voici pourquoi. Nos sensations digestives dépendent plus de nos habitudes que de nos besoins. Des gens qui mangent beaucoup et qui cependant maigrissent parce qu'ils assimilent mal éprouvent une impression pénible d'inanition quand on les met à un régime restreint qui cependant augmente leur poids. De même le paysan, habitué à une nourriture grossière et forte, se plaint que les aliments ne lui tiennent pas au ventre si on les lui donne sous une forme plus digeste et plus concentrée. Certains hypersthéniques (1) ressentent la

(1) *Hypersthéniques,* malades chez lesquels les forces fonctionnelles sont exaltées anormalement; *hyposthéniques*, chez lesquels, au contraire, ces mêmes forces sont restreintes.

faim peu de temps après avoir fait un repas suffisant. Ces exemples prouvent que les sensations digestives renseignent généralement mal sur la quantité de nourriture que nous prenons en trop. Cependant les personnes qui s'observent attentivement peuvent reconnaître parfois, à divers petits signes particuliers et fugaces : pesanteurs vagues, léger sentiment de lassitude, chaleur à la peau, rapidité plus grande des battements du cœur, quand elles ont dépassé la mesure, alors même qu'en apparence elles n'ont pas beaucoup mangé. On ne saurait évidemment tabler sur de tels signes que beaucoup ne ressentent pas ou dont elles ne se rendent pas compte, et c'est donc autrement, par des considérations d'un ordre différent, qu'on peut toujours savoir assez exactement quand il y a suralimentation continue.

Les physiologistes, expérimentant sur les animaux et sur l'homme, ont montré qu'il existe une ration alimentaire minima d'entretien, au-dessous de laquelle l'organisme est obligé d'emprunter ce qui lui manque à ses propres tissus. Tout homme, par conséquent, sous peine d'inanition, d'amaigrissement, de misère physiologique et de maladie, doit donc consommer au moins cette ration d'entretien pour conserver son équilibre nutritif et fonctionnel et sa santé. Naturellement, cette ration varie considérablement suivant les individus, suivant l'âge, le sexe, les occupations et le travail, suivant les saisons, les climats et même les races. On a établi, par de longues et patientes recherches, des échelles de correspondance entre ces différents facteurs et les rations qu'ils nécessitent; autrement dit, étant donnés l'âge, le poids, la taille d'une personne, le travail qu'elle a à fournir, etc., on peut fixer avec précision la ration alimentaire qui lui est nécessaire, en consultant les traités spéciaux et notamment ceux de Maurel, de A. Gautier, etc. (1).

1. Voir l'article *Alimentation* du *Larousse mensuel*, n° de mars 1909, et le *Précis d'alimentation rationnelle*, par le Dr L. Pascault (Bibl. Larousse).

Assurément, ces échelles sont approximatives et globales; elles ont le grave inconvénient d'être presque exclusivement basées sur des données énergétiques, qui laissent dans l'ombre le rôle capital des aliments minéraux et ne tiennent pas compte des réactions endothermiques (c'est-à-dire absorbant de la chaleur au lieu d'en dégager, comme dans les oxydations) de l'assimilation. Néanmoins, elles ont leur utilité parce qu'elles restreignent l'amplitude des erreurs que nous pouvons commettre; en utilisant les chiffres qu'elles fournissent, nous pouvons encore pécher par excès, mais nous sommes sûrs de ne pas pécher par défaut. Quand les rations sont très exagérées, qu'elles dépassent notablement les besoins réels, la possibilité de rendement diminue, au contraire, rapidement, de telle sorte qu'il y a consommation de luxe, gaspillage alimentaire et que l'excès de ration ingérée s'accumule sous forme de réserves adipeuses qui surchargent les organes et entravent leur fonctionnement, ou est détruit en pure perte, ou enfin s'élimine par les matières fécales, sans autre profit que d'avoir imposé une fatigue inutile et une surcharge dangereuse à l'appareil digestif.

Si maintenant nous comparons les différents termes de ces échelles expérimentales aux valeurs thermiques des rations consommées par la majorité de nos concitoyens, nous constatons que ces dernières sont très exagérées pour les besoins et les dépenses auxquels elles sont censées répondre. Prenons, par exemple, la consommation alimentaire du Parisien moyen, si bien étudiée par le professeur Ch. Richet. Le rendement de ce Parisien correspond à une dépense énergétique de 35 à 40 calories au maximum par kilogramme, alors que sa ration consommée fournit de 45 à 50 calories pour le même poids. Elle est donc sensiblement trop forte pour ses besoins réels et nous devons en conclure qu'une partie importante de la population parisienne se livre à la suralimentation continue. On peut d'ailleurs, le plus facilement du monde, s'en convaincre par des observations

directes. Faites le calcul de vos dépenses énergétiques et de la valeur thermique de vos rations quotidiennes (1) et, neuf fois sur dix, si vous êtes ce qu'on appelle bien portant, vous constaterez que vous mangez trop, que vous gaspillez vos aliments. Nous verrons tout à l'heure les conséquences de ce gaspillage.

En regardant autour de soi, il est aisé de reconnaître que la suralimentation n'est pas l'apanage des classes riches, de la bourgeoisie; elle se répand de plus en plus chez les ouvriers des villes ; elle est notamment très visible à présent chez les ouvriers d'art et les électriciens, qui se nourrissent d'une manière excessive sans avoir à faire des dépenses physiques correspondant à leur consommation. Lorsque j'ai commencé à étudier l'alimentation collective, les restaurants et cantines populaires, les bouillons ouvriers (2), j'ai été très frappé du choix que les ouvriers font de leurs aliments. Rien de trop bon pour eux. Suivant les saisons, huîtres et crustacés, primeurs, volailles et gibiers, constituent pour certains des menus presque quotidiens. Les sauces grasses ont aussi leur préférence, tandis que les légumes herbacés sont généralement dédaignés. Comme ces aliments sont fort riches, que d'ailleurs ils tiennent moins au ventre que les mets grossiers, pain bis, choux, pommes de terre, lard, etc., il n'y a rien d'étonnant à ce que les ouvriers fassent de la suralimentation. Les campagnes, elles aussi, commencent à être atteintes; le paysan se nourrit infiniment mieux qu'autrefois, mais ses excès, plus rares, sont compensés par son genre de vie et l'intensité de son labeur et restreints souvent par ses instincts d'économie.

---

1. On trouve dans les traités d'alimentation et d'hygiène alimentaire des tableaux qui permettent de faire aisément ces calculs. Consultez ma *Physiologie générale*, p. 231 et suiv., et l'article *Alimentation* du *Larousse mensuel*. Voir le *Précis d'alimentation rationnelle*, par le Dr L. Pascault (Bibl. Larousse).

2. *Bulletin de Thérapeutique* du 28 février 1901.

Des constatations précédentes et des enquêtes locales, comme celles de Maurel et de Landouzy, il ressort que la suralimentation habituelle est de plus en plus répandue. Beaucoup de causes interviennent dans ce résultat : l'accroissement des richesses, l'augmentation du bien-être, le perfectionnement de l'outillage et des procédés de production, la facilité des communications, l'élévation des salaires, certaines conditions économiques, les assurances, les mutualités et autres moyens de prévoyance qui, en garantissant l'avenir pour une somme modique, donnent plus de latitude à la satisfaction des besoins immédiats de chaque jour. Et puis il y a la contagion de l'exemple et l'effet des prédications hygiéniques. Les nobles jadis, les bourgeois, forts et gros, se gavaient de viande et s'abreuvaient de boissons alcooliques. L'ouvrier, qui se croit à présent leur égal en tout et pour tout, veut faire comme eux. Monteuuis émet l'avis, justifié en apparence, que la généralisation de la suralimentation date de la Révolution française, de la proclamation de l'égalité de tous les citoyens et de la vente des biens nationaux. Le fait est que le gavage alimentaire de l'ouvrier (l'alcoolisme reconnaît souvent des causes absolument différentes) est plutôt affaire d'ostentation que de goût ; il ne comprend pas en effet la saveur des mets raffinés, parce que le goût est le résultat d'une éducation qui lui manque et que d'ailleurs beaucoup de bourgeois ne possèdent pas non plus. Enfin, sous l'empire d'une philanthropie louable mais simpliste et qui a dépassé le but, on a dit à l'ouvrier qu'il se nourrissait mal, qu'il ne mangeait pas assez de viande saignante, qu'il ne buvait pas assez de bon vin. Et il l'a cru d'autant plus facilement que le langage de la philanthropie concordait absolument avec les impulsions de sa jalousie et de sa vanité. Il a mangé en conséquence, il a bu, — et a bu plus encore qu'il n'a mangé, comme avait fait le riche d'hier, et, comme ce dernier aussi et par le même mécanisme, il paye maintenant, en souffrances, en

infirmités, en déformations, en impuissance, en mort précoce, la rançon d'un bien-être trop subit, mal compris et disproportionné.

Résumons brièvement les points acquis. A l'origine des lignées arthritiques, nous trouvons la pléthore par suralimentation. La suralimentation habituelle est un fait : nous mangeons au delà de nos besoins, et cette habitude, sous l'influence des divers facteurs de la civilisation, de l'imitation, de l'entraînement, se répand de plus en plus. Le développement de l'arthritisme suit une marche parallèle, et nous sommes ainsi portés à croire qu'il y a entre la suralimentation et l'arthritisme un rapport de causalité. Mais ce rapport n'est ni évident, ni prouvé. Il s'agit donc maintenant de démontrer comment la suralimentation produit l'arthritisme.

II. — Comment la suralimentation produit l'arthritisme.

La conséquence première de la suralimentation est la suractivité de toutes les fonctions, et cette suractivité entraîne à la longue la fatigue des organes et la viciation des échanges qui constituent l'arthritisme. Nous allons voir par quel mécanisme.

Tout d'abord il faut admettre, dans l'état actuel de la physiologie, que l'unité fonctionnelle des organismes humains n'est pas une cellule, mais un ensemble de cellules, parmi lesquelles figurent un ou plusieurs éléments nerveux appelés *neurones*. De cette organisation résulte la *synergie,* en vertu de laquelle, suivant l'expression du professeur Ch. Richet, l'excitation d'une cellule retentit sur toutes les autres, comme l'excitation des autres retentit sur elle-même.

L'activité d'une cellule — et on doit entendre par là la manifestation de ses propriétés, y compris l'assimilation — est sous la dépendance exclusive des excitations. Les divers éléments histologiques réagissent différemment, suivant

leur nature propre, aux excitations, mais tous ont, par définition, un excitant commun, l'aliment. Et naturellement, l'intensité de l'excitation alimentaire varie avec l'espèce de l'aliment considéré.

On distingue deux catégories principales d'aliments : les aliments *plastiques* (albuminoïdes ou substances azotées et matières minérales) qui s'incorporent à la trame même des tissus vivants, et les aliments *dynamophores* (graisses, hydrates de carbone et alcool, appelés ternaires) qui fournissent, par la dislocation de leurs molécules, l'énergie dont les substances vivantes ont besoin pour leur fonctionnement, leurs synthèses assimilatrices et leurs dépenses de travail. Ces deux catégories d'aliments sont utiles, mais inégalement, attendu que les albuminoïdes, indispensables à la réfection des tissus, peuvent, par leurs dédoublements et leur oxydation, fournir de l'énergie et par conséquent se substituer aux seconds, tandis que ces derniers sont inaptes à l'assimilation et ne peuvent jamais remplacer les matières plastiques.

Cette simple constatation montre déjà que ces deux groupes d'aliments ne peuvent pas produire des excitations identiques. Mais le problème est beaucoup plus complexe qu'il n'en a l'air, parce qu'un aliment donné peut agir primitivement par lui-même, par sa constitution, son état colloïdal, ses affinités propres, et secondairement par les déchets d'utilisation qu'il laisse. Malheureusement nous sommes très mal renseignés sur ces divers points. Nous ignorons notamment la structure dans l'espace de la molécule d'albumine, et nous ne savons pas du tout en quoi la chair du bœuf, par exemple, diffère de la chair de l'homme. A peine est-il permis de soupçonner que, en vertu de la loi du moindre effort, l'affinité de nos protoplasmas cellulaires soit plus grande pour l'albumine animale que pour l'albumine végétale, encore que l'adaptation devienne parfaitement capable de modifier cette affinité (chez les herbivores,

frugivores, granivores, etc.). Il est incontestable cependant que, chez l'homme normal, l'affinité pour les albumines animales est très marquée. Deux faits le prouvent : 1° L'albumine de viande pure a une assimilabilité parfaite que ne possède pas l'albumine végétale pure (MUNK et EWALD); 2° Dans un repas copieux de viande et de pain ou de pommes de terre, par exemple, si le rapport des ternaires aux azotés dépasse sensiblement 5 : 1, la viande est utilisée et détruite de préférence aux ternaires, dont la dislocation est ralentie de telle sorte que ces derniers, au lieu d'acide carbonique et d'eau, donnent des acides gras (Ch. RICHET, A. GAUTIER).

En ce qui concerne les déchets d'utilisation, nous ne sommes guère mieux fixés. Il est admis que les ternaires doivent aboutir à l'eau et à l'acide carbonique, et les matières albuminoïdes à l'urée. Mais ce sont là des aboutissants extrêmes; il serait aussi fort important de connaître les intermédiaires, les formes de dislocation ménagées des molécules alimentaires. Certaines ont été cependant indiquées par Kossel, Haliburton, A. Gautier. Ce dernier a même prouvé que plusieurs tissus de notre corps fonctionnent en anaérobie, c'est-à-dire à l'abri de l'oxygène libre, mode de fonctionnement qui entraîne nécessairement toute une série de passages entre la molécule alimentaire initiale et le déchet final oxydé : eau, acide carbonique, urée. Beaucoup de ces formes de passage nous échappent et par conséquent nous ignorons comment elles agissent sur l'élément cellulaire. Celles qui nous sont connues ont des propriétés très variables, les unes sont nettement toxiques et insolubles, les autres (alcools et acides) peuvent être ultérieurement utilisées comme dynamophores et brûlées par l'organisme.

L'exposé précédent justifie la distinction, bien faite par Pascault, entre la valeur d'assimilation d'un aliment et sa puissance d'excitation. Le lait, les pâtes alimentaires ont une valeur alimentaire élevée et une faible puissance d'excitation; la viande a une grande valeur alimentaire et une

grande puissance d'excitation; les condiments (poivre, moutarde, etc.), les boissons alcooliques et alcaloïdiques (café, thé) ont une faible valeur alimentaire et une forte puissance d'excitation. Ces différences tiennent non seulement à la substance alimentaire, mais aussi à la nature des déchets d'utilisation qu'elle donne. Si la chair animale est plus excitante que la légumine (albumine végétale), cela provient manifestement de la nature des déchets fournis par la première et qui se montrent plus toxiques. Mais, et je ne crois pas avoir besoin d'insister sur ce point, la valeur d'assimilation et le pouvoir d'excitation d'un aliment donné varient avec les espèces, avec les individus et même, dans quelque mesure au moins, avec les dispositions journalières. La viande n'est pas également excitante chez tous les hommes et de plus, certains, qui y sont peu sensibles, se montrent très excitables par le sucre ou par des légumes ou des fruits particuliers.

L'exposé précédent va nous permettre de mieux comprendre comment la suralimentation produit l'arthritisme.

Le suralimenté mange trop par définition et peut manger trop de tout, mais ce n'est pas le cas habituel. Il y a sans doute des gens qui ont toujours vraiment faim et qui se nourrissent de tout ce qui leur tombe sous la main, soit qu'ils payent de longues périodes de privation, soit que leur ration reste toujours au-dessous de leurs besoins. Mais ceux-là sont l'exception et n'ont guère le loisir de faire de l'arthritisme. Le plus ordinairement, on se suralimente avec de la viande, parce que la viande est, de tous les aliments, le plus appétissant, le plus sapide, celui qui se prête aux préparations les plus variées, qui se digère le plus vite et qui donne le mieux la sensation de bien-être, de force et d'activité expansive.

On a beaucoup vanté la viande comme aliment. J'ai connu le temps où on en bourrait les enfants, les malades et les convalescents. Crue ou rôtie, jamais on n'en mangeait assez,

mais la réaction est venue naturellement, et Maurel, Huchard, Bardet ont montré les graves inconvénients de l'abus de la viande. Les végétariens ont même prétendu que son simple usage était excessivement nocif. C'est aller au delà de la vérité.

Nous aurons à étudier tout à l'heure le mécanisme de l'action excitante de l'abus carné et ses conséquences proches ou lointaines, mais auparavant il me faut disculper la viande d'une accusation dont Pascault s'est fait l'écho. Elle a de grands défauts, mais aussi de précieuses qualités. En niant ces dernières, connues expérimentalement de tous, on s'expose à n'être pas cru quand on parle de ses dangers.

La viande, dit-on, ne tient pas au ventre, nourrit mal. Est-ce vrai? Il est utile de le savoir, puisque certains médecins, et parfois non des moindres, se sont fait les défenseurs de cette manière de voir.

En effet, la viande tient moins au ventre, c'est-à-dire fait moins longtemps sentir le travail digestif que les autres aliments, parce qu'elle se digère normalement plus vite et plus complètement. Mais je ne puis pas croire que ce soit là un inconvénient. Je crois, au contraire, que la période digestive est une période d'élaboration pénible qui rend à peu près inapte à tout travail extérieur, comme le prouve l'exemple des animaux, qu'il faut en conséquence s'efforcer de faciliter et de raccourcir. Ce sont les aliments les plus indigestes qui tiennent le mieux au ventre et personne ne soutiendra, je pense, que pour la meilleure élaboration digestive, il faille choisir ceux-là de préférence.

Il n'est pas plus difficile de trancher la question de savoir si la viande nourrit mal, moins bien, en tout cas, que le sucre, l'amidon ou le beurre. Seulement nous touchons ici à un problème compliqué. Je ne puis, dans ce petit livre de vulgarisation, expliquer complètement l'erreur funeste que l'on commet si souvent aujourd'hui, en appréciant exclusivement la valeur d'un aliment par la chaleur qu'il dégage

dans la bombe calorimétrique. Nous ne savons pas sous quelle forme particulière et en quelle quantité l'énergie est utilisée pour les synthèses assimilatrices et le fonctionnement, et quel rapport existe entre l'intensité de l'assimilation et le taux de la chaleur dégagée, si bien que le professeur Chauveau, qui a cependant été l'un des initiateurs de l'introduction de l'énergétique en physiologie, en est réduit à écrire : « Il faut renoncer à chercher la valeur nutritive des aliments dans leur chaleur de combustion. La théorie de l'aliment et de l'alimentation ne peut plus être présentée sous cette forme simpliste. » Et cependant, c'est sur ces données insuffisantes, et peut-être fallacieuses, de la calorimétrie que sont basés les calculs des rations alimentaires dans l'état de santé et de maladie. Dans tous les traités classiques, la dépense *théorique* de chaleur, établie en additionnant la chaleur approximativement excrétée (son calcul exact ne peut se faire que dans la chambre calorimétrique des laboratoires de physiologie) et le travail approximativement fourni, tant intérieurement qu'extérieurement, est l'unique mesure dont on se sert pour fixer les besoins alimentaires d'un individu. Le rôle plastique, reconstitutif de la matière vivante, si important, capital sans doute, des matières minérales, le fait que l'albumine fixée par l'assimilation n'est pas brûlée et ne peut par suite figurer dans la dépense théorique de chaleur, — fait sur lequel d'ailleurs j'ai inutilement insisté au Congrès d'Hygiène alimentaire de Paris en 1906, — sont ignorés ou méconnus. On trouve évidemment plus commode d'aligner un certain nombre d'aliments, du reste pris à peu près au hasard, dont la somme des valeurs calorimétriques (dans le calorimètre, bien entendu, et non *in vivo*, ce qui serait tout différent) soit équivalente à la chaleur dépensée.

Mais, de ce point de vue, la hiérarchie naturelle des aliments se trouve presque complètement changée. Les matières minérales, dont on tient du reste fort peu compte

dans l'établissement des rations, sont réléguées au dernier rang, tandis que les graisses et l'alcool sont promus au premier. On ne se préoccupe pas de savoir si le muscle a besoin d'albumine autant que de sucre; on lui donne du sucre et voilà tout. A lui d'emprunter aux autres tissus de l'organisme l'albumine qui lui est nécessaire, puisqu'*il augmente de masse vivante en fonctionnant*. Il n'y a plus fixation chimique de certains aliments dans le protoplasma, il n'y a plus échange de matière; il n'y a plus que des échanges de force. La physiologie se trouve bien simplifiée. Et voilà pourquoi, après beaucoup d'autres, Pascault déclare que la viande ne nourrit pas. Ne donne-t-elle pas, en effet, en brûlant, moins de chaleur que les graisses, le sucre et l'amidon? Ces derniers lui sont donc préférables, puisque l'action plastique, qui est le phénomène fondamental et caractéristique de la vie, est décidément considérée comme négligeable. C'est sous l'empire des mêmes idées, ainsi que je le disais tout à l'heure, que l'alcool tend de plus en plus à être regardé comme un aliment, et un aliment précieux, puisqu'il donne, par gramme, deux fois plus de chaleur que l'albumine. En présence de cette haute valeur énergétique, ses propriétés toxiques sont laissées dans l'ombre.

De cette discussion un peu longue, mais qui était nécessaire pour fixer certains points, il doit ressortir que la viande est un aliment très digeste et très nutritif, mais plus toxique, plus excitant que l'albumine végétale, probablement par ses déchets d'utilisation. Si son usage modéré est souvent avantageux et parfois indispensable, son abus, en revanche, peut devenir fort dangereux.

Tout d'abord l'excessive digestibilité de la viande, le fait que sa digestion a lieu en grande partie dans l'estomac, et enfin l'appétence qu'elle produit conduisent facilement à une consommation exagérée. On se lasse moins vite de la viande que des autres mets et, comme nous obéissons volontiers

aux sollicitations d'un appétit artificiel, plus nous mangeons de viande, plus nous désirons en manger. Mais la viande, par son fumet et son aspect engageant, excite puissamment les sécrétions ; elle exige et produit une véritable hyperacidité gastrique, et détermine, par réflexe, une abondante sécrétion des sucs biliaires, pancréatiques et intestinaux qui doivent à la fois et neutraliser l'acidité du bol gastrique et achever l'élaboration des albumines ; enfin l'absorption de ses produits élaborés amène l'intervention active, d'une part, de la muqueuse intestinale elle-même ; d'autre part, de la glande hépatique, à laquelle semble réservé le rôle spécial de transformer les dérivés ammoniacaux toxiques. Ce rôle explique que, chez les individus qui consomment beaucoup de viande, on constate souvent une congestion du foie, surtout à gauche, et de l'hypertension portale (veine porte). Au cours de ces actions, le système nerveux intervient dans les phénomènes sécrétoires et moteurs, dans la congestion active des viscères, et avec une intensité d'autant plus grande que l'irritation digestive est plus forte. Cet hyperfonctionnement glandulaire et nerveux a des conséquences multiples.

Dans l'organisme, il n'y a pas, à proprement parler, de réserves d'albumine. L'albumine circulante doit être ou fixée par l'assimilation, ou brûlée. L'obésité des gros mangeurs ne résulte pas du dédoublement de l'albumine, mais du dépôt, sous forme de graisse, des aliments ternaires dont la combustion est économisée par l'abondance de l'albumine circulante. Cette abondance dans le milieu intérieur, ainsi qu'il arrive après un repas copieux de viande, est donc une puissante sollicitation à l'activité générale, puisque, comme l'a dit Le Dantec, assimilation et fonctionnement sont inséparables. Et, en effet, le mangeur de viande est un être très actif, dépensant en peu de temps une somme énorme de travail et ayant de précieuses qualités d'initiative et de combativité. Buckle, il y a déjà long-

temps, affirmait que, si quelques milliers d'Anglais ont jusqu'ici tenu dans l'obéissance plus de 200 millions d'Hindous, c'est qu'ils mangent de la viande alors que ces derniers se nourrissent principalement de riz. Or, chose bien singulière, les intellectuels Hindous qui, actuellement, sont à la tête du mouvement nationaliste contre l'administration britannique, ont précisément, au contact de la culture européenne, pris l'habitude, eux aussi, de manger de la viande.

Des constatations analogues peuvent être faites à peu près partout. Je n'en rappellerai que deux. Mme Workmann, la grande exploratrice de l'Himalaya, avait des porteurs hindous végétariens. Quand on arrivait aux passages difficiles de l'ascension, elle était obligée de leur donner de la viande, sans quoi ils eussent été incapables de l'effort nécessaire. De même, pendant la guerre de Mandchourie, l'administration japonaise devait augmenter la ration de poisson ou procurer de la viande aux troupes pour leur permettre de lutter jusqu'au bout, au cours des grandes et longues batailles de Liao-Yang et de Moukden; une augmentation de la ration de riz ne donnait pas du tout les mêmes résultats (1). L'excitation digestive de la viande galvanisait le corps entier, ce que l'amidon, malgré toute la chaleur qu'il fournit dans le calorimètre, ne peut faire. Si le simple usage a une telle influence, on comprend que l'abus de la viande détermine et entretienne un hyperfonctionnement de tous les organes : glandes, muscles, poumons, reins et surtout système nerveux.

Certaines conditions viennent renforcer l'excitation générale produite par la viande. Les gros mangeurs par habitude n'abusent pas seulement de la viande; ils abusent aussi souvent des condiments et des boissons alcooliques. Les

1. Les Japonais font une énorme consommation de bonbons de chocolat contenant 3 grammes d'hémoglobine. Je tiens le renseignement du fabricant allemand qui exporte ces bonbons par millions de boîtes.

condiments excitent puissamment les organes digestifs, qui réagissent par l'hypersécrétion et ensuite par une abondante production de mucus, entraînant la pituite et l'entérite muqueuse des gros mangeurs. L'alcool est plus nocif encore. En brûlant dans l'économie, il modère simultanément l'oxydation des ternaires alimentaires qui se dédoublent incomplètement (acides) ou se déposent sous forme de réserves (obésité alcoolique). En outre, il irrite les muqueuses, y crée des lésions souvent irréparables (gastrite, cirrhose, néphrite), altère les vaisseaux, intoxique le système nerveux. Condiments et alcool hâtent donc, en somme, l'évolution de l'arthritisme et en précipitent la terminaison.

Pawloff a dit très exactement : « Un organisme est en état pathologique quand, à l'ordinaire, il fonctionne avec une intensité anormale. » C'est le cas des suralimentés, des pléthoriques. En outre, ainsi qu'il a été expliqué ci-dessus, par les réflexes partis des organes digestifs, le système nerveux est mis en état presque continu de suractivité, laquelle réagit à son tour sur les autres organes, parfois sous la forme d'une grande activité mentale. D'ailleurs, ne l'oublions pas, si la suralimentation est la cause la plus habituelle de l'arthritisme, l'excès de travail physique ou intellectuel peut également le produire, car il réalise cet hyperfonctionnement qui constitue l'origine, le point de départ de tous les troubles et accidents ultérieurs. Mais ce point sera examiné tout à l'heure plus en détail. Pour le moment, il suffit de constater que l'hyperfonctionnement ne peut durer indéfiniment, car il entraînerait une hypertrophie exclusive de certains éléments au détriment des autres, à quoi s'oppose la corrélation, le balancement des organes. Et puis, les déchets interviennent, avec leur influence empêchante et toxique; en dehors des déchets d'utilisation alimentaire, il y a, en effet, les déchets de fonctionnement, d'autant plus abondants que l'activité générale est plus

grande, et qui, en partie transformés par le foie et par certaines glandes closes, doivent toujours être éliminés par le rein. On voit d'ici le surcroît de travail, le surmenage que la suralimentation, à elle seule, entraîne pour ces organes. La machine est à son maximum de tension. A la moindre imprudence, au plus petit excès surérogatoire, les accidents éclatent, et ils vont se succéder avec une rapidité croissante.

Les auteurs, Maurel et Pascault notamment, ont groupé ces accidents en trois périodes successives, qui peuvent parfaitement bien se dérouler chez le même individu, mais qui, le plus habituellement, occupent, jusqu'à leurs manifestations ultimes, trois ou quatre générations :

La *période d'hyperfonctionnement*, ou de fonctionnement exagéré, préarthritique, dont nous venons de voir les sources et le mécanisme et que nous allons examiner dans ses caractères morbides;

La *période de dysfonctionnement*, c'est-à-dire de fonctionnement vicié, qui constitue l'arthritisme franc, classique, et dans laquelle on voit apparaître les modalités cliniques à forme défensive, le diabète, la goutte, l'obésité, etc.;

Enfin, la *période d'hypofonctionnement*, ou de fonctionnement diminué, dans laquelle toutes les fonctions deviennent insuffisantes et qui est caractérisée par les dégénérescences et les scléroses, la mort précoce et l'infécondité.

Naturellement, c'est là une division schématique, qui n'a d'autre utilité que de faire comprendre l'enchaînement des phénomènes morbides. En réalité, le pléthorique, le suralimenté, dont les ancêtres furent sains et qui, lui-même, ne présentait pas de tares héréditaires, meurt, sauf le cas d'infections surajoutées ou d'accidents, par le même mécanisme que l'arthritique cachectique (1), issu de plusieurs générations de tarés héréditaires. Seulement l'insuffisance

(1) *Cachexie, cachectisation*, trouble profond et progressif de toutes les fonctions de l'organisme. C'est l'aboutissant des maladies chroniques.

organique qui entraîne la mort est plus rapide dans son évolution; elle surprend parfois sa victime en pleine santé apparente. D'où la fréquence des morts subites chez les préarthritiques. Il n'est pas rare même de les voir manifester une des formes de l'arthritisme franc, l'obésité avant tout, ou le diabète, ou la goutte. De telle sorte que, en définitive, les trois périodes du cycle arthritique complet peuvent, comme il a été dit, se dérouler chez le suralimenté ou le surmené. Mais ses descendants n'en présentent pas moins, en vertu de la constitution et du tempérament dont ils ont hérité, des accidents du même ordre, rentrant dans le même cycle, quoique manifestant d'une façon plus prolongée et plus frappante l'une de ses périodes. Et c'est pourquoi nous aurons à rechercher, après avoir vu comment on devient arthritique, comment on naît arthritique et dans quelles conditions la maladie évolue alors, et comment meurent les arthritiques par acquisition ou par hérédité.

III. — Le préarthritisme.

Chez le suralimenté, au moment où commence le préarthritisme, les premiers troubles qui éclatent sont des accidents de fatigue ou de surmenage. Il importe d'abord de préciser le sens de ces deux mots qui ne sont pas toujours parfaitement compris.

En manifestant ses propriétés, — c'est-à-dire en fonctionnant et en assimilant, — toute cellule, tout tissu produit des déchets, non d'usure comme on le dit ordinairement à tort, mais d'*utilisation*, représentés par *ce qui reste* des molécules plastiques ou dynamophores utilisées, et dont la qualité varie avec la nature des substances (protoplasmas et aliments) mises en présence, et la quantité avec l'intensité de l'activité vitale. Ces déchets sont de deux sortes : insolubles ou solubles dans le milieu intérieur, dans les humeurs de l'individu. Les premiers précipitent là même où ils appa-

raissent, encroûtent les tissus et les organes et, par la diminution de résistance que ce dépôt entraîne, préparent la voie à l'intervention des leucocytes macrophages et à la formation des tissus de sclérose. Cette accumulation, intimement et indissolublement liée au fonctionnement, est la cause de tous les phénomènes de la vieillesse (1), laquelle devient ainsi d'autant plus précoce que l'hyperfonctionnement a été plus notoire.

Les déchets solubles diffusent dans le milieu intérieur; ils jouissent de la propriété d'inhiber ou d'empêcher le fonctionnement quand ils atteignent, dans ce milieu, un certain degré de concentration. Cette inhibition constitue la *fatigue;* elle est la conséquence de l'hyperfonctionnement, parce que la machine humaine est réglée pour éliminer, en un temps donné, par ses organes d'élimination et d'excrétion (rein, peau, poumons, etc.), une quantité déterminée de déchets, correspondant à ce fonctionnement moyen que l'on qualifie de normal. Du moment que ce fonctionnement moyen est dépassé, — ce qui est le cas des suralimentés, nous le savons, — il y a accumulation de déchets solubles, fatigue. A la fatigue, il n'y a qu'un remède, le repos, parce qu'alors, la production des déchets diminuant et leur élimination continuant cependant, leur concentration s'abaisse assez dans le milieu intercellulaire pour que le fonctionnement ne soit plus entravé.

Même quand l'activité a été momentanément très intense, le repos, le repos nocturne surtout, suffit à l'élimination des déchets qui causent la fatigue. Mais, si cette activité est en outre continue, si elle se reproduit tous les jours, pendant longtemps, le sommeil n'est plus capable d'éliminer l'excédent des déchets. Ces derniers s'accumulent donc de plus en plus, la fatigue persiste au réveil, l'auto-intoxica-

---

1. Cf. J. Laumonier : *Physiologie générale,* Livre III et divers articles sur la *Fatigue* et la *Vieillesse,* dans la *Vulgarisation scientifique,* 1903.

tion s'installe en permanence et entraîne, par l'inaction forcée à laquelle l'inhibition conduit certains éléments tissulaires, des altérations dégénératives. C'est le *surmenage*, auquel il est bien plus difficile de porter remède qu'à la fatigue, parce qu'il laisse après lui des points de résistance diminuée, des « manques » dans la continuité fonctionnelle, de véritables lésions.

Grâce à ces notions, nous comprenons que l'hyperfonctionnement du suralimenté ne puisse indéfiniment durer et que, à un moment donné, tôt ou tard, des troubles apparaissent qui sont tout d'abord des accidents de fatigue ou de surmenage.

Les premiers troubles qui se manifestent ne sont pas toujours des troubles digestifs ; ils sont parfois nerveux, et dépendent d'un travail mental ou musculaire excessif, des excès, des veilles, de l'abus des sports ; ils peuvent être aussi néphrétiques, vasculaires, cardiaques, suivant l'espèce de l'organe le moins vigoureux. Mais, comme il convient que leur exposé reste clair et méthodique, je crois avantageux de suivre l'ordre de succession le plus habituel des phénomènes morbides.

C'est entre quarante-cinq et cinquante ans, parfois plus tôt, rarement plus tard, qu'ils se montrent. Les glandes et la musculature de l'estomac se sont fatiguées à la longue et cessent de remplir convenablement leur rôle. Les digestions se font plus lentes, pénibles : le séjour prolongé des aliments dans l'estomac entraîne des pesanteurs, des fermentations anormales, des ballonnements. Il y a des malaises vagues, de la somnolence après les repas. Le sommeil devient moins bon, agité, coupé par des cauchemars ; même on peut constater une insomnie périodique, se reproduisant presque à heure fixe.

De l'estomac, les altérations fonctionnelles passent vite à l'intestin. L'hyperacidité du bol gastrique a été, pendant un temps, neutralisée par les sécrétions biliaires et entériques,

mais ces sécrétions elles-mêmes finissent par devenir insuffisantes à ce point de vue et alors les ferments pancréatiques et intestinaux qui ont besoin, pour agir, d'un milieu neutre ou faiblement alcalin, deviennent incapables d'achever l'élaboration des aliments. Alors les résidus de digestion s'accumulent et de préférence dans la région cæcale, comme l'ont bien montré Pascault et Sigaud, où ils sont la proie des micro-organismes. De là l'excessive fréquence des crises appendiculaires et de l'appendicite chronique chez les suralimentés. D'autre part, contre l'acidité anormale de son contenu, la muqueuse intestinale réagit, et par les contractions irritatives, qui produisent le spasme, la constipation, la douleur, les diarrhées intermittentes, et par une sécrétion muqueuse défensive et abondante qui protège cette paroi, mais en même temps restreint et empêche l'absorption alimentaire. De là les entérites et entéro-colites, et les manifestations nerveuses qui leur font cortège. Labbé, qui a étudié les accidents de la suralimentation, note aussi assez souvent le passage des éléments de la bile dans le sang.

Cette étape digestive est naturellement accompagnée de troubles corrélatifs du côté du foie, des vaisseaux, du système nerveux, qui ont été déjà signalés dans l'état pléthorique, mais qui maintenant s'aggravent notablement. A l'examen, en effet, en outre de la distension gastrique, de l'encombrement cæcal, d'une modification plus ou moins marquée de la tension abdominale, d'un côlon plus ou moins en chapelet, on constate un foie plus ou moins augmenté de volume et douloureux, plus spécialement dans son lobe gauche, des signes d'hypertension portale, une pression artérielle souvent supérieure à la normale, des varices ou des hémorroïdes, un cœur émotif. Le système nerveux est particulièrement irritable ; il y a des maux de tête continus ou des migraines, des douleurs névralgiques ambulantes, des vertiges, parfois de l'hypersensibilité cutanée, de l'agi-

tation ou de la dépression, un état de trouble encore mal défini, mais qui aboutit souvent à la neurasthénie franche ou à la psychasthénie. Enfin l'examen des urines achève de compléter ce tableau. Elles sont foncées, odorantes et renferment quelquefois un peu d'albumine; tous les rapports d'échanges sont en augmentation, la toxicité, la déminéralisation et la phosphaturie relative, attestant qu'il y a destruction intraorganique des matériaux nutritifs en excès sur les besoins réels, mauvaise élaboration de ces matériaux, et production de substances nocives qui, pour s'éliminer, attaquent la trame même des tissus vivants. L'analyse des matières fécales, suivant la méthode de René Gaultier, montre clairement du reste qu'il y a un défaut notable de l'absorption intestinale et des fonctions hépatiques.

Tels sont les principaux signes du préarthritisme, de la période hyperfonctionnelle de l'arthritisme. Ils constituent bien, comme je l'ai dit, des troubles de surmenage survenus dans des organes parfaitement sains, par des excès continus de travail. Mais ils ne s'arrêtent pas à cette étape, et si un traitement énergique n'intervient pas rapidement — traitement que nous exposerons dans le dernier chapitre — leur évolution se continue, amenant tantôt la brusque insuffisance du foie, du rein, des vaisseaux ou du cœur, tantôt une forme définie de l'arthritisme franc, diabète, goutte, lithiase, obésité, etc., reconnaissant d'ailleurs elle-même une terminaison identique, quoique plus éloignée. Toutefois ces manifestations de l'arthritisme franc se montrent de préférence, avec tous leurs caractères, chez les descendants des préarthritiqnes, chez les hérédo-arthritiques. C'est donc chez ceux-là surtout que nous devons les étudier.

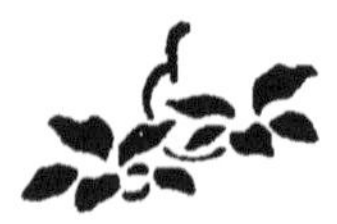

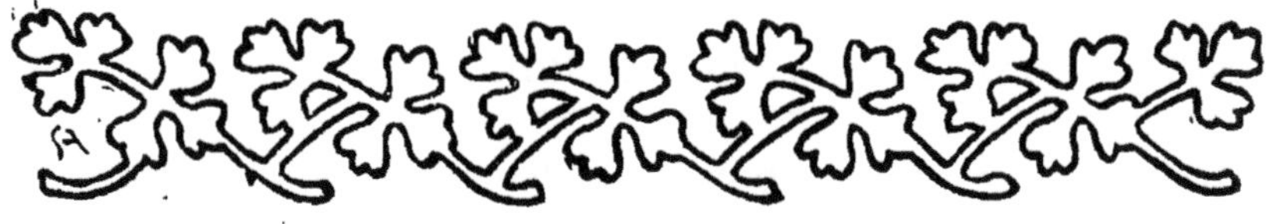

CHAPITRE III

L'ARTHRITISME FRANC

Comment on naît arthritique.

I. — Conditions de l'hérédo-arthritisme.

Au début de ce travail, j'ai reproduit la phrase de Richardière et Sicard : « L'hérédo-arthritisme, voilà la base de la diathèse arthritique. » Elle veut dire ceci : l'arthritisme franc, classique, avec le tempérament, la diathèse propre qu'il comporte, s'observe surtout chez les descendants d'individus déjà tarés, soit simplement suralimentés et pléthoriques, soit arthritiques plus ou moins notoires.

C'est qu'alors, en effet, sous l'influence de l'hérédité, les troubles apparaissent beaucoup plus nets, beaucoup mieux définis, et il est facile, en raison des manifestations variées et amples auxquelles ils donnent lieu, d'en suivre l'évolution presque depuis le début. Il n'en est pas de même dans le préarthritisme, la pléthore ou la suralimentation continue. Les troubles initiaux, fugaces ou peu importants, sont masqués par la belle santé apparente et la suractivité vitale. Même à la veille d'une insuffisance organique mortelle ou du moins grave, d'une cirrhose, d'une néphrite, d'une sclé-

rose du cœur, d'une apoplexie, ils sont si peu perceptibles que le malade souvent les ignore et que le médecin peut les méconnaître. Là d'ailleurs est le grand danger du préarthritisme, qui sournoisement, à petit bruit, étend ses ravages et ne les révèle enfin que quand il est déjà bien tard pour y porter remède.

Dans l'arthritisme franc, les signes sont plus précoces, plus accusés, ils attirent rapidement l'attention, d'autant que, comme nous le verrons, ils expriment, ils traduisent extérieurement les moyens de défense que l'organisme va employer contre le surmenage fonctionnel et les insuffisances conséquentes. Certes, l'héréditaire ne les manifeste que rarement d'emblée, dès la jeunesse. Cependant on connaît, chez les enfants, des exemples d'obésité, de lithiase urique, de migraines toxiques dans le bas âge. Évidemment, dans de tels cas, il faut une hérédité très forte, *très imprégnante*, ou déjà longue.

Mais, pour l'apparition et la consolidation de la diathèse arthritique, l'hérédité toute seule ne suffit pas; elle prédispose, elle prépare, elle rend les organes moins résistants, plus facilement surmenés et insuffisants, mais ce sont les conditions de vie surtout, les mêmes erreurs répétées d'alimentation, de travail, d'excès, d'hygiène, déjà commises par l'ancêtre, qui déclanchent les défectuosités et font apparaître les troubles latents, rapidement aggravés. Si ces conditions, favorables à l'éclosion de la diathèse, viennent à manquer, les organes restent fragiles, les humeurs plus ou moins viciées; mais, comme aucune fatigue excessive n'est imposée aux premiers, aucune addition notable de poison faite aux secondes, l'équilibre peut se maintenir indéfiniment, tant qu'aucun excès n'est commis, aucun surmenage imposé.

Le fait que l'hérédité arthritique n'est pas absolument fatale, qu'on y peut échapper par une série de précautions méthodiques et rigoureuses, dont nous aurons à parler au

chapitre du traitement, rendrait son pronostic extrêmement bénin, si les malades étaient suffisamment avertis et énergiques pour se soigner convenablement et au moment opportun. Mais il n'en est malheureusement pas ainsi et presque tous les héréditaires, sauf dans certains cas, fortuits presque toujours, retombent dans les errements dont leurs pères furent coupables. Il faut donc leur montrer à quel danger ils s'exposent ainsi, et, pour cela, expliquer le mécanisme, tel du moins qu'il est possible de l'entrevoir actuellement, de l'hérédo-arthritisme.

Rappelons tout d'abord que, chez le pléthorique, le suralimenté, le préarthritique, on attribue généralement l'ensemble des troubles morbides qu'il éprouve à une auto-intoxication d'origine alimentaire. Il était admis en effet que les produits toxiques, résultant des putréfactions intestinales qu'entraînent l'arrêt des matières et l'insuffisance fermentative, sont résorbés au niveau de la muqueuse, et normalement retenus et modifiés par la glande hépatique. Mais, si la fonction antitoxique du foie est, pour une cause ou pour une autre, insuffisante, ces poisons tombent dans la circulation générale et vont intoxiquer tout l'organisme et spécialement le système nerveux. Ainsi s'expliquaient tous les prétendus accidents toxiques des fermentations digestives anormales et de la constipation habituelle, les migraines, les névralgies, certaines dermatoses, la chlorose, etc. Il n'était donc pas surprenant déjà que l'organisme du suralimenté, du préarthritique, saturé de poisons qui devaient nécessairement imprégner les cellules germinales aussi bien que les autres tissus, léguât à ses descendants un fonctionnement vicié comme s'il eût été lui-même et directement influencé par les poisons de l'auto-intoxication digestive.

Cependant les recherches récentes de Falloise fournissent de ces phénomènes une autre interprétation.

Falloise, qui a eu la bonne fortune d'avoir à sa disposi-

tion un malade portant une fistule de l'intestin grêle, a démontré en effet ce qui suit :

1° La toxicité du contenu intestinal n'est pas due surtout à la putréfaction des albuminoïdes, puisque la toxicité des matières fécales est de beaucoup inférieure à celle du contenu de l'intestin grêle, où cependant l'albumine n'est pas attaquée par les microbes, et ne subit pas la putréfaction;

2° Le foie ne modifie pas sensiblement les poisons de l'intestin, puisque des chiens, injectés par la veine porte ou par la jugulaire avec une même quantité d'extrait aqueux de matières fécales, meurent avec les mêmes symptômes et à peu près dans le même temps;

3° Enfin l'épithélium intestinal modifie et arrête, *quand il est intact*, les poisons intestinaux, puisqu'une certaine quantité d'extrait aqueux de matières fécales, injectée dans une anse isolée de l'intestin, est absorbée comme une solution saline, sans aucun symptôme d'intoxication, quand la muqueuse est saine, mais détermine au contraire les accidents classiques de l'intoxication, quand cette muqueuse a été lésée par un moyen quelconque, artificiellement ou naturellement.

Ces expériences sont extrêmement importantes parce qu'elles permettent de donner, de certains phénomènes, une interprétation plus admissible. En effet, les accidents généraux d'hyperfonctionnement et de surmenage, relevés plus haut chez le suralimenté, ne peuvent plus être considérés comme le résultat direct de l'intoxication digestive. Tant que la muqueuse est intacte, anatomiquement, ils sont surtout attribuables à l'irritation réflexe et la toxine ne joue aucun rôle dans leur production. Quand au contraire la muqueuse est suffisamment altérée et lésée, alors, oui, les phénomènes peuvent être surtout d'ordre toxique; ils présentent en effet une allure bien différente, comme on le constate aisément en comparant ce qui se passe dans la

constipation simple, mais tenace, avec encombrement cæcal, et dans l'entéro-colite avec selles sanglantes. Ce sont donc, on peut le dire, les lésions intestinales qui ouvrent la porte aux manifestations bruyantes de l'empoisonnement provenant des poisons fournis par l'organisme lui-même, mais, avant elles, le système nerveux irrité avait réagi par ces accidents douloureux, vasculaires, congestifs, nutritifs, que présentent les suralimentés à la phase du surmenage, les préarthritiques.

Ainsi, de ces expériences, confirmées par de nombreuses observations cliniques, on peut conclure que la suralimentation, tant que des lésions digestives ne sont pas constituées, agit immédiatement, non point par les poisons auxquels elle donne lieu dans le tube intestinal et qui sont modifiés ou éliminés en grande partie par ce tube lui-même, mais par les réflexes nerveux dont elle provoque l'apparition dans l'appareil digestif. Une grande excitabilité nerveuse, qui peut s'étendre à tous les territoires qu'innerve la moelle et gagner les centres, est la conséquence première de la suralimentation continue, de telle sorte que, si nous faisons l'hypothèse (d'ailleurs souvent réalisée) d'une conception à ce moment précis, l'enfant n'aurait chance de présenter que des tendances à des troubles nerveux, à un simple défaut de coordination. Et, de fait, il y a toute une catégorie de jeunes hérédo-arthritiques chez lesquels les seuls signes des tares préexistantes sont un certain degré de déséquilibre nerveux, avec périodes de paresse ou de fébrilité, crises spasmodiques variées, au larynx, à la vessie, à l'intestin, et enfin manifestations cutanées fugaces ou peu importantes. Ces jeunes héréditaires n'en évoluent pas moins ultérieurement vers l'arthritisme franc en raison de leur genre d'existence, qui, copié sur celui des parents, entretient et aggrave les dispositions morbides.

Mais, chez le préarthritique, l'excitabilité nerveuse conditionne, comme nous l'avons appris, l'hyperfonctionne-

ment de tous les organes, et cet hyperfonctionnement, nous le savons aussi, entraîne la production de nouveaux poisons, les déchets tissulaires du fonctionnement, dont l'accumulation amène le surmenage et les insuffisances. On le voit donc, ces poisons qui, eux, circulent dans le milieu intérieur, qui sont modifiés normalement par le foie, — rôle qu'il partage probablement avec certaines glandes vasculaires closes, comme la glande thyroïde, — dérivent secondairement de la suralimentation continue, par la voie indirecte du système nerveux irrité et surmené.

Or, à ces poisons tissulaires, à ces déchets de fonctionnement, on attribue un rôle considérable dans la production des accidents de l'arthritisme franc et de ses lésions terminales. Il importe donc, au plus haut point, de les étudier, dans leur nature et dans leur rôle, car ils existent non seulement chez l'arthritique notoire, mais aussi chez le pré-arthritique où leur présence explique précisément, au moins d'après les idées aujourd'hui généralement admises, ces modifications, ces altérations des humeurs et des tissus qu'il va léguer à ses descendants sous forme de diathèse arthritique, d'arthritisme héréditaire ou hérédo-arthritisme.

Malheureusement, de ces poisons, qu'il serait si important, si nécessaire de connaître pour la pathogénie et la thérapeutique rationnelle de l'arthritisme, nous ne savons que fort peu de chose, moins encore sans doute que nous ne le croyons en vertu de théories séduisantes mais fragiles, qui nous ont donné l'illusion d'être renseignés. Les divers poisons, *leucomaïnes, ptomaïnes, toxalbumines,* observés dans les putréfactions et dans certaines conditions expérimentales comme les cultures, ne s'observent pas dans l'économie elle-même, soit que nos moyens d'investigation chimiques restent trop grossiers pour les y déceler, soit qu'ils n'y existent réellement pas sous la forme définie et précise qu'enseignent les traités de chimie biologique. Les *toxolécithides,* récemment découvertes, semblent douées

de propriétés intéressantes, mais elles sont encore trop mal connues pour qu'on puisse en faire sérieusement état dans la pathogénie de l'arthritisme. Quant aux poisons de l'urine et du sérum, ils existent incontestablement, du moins pour les animaux auxquels on les injecte. Mais leurs propriétés toxiques semblent tenir surtout à leur état colloïdal spécifique, et non peut-être à l'existence de composés chimiques définis. En tout cas, leur toxicité pour l'homme est faible et accidentelle, comme le prouvent deux faits : le succès de beaucoup de transfusions sanguines, même à une époque où la technique n'était guère perfectionnée et aseptique, et la survie de gens qui avaient bu, pendant plusieurs jours de suite, leur propre urine, à défaut de tout autre moyen d'étancher leur soif. Si donc d'une part nous devons nécessairement admettre que certains déchets de fonctionnement sont nocifs, d'autre part il nous faut reconnaître que nous sommes encore très mal fixés sur leur véritable nature et sur le mécanisme grâce auquel ils agissent. Cependant toute une catégorie de substances de ce groupe nous est plus familière; ce sont les *purines*, ou *dérivés puriques* de Kossel, auxquelles se rattache l'acide urique.

On leur attribue les principaux accidents de l'auto-intoxication arthritique. Cela demande quelques explications.

Il va de soi d'abord que l'abondance des dérivés puriques n'explique pas *tous* les accidents de l'arthritisme défini, mais seulement quelques-uns, comme la goutte uricémique ou la gravelle urique, et encore n'est-ce pas leur présence qu'il convient d'incriminer, mais bien les troubles antérieurs qui la rendent exagérée. On ne saurait donc, pour le moment, affirmer que l'abondance relative de l'acide urique, par exemple, dans une urine humaine, soit le signe certain d'un trouble profond des échanges, de la diathèse arthritique. En effet, les oiseaux, dont les oxydations intra-organiques sont cependant beaucoup plus intenses que les nôtres, n'éliminent l'azote que sous forme d'acide urique. Sans

doute, nous ne sommes pas des oiseaux, mais des phénomènes comparables s'observent chez l'homme. Ainsi, dans les tumeurs de la rate, dans certaines néphrites, dans la malaria, dans la leucémie surtout, le malade fait de l'acide urique en quantités énormes, sans cependant manifester à aucun degré la diathèse arthritique, sans être le moins du monde ni goutteux, ni lithiasique, en d'autres termes, sans retenir d'une manière appréciable l'acide urique, pourtant en considérable excès. Il y a donc, comme nous le verrons tout à l'heure, *autre chose,* dans la goutte et l'arthritisme urique, que le fait de la présence de l'acide urique dans le sang.

On dit souvent que l'élimination des corps puriques est presque rigoureusement parallèle à l'ingestion alimentaire de ces corps. Cela ne me paraît pas rigoureusement exact, si, comme je le suppose, on parle ici d'élimination urinaire. Chez un goutteux, que j'ai suivi pendant longtemps, l'usage de certains aliments riches en purines (foie gras, cervelle, boudin) était suivi d'un abaissement dans le taux de l'élimination urinaire de l'acide urique, que l'on retrouvait toutefois en excès dans les matières fécales. On sait d'ailleurs que l'acide urique, administré en nature, se retrouve en effet presque totalement dans les excréments. Aussi tend-on à considérer de plus en plus l'acide urique urinaire comme un produit de synthèse et non, ainsi qu'on le croyait autrefois, comme le résultat de l'oxydation incomplète de certains corps azotés.

On entrevoit ainsi une nouvelle orientation des conceptions relatives à l'origine de la goutte, et les plus récentes recherches viennent en effet affirmer d'une part que la réaction acide des humeurs et la présence de l'acide urique dans le sang ne sont pas forcément obligatoires dans la goutte, et d'autre part qu'une altération de la solubilité normale de l'acide urique est au contraire absolument constante.

Normalement, je veux dire chez l'homme sain, l'acide

urique est soluble et éliminable ; il ne s'accumule pas, ne se dépose pas dans l'économie. Comment donc se fait-il qu'il soit à l'état normal parfaitement éliminé, sans difficulté ni rétention? C'est qu'il a un solubilisant physiologique, qui ne serait autre, d'après Schmoll (de Baltimore), que l'acide thyminique, dérivé, par dédoublement, des nucléines, substances azotées riches en phosphore.

Chez le goutteux, chez le lithiasique urique, il y a insuffisance de l'acide thyminique circulant. L'acide urique et les urates ne pouvant plus, par suite, être solubilisés, s'accumulent d'abord sous la forme d'urates hydratés et gélatineux, puis sous la forme anhydre et cristallisée; à ce dernier état, ils se déposent dans les articulations et les tissus et donnent alors naissance aux divers accidents de la goutte et de la gravelle urique.

Par conséquent, en vertu de cette théorie, un individu devient goutteux, non point parce qu'il a une nutrition ralentie, que les oxydations intraorganiques ne sont pas poussées assez loin, ou que les aliments renferment beaucoup de substances puriques, mais uniquement parce que l'acide thyminique fait défaut ou est en quantité insuffisante dans la circulation.

Maintenant pourquoi l'acide thyminique est-il déficient dans certains organismes? A cette question, on n'a fourni jusqu'ici que des réponses assez obscures.

Peu importe, du reste. Le fait essentiel, c'est qu'il ne s'agit plus d'une auto-intoxication, d'un poison, mais seulement d'une insuffisance fonctionnelle, se traduisant par l'accumulation, la précipitation et le dépôt d'un déchet devenu véritable corps étranger, l'acide urique, les urates, qui se localisent dans certains tissus, y créent des altérations et des lésions caractéristiques et défensives à la fois.

L'acide urique en excès ne se retrouve pas, à titre de symptôme ou de signe dominant, dans le diabète ou l'obésité, qui sont aussi, et au même titre que la goutte et la gra-

velle urique, des formes de l'arthritisme franc. Ici non plus, le poison causal n'existe pas ou du moins reste encore complètement inconnu. L'acide β-oxybutyrique ne peut entrer en ligne de compte, car s'il provoque le coma diabétique, il apparaît comme résultat et non comme cause de l'élimination du sucre par l'urine. Par conséquent, il faut renoncer désormais à considérer l'hérédité arthritique comme préparée et réalisée par des poisons ayant impressionné les cellules sexuelles et se reproduisant dans l'être nouveau auquel ces cellules ont donné naissance. Cela ne veut pas dire qu'il n'y ait pas de poisons, de déchets nocifs accumulés, mais seulement que ces poisons traduisent l'insuffisance fonctionnelle et ne la conditionnent pas. A cette période, les poisons de la suralimentation ont fait toute leur œuvre; ils ont produit le surmenage et particulièrement le surmenage du système nerveux, et c'est des défaillances consécutives dans la synergie organique qu'hérite seulement le descendant, l'hérédo-arthritique.

Résumons en quelques mots les considérations précédentes.

Le préarthritique est un surmené digestif, mais aussi et presque surtout un surmené du système nerveux. Ce qu'il lègue, par suite, à ses descendants, ce n'est point une viciation humorale, mais un système nerveux impressionné, déjà moins résistant, moins apte au maintien d'une synergie parfaite, si bien que de bonne heure, quand les circonstances sont favorables, c'est-à-dire quand le fils mène à peu près la même existence antihygiénique que le père, ce déséquilibre nerveux va se manifester par toute une série de phénomènes, ceux que Lancereaux inscrit dans la première période de l'existence de l'herpétique, qui est notre hérédo-arthritique. (Voyez p. 8.) A partir de ce moment, la diathèse arthritique est constituée; elle va seulement évoluer et revêtir une forme différente suivant les individus.

Dans l'hypothèse d'une altération purement humorale, il

serait difficile de comprendre que les descendants d'un suralimenté, pléthorique, mort d'apoplexie par exemple, fassent l'un de la goutte, l'autre du diabète, un troisième de l'obésité. Mais si l'on admet, ce que la clinique tend à démontrer de mieux en mieux, que l'héritage porte principalement sur l'équilibre et la susceptibilité du système nerveux, on entrevoit alors la raison pour laquelle le descendant d'un goutteux n'est pas forcément un goutteux, ou celui d'un diabétique, un diabétique, encore qu'il y ait naturellement plus de chance pour qu'il en soit ainsi. Tout dépend des conditions dans lesquelles vivra l'hérédo-arthritique. Suivant les habitudes, la profession, les passions, les émotions qu'il est appelé à éprouver et à ressentir, il fera de l'obésité, de la goutte, de la gravelle ou du diabète, pour nous en tenir aux formes principales de l'arthritisme franc.

Pourtant, nous devons le reconnaître, la véritable cause pour laquelle telle de ces maladies éclate plutôt que telle autre chez un individu donné nous échappe encore presque complètement. Nous dirons le peu que nous en savons en traitant, dans les paragraphes suivants, de ces diverses affections. Toutefois, une remarque importante s'impose. Chacune de ces formes cliniques de l'arthritisme franc se traduit par l'insuffisante élaboration de l'un quelconque des principes alimentaires essentiels ou même de tous à la fois. Dans la goutte et la gravelle urique, certains dérivés azotés échappent à la dislocation ou à la solubilisation et causent, par leur accumulation ou leur dépôt, la crise aiguë ou la colique néphrétique. Dans l'obésité, les oxydations intraorganiques sont impuissantes à brûler tous les éléments ternaires, qui se déposent dans les tissus sous forme de graisse, laquelle apparaît comme un produit de réduction. Dans le diabète, le sucre cesse d'être utilisé et est éliminé au prorata de ce que l'organisme ne peut pas consommer. Dans le diabète phosphatique et les maladies par déminéralisation qui se rattachent nettement à la diathèse arthri-

tique, les matières minérales cessent d'être retenues par les tissus et s'échappent. Il semble donc, et c'était là, comme on l'a vu, la conception ingénieuse de Ch. Bouchard, qu'il s'agisse d'un ralentissement de la nutrition, puisque les matériaux alimentaires qui devraient être utilisés ne le sont plus ou le sont incomplètement, d'une manière en quelque sorte inachevée. Mais l'analyse des phénomènes morbides, faite à la lumière des dernières découvertes, atteste le peu de fondement de cette conception, comme j'en ai donné une preuve à propos de l'origine de l'acide urique, que l'on ne peut plus considérer désormais comme un produit de l'incomplète oxydation de certains matériaux azotés. Alors, si ce ne sont pas là des manifestations d'une nutrition ralentie, incomplète, la goutte, le diabète, l'obésité, etc., ne peuvent être et ne sont, suivant l'heureuse expression de Pascault, que des procédés de défense à l'égard des substances en excès dont l'organisme est devenu incapable de faire convenablement usage.

Les phénomènes qui précèdent et qui suivent la crise de goutte aiguë, les concrétions tophacées de la goutte chronique, ont un caractère trop manifestement défensif pour qu'il soit nécessaire d'insister ; on retrouve ce même caractère dans l'obésité, où le dépôt de corps gras, produits de réduction, est le signe certain d'un déficit dans les oxydations ; elle représente donc le moyen à l'aide duquel l'organisme se protège contre des surcharges alimentaires qu'il se trouve incapable d'utiliser. La glycosurie du diabétique est aussi une réaction protectrice, puisque, grâce à elle, l'économie élimine le sucre qu'elle ne peut ni transformer ni fixer et qui, s'il restait dans le milieu intérieur, subirait des dédoublements toxiques et causerait rapidement la mort.

Grâce à ces divers procédés de défense, il se produit une sorte d'arrêt momentané dans l'évolution de l'arthritisme. On sait que la crise de goutte, l'apparition du sucre dans l'urine, etc., mettent souvent fin aux troubles multiples, névralgiques, cutanés, viscéraux, dont souffrent les hérédi-

taires, ce qui serait peu compréhensible si l'on ne considérait pas la localisation clinique comme une réaction défensive. Cette période d'arrêt momentané constitue, on l'a vu, la seconde phase du cycle arthritique, l'arthritisme franc. A cette phase, l'hyperfonctionnement antérieur fait place à un fonctionnement, sinon déjà tout à fait insuffisant, au moins profondément altéré, dont il nous faut rappeler brièvement les principales formes cliniques.

II. — La goutte.

Elle est l'apanage presque exclusif des races du Nord et des climats tempérés ou froids, parce que ces climats favorisent plus particulièrement la suralimentation, mais, naturellement, les conditions physiques n'ont par elles-mêmes aucune influence connue. Aussi voit-on les Lapons et les Groenlandais échapper à la goutte malgré l'usage constant des substances grasses et de la viande. Inversement, dans les pays tropicaux, les Européens qui ont conservé les mauvaises habitudes alimentaires et hygiéniques de l'Europe centrale et septentrionale deviennent parfaitement goutteux, ce qui montre bien l'influence étiologique prépondérante du genre de vie et de la suralimentation. D'ailleurs une autre preuve est tirée de la fréquence beaucoup plus grande de la goutte chez l'homme que chez la femme, malgré que cette dernière soit souvent très sédentaire et que la passivité de son tempérament la prédispose à une activité médiocre. Mais néanmoins quand une femme se suralimente d'une manière continue, elle est, tout comme l'homme, exposée à la goutte; les cas féminins de goutte qu'on observe intéressent en effet toujours de grosses mangeuses par goût ou par métier.

D'après Scudamore, la goutte est héréditaire dans 64 pour 100 des cas, et directement (père, mère, grands-parents) dans 59. Bouchard croit cette hérédité plus

faible : 43-44 pour 100; Braun (de Wiesbaden), la croit, au contraire, absolument constante; il n'y aurait pas, d'après cet auteur, de goutte réellement acquise. Cette dernière manière de voir semble exagérée. On a cité des cas où le patient ne comptait absolument aucun taré dans ses ascendants. Mais en est-on bien sûr? Ce qui est certain cependant, c'est que la crise classique est tout à fait exceptionnellement le seul signe de la diathèse arthritique. D'autres symptômes se montrent antérieurement à la crise, et parfois dès l'enfance : migraines, impétigo, eczéma, pharyngite granuleuse, conjonctivites à répétition, etc., qui, en raison de l'âge où ils apparaissent, semblent bien indiquer une influence héréditaire méconnue.

Quoi qu'il en soit, la crise éclate, souvent précédée de ces avant-coureurs que connaissent bien les goutteux : irritabilité, changement de caractère, douleurs errantes, maux de tête, troubles dyspeptiques, état vertigineux. Elle peut éclater sans cause provocatrice discernable. Pourtant on a observé que les excès alimentaires, les fatigues et les traumatismes (1) en précèdent fréquemment l'éclosion. On conçoit du reste fort bien que l'adjonction de poisons nouveaux, provenant d'une incomplète élaboration alimentaire ou d'un fonctionnement exagéré, à la masse des poisons préexistants chez tout arthritique suffise à déclancher l'arthrite, qui apparait bien ainsi avec son véritable caractère de procédé défensif.

Elle éclate généralement la nuit, et s'attaque de préférence à l'articulation métatarso-phalangienne du gros orteil. On a donné de cette crise des descriptions nombreuses, dont la plus remarquable est celle de Sydenham; elles sont trop connues pour qu'il soit indispensable de les répéter. Nous en retiendrons cependant deux faits, l'un relatif à l'état local,

(1) *Traumatismes,* toutes les actions mécaniques capables de léser les tissus : chocs, coups, blessures, etc.

l'autre à la réaction générale. En ce qui concerne le premier, la jointure est tuméfiée et douloureuse et présente les signes d'un épanchement; la peau qui la recouvre est très chaude, violacée, tendue, luisante et menace de s'ulcérer; néanmoins, malgré l'intensité des phénomènes inflammatoires, l'arthrite goutteuse ne suppure pas. A noter aussi que la douleur, extrêmement vive la nuit, s'amende notablement le jour, sans qu'on sache bien pourquoi. Quant à la réaction générale, elle se manifeste par une soif vive, la suppression de l'appétit, des troubles digestifs variés, de la sensibilité de la région hépatique, de la constipation, enfin de la fièvre pouvant monter jusqu'à 40° centigrades. Au moment de la période fébrile, l'examen du sang atteste un état défensif bien caractérisé. L'urine enfin, qui était abondante et souvent riche en acide urique avant la crise, se fait beaucoup plus rare; sa densité, sa coloration et son acidité augmentent, tandis que l'acide urique diminue considérablement. Mais aussitôt que l'accès a atteint son apogée, il se produit une décharge urinaire intense; la quantité d'urine monte à 1500, 2000 centimètres cubes et l'acide urique est très abondant.

Ces constatations diverses permettent d'entrevoir le mécanisme au moyen duquel se produit l'accès de goutte aiguë. Un excès de nourriture ou de travail a versé dans la circulation un surcroît de poisons dont quelques-uns sont apparentés à l'acide urique, dont beaucoup, en tout cas, ont une fonction acide. Déjà insuffisamment solubilisé, soit par la réaction des humeurs, soit par le défaut d'acide thyminique, l'acide urique, libre ou combiné, se précipite et de préférence aux points où la circulation est la moins active, et où des lésions favorisantes (traumatisme) facilitent le dépôt uratique, ce qui est, d'après Garrod, le cas de la jointure du gros orteil, dépôt qui, irritant par son action locale, chimique et mécanique, les tissus au milieu desquels il se fait, produit la crise et ses douleurs. A cette action localisée,

l'organisme réagit par ses moyens habituels de défense, la fièvre, la soif, la destruction et l'oxydation des déchets toxiques en excès, retenus pendant l'attaque, et enfin leur élimination ultérieure.

Aussi ne faut-il pas être surpris de ce sentiment très particulier de bien-être qu'éprouvent maintes fois les goutteux, surtout après leurs premières crises. Il traduit en somme le soulagement momentané que l'organisme ressent de s'être débarrassé d'une partie des poisons qui l'encombraient. Toutefois le bien-être qui, au début, se montre au moment où la desquamation de l'épiderme se produit au niveau de l'arthrite, et où l'appétit renaît, apparaît plus tardivement à mesure que les accès se répètent et finit même par faire défaut, quand la douleur à la pression et l'œdème persistent ou que de nouvelles attaques viennent frapper successivement plusieurs articulations.

En effet, si au début, comme il a été dit, le gros orteil est de beaucoup la région la plus atteinte, il n'en est plus de même au cours des attaques successives. Toutes les articulations du pied, notamment les chevilles, peuvent se prendre, puis le genou, le poignet, le coude, la hanche même, etc. Il peut alors se faire que la goutte, qui a débuté au gros orteil ou au cou-de-pied, lors d'une crise, gagne ensuite la cheville et le genou du même côté, ou du côté opposé. Mais, simultanément à cette tendance à la généralisation, au moins dans les cas ordinaires, l'espacement, la durée et l'intensité des attaques se modifient; elles se font plus rapprochées, plus longues, moins violentes, et finissent même par laisser des engorgements articulaires qui persistent indéfiniment. Cette nouvelle forme de la goutte est dite chronique ou asthénique. On l'observe comme conséquence des attaques répétées de goutte aiguë, mais aussi quelquefois elle se montre d'emblée. Elle est de préférence et pour cause l'apanage des vieillards, tandis que la goutte aiguë peut se manifester de très bonne heure, avant la quarantaine.

Les deux principaux caractères de la goutte chronique sont la fixité des lésions et l'atténuation de la réaction générale et locale. Les douleurs sont peu intenses, les signes inflammatoires manquent; il n'y a pas de fièvre, mais la résolution de l'arthrite n'est jamais complète et il se produit des déformations périarticulaires persistantes. Ces déformations, qui se compliquent de dépôts crayeux ou *tophus*, finissent par rendre le malade impotent; elles s'aggravent d'ailleurs des accidents variés de la goutte viscérale, dont nous parlerons tout à l'heure, et aboutissent à la cachectisation.

Les déformations sont le résultat de l'ostéite des extrémités osseuses et des dépôts uratiques qui se font dans les os, les cartilages, les ligaments et les tendons. Elles se montrent surtout aux doigts et aux poignets, aux pieds, aux genoux, et, d'après Lécorché, à la région cervicale et lombaire. Les tophus se forment particulièrement dans le tissu cellulaire qui entoure les jointures, dans les bourses muqueuses sous-cutanées, et enfin dans la peau, où ils ont pour siège de prédilection le pavillon de l'oreille. Ils apparaissent toujours à la suite de crises répétées, sous la forme d'une petite tumeur, de dimensions variables, de consistance molle, dont le contenu durcit peu à peu et prend l'allure d'un corps solide étranger; il est formé à peu près exclusivement d'urate acide de soude et de phosphate de chaux. La plupart du temps, les tophus persistent indéfiniment, peuvent même s'accroître notablement et se développer en cuirasse; plus rarement, ils se résorbent. Enfin ils peuvent s'ulcérer et suppurer, l'urate acide ayant déterminé une violente inflammation sur laquelle sont venus se greffer les microbes de la suppuration. Ces abcès donnent issue à du pus et à de l'urate de soude; ils peuvent alternativement se fermer et se rouvrir suivant les poussées de goutte.

Mais il y a, dans cette maladie, autre chose que des accidents articulaires; il y a les manifestations viscérales, ce

que l'on appelait parfois la *goutte remontée,* parce qu'elle semblait devenir visible seulement quand la crise articulaire avortait, notamment par le fait d'une médication intempestive. La gravité des accidents alors constatés résulte des lésions préexistantes, notamment au cœur, au cerveau, au rein. En fait, cette goutte viscérale n'est qu'une généralisation, pour ainsi dire, de l'arthrite, qui se porte sur les différents organes et y donne lieu à des réactions en rapport avec la nature et le rôle de chacun d'eux. Il en résulte que l'origine de ces affections et leurs relations avec la diathèse ne sont souvent reconnues que lorsqu'il existe d'autres manifestations goutteuses franches. Quand ces dernières font défaut (goutte larvée), le diagnostic pathogénique est plus difficile.

Les manifestations de la goutte viscérale sont moins souvent aiguës que chroniques, mais, dans ce dernier cas, elles tendent à perdre leur caractère gouttogène, car elles sont alors surtout conditionnées par l'artérite goutteuse, à la faveur de laquelle lá lésion s'installe et se développe. Parmi ces manifestations, on peut citer, du côté de l'appareil respiratoire, l'asthme, qui alterne parfois avec la fluxion articulaire, ou bien qui disparaît quand la crise de goutte se montre, la congestion pulmonaire à répétition et le catarrhe, avec dilatation des bronches et cœur forcé; du côté de l'appareil digestif, la dyspepsie et l'entéralgie; on y rattache la goutte aiguë du pharynx et les vomissements acétonémiques des enfants, que Comby et Richardière considèrent comme une véritable crise larvée de goutte, et la lithiase biliaire dont les statistiques de Lécorché et Bouchard ont montré les rapports avec la goutte; du côté du système nerveux, l'insomnie, la céphalée et la crise épileptiforme goutteuses, et les intermittences cardiaques au moment de la crise articulaire; les grands accidents cérébraux, la goutte cérébrale de Lécorché, doivent être plus correctement rattachés à l'artérite, à la thrombose et à leurs conséquences; du

côté du cœur, surtout la myocardite; du côté des artères, la sclérose, l'aortite chronique, l'endartérite oblitérante et la périartérite cérébrale, l'angine de poitrine; du côté des veines, les hémorroïdes et les phlébites; enfin, du côté du rein, qui est l'organe le plus constamment touché, d'abord l'albuminurie fonctionnelle (dans 92 pour 100 des cas, suivant Grandmaison), puis la lithiase rénale, que nous allons étudier tout à l'heure, enfin la néphrite, avec ou sans dépôts uratiques. Ajoutons, cependant, pour compléter ce tableau déjà un peu chargé, les accidents goutteux de l'œil : conjonctivite, iritis, choroïdite, rétinite; de l'oreille, l'otite avec infiltration crétacée, la goutte parotidienne et la goutte musculaire, caractérisée par des douleurs, des crampes, l'atrophie des muscles, et que Grandmaison regarde comme la manifestation la plus fréquente de la diathèse acide et de l'uricémie.

Évidemment, le goutteux ne manifeste point toutes ces localisations viscérales de la goutte ou, du moins, ne les supporte pas toutes avec la même intensité. D'ailleurs, par le fait même de l'évolution et du progrès de la diathèse, quand un traitement très énergique et très prolongé n'est pas intervenu à temps, les divers organes s'altèrent et se prennent successivement, et amènent cet état d'insuffisance généralisée de la nutrition et de l'oxygénation du sang, avec lésions du cœur, du sang, des artères, des poumons et des reins qui constitue la *cachexie goutteuse*. Nous étudierons plus en détails, dans le chapitre suivant, la terminaison la plus habituelle de l'évolution goutteuse; il nous suffit actuellement de constater que la cachexie est l'aboutissant d'une évolution très longue et que, en somme, un nombre relativement peu élevé de goutteux meurent de cette manière, après avoir supporté les divers accidents de l'arthrite goutteuse; la plupart du temps, le malade succombe, d'une manière précoce, à une maladie intercurrente, souvent d'origine infectieuse, à laquelle d'ailleurs l'auto-intoxication chronique de l'état

uricémique et les insuffisances organiques qu'il commande le prédisposent d'une manière particulière.

Les quelques notions qui précèdent montrent, je pense, clairement, le caractère nettement défensif, au moins au début, de la goutte aiguë ou subaiguë et des manifestations primaires de la goutte chronique, c'est-à-dire les déformations et les dépôts tophacés. Sans doute, plus tard et par la force des choses, la protection tout d'abord exercée par l'attaque devient un danger qui s'ajoute au péril de l'empoisonnement continu. Néanmoins, la constatation de ce caractère défensif est très importante pour comprendre non seulement les causes initiales et le développement de la maladie, mais aussi et surtout le traitement soit préventif, soit curatif qu'il convient d'appliquer rationnellement à ses différentes étapes.

III. — La lithiase rénale.

Entre la lithiase rénale ou gravelle et la goutte, il existe d'étroites parentés que démontrent l'association très fréquente de ces deux formes de l'arthritisme et leur alternance, ou encore leur succession, de telle sorte que la goutte articulaire succède à la gravelle, que l'on désigne par suite quelquefois sous le nom de *goutte rénale.* D'ailleurs, il ne faut pas oublier que dans la goutte, même sans manifestation franche de lithiase, il existe parfois des dépôts d'urate dans le tissu même du rein.

Les conditions qui déterminent la goutte déterminent aussi la gravelle : suralimentation, surmenage, etc. Dans les deux cas, il y a exagération de production de l'acide urique et diminution de sa solubilité, tant par l'élaboration incomplète des nucléines que par l'acidité élevée des humeurs et l'excès de phosphates acides. Mais, dans la goutte, la crise est provoquée par le dépôt d'éléments uratiques aux points de moindre résistance, représentés principalement par les

articulations des membres inférieurs; dans la gravelle, l'apparition de sables ou de calculs peut se faire bien avant que les moindres résistances organiques soient constituées et par le seul fait des variations de solubilité que les urates éprouvent dans la filtration rénale. Au surplus, le rein, par le fait qu'il a à éliminer des quantités anormales d'acide urique, se fatigue parfois d'une manière précoce. Et c'est pourquoi d'une part le rein est si souvent altéré dans la goutte et, d'autre part, la gravelle précède assez souvent l'arthrite ou les autres manifestations de la goutte.

Lécorché distingue la gravelle de la lithiase rénale; dans la première, il y aurait émission de sables et de petits graviers (d'où son nom); dans la seconde, il y aurait production de concrétions uratiques, de volume variable, de forme arrondie ou irrégulière, qui, en s'engageant dans l'uretère, détermineraient la crise, la *colique néphrétique*. Quand le calcul est trop volumineux, il peut produire des accidents extrêmement graves, soit qu'il demeure dans le bassinet, déterminant des douleurs, de l'hydronéphrose, de la suppuration, soit que, parvenu au col de l'uretère, il ne puisse aller plus loin. Il en est de même pour les calculs vésicaux, qui se concrètent par l'adjonction de plusieurs graviers et qui deviennent ainsi trop gros pour pouvoir être expulsés par l'urètre. L'intervention chirurgicale s'impose alors : ouverture ou ablation du rein, écrasement des calculs.

Les graveleux et lithiasiques présentent en général le même ensemble de symptômes morbides que les goutteux, et les troubles fonctionnels du côté de l'appareil digestif, du foie, des vaisseaux, du cœur et des poumons — sans parler des reins — sont sensiblement de même ordre. Néanmoins, le seul signe dont le malade s'inquiète est la colique néphrétique, parce qu'elle est accompagnée de douleurs extrêmement violentes. Les sables n'attirent point beaucoup l'attention et passent parfois inaperçus. Pourtant ils représentent bien souvent les avant-coureurs de la crise, et toute per-

sonne qui constate des dépôts uratiques rougeâtres, tapissant le fond de son vase de nuit, doit se méfier d'une prochaine colique néphrétique et prendre ses précautions en conséquence.

Parfois cependant la crise paraît éclater sans aucun trouble avant-coureur perceptible. A peine constate-t-on quelques douleurs sourdes dans les reins, avec envies fréquentes d'uriner et sensation plus ou moins nette de pesanteur. Puis brusquement, à l'occasion d'un mouvement un peu brusque, par exemple, une douleur vive éclate, au niveau des lombes, continue, exaspérante, mais unilatérale et se produisant souvent du même côté (mais non nécessairement; il y a d'ailleurs parfois alternance presque régulière) ; elle s'irradie à gauche vers la rate, à droite vers le foie, mais de préférence dans la direction du petit bassin et des organes génitaux. Chez l'homme, le testicule devient sensible et remonte vers l'anneau, et il y a une impression sensible de brûlure et de tension du côté de la vessie et jusqu'au méat urinaire. En même temps se produisent des envies d'uriner (les urines sont diminuées ou même supprimées) et d'aller à la garde-robe, des sueurs, des nausées et même des vomissements. Le malade est pâle, courbé en deux, immobilisé, se plaint ou gémit, mais ne présente de fièvre que s'il y a menace de complications : pyélo-néphrite calculeuse, phlegmon périnéphrétique, etc. Le pissement de sang est assez fréquent quand le calcul est hérissé d'aspérités qui déchirent les muqueuses.

La crise est d'une durée très variable, tantôt une heure, tantôt un jour. Elle cesse brusquement au moment où le gravier tombe dans la vessie; mais il peut subsister encore un peu de gêne ou d'engourdissement dans la région lombaire.

Pendant le parcours de l'uretère, il y a parfois des rémissions dans la douleur, et le patient se croit au bout de ses souffrances, mais bientôt la colique reprend, le gravier momentanément arrêté reprenant sa descente.

La chute du gravier dans la vessie est suivie d'une abondante émission d'urine, qui entraîne ordinairement la concrétion uratique au dehors, sans déterminer de nouvelles sensations pénibles du côté de l'urètre. En raison de cette abondante miction, il est rare que les calculs provoquent la formation de concrétions vésicales; ces dernières résultent plus souvent de l'agglomération de sables ou de petits graviers; si, avant d'être très volumineuses, elles s'engagent dans l'urètre, elles peuvent être la cause d'une sorte de colique urétrale, d'ailleurs fort rare, mais qui réclame l'intervention du chirurgien.

Rappelons enfin que le traitement même de la lithiase rénale peut amener des coliques néphrétiques, en détachant les petits calculs du bassinet et en augmentant la sécrétion rénale.

A côté de la gravelle urique, dont je viens de parler, beaucoup d'auteurs placent la gravelle oxalique, caractérisée par la présence de concrétions d'oxalates au lieu de concrétions d'urates. L'acide oxalique, en effet, paraît dériver, dans certains cas, de l'acide urique et est considéré comme le produit d'une élaboration défectueuse des matériaux azotés. Enfin la gravelle oxalique peut coexister avec la gravelle urique. Malgré cela, elle ne paraît pas sous la dépendance de la diathèse arthritique, attendu qu'elle existe indépendamment de toute manifestation certaine, héréditaire ou acquise, de l'arthritisme, et notamment chez des dyspeptiques ou des nerveux. D'ailleurs, l'observation attentive montre qu'elle est souvent d'origine purement alimentaire.

L'évolution de la lithiase aboutit soit à la goutte articulaire et à toutes ses conséquences, soit à une sorte d'état cachectique, dans lequel on retrouve les manifestations viscérales paragoutteuses mentionnées ci-dessus à propos de la goutte. Ici encore on constate les altérations rénales, vasculaires, cardiaques, qui conditionnent la terminaison habituelle de la goutte.

Par ce qui précède, on voit que la lithiase rénale et la goutte sont les deux formes corrélatives d'un même trouble des échanges nutritifs, conditionnées par les mêmes circonstances et aboutissant aux mêmes insuffisances organiques. Toutefois, dans la lithiase, le caractère défensif est moins net, en dehors de la douleur, qui constitue cependant un avertissement réellement protecteur. Sous ces deux modalités cliniques s'exprime l'effort de l'organisme pour éliminer un excès de poison qui a sa source dans une destruction exagérée des matériaux azotés les plus riches, que ces matériaux proviennent du dehors, dans la suralimentation, ou du dedans, dans le surmenage, ou des deux à la fois et dans l'absence ou l'insuffisance du solubilisant physiologique de ce poison. Cette constatation s'éclaire d'ailleurs des notions étiologiques fournies dans les chapitres précédents et servira ultérieurement pour l'établissement d'une thérapeutique méthodique et rationnelle.

IV. — L'obésité.

Il est assez difficile de dire exactement ce qu'est l'obésité, ou adipose, et en quoi elle diffère du simple embonpoint. Normalement, les tissus humains contiennent, en moyenne, 50 grammes de graisse pour 1000. A partir de quel taux cette proportion de graisse devient-elle de l'obésité? Quant à présent on ne sait pas au juste et le diagnostic de l'obésité ne se porte que d'après l'aspect extérieur et la constatation de certains troubles spéciaux dont nous parlerons tout à l'heure.

Mais l'impossibilité où nous sommes de tracer scientifiquement une démarcation nette entre la corpulence ou l'embonpoint et l'obésité n'empêche pas de comprendre l'exacte signification de ce processus morbide, et Maurel (de Toulouse), dans son *Rapport sur l'obésité*, au Congrès de Paris de 1904, la considère, à juste raison, comme un des moyens employés par la nature pour éviter les inconvénients de la

suralimentation et de la surnutrition, consistant dans la mise en réserve, sous la forme de tissus adipeux, répartis dans le tissu sous-cutané et les organes, d'une quantité de corps gras dépassant sensiblement la proportion normale. En d'autres termes, l'obésité est un procédé de dépense contre l'excès de matériaux alimentaires que l'organisme ne peut utiliser.

Si l'on se rappelle ce que j'ai dit précédemment du rôle de la suralimentation dans la production et l'évolution de la diathèse arthritique, on ne sera pas étonné de constater que l'obésité, plus ou moins franche et marquée, est le signe de beaucoup le plus fréquent de l'arthritisme, celui qui précède et complique souvent tous les autres et se retrouve constamment au début, tout au moins, des autres formes cliniques de l'arthritisme. Au surplus, le fait seul d'être *gros* indique, sinon toujours la diathèse en voie d'évolution, du moins la réalisation des conditions qui la préparent et l'imminence de son éclosion.

D'après A. Mathieu, trois éléments peuvent intervenir dans la pathogénie de l'obésité : la prédisposition constitutionnelle, l'augmentation des recettes nutritives et enfin la diminution des dépenses correspondantes.

Par prédisposition constitutionnelle, il faut surtout entendre ici l'hérédité, dont l'influence majeure a été bien mise en évidence par les statistiques de Chambers, de Bouchard et de Warthington. Les femmes sont, le fait est bien connu, beaucoup plus souvent atteintes que les hommes, puisque, sur 100 obèses, il faut en moyenne compter 65 femmes. Cette fréquence ne tient pas uniquement à la sédentarité plus grande de la femme, comme nous le verrons plus loin.

En dehors de l'hérédité directe, il faut mentionner les rapports de l'obésité avec les autres formes de l'arthritisme, avec la goutte, la lithiase, le diabète, le neuro-arthritisme et le nervosisme. En dehors de l'obésité modérée, qui

s'observe, comme il a été dit, au début de presque toutes les manifestations arthritiques, l'obésité difforme peut alterner avec ces autres manifestations, et traduire alors, presque à elle seule, l'emprise définitive de la diathèse. Mais Maurel a bien fait remarquer que cette adipose ne doit pas être confondue avec l'obésité, pour ainsi dire banale, du début de toute évolution arthritique, laquelle disparaît quand l'hyperfonctionnement fait place à des insuffisances fonctionnelles de plus en plus généralisées.

L'obésité banale a sa source, nous le savons, dans la suralimentation, la pléthore. C'est la plus fréquente; c'est celle qui marque l'excès des recettes sur les dépenses et traduit les limites de l'hyperfonctionnement. Voilà pourquoi on la trouve constamment au début de l'évolution arthritique et pendant les premières générations, d'apparition de plus en plus précoce et jusque dans l'enfance.

Mais si cette obésité par suralimentation tend à disparaître à mesure que le cycle arthritique s'avance, que le fonctionnement devient plus difficile, une autre peut, simultanément et presque sans transition ou sans changement apparent, faire son apparition : c'est celle qui tient à une réduction des dépenses *par intoxication*. La plupart des théories pathogéniques de l'obésité ne s'appliquent guère qu'à cette dernière, comme la théorie digestive, qui attribue l'obésité des dyspeptiques au non-dédoublement des graisses; comme la théorie asphyxique, qui rattache l'obésité de certains anémiques et chlorotiques aux troubles de l'hématose et à la diminution conséquente des oxydations intra-organiques; comme la théorie en vertu de laquelle, les sécrétions internes des glandes closes et des glandes génitales étant des régulateurs des phénomènes d'oxydation, la dégénérescence morbide ou physiologique de ces glandes ou leur ablation (insuffisance de la glande thyroïde, ménopause, castration, etc.) entraînerait une diminution des oxydations et l'obésité des myxœdémateux, des castrats et des femmes au

retour d'âge; comme la théorie toxi-infectieuse, qui admet que certaines infections : tuberculose, convalescence de fièvre typhoïde, amènent l'obésité. L'alcool, l'arsenic, le phosphore produisent également une obésité toxique.

Dans ces différentes formes de l'adipose par intoxication, le rôle du système nerveux est manifeste, puisque c'est par lui de toute nécessité que se produit la régulation dans le mécanisme et le taux des échanges nutritifs, et c'est, par conséquent, à un trouble de son fonctionnement qu'est due aussi l'altération de cette régulation. Or cette perturbation nerveuse se montre, relativement de bonne heure, dans l'évolution de l'arthritisme, comme le résultat des excitations multiples et de l'hyperfonctionnement. Et c'est ainsi que, à l'obésité par suralimentation qui caractérise le début de cette évolution, succède au bout d'un temps variable chez l'individu, de deux ou trois générations dans la lignée, une obésité d'une autre nature, toxique, grave par conséquent, à signification très différente, puisque, quelle que soit sa forme, elle est, au même titre que l'amaigrissement qui survient parfois à sa place, le signe des insuffisances progressives. Chez ces malades, d'ailleurs, la suralimentation n'est plus généralement en cause et beaucoup d'entre eux continuent à engraisser avec un régime parfois tout à fait insuffisant.

Sans doute, toutes les obésités toxiques ne sont pas dépendantes de l'arthritisme; les personnes qui deviennent obèses à la suite d'une castration, de la ménopause, de myxœdème, d'un empoisonnement par le phosphore ou d'un abus de l'arsenic ou de l'alcool, ne sont pas du tout nécessairement des arthritiques. Mais néanmoins, et c'est là ce qu'il importe de retenir, ces obésités toxiques se produisent plus aisément, plus fréquemment (les statistiques le prouvent) chez les hérédo-arthritiques, en raison précisément des troubles nerveux préexistants et des insuffisances variées qu'ils commandent.

Les deux types d'obèses d'Albert Robin : les obèses hyperazoturiques, ou *par excès,* et les obèses hypoazoturiques, ou *par défaut,* répondent en somme aux deux formes d'obésité dont nous venons de parler, les premiers dépendant de l'obésité par suralimentation et hyperfonctionnement, les seconds de l'obésité par intoxication avec insuffisance.

D'ailleurs la physiologie expérimentale démontre que la graisse peut apparaître aux dépens des différents matériaux alimentaires et des différents tissus de l'organisme. Dans ma *Physiologie générale*, j'ai longuement discuté les expériences qui attestent que les corps gras, bien entendu, mais aussi les albuminoïdes purs et même les hydrates de carbone donnent de la graisse. Je ne puis naturellement reprendre ici cet exposé, dont nous nous bornerons à accepter les conclusions. Mais il faut néanmoins bien se rendre compte que, normalement, cette transformation est limitée et ne porte que, d'une part, sur un léger excès de matériaux alimentaires momentanément inutilisés et qui se déposent sous forme de réserves nutritives, et, d'autre part, sur cette partie des tissus qui, cessant de fonctionner ou privée d'oxygène, fournit par réduction des substances grasses, comme l'adipocire des noyés. Dans l'état morbide qui aboutit à l'obésité vraie, ces phénomènes de réduction prennent une beaucoup plus grande ampleur, pour les raisons suivantes : ingestion alimentaire dépassant notablement les besoins et les limites d'utilisation digestive, insuffisances des ferments des graisses, de l'hématose et de la circulation de l'oxygène, du système nerveux enfin, qui, irrité ou intoxiqué, cesse d'exercer son contrôle et son action synergiques et laisse ainsi certains tissus ou organes s'infiltrer de graisse et dégénérer.

Ce qui précède rend compte des lésions constatées dans l'obésité. On observe en effet une accumulation anormale de graisse dans la peau et le tissu cellulaire sous-cutané, dans les interstices celluleux des muscles et des organes

internes. Or, il importe de remarquer que ces tissus sont ceux où l'irrigation sanguine est à son minimum et où par conséquent l'apport d'oxygène est extrêmement réduit, ce qui explique que la graisse s'y montre toujours d'abord et de préférence. Mais la lésion peut s'étendre davantage et s'attaquer aux éléments anatomiques nobles eux-mêmes (1). Ainsi, dans le foie, la graisse se dépose à peu près exclusivement à l'intérieur des cellules hépatiques. Les muscles du cœur subissent eux aussi très souvent une transformation, la dégénérescence graisseuse. Ici la lésion a une signification différente; elle est le résultat d'un phénomène de fatigue. Chez les suralimentés, les intoxiqués, les obèses, le foie et le cœur se surmènent en effet de bonne heure et le ralentissement fonctionnel qui en est la conséquence entraîne la transformation partielle des éléments anatomiques en corps gras.

Le dépôt adipeux et les lésions qu'il détermine commandent les différents symptômes de l'obésité. Nous ne nous y attarderons pas, car ils sont connus de tout le monde. Notons cependant que, chez certains malades, la peau est fortement colorée, tandis qu'elle est pâle chez les autres; parfois même, elle est non seulement décolorée mais comme bouffie. Ces derniers appartiennent au type toxique ou atonique, les premiers au contraire au type pléthorique. Ceux-ci sont souvent des obèses par acquisition, ou des héréditaires de la première génération; ceux-là sont des héréditaires plus anciens, marchant vers la période terminale et constituant souvent ces *grands* obèses, qui meurent généralement avant la quarantaine.

Les troubles fonctionnels du début sont sous la dépendance de la surcharge de poids qu'entraînent les dépôts adipeux et de la gêne mécanique qu'ils apportent au fonc-

(1) On entend par éléments anatomiques *nobles* le système nerveux, les muscles et les glandes.

tionnement des organes. De là, l'apathie intellectuelle, la somnolence, l'essoufflement au moindre mouvement, l'anémie, l'état dyspeptique et l'hypertrophie du foie, la frigidité, l'impuissance, la stérilité, etc. Ultérieurement, quand la dégénérescence graisseuse survient, les troubles cardiaques font leur apparition; il y a des palpitations, des intermittences; le cœur, dont les fibres musculaires sont infiltrées de graisse, se dilate et le malade meurt par insuffisance progressive de la contraction du cœur ou même subitement par rupture. L'obésité infantile (celle qui apparaît seulement après le sevrage, vers 2 ans) peut avoir une évolution plus rapide, non par le fait même de l'obésité, mais par une infection intercurrente, notamment la tuberculose. Cette infection en effet exerce, chez les jeunes obèses, des ravages très prompts et qu'il est difficile d'enrayer. L'adulte lui-même est exposé à cette complication, dont la terminaison alors est parfois moins rapide. Enfin rappelons, pour mémoire seulement, que la goutte, la lithiase, le diabète, la néphrite se superposent souvent à l'obésité et, indépendamment des accidents de cette dernière, peuvent donner lieu à l'apoplexie, au coma, à la crise d'urémie.

Somme toute, il y a deux types d'obésité : l'obésité par suralimentation ou floride et l'obésité toxique. La première est la forme la plus banale de l'arthritisme; elle en est le signe du début, l'avant-coureur, et peut accompagner les autres formes cliniques, mais seulement pendant un certain temps, jusqu'à ce que des insuffisances d'un autre ordre, mais graves, soient constituées. Alors, comme l'a montré Maurel, elle disparaît pour faire place à un état de déchéance plus ou moins notoire. La seconde, au contraire, est elle-même une forme définie de l'arthritisme, à manifestations et à terminaison spéciales, pouvant ou non succéder à l'obésité floride, mais évoluant pour son propre compte. Elle cesse complètement d'être en relation avec des excès alimentaires, puisque les malades mangent souvent très peu.

Ce qui la caractérise, c'est la diminution des ferments qui dissolvent les graisses et l'état asphyxique du sang, de telle sorte que tous les tissus ont tendance à faire de la graisse et, par conséquent, à devenir fonctionnellement insuffisants. Si donc l'obésité floride est incontestablement un moyen de protection contre l'excès des matériaux alimentaires utilisables, l'obésité toxique ne jouit plus des mêmes propriétés défensives; elle marque au contraire une déchéance progressive qu'il est souvent très difficile et parfois impossible d'enrayer.

V. — Le diabète sucré.

Dans la goutte et la lithiase rénale, certains dérivés protéiques ou azotés sont mal élaborés et retenus; dans l'obésité, c'est la graisse qui se produit anormalement et encombre les tissus. Nous allons voir que, dans le diabète sucré, le sucre, à son tour, entre en jeu et provoque des accidents par son incomplète utilisation.

Le diabète est en effet caractérisé par la présence d'une quantité notable de sucre dans l'urine, accompagnée de polyurie, de polydipsie et, quelquefois seulement, de polyphagie (1) avec peau sèche, prurigineuse, troubles de la vue, migraines, fourmillements, gingivite, suppression des règles et perte de l'appétit sexuel chez les femmes, impuissance chez l'homme. Plus tard, ces symptômes s'aggravent et se compliquent de troubles digestifs, hépatiques, pulmonaires, circulatoires, cardiaques, rénaux et nerveux, qui provoquent l'amaigrissement et la cachectisation, puis la mort par coma, par infection, urémie ou défaillance cardiaque.

Les rapports du diabète et des autres formes de l'arthri-

(1) Ces mots barbares sont commodes parce qu'ils disent beaucoup de choses en peu de lettres, et c'est pourquoi les médecins les emploient. *Polyurie* veut dire : émission très abondante d'urine; *Polydipsie*, soif continuelle amenant à boire constamment; *Polyphagie*, appétit exagéré et consommation énorme d'aliments.

tisme sont connus depuis longtemps, et Bouchard a insisté sur ce point avec raison. Dans le cycle arthritique, le diabète peut alterner avec la goutte, la gravelle, le nervosisme, l'obésité, mais il est moins banal et moins précoce que cette dernière. Je veux dire par là qu'il apparaît presque toujours postérieurement à l'obésité chez les arthritiques par acquisition ; chez les hérédo-arthritiques, au contraire, il peut se montrer dès l'enfance, mais alors sa gravité est beaucoup plus grande. D'ailleurs, dans certaines familles, où le diabète se transmet de père en fils, on a pu constater qu'il devient dans les générations successives de plus en plus précoce et grave.

Toutefois, le diabète peut se montrer, indépendamment de l'arthritisme, chez des individus indemnes de toute tare ou hérédité diathésique. Ainsi les traumatismes et les lésions de l'encéphale (surtout du quatrième ventricule), certaines vésanies, la paralysie générale, la maladie de Basedow, les lésions du pancréas, même un simple choc nerveux, une émotion, pourvu qu'elle soit suffisamment intense, suffisent à le provoquer. Mais alors les caractères de ce diabète — ou, pour parler plus exactement, de ces diabètes — ne sont plus les mêmes : tantôt ils sont purement transitoires et guérissent assez vite ; tantôt, au contraire, ils s'affirment d'emblée comme progressifs et graves, amenant rapidement l'amaigrissement, l'autophagie (1) et la mort.

Enfin certaines infections : le typhus, la diphtérie, le choléra, les oreillons, etc., produiraient le diabète, par lésion du pancréas. Cette étiologie est possible et vraisemblable ; mais les observations sont encore trop rares ou trop incomplètes pour qu'on puisse admettre cette origine sans conteste. Quant à la nature infectieuse du diabète, soutenue par Teissier, elle semble absolument improbable

(1) *Autophagie*, état des gens qui ne peuvent plus se nourrir qu'aux dépens de leurs propres tissus.

et n'a d'ailleurs jamais été démontrée. Ce qui a donné quelque vraisemblance à cette opinion, c'est l'existence bien constatée — quoique assez peu fréquente — du diabète conjugal ou familial. Il arrive parfois, en effet, que deux époux, sans aucune parenté, soient successivement atteints de diabète. Debove, Martinet, Deléage, ont pensé à la contagion. Mais cette hypothèse ne repose que sur une simple apparence. Pour expliquer la coïncidence, il suffit de constater, d'abord que le diabète qui apparaît ainsi est un diabète arthritique gras, ou tout au moins un diabète hépatico-nerveux, à évolution floride et lente, et, en second lieu, de remarquer que l'identité des conditions d'existence, la communauté des peines et des joies, les mêmes excès, les mêmes fatigues doivent amener nécessairement chez les deux conjoints, surtout s'ils ont, comme c'est le cas souvent, quelque prédisposition héréditaire, l'éclosion des mêmes phénomènes morbides. Nous verrons d'ailleurs plus loin que les habitudes et les circonstances du milieu représentent les facteurs essentiels des manifestations arthritiques : vicieuses et fâcheuses, elles suffisent à les créer, comme elles suffisent à les faire disparaître (au début, bien entendu) quand elles redeviennent salutaires et favorables.

Cliniquement, on peut distinguer trois formes de diabète sucré : la forme dite *arthritique*, généralement bénigne, intermittente souvent, que le régime améliore toujours quand il ne la fait pas disparaître; la forme proprement *hépatique* et *nerveuse*, plus tenace et plus grave; enfin la forme *pancréatique*, à évolution plus rapide, à pronostic toujours sombre, contre laquelle l'emploi des extraits d'organes, malgré les espérances du début, s'est montré à peu près complètement impuissant.

A ces formes simples, pour ainsi dire, il faut adjoindre les formes aggravées et compliquées, comme le diabète avec albuminurie, cardiopathies, infections diverses (streptococcies, pneumococcies, tuberculose surtout).

Nombreuses sont les explications que les auteurs ont tenté de donner de ces formes. Il serait fastidieux et inutile de les passer toutes en revue; je me contenterai de rappeler seulement les trois théories principales qui départagent aujourd'hui les médecins, à savoir : la théorie du défaut de consommation du sucre par ralentissement de la nutrition; la théorie de l'hypersécrétion du sucre par exagération des échanges, et enfin la théorie pancréatique par réduction de la destruction du sucre.

La théorie par ralentissement de la nutrition est due au professeur Ch. Bouchard. Pour lui, l'excès de sucre du sang provient de ce que l'organisme n'utilise pas tout le sucre produit par le foie. Le foie donne, en effet, par jour environ 1 500 grammes de sucre, dont 800 seulement sont utilisés pour les dépenses de force. Le reste, ce sont les tissus qui l'emploient. Mais si un trouble, d'origine intestinale principalement, survient, qui modifie les échanges, la nutrition n'est plus capable d'utiliser le sucre en excès qui apparaît alors dans l'urine. Aussi le diabète est-il fréquent chez les surmenés digestifs, chez les individus à nutrition dite ralentie, chez les arthritiques et leurs descendants et chez les alcooliques.

La théorie de l'hypersécrétion par hyperfonctionnement appartient au professeur Albert Robin, qui a montré que, dans beaucoup de cas de diabète sucré, il y a une exagération plus ou moins considérable des échanges et de la désassimilation. En effet, ce n'est pas seulement la production du sucre qui est exagérée, c'est aussi celle de l'urée et de l'acide carbonique; le coefficient d'oxydation de l'azote dépasse la normale et peut monter jusqu'à 87 et 90 pour 100; il en est de même pour la consommation de l'oxygène. Il n'y a donc pas diminution des oxydations. La théorie de l'hypersécrétion explique les grands symptômes du diabète et la cachectisation; elle suppose une altération ou une lésion, primitive ou secondaire, du système nerveux central, puisque ce n'est que par l'intermédiaire de ce système que peuvent

se produire et la non-compensation entre la production et l'utilisation du sucre, et la consomption.

La théorie pancréatique a été créée surtout par le professeur Lancereaux. Un diabète, reproduit expérimentalement par Von Mering et Minkowski et bien étudié par Thiroloix, s'observe, en effet, dans les lésions étendues et profondes du pancréas. Mais comment ces lésions peuvent-elles expliquer l'apparition de la glycosurie (présence du sucre dans l'urine)? Le professeur Lépine, de Lyon, a soutenu que le pancréas sécrète un ferment glycolytique, qui, versé dans le torrent circulatoire, jouit de la propriété de dédoubler le sucre en acide carbonique et eau. A l'état normal, ce ferment détruirait 25 pour 100 du sucre circulant; à l'état pathologique, quand le pancréas est profondément lésé, il en détruirait à peine dix fois moins. Cet écart dans la destruction du sucre expliquerait la glycosurie et, par le trouble qui en est la conséquence, la rapide déchéance des diabétiques graves.

Telles sont les trois principales théories en présence. Que faut-il pratiquement en retenir?

La théorie pancréatique, en premier lieu, ne saurait être adoptée dans tous les cas. D'ailleurs le ferment glycolytique, qui est la base de l'interprétation pathogénique, semble hypothétique. On n'a pas pu l'isoler et les expériences d'Arthus rendent son existence peu probable. Cependant Lépinois a trouvé un ferment oxydant (oxydase) dans le sang, et Abelous et Biarnès en ont également découvert un. En admettant — ce qui n'est pas prouvé — que cette hémoxydase vienne du pancréas, on pourrait expliquer par les lésions de cet organe l'incomplète oxydation du sucre chez les diabétiques, si l'on ne savait que beaucoup d'autres tissus non atteints produisent également des ferments oxydasiques, qui viennent largement en suppléance. Cela n'empêche pas d'ailleurs que le diabète pancréatique soit une réelle « personnalité clinique ». La coïncidence des lésions pancréatiques et d'un diabète à forme spéciale est un fait parfaitement établi,

et pour ce diabète — mais pour lui seulement — la théorie pancréatique se trouve justifiée. Lancereaux, au surplus, reconnaît que c'est par l'intermédiaire obligé du système nerveux que le pancréas agit sur la cellule hépatique et que, physiologiquement et embryologiquement, il y a d'étroites relations entre ces deux glandes que Renault considère comme les deux parties différenciées d'un seul et même appareil. Par là aussi peut s'expliquer le fait que le diabète purement nerveux réagisse parfois secondairement sur le pancréas et y détermine des lésions qui transforment à la longue le diabète hépatique en diabète pancréatique.

La théorie de M. Bouchard n'interprète que le diabète des arthritiques francs, à la période des insuffisances commençantes. C'est pourquoi il est beaucoup plus fréquent chez les hérédo-arthritiques que chez les arthritiques par acquisition. Néanmoins, on l'observe aussi chez ces derniers, mais à une période plus tardive; le malade est généralement floride encore et reste floride pendant un certain temps jusqu'à ce que le trouble retentisse sur le pancréas, ce qui détermine l'apparition d'un amaigrissement morbide.

Quant à la conception du professeur A. Robin, elle s'applique cliniquement à deux catégories de malades très différentes au point de vue de l'évolution et du pronostic : d'abord aux suralimentés et aux pléthoriques à la période d'hyperfonctionnement, chez lesquels l'exagération des échanges et la glycosurie sont conditionnées par le surmenage alimentaire et nerveux. Aussi ce diabète par hypersécrétion se rencontre-t-il souvent chez les diabétiques par acquisition, non héréditaires. Il peut être intermittent et passe maintes fois inaperçu, la polydipsie et la polyphagie qui l'accompagnent étant coutumières chez les suralimentés, et les troubles accessoires, tels que la sécheresse de la peau, les migraines, l'impuissance, ne s'accusant pas assez pour attirer spécialement l'attention du patient et éveiller ses inquiétudes. Bien que fréquemment compliqué d'obésité,

ce diabète est parfaitement curable par le régime et l'hygiène. Mais s'il n'est pas soigné à temps, il aboutit, au bout d'une durée variable, à un diabète plus grave, avec diminution des échanges et menaces de coma.

En second lieu, le diabète par hypersécrétion s'observe chez les nerveux, dans l'hystérie, l'épilepsie, la paralysie générale, les vésanies, chez des individus non suspects de tares arthritiques. Son évolution est ici beaucoup plus rapide et conduit promptement à la cachectisation. Son pronostic est donc aussi plus sombre. Le diabète traumatique ou purement nerveux (émotion) se rattache à cette forme, mais on sait qu'alors deux cas peuvent se présenter. Si le diabète apparaît immédiatement après le choc, il est parfois curable ; il cesse de l'être ordinairement si son apparition est tardive. Le diabète par hypersécrétion est enfin celui qui aboutit le plus vite aux lésions pancréatiques.

Pour résumer ce qui précède, nous dirons que : 1° La suralimentation et le surmenage conditionnent un diabète hyperfonctionnel, parfois intermittent, curable, qu'on observe de préférence chez les pléthoriques, même non héréditaires ; il est souvent compliqué d'obésité ; — 2° Lorsque les insuffisances fonctionnelles s'installent, c'est le diabète avec ralentissement des échanges qui apparaît ; aussi est-il surtout fréquent chez les hérédo-arthritiques, chez les descendants de pléthoriques et de surmenés. Il représente le diabète classique des arthritiques, souvent floride au moins au début, mais aboutissant au diabète hépatico-nerveux et à la cachectisation ; — 3° Les lésions nerveuses créent, soit d'emblée et alors sans que la maladie se trouve en rapport avec l'arthritisme, soit secondairement, un diabète avec exagération des échanges, qui peut aboutir rapidement à la cachectisation et à la mort. Ce diabète, comme il a été dit, est en relation d'une part avec le diabète purement pancréatique, d'autre part avec le diabète arthritique, dont il représente le terme ultime ; — 4° Enfin l'hérédité, longue et

chargée, peut déterminer, dès l'enfance, l'apparition d'un diabète maigre, à évolution rapidement fatale, avec autophagie d'emblée et souvent mort dans le coma. C'est l'aboutissant logique du diabète héréditaire.

Cette évolution du diabète, comprise entre la période de tolérance ou défensive, pendant laquelle le traitement est toujours efficace, et la période d'autophagie ou de déchéance, qu'aucune thérapeutique n'est encore capable de guérir définitivement, est souvent modifiée profondément par un certain nombre de complications, qui en abrègent plus ou moins notablement la durée.

Parmi ces complications très nombreuses qui toutes résultent des troubles et des lésions créés par le diabète, nous nous contenterons de citer : la gastro-entérite grave et la cirrhose hypertrophique pigmentaire du foie, la néphrite, l'endocardite, la dilatation et l'hypertrophie du cœur, sa dégénérescence graisseuse avec défaillance cardiaque, l'angine de poitrine, la gangrène sèche ou humide du tégument et le mal perforant plantaire, le vertige diabétique et les petites attaques apoplectiformes, les paralysies typiques et le pseudo-tabès (qu'il importe de ne pas confondre avec la paralysie générale et le tabès vrai), le délire vésanique et enfin les diverses infections : furoncles et anthrax, pneumonie et broncho-pneumonie, gangrène pulmonaire, tuberculose, etc. Mais la plus fréquente de ces complications, et la plus redoutable aussi, est le coma diabétique.

Il est admis que ce coma résulte d'une véritable intoxication par l'acide β-oxybutyrique, provenant de l'abus du régime carné ou d'une autophagie excessive dans la phase d'amaigrissement. Diverses circonstances peuvent en favoriser l'apparition : la fatigue, les excès, l'abus des opiacés.

La crise débute par une période d'excitation, de bavardage avec incohérence dans le langage, puis la dépression s'installe. Ses caractères sont : odeur aigrelette (de pomme) de l'haleine et de l'urine, troubles gastro-intestinaux, dysp-

née (1) avec respiration en deux temps séparés, dilatation pupillaire, abaissement de la température et accélération du pouls. La mort est très rapide, et malheureusement nous sommes à peu près désarmés contre elle, car tous les médicaments échouent, même les alcalins à hautes doses, à moins qu'ils ne soient utilisés de bonne heure, dès l'apparition des tout premiers symptômes avant-coureurs que le médecin n'a qu'exceptionnellement l'occasion de constater.

Dans le cycle arthritique, le diabète occupe une place notable, quoique moins importante que celle que détient l'obésité. Sur 100 arthritiques par hérédité, moins d'un tiers environ est diabétique, tandis que près des deux tiers sont obèses. Néanmoins, l'influence sociale du diabète est plus redoutable, parce que chez les héréditaires, et quand la maladie est assez précoce, on constate une atteinte rapide portée à la fécondité, soit par avortements, soit par impuissance ou anaphrodisie. Les familles diabétiques se trouvent être ainsi assez souvent, d'après les statistiques, celles qui s'éteignent le plus rapidement.

VI. — Le diabète phosphatique ou phosphaturie.

A côté du diabète sucré, il faut faire une place à la phosphaturie, qui exprime une excrétion exagérée de substances minérales nécessaires à l'organisme, et spécialement de phosphates, comme le diabète exprime une excrétion exagérée de sucre.

Il y a plusieurs sortes de phosphaturies : la phosphaturie dite essentielle et les phosphaturies secondaires, liées à la dyspepsie, au diabète, à la tuberculose et à certaines maladies du système nerveux. La première seule nous intéresse ici, car elle constitue une forme définie et trop souvent méconnue de la diathèse arthritique.

(1) *Dyspnée,* difficulté pour respirer. — Les dyspnéiques « cherchent leur respiration ».

Elle s'observe en effet à la suite de la suralimentation, surtout carnée, du surmenage musculaire et nerveux, et enfin parfois au cours de la croissance, où les deux conditions précédentes se trouvent réalisées. Tous ceux qui en sont atteints sont des arthritiques par acquisition et le plus souvent par hérédité.

Les principaux caractères de la phosphaturie essentielle sont : 1° l'augmentation absolue ou relative, et dans des proportions anormales, de l'élimination de l'acide phosphorique, déphosphorisation et déminéralisation (il y a simultanément excès de chaux et de magnésie urinaires) qui portent principalement sur le système nerveux ; on constate en même temps le plus ordinairement un excès prononcé d'azote dans l'urine ; 2° la mauvaise assimilation des matières minérales alimentaires ; 3° enfin, la diminution des oxydations. Comme symptômes, on peut noter des troubles nerveux d'intensité variable, et plus souvent par défaut que par excès, la polyurie et la polydipsie, l'état anémique, l'amaigrissement, la perte des forces et la cachexie. La phosphaturie se complique souvent de diabète, de goutte, de néphrite. En diminuant la minéralisation des tissus et des humeurs, elle diminue les défenses organiques et la résistance vitale ; aussi la terminaison par infection et surtout par tuberculose est-elle fréquente.

Les maladies que nous venons de passer brièvement en revue : goutte et lithiase rénale, obésité, diabète, phosphaturie, sont les formes principales de l'arthritisme franc, de la diathèse définitivement constituée. D'autres modalités morbides, telles que l'asthme, les migraines, les états neurasthéniques et psychasthéniques, etc., sont parfois ajoutées à cette liste par les auteurs, mais comme on les retrouve toujours, les unes ou les autres, superposées aux types cliniques qui ont été étudiés ci-dessus, je crois inutile de leur consacrer ici une étude spéciale.

CHAPITRE IV

L'ARTÉRIO-SCLÉROSE

Comment meurent les arthritiques.

I. — L'évolution terminale de l'arthritisme.

Nous avons vu que, dans l'évolution de la diathèse arthritique, on peut distinguer trois périodes successives :

1° La période de fonctionnement exagéré préarthritique;

2° La période de fonctionnement vicié et d'arthritisme confirmé, donnant lieu à des maladies de forme plus ou moins nettement défensive ;

3° Enfin la période d'insuffisance, frappant un ou plusieurs des organes indispensables à la vie, soit même la faculté de reproduction.

C'est à cette dernière que nous en sommes, mais, malgré son importance évidente, elle nous arrêtera moins longtemps que la précédente, parce que la progression et l'étendue des lésions désarment presque complètement la thérapeutique. Nous devons néanmoins en dire quelques mots pour montrer les graves et imminents dangers que court l'arthritique qui néglige d'observer les précautions et de prendre les soins nécessaires pour enrayer les progrès de sa maladie.

Mais, avant d'aller plus loin et de montrer comment meurt l'individu arthritique, il me faut signaler l'action de sa diathèse sur la fécondité et la natalité vivante, et prouver ainsi l'immense et néfaste influence sociale de l'arthritisme. Maurel (de Toulouse), un des premiers, a appelé l'attention sur ce point capital. Depuis ses premiers travaux sur la *Dépopulation de la France et ses causes*, d'autres recherches sont venues vérifier sa manière de voir. (Manquat.)

En raison même de ses habitudes de suralimentation et de l'activité fonctionnelle conséquente, le pléthorique préarthritique est généralement très fécond : il a parfois une ribambelle d'enfants. Mais cela est moins apparent maintenant que jadis, par suite de l'usage trop répandu de la restriction volontaire. Quoi qu'il en soit, d'ailleurs, ces enfants, dont l'hérédité fait, la plupart du temps, des arthritiques à manifestations défensives, sont déjà moins féconds; ils ont un, deux, trois rejetons au plus, parmi lesquels les filles dominent, comme toutes les fois qu'une race est menacée dans son existence. Ces derniers, suivant les conditions de leur vie propre, peuvent être ultérieurement encore aptes à la reproduction, mais le plus souvent, hérédo-arthritiques notoires, ils n'ont plus rien qui rappelle l'ancêtre pléthorique et exubérant de santé. Ce sont de petits êtres malingres, souffreteux et grognons, parfois fort intelligents, de sensibilité accrue et d'émotivité forte, mais de vitalité minime. On les élève difficilement, c'est-à-dire qu'ils semblent plus aptes que d'autres à contracter les infections de l'enfance, et d'ailleurs beaucoup d'entre eux meurent jeunes, avant l'âge de la reproduction, fauchés par ces infections ou la tuberculose. Les autres survivent péniblement, instables de mentalité et de fonctions perpétuellement détraquées, en proie à mille misères, corporelles et nerveuses, qui font d'eux de grands douloureux et constituent cette catégorie de dégénérés dits supérieurs, dont certains pourtant réussissent à se faire un nom, de préfé-

rence dans l'art ou la littérature. Enfin, ils ont rarement des enfants; la fécondité, cette dernière défense de la race, est, chez eux, défaillante à son tour.

Cette diminution croissante de la natalité ne s'observe pas seulement en France; elle s'observe partout où on a abusé de la suralimentation, des excitants fonctionnels et du surmenage mental, dans les grandes familles anglaises, allemandes, yankees, australiennes et jusque dans l'aristocratie japonaise. Sans doute, la restriction volontaire intervient de plus en plus souvent, grâce à la connivence de certains appétits ou de certaines sentimentalités déplacées dont quelques médecins se sont malheureusement constitués les défenseurs. Mais cette influence ne saurait expliquer que l'infécondité frappe partout de préférence les descendants d'arthritiques, et c'est pourquoi nous croyons, avec Maurel, que c'est avant tout la diathèse arthritique qu'il faut incriminer.

Mais si le fait est patent, attesté par d'intéressantes statistiques, nous devons reconnaître que son mécanisme nous échappe. Chez bon nombre de grands arthritiques mâles, à la période des insuffisances, le sens génésique reste très éveillé et il est impossible de constater soit des malformations anatomiques, soit des altérations dans les sécrétions génitales. Aussi est-ce à la femme surtout que l'on impute l'infécondité; chez la femme arthritique, en effet, les déviations utérines sont assez fréquentes; il y a souvent de la dysménorrhée et parfois de l'aménorrhée; on peut noter en outre des inversions sexuelles, comme chez l'homme, du reste, et de l'inappétence génitale. Mais, dans beaucoup d'autres cas, les causes de l'infécondité restent obscures : certains troubles fonctionnels peuvent être signalés, mais aucune lésion n'est réellement accusable. On en est donc réduit aux hypothèses, notamment aux altérations ou à l'insuffisance des sécrétions internes d'origine génitale et, chez la femme, à la fragilité spéciale de la muqueuse utérine inapte à fixer l'ovule fécondé. En faveur de cette dernière hypothèse,

on peut noter que, chez les femmes arthritiques, l'avortement précoce et la morti-natalité sont un peu plus fréquents que chez les femmes non diathésiques, en dehors des avariées.

Si nous discernons encore mal le mécanisme au moyen duquel l'arthritisme stérilise et supprime la race, la descendance, pour ainsi dire, avant de frapper l'individu lui-même, nous sommes mieux fixés en ce qui concerne les causes qui, habituellement, déterminent la mort de l'arthritique. Je dis habituellement, parce qu'il y a une évolution normale de l'arthritisme et que cette évolution normale aboutit à une mort de forme parfois différente, mais de cause identique. Or, cette cause, c'est l'insuffisance par sclérose ; que le foie, le rein, les vaisseaux, le cœur, le cerveau soient frappés et provoquent l'accident mortel, peu importe en ce qui nous occupe ici. La terminaison fatale a toujours son origine dans une lésion de même ordre et de même provenance. Mais il peut aussi arriver que la mort soit le résultat d'un accident spécifique, comme le coma dans le diabète, comme la congestion pulmonaire suraiguë dans la goutte *remontée*, comme la dégénérescence graisseuse du cœur dans l'obésité, ou encore et plus souvent d'une infection surajoutée. Nous n'avons pas à insister ici sur les accidents spécifiques mortels dont il a déjà été parlé au chapitre précédent; nous dirons plus loin quelques mots des infections qui viennent se greffer sur l'évolution arthritique. Pour le moment, nous n'avons à nous occuper que des insuffisances et des scléroses qui déterminent habituellement, *normalement*, pourrait-on dire, la mort chez l'arthritique.

II. — Présclérose et artério-sclérose.

Plusieurs théories ont été proposées pour expliquer l'artério-sclérose. Nous n'avons pas à en parler ici, car il s'agit seulement de savoir *ce qui est* pour en tirer, si possible, des applications pratiques.

Or, dans l'évolution morbide qui aboutit à la sclérose des vaisseaux et des organes, on doit distinguer deux étapes dont la signification pronostique et la maniabilité thérapeutique sont très différentes : la première ne produit que des troubles fonctionnels parfaitement curables, tandis que la seconde aboutit à des lésions que l'on peut tout au plus pallier, mais qu'il faut renoncer à guérir.

La première étape constitue ce que le Dr H. Huchard a appelé la *présclérose,* pour bien faire comprendre qu'elle précède et conditionne la sclérose vraie, dans la plupart des cas.

Cette présclérose s'observe chez les suralimentés, les pléthoriques, les surmenés et les intoxiqués, et est essentiellement formée de trois éléments : l'intoxication primitive, l'insuffisance hépatique et rénale, et l'hypertension, lesquels commandent tous les troubles constatés.

Nous avons vu, en effet, que le suralimenté et le surmené (physique ou nerveux) produisent une grande quantité de déchets d'élaboration et de fonctionnement, que nous connaissons mal au point de vue de la composition chimique, mais dont nous sommes arrivés à discerner convenablement les actions physiologiques. Ces actions sont diverses, mais elles peuvent se résumer en un pouvoir toxique qui s'exerce de préférence sur le système nerveux et aboutit à une irritation générale. De là, de multiples conséquences.

D'abord l'abondance de ces déchets toxiques exige, comme il a été dit précédemment, un travail considérable de la part du foie, auquel appartient le rôle de modifier ou de retenir ces poisons. Nous savons que toute suractivité anormale et continue d'un organe entraîne sa fatigue inhibitoire. Il arrive donc un moment où le foie cesse de pouvoir remplir convenablement sa tâche.

A partir de ce moment, des poisons, en abondance variable suivant les cas, passent dans la circulation générale et vont impressionner le système nerveux qu'ils irritent. Cette irri-

tation se manifeste de plusieurs façons, par des maux de tête, par des douleurs irrégulières, par des actions réflexes du côté des viscères, par la vaso-constriction périphérique. Presque tous les déchets d'élaboration et de fonctionnement et notamment l'acide urique sont en effet vaso-constricteurs.

Pendant un certain temps, le rein vient en suppléance du foie déficient. Il élimine avec une activité plus grande les poisons accumulés dans l'organisme. Mais son rôle physiologique n'est pas essentiellement d'éliminer ces poisons anormaux. Aussi se fatigue-t-il bientôt à cette besogne et il se passe alors pour lui ce qui s'est passé pour le foie : il devient plus ou moins insuffisant, et l'élimination rénale ne suffit plus à débarrasser l'économie des toxines en excès. A partir de ce moment, les troubles précédemment notés, d'intermittents et passagers, se font continus et s'aggravent. Il y a des migraines, des troubles digestifs réflexes, un état psychasthénique ou neurasthénique plus ou moins marqué, des vertiges, de la dyspepsie, de l'insomnie, parfois de l'albuminurie, des intermittences du rythme cardiaque et des palpitations, etc., tous les symptômes constitutifs de la présclérose.

Il faut noter cependant que les poisons intérieurs de la suralimentation et du surmenage, qui créent le préarthritisme d'abord, puis l'arthritisme confirmé, tels qu'ils ont été ci-dessus définis, ne sont pas les seuls à produire cet ensemble de troubles morbides. Certains poisons d'origine extérieure et surtout le plomb, l'alcool, peut-être aussi le tabac, produisent des effets analogues. C'est pourquoi il y a une sorte d'arthritisme alcoolique et saturnin, dont les symptômes sont voisins de ceux de l'arthritisme ordinaire. Quant au tabac, il ne paraît pas, à lui seul, apte à produire tous ces désordres; il agit cependant sur la circulation périphérique et le cœur et sur certaines fonctions psychiques (amnésie tabagique) et peut-être prédispose à l'athérome, mais

le mécanisme de son intervention reste peu clair, puisque les chiqueurs sont moins exposés que les fumeurs à ces accidents. Au surplus, l'intoxication alcoolique et tabagique se superpose souvent à la suralimentation et au surmenage pour en accélérer et en aggraver les effets.

On voit donc que, par les conditions qui la déterminent, la présclérose est presque exclusivement l'apanage des arthritiques latents ou confirmés et des hérédo-arthritiques. Elle précède ou accompagne les manifestations de l'arthritisme classique, la goutte et les lithiases, l'obésité, le diabète, et leur communique, par la manière dont elle évolue ultérieurement, leur caractère de gravité. Elle n'est en effet que la première étape de ces cardiopathies artérielles qui terminent si souvent le cycle arthritique.

La présclérose ne comporte pas cependant de lésions irrémédiables; elle est donc parfaitement curable à l'aide du traitement antitoxique et rénal que j'exposerai dans le prochain chapitre, traitement qui du reste se confond presque entièrement avec celui de l'arthritisme. Mais elle évolue et se transforme. Du moment que persistent les causes qui la produisent, l'intoxication va donner naissance progressivement aux lésions de l'artério-sclérose et de la sclérose généralisée.

De quelle manière?

Limitons-nous à l'artério-sclérose. La constriction continue des vaisseaux périphériques détermine des modifications dans leur structure. C'est ce qui a lieu toutes les fois qu'un organe ou qu'un tissu est en hyperfonctionnement. La vaso-constriction représente cet hyperfonctionnement, dû à l'irritation permanente du système nerveux sous l'influence des poisons circulants. Nous voyons en effet que, dans l'artério-sclérose, les altérations des artères de petit et de moyen calibres consistent en une augmentation des éléments musculaires, accompagnée d'une dégénérescence de l'appareil élastique. Le double résultat de ces modifications

structurales est, en premier lieu, une diminution du calibre des vaisseaux et, en second lieu, la fragilité et la menace de rupture. Dans tous les cas, l'organe irrigué par les artérioles ainsi altérées tend à devenir de plus en plus anémique et insuffisant.

Naturellement, ces lésions ne sont pas généralisées d'emblée; elles n'envahissent tout d'abord que certains territoires vasculaires, limités précisément aux organes dont l'hyperfonctionnement est le plus intense. C'est pourquoi nous voyons la sclérose rénale, la sclérose viscérale précéder, chez les arthritiques et les toxémiques, l'artério-sclérose franche. C'est pourquoi encore M. Huchard propose justement de donner à cette dernière le nom de *sclérose artério-viscérale.*

Toutefois, ici encore, on peut trouver, à cette maladie, ou du moins à certaines de ses formes, d'autres causes que la suralimentation et le surmenage. C'est ainsi que la scarlatine, la fièvre typhoïde, le rhumatisme aigu, le paludisme paraissent pouvoir aboutir à des lésions d'artério-sclérose, bien qu'en réalité il soit possible, comme l'indique Josué, de distinguer les lésions inflammatoires de l'artérite des processus artério-scléreux.

Les symptômes propres de l'artério-sclérose confirmée sont maintenant bien connus; les uns ne font qu'aggraver les signes constatés dans la présclérose, les autres au contraire sont nouveaux et spéciaux. Ces divers symptômes peuvent se montrer seuls, à l'état pur, mais la plupart du temps ils se superposent à ceux qui caractérisent l'une des formes de l'arthritisme. Nous nous contenterons de les énumérer très brièvement.

Parmi les signes objectifs, il faut mentionner : la rigidité des artères (artères en tuyau de pipe) qui s'écrasent difficilement, la saillie anormale et les sinuosités des temporales, la persistance des battements de l'arcade palmaire après l'écrasement de la radiale; le pouls est serré et stable et ne

se modifie pas par les changements d'attitude. L'hypertension, au moins dans l'artère, est toujours forte, mais elle peut être fixe ou oscillante; de plus, elle est parfois inégalement distribuée, et la pression dans les gros vaisseaux se montre plus élevée que dans les capillaires. Cette constatation est fort importante, car Potain a bien montré que, dans certains cas, la circulation viscérale peut conserver une véritable indépendance à l'égard de la pression dans les gros vaisseaux, et le pronostic est toujours plus favorable si la tension reste peu élevée dans les capillaires et forte à la radiale, que si elle est faible à la radiale et forte dans les capillaires. Du côté du cœur, on constate soit un éclat anormal des bruits aortiques et auriculo-ventriculaires, soit le bruit de galop.

Les troubles fonctionnels se réfèrent au système nerveux central et aux viscères. D'origine encéphalique sont : la pâleur marquée du visage et les signes de l'anémie cérébrale, les bourdonnements d'oreille, les vertiges, et ultérieurement les crises d'aphasie ou d'hémiplégie transitoires, la cécité brusque, certaines crises épileptiformes; d'origine médullaire ou nerveuse sont plus spécialement la paralysie des membres inférieurs, les fourmillements avec crampes. Du côté de l'appareil digestif, on note d'une part des accidents gastriques intenses, dépendant de l'anémie mécanique ou de la crampe vasculaire, d'autre part des crises diarrhéiques ou des accès d'entéro-colite glaireuse, avec réflexes cardiaques sévères, dépendant de la sclérose mésentérique. Du côté de l'appareil cardio-pulmonaire, la sclérose pulmonaire donne naissance à la bronchite tenace, avec crises dyspnéiques asthmatiformes et râles siégeant aux deux bases, et parfois hémoptysies, altérations du rythme respiratoire. A une période plus avancée, on constate l'œdème aigu du poumon et la crise de pseudo-angine de poitrine, due à la compression du plexus sous-aortique. D'ailleurs on observe aussi souvent la sclérose des artères coronaires pro-

duisant l'angine de poitrine vraie et toutes ses redoutables conséquences. Du côté du cœur, au surplus, les troubles et les lésions s'accumulent par l'évolution même de la cardiopathie artérielle : dilatation des cavités cardiaques et souvent des orifices, rupture du cœur. Des congestions viscérales, des œdèmes énormes peuvent apparaître, avec des symptômes d'insuffisance de la contraction cardiaque. Enfin du côté du rein, où les accidents sont et les plus fréquents et les plus précoces, on doit mentionner d'abord les troubles liés simplement à l'hypertension : polyurie claire avec albuminurie peu abondante et parfois intermittente, puis la néphrite interstitielle avec hypertrophie du ventricule gauche et bruit de galop, et accidents urémiques (1).

Tous ces troubles et lésions, qui viennent compliquer les accidents propres de la cachexie goutteuse, des lithiases, de la dégénérescence graisseuse, de l'obésité, des diabètes, etc., et qui évoluent toujours de préférence sur ce même terrain de l'arthritisme, attestent l'influence commune d'une intoxication primitive; mais, suivant la nature et l'origine des poisons accumulés, suivant aussi les prédispositions héréditaires, cette intoxication a des conséquences et des localisations différentes. Ici l'acide urique attaque les tissus fibreux et les parois de certains vaisseaux ; là l'alcool frappe le foie ou le système nerveux central, comme la nicotine les ganglions cardiaques; ailleurs la toxémie alimentaire ou fonctionnelle intéresse de préférence le rein. La sclérose ellemême et les accidents qu'elle conditionne ne sont que la conséquence de l'hyperfonctionnement imposé à tel ou tel organe ou à plusieurs par la continuité et l'intensité de l'irritation toxique.

L'artério-sclérose confirmée a une évolution plus ou

(1) *Urémie,* ensemble des troubles, souvent graves et parfois rapidement mortels, qui résultent de l'élimination insuffisante ou de la non-élimination par le rein des poisons de l'urine.

moins rapide, mais sa terminaison est toujours fatale; elle est précipitée ou retardée suivant les oscillations et la généralisation de l'hypertension, le degré de la résistance capillaire et l'état des organes d'élimination. La mort lente est l'effet de la néphrite interstitielle, des progrès de la cachexie cardiaque ou parfois de l'inflammation de l'écorce cérébrale; la mort brusque est sous la dépendance soit de l'angine de poitrine, soit de l'œdème aigu du poumon, soit d'une syncope bulbaire, soit enfin, et le plus ordinairement, d'une hémorragie cérébrale. Cette terminaison est souvent commandée par la forme même que revêt l'artério-sclérose suivant l'organe essentiel préférentiellement atteint. Et c'est pourquoi Edgren a reconnu trois grands types d'artério-sclérose : le type rénal, le type cardiaque et le type cérébral, auxquels il convient d'ajouter, avec Huchard, des types intermédiaires : type cardio-pulmonaire et pseudo-arthritique (avec crise d'œdème aigu du poumon) et le type cardio-rénal.

Comme on doit le comprendre par tout ce qui précède, les arthritiques, qui sont des surmenés et des intoxiqués, succombent le plus souvent aux accidents de l'artério-sclérose; c'est presque exceptionnellement que les accidents spécifiques des modalités de leur diathèse les emportent : goutte remontée, coma diabétique, dégénérescence graisseuse et rupture du cœur, etc. La sclérose, en effet, apparaît souvent avant que ces modalités ne se soient constituées; elle éclôt déjà chez le pléthorique, chez le suralimenté et le surmené et termine fréquemment leur existence. Chez l'arthritique franc et l'hérédo-arthritique, elle se manifeste parfois de très bonne heure, se traduisant par la gamme variée des insuffisances partielles, qui, malgré les localisations particulières de l'arthritisme, finissent par devenir totales, et frappent mortellement l'individu.

Pourtant il est une dernière cause de mort, indépendante de l'arthritisme, mais favorisée par lui : les complications infectieuses, qu'il nous reste à passer brièvement en revue.

III. — Les complications infectieuses de l'arthritisme.

Au point de vue de l'action infectante, il faut faire une grande différence entre le préarthritique et l'arthritique notoire, surtout l'hérédo-arthritique.

Le pléthorique, en effet, grâce à l'activité de son fonctionnement qui, pour le moment, maintient ses défenses naturelles et assure sa résistance vitale, n'offre qu'une prise médiocre à la pullulation microbienne. Certains pléthoriques sont même très remarquables sous ce rapport. Fiers de leur belle santé et dédaigneux par suite des précautions, ils bravent impunément non seulement les épidémies banales, mais aussi les grandes contagions, comme la diphtérie, la variole, le choléra, la fièvre jaune. Et ce n'est point là uniquement un résultat du hasard. La preuve que l'accroissement de l'immunité est, chez eux, bien réelle, c'est que, en ce qui concerne la diphtérie par exemple et aussi la tuberculose, ils sont porteurs de bacilles pathogènes, souvent fort abondants. Il serait intéressant de connaître, chez ces personnes, la valeur de l'index opsonique (1), mais cette recherche n'a pas, à ma connaissance du moins, encore été faite. En tout cas, la résistance notable des préarthritiques à l'égard des infections prouve le rôle capital que joue, dans ces maladies, la nature du terrain organique sur lequel tombe le germe morbide. Notons cependant que, contre le tétanos et la syphilis, les pléthoriques ne semblent dotés d'aucune immunité spéciale. Certaines observations tendraient même à prouver qu'ils sont particulièrement sensibles au microbe de Nicolaïer (tétanos).

Les arthritiques par acquisition et surtout les hérédo-arthritiques sont loin d'offrir la même résistance que les

(1) C'est un moyen d'apprécier l'état des défenses leucocytaires. V. l'article *Opsonines*, du LAROUSSE MENSUEL, n° de décembre 1909.

pléthoriques; tout au contraire, ils contractent avec la plus grande facilité les infections, qui revêtent souvent chez eux un caractère particulier et plus sévère. Voici probablement pour quelle raison. Gaube (du Gers), Charrin, Lewin, etc., ont montré que les substances minérales de nos humeurs et de nos tissus forment les éléments normaux de notre protection contre les microbes pathogènes, et que, par conséquent, toute cause de déminéralisation constitue une circonstance prédisposante à l'infection. Or, la plupart des poisons qui existent chez l'arthritique ne peuvent s'éliminer qu'après s'être combinés à certaines substances minérales qu'ils empruntent normalement, on le suppose du moins, aux apports alimentaires. Mais quand ils sont en excès, qu'au surplus les digestions se font mal, que le foie est insuffisant, c'est à la minéralisation des humeurs et des tissus que les déchets toxiques circulants, presque tous à réaction acide, empruntent les bases dont ils ont besoin. De là une déminéralisation plus ou moins profonde, mais presque toujours progressive. Les analyses urinaires en dénotent l'évolution, à la condition pourtant qu'on sache les interpréter. L'élimination minérale, et en particulier la phosphaturie, est en effet notablement accrue aux premières étapes du cycle arthritique, tandis qu'elle diminue et tend même à tomber bien au-dessous de la normale à la période des insuffisances irrémédiables. Cette diminution n'est pas un signe d'amélioration, bien au contraire; elle signifie que toutes les réserves minérales disponibles sont épuisées, et que, par conséquent, les conditions nécessaires aux échanges chimiques des tissus cessent ou vont cesser d'être réalisées. On comprend que ce soient là des circonstances éminemment favorables à la germination et à l'envahissement des bactéries pathogènes.

C'est pourquoi, en effet, les complications infectieuses sont si fréquentes et si redoutables dans l'arthritisme. Il m'est naturellement impossible de les passer toutes en re-

vue. Il me suffira d'en citer quelques-unes seulement, car le but que je poursuis ici est moins d'écrire une monographie de l'arthritisme, que d'en montrer les dangers multiples, afin que l'on mette tout en œuvre pour ne pas en être victime ou pour le combattre quand on en est atteint.

Parmi ces complications infectieuses, la grippe tient presque la première place. Ordinairement bénigne chez l'adulte, elle revêt chez l'arthritique, ainsi que Gaillard et Hirtz l'ont montré, une gravité singulière. L'attaque est courte, la fièvre parfois peu élevée, mais les phénomènes toxiques prennent une ampleur considérable. On note des accidents du côté du foie, du rein, du cœur et du système nerveux; enfin la convalescence est excessivement traînante. Chose curieuse, certains arthritiques deviennent de plus en plus sensibles à la grippe, dont les atteintes, répétées, se montrent de plus en plus sévères. Il y a là certainement une sorte de susceptibilité pour la grippe qui peut aboutir à la mort.

Chez eux aussi, la fièvre typhoïde, en raison peut-être de l'irritation constante dans laquelle se trouve leur tube intestinal, prend vite une allure inquiétante. J'ai noté que, dans une statistique de 23 cas, les complications, hémorragies et perforations, ne s'étaient rencontrées que chez des arthritiques gros mangeurs (1 goutteux, 2 obèses, 1 diabétique).

Les complications pulmonaires sont également très fréquentes et souvent mortelles, en raison du mauvais état du rein et du cœur. Quant aux infections dues aux streptocoques et aux staphylocoques (angines, gangrène pulmonaire, otites, pleurésies purulentes, phlegmons, érysipèles, hépatites infectieuses, phlébites, endocardites, etc.); on sait combien souvent elles se montrent chez les obèses, les diabétiques, etc.

Enfin il faut mentionner la tuberculose. On croyait jadis qu'il y avait une sorte d'antagonisme entre l'arthritisme et la tuberculose, la première étant un ralentissement des échanges, la seconde une consomption, une exagération

des échanges, et les abus pernicieux de la cure de suralimentation dérivent en partie de cette croyance. Mais les observations de Kuss, de Poncet, de Collières et de beaucoup d'autres cliniciens ont ruiné cette manière de voir, en montrant que, si l'arthritique, à la période floride, a tendance à localiser la tuberculose, à scléroser ses lésions, il la généralise au contraire rapidement et facilement à la période des insuffisances, le défaut de résistance des tissus et la superposition des toxines bacillaires aux poisons d'origine interne ne pouvant manquer de précipiter l'évolution morbide. D'ailleurs, même chez les préarthritiques et les arthritiques florides, on voit parfois la tuberculose brûler les étapes avec une rapidité foudroyante. Notons, pour terminer, que plus du tiers des jeunes hérédo-arthritiques meurent, avant vingt ans, de la tuberculose.

Enfin il faut rappeler que le cancer semble se développer de préférence sur le terrain arthritique. Plus des 2/3 des cancéreux sont des arthritiques plus ou moins notoires. Il semble au surplus que le cancer suive une marche parallèle aux progrès de l'arthritisme, ce qui expliquerait la fréquence de plus en plus grande des tumeurs malignes, constatée par toutes les statistiques.

Aussi, à tout bien considérer, par les accidents multiples auxquels il expose, par les tares qu'il entraîne, par la stérilité dont il frappe les familles qu'il atteint, l'arthritisme doit-il prendre place, à côté de la tuberculose, comme un fléau social. Et je me demande même s'il n'est pas encore plus redoutable qu'elle, puisqu'il associe à ses dangers propres ceux qui résultent de l'alcoolisme, de l'artério-sclérose, des infections dont il facilite et aggrave les ravages. Devenu ainsi le moteur commun des actions morbides qui désorganisent les fonctions individuelles et paralysent la fécondité de la race, c'est contre lui qu'il convient avant tout d'entrer en lutte par l'emploi des moyens hygiéniques et thérapeutiques dont l'exposition rapide va clôturer ce court travail.

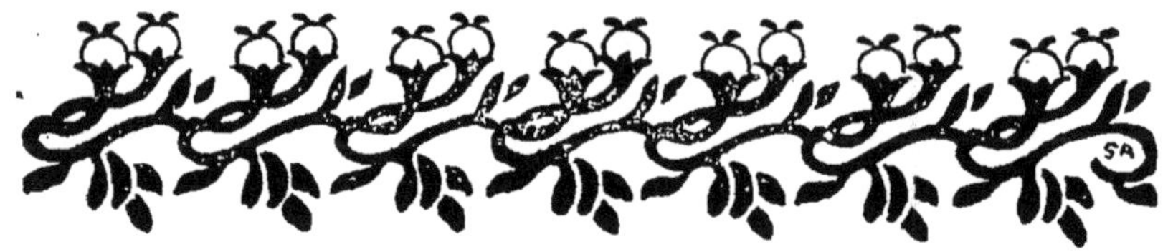

CHAPITRE V

PROPHYLAXIE ET THÉRAPEUTIQUE

Comment on évite et comment on soigne l'arthritisme.

I. — Pronostic.

Nous avons appris, dans les pages précédentes, à la faveur de quels excès et de quelles fatigues l'arthritisme naît chez un individu donné; comment il s'affirme et se développe chez cet individu ou chez ses descendants; quelles formes diverses il peut revêtir et enfin comment il se termine le plus habituellement. En décrivant ainsi sommairement l'histoire du cycle arthritique, j'avais surtout en vue de montrer d'abord par quels procédés insidieux et trompeurs, sous le couvert d'une santé en apparence florissante, l'arthritisme se crée, et en second lieu, à quelles misères, à quelles souffrances, à quelle déchéance irrémédiable il expose le malade et sa descendance elle-même quand il n'est pas de bonne heure énergiquement combattu à l'aide des moyens que l'hygiène et la thérapeutique mettent aujourd'hui à notre disposition. Ces moyens, il nous reste maintenant à en prendre connaissance, la notion des dangers multiples et presque toujours très sérieux auxquels est exposé l'arthritique, même floride, lui

ayant suffisamment fait comprendre la nécessité d'un traitement suivi et méthodique.

Mais, auparavant, il n'est peut-être pas inutile d'exposer, en quelques mots, la question du pronostic, car, à son égard, de graves erreurs ont cours dans le public. Il est, en effet, de croyance banale, et quelques médecins la partagent encore, que l'arthritisme est une maladie chronique à évolution très lente, à terminaison lointaine et normale, qui donne à ceux qu'il atteint comme un cachet de supériorité sociale et intellectuelle, beaucoup de riches étant podagres, beaucoup d'artistes névropathes; que la goutte et l'obésité, par exemple, sont des brevets de santé et que l'hypersthénie arthritique est une assurance contre la mort précoce. Je ne suis pas de cet avis, et mon opinion s'étaye sur les innombrables observations des cliniciens qui se sont particulièrement occupés de cette maladie et sur des statistiques très frappantes. Les arthritiques meurent relativement jeunes, entre cinquante et soixante ans de préférence, et souvent avant cinquante ans. 70 pour 100 meurent de leur maladie ou des complications qui en résultent immédiatement. Parmi les hérédo-arthritiques à tares anciennes, 16 pour 100 meurent sans postérité et 21 pour 100 succombent avant l'âge de la reproduction. Ces chiffres ne sont-ils pas effrayants, et est-il possible, après cela, d'accorder à l'arthritisme un pronostic bénin ? Beaucoup des affections les plus redoutées, comme la fièvre typhoïde, la scarlatine ou la diphtérie, sont loin d'avoir des conséquences aussi désastreuses. Encore ne tient-on pas compte, dans ce bilan, des misères variées, des douleurs, des impotences dont souffrent nos malades et qui pourtant constituent une perspective assez pénible pour qu'on en puisse faire légitimement état.

Toutefois, et il est nécessaire d'insister sur ce point, si l'arthritisme franc, de même que l'artério-sclérose confirmée, sont rarement guérissables, encore qu'on puisse parfois

les amender, pallier dans une certaine mesure à leurs accidents, il n'en est pas de même du préarthritisme et de la présclérose qui restent longtemps parfaitement curables, jusqu'à la constitution définitive des lésions et, partant, des insuffisances. Malheureusement le préarthritique et parfois même le présclêreux ne se soignent pas ou se soignent mal. Le premier surtout, qui en est encore à la période hyperfonctionnelle, et dont le sentiment de plénitude et de force qu'il éprouve est l'accompagnement presque constant, ne se croit pas malade; il refuse en conséquence d'obéir aux conseils du médecin, de suivre le régime sévère qu'on prétend lui imposer et qui trouble ses habitudes et contrarie ses passions. Et c'est cela qui constitue avant tout, pour ainsi dire, le grand danger de l'arthritisme : cette belle santé apparente du début, à laquelle on se fie et à l'abri de laquelle néanmoins le processus morbide s'installe et se propage. Car, cette étape franchie, l'évolution arthritique va se poursuivre sans arrêt. Tout ce qu'on pourra faire, ce sera d'en reculer plus ou moins la terminaison fatale.

Remarquons au surplus que le préarthritisme n'est vraiment curable qu'à la condition *sine qua non* de changer radicalement la manière de vivre du patient. Supposer que la guérison soit possible autrement, par quelques moyens empiriques ou quelques drogues, est une erreur dangereuse. L'arthritisme, nous l'avons vu, est créé essentiellement par les habitudes et les circonstances ambiantes, et il ne devient héréditaire que parce que, comme l'a dit Pascault, « presque tous les membres d'une même famille sont soumis à des cas semblables qui le font naître, l'entretiennent et à la longue le perpétuent ». On ne peut donc modifier l'état acquis qu'en changeant aussi complètement que possible, mais naturellement par étapes ménagées, le genre antérieur de vie. Quant à l'état hérité, s'il ne date pas d'ancêtres trop éloignés, sans interruption dans l'évolution arthritique, auquel cas la thérapeutique reste inefficace ou n'est que

temporairement palliative, il demande un changement encore plus complet, des précautions plus constantes et plus prolongées.

On constate aussi parfois des guérisons en quelque sorte spontanées, dues précisément à un changement occasionnel d'existence. J'en ai cité, dans un autre travail (1), un exemple curieux qu'on me permettra de rappeler.

Une famille bourgeoise, composée du père, de la mère, d'un garçon et d'une fille, vivant de leurs rentes, sédentaires et gros mangeurs, souffrait de troubles variés : migraines et nervosisme chez la mère, calvitie, gros ventre, signes du petit brightisme chez le père, coryzas, angines à répétition, entérite, crises appendiculaires chez les enfants, bref tous les symptômes de l'arthritisme menaçant. Or, ces gens ayant perdu leur fortune dans le krach des métaux, furent obligés de se retirer dans un petit domaine qu'ils possédaient en Corrèze et où jusque-là ils n'avaient jamais mis les pieds, et de le faire valoir eux-mêmes. A partir du moment où ils vécurent à la campagne, menant une existence active, de plein air, ayant une alimentation pauvre, surtout végétarienne, se couchant de bonne heure, mais se levant avec l'aurore, toutes leurs misères et leurs douleurs disparurent et ne sont jamais revenues. Le garçon et la fille, aujourd'hui mariés là-bas, ont fait souche de beaux enfants parfaitement sains et bien portants, et les parents vivent toujours, sans aucune infirmité. Cette observation, tout à fait caractéristique, m'a permis de dire, avec Maurel, que l'arthritisme est la rançon du bien-être.

On voit, en somme, d'après ce qui précède, que le pronostic dépend en réalité, non seulement de l'état du malade, mais aussi de la manière dont il suit son traitement, de l'énergie de son caractère et des facilités matérielles dont il

1. Cf. *La Question de l'arthritisme par suralimentation.* (*Bulletin général de Thérapeutique*, octobre 1908.)

dispose. L'arthritisme n'atteint guère, nous le savons, que les gens *qui ne se privent pas,* et son traitement consiste essentiellement, comme on le verra tout à l'heure, à *se priver d'une certaine façon.* Or cette façon est toujours pénible, souvent onéreuse, par les soins divers qu'elle impose, et n'est pas, par conséquent, il faut bien le reconnaître, à la portée de toutes les bourses.

II. — Traitement.

Le préarthritique ayant un fonctionnement suractivé, l'arthritique franc et l'artério-scléreux présentant au contraire un fonctionnement troublé, vicié ou diminué, il semble théoriquement que le traitement doive notablement différer dans les deux cas. En réalité, il n'en est rien, du moins en général, parce qu'aux organes surmenés aussi bien qu'aux organes insuffisants, une même nécessité s'impose, le *repos.* Au fond, c'est là la grande, j'oserai même dire la seule thérapeutique de l'arthritisme, et ce repos s'applique à toutes les fonctions et à tous les organes, puisque toutes les fonctions et tous les organes sont successivement atteints. Mais, naturellement, cette indication globale doit être diversement comprise et appliquée suivant les modalités cliniques qu'elle vise à améliorer ou à guérir. Ses variations, néanmoins, sont relativement de faible amplitude, car, partout et toujours, la règle qui doit servir de guide reste *le repos par la restriction.*

Comment l'appliquer?

Par le régime alimentaire, par l'hygiène générale, corporelle, nerveuse, morale ; par le traitement physique (physiothérapie), enfin par le traitement médicamenteux.

a) Régime alimentaire. — Le malade est incapable de le choisir lui-même, car, pour le formuler en pleine connaissance de cause, il faut connaître non seulement l'âge, la

taille, le poids, les occupations du sujet, mais encore son pouvoir d'utilisation et d'élaboration digestives. Par le repas d'épreuve d'Albert Robin et par l'examen clinique des fèces suivant la technique de René Gaultier, le médecin peut être aisément fixé sur ces deux derniers points. D'après les renseignements ainsi obtenus et ceux qui résultent de l'état morbide constaté, il détermine le choix et la quantité des aliments, en se rappelant : 1° que la valeur énergétique de la ration ne doit pas dépasser, au repos, 25 calories par kilogramme du poids du corps; 2° que la valeur énergétique de l'albumine doit être abaissée à 3 calories par gramme, en raison des fixations tissulaires, dans lesquelles l'albumine n'est pas brûlée; 3° que le rapport de 1 d'aliments azotés à 5-6 d'aliments ternaires doit être conservé autant que possible.

A cette ration *nette*, il convient de faire subir, suivant les circonstances, d'importantes modifications : 1° une majoration dans les périodes de croissance et dans les convalescences. Je n'ai pas à insister particulièrement sur ce point : on trouvera dans le *Traité de l'alimentation* de Maurel et dans mon *Hygiène de l'alimentation* toutes les indications nécessaires; elles sont trop variables pour qu'il soit possible même de les énumérer. En ce qui concerne les convalescents, le médecin sera surtout guidé par la perte de poids subie par le malade adulte; si le malade est un enfant ou un adolescent, il y aura à tenir compte, en outre, des besoins du développement. Les mêmes observations s'appliquent naturellement aux états physiologiques, grossesse et allaitement; 2° une diminution chez les vieillards. Mais la difficulté est de savoir quand commence réellement la vieillesse, car l'âge où elle apparaît varie singulièrement avec les individus. On dit quelquefois qu'on a l'âge de ses artères : cela est souvent vrai chez les arthritiques, dont les vaisseaux s'altèrent de bonne heure et qui, en effet, vieillissent très prématurément. D'une manière générale, la

ration du vieillard (homme ou femme) doit être diminuée d'un quart à partir de soixante ou soixante-cinq ans, d'un tiers et même de moitié, suivant Maurel, à partir de soixante-dix à soixante-quinze ans; 3° une majoration suivant le travail extérieur fourni, l'activité musculaire ou intellectuelle. On admet, un peu empiriquement, que la ration *nette* doit être augmentée d'un tiers à un demi pour un travail moyen, des deux tiers à un pour un travail intense. Mon expérience personnelle, déduite de longues observations, me porte à croire que, chez les préarthritiques et chez beaucoup d'arthritiques francs, qui ont d'assez abondantes réserves, qui sont florides et gras, ces chiffres sont trop élevés et j'estime qu'une majoration d'un tiers dans le travail moyen, d'un demi dans le travail intense, est suffisante. Au surplus, il est très rare que l'arthritique franc puisse se livrer effectivement à un travail intense; 4° enfin, une diminution ou une augmentation, suivant la saison et la température extérieure. La ration de travail pourra donc être majorée, en hiver, d'un cinquième à un quart, d'après la température et l'état hygrométrique; elle sera diminuée au contraire, dans les mêmes proportions, en été et pendant les grandes chaleurs (1).

Ces notions générales bien comprises, passons aux détails du régime alimentaire, en commençant par le préarthritique, qui est, de tous, le plus sensible aux effets bienfaisants de la diététique.

Le choix des aliments a naturellement une grande importance. La viande et le poisson, étant des aliments très riches et très excitants, devront être réduits au minimum, peut-être même supprimés à certains moments. Mais il faut proscrire absolument les gibiers faisandés, les abats, le foie

1. Voir, pour plus de détails, chez l'homme sain, mon article *Alimentation,* dans le *Larousse mensuel,* n° de mars 1909. On consultera aussi avec fruit le *Précis d'alimentation rationnelle* du Dr L. Pascault (Bibl. Larousse).

gras, le boudin, les crustacés. Cela ne veut pas dire que je partage le moins du monde les idées de ces végétariens qui considèrent l'homme comme frugivore par nature. Ni sa dentition, ni la qualité de ses sécrétions digestives normales, ni la longueur de son intestin, ni même les dimensions de son appendice, ne permettent d'adopter cette manière de voir. L'histoire entière des races auxquelles nous appartenons prouve tout justement le contraire (nos ancêtres furent même presque exclusivement carnivores aux temps préhistoriques) et, si certaines populations ont une alimentation à prédominance végétale, cela tient surtout à la nature des ressources dont elles disposent et aux préjugés religieux qui se sont très habilement inspirés non seulement des circonstances économiques, mais aussi des dangers locaux de certains aliments. Tous les peuples usent de la viande quand ils le peuvent, en raison de ses qualités sapides, nutritives et excitantes.

Mais le préarthritique n'est pas un individu normal. Qu'il soit hyperfonctionnel ou dysfonctionnel, l'excitation que lui procure la viande est nuisible, et c'est pourquoi il faut en restreindre autant que possible l'usage. Une ration de 100 à 150 grammes de viande de boucherie (sauf le veau, en raison de sa richesse en matières collagènes), de jambon ou de poisson frais, *une seule fois par jour*, doit suffire. On pourra utiliser également les œufs, moins riches que la viande en matières extractives nuisibles, mais une seule fois par jour aussi, à la condition qu'ils viennent en remplacement, ce jour-là, de la ration habituelle de viande ou de poisson. On restreindra aussi considérablement l'usage des légumineuses, pois, haricots, lentilles, qui, tout en étant moins excitantes que la viande, contiennent cependant beaucoup d'albumine et se prêtent à des fermentations aisément toxiques. Elles renferment, en outre, d'après Haig, beaucoup de purines, mais je ne suis pas convaincu du rôle de ces purines dans les accidents de

l'arthritisme; j'ai indiqué précédemment pourquoi. Du reste, en Vendée, où la consommation individuelle des haricots blancs est souvent énorme, on ne rencontre l'arthritisme que parmi les gens qui abusent de la viande ou de l'alcool. Chez le préarthritique, le régime lacté n'est généralement pas nécessaire; le lait d'ailleurs est souvent mal supporté, en raison de l'état gastrique; en outre, sa prétendue innocuité fait qu'on en abuse facilement, en mangeant, par exemple, ce qui constitue une nouvelle forme de suralimentation. Le mieux est de l'interdire comme boisson et de ne le permettre que sous les espèces de laitages et entremets ou encore de fromage frais (pas d'autres fromages). Il faut restreindre également la consommation du pain, qui augmente l'acidité humorale et facilite la déminéralisation. Le pain frais doit être interdit, mais on permettra l'usage du pain bien rassis ou très cuit (200 grammes par jour environ), car certaines personnes ne peuvent absolument pas s'en passer. Enfin, il faut proscrire tous les condiments, à cause aussi de leur action excitante non nutritive, les boissons alcooliques, vin rouge, vins cuits, bière, cidre, liqueurs et spiritueux, le café, le thé, le chocolat, le bouillon gras.

En somme, viandes de boucherie, jambon, poulet ou dinde, poissons ou œufs, une seule fois par jour; potages maigres, céréales et pâtes alimentaires, légumes verts, fruits et laitages, tels sont les aliments parmi lesquels il convient de choisir les éléments de la ration. Ils sont assez nombreux pour amener la variété indéfinie des menus et se prêtent aisément à toutes les préparations culinaires, à l'exclusion, bien entendu, des ragoûts de viandes et des sauces trop relevées. Comme boissons, des eaux pures de bonne qualité, des eaux minérales faibles, comme Cachat-Évian, ou Alliot-Plombières, en toutes quantités, et, à la rigueur, un peu de vin blanc léger abondamment coupé. On peut également user avantageusement des tisanes aromatiques chaudes : camomille, tilleul, violette, menthe, etc.

L'organisation des repas a une importance manifeste et celle que propose Monteuuis (de Sylvabelle) me semble de tous points excellente. On peut la résumer comme suit : le matin, au petit déjeuner, fruits frais ou gâteaux secs avec boissons abondantes ; à midi, pour commencer, un plat de légumes (pommes de terre, riz ou pâtes alimentaires), qui, calmant la première faim, empêche de manger la viande en excès; ensuite un plat de viande grillée ou rôtie, ou du poisson, ou des œufs, salade de saison (assaisonnée au jus de citron); enfin, pour terminer, fruits ou laitage. Le soir, potage maigre et légumes. C'est le *régime de réforme*, destiné à amener le malade au régime végétal pur. Mais je crois que l'on peut parfaitement s'y tenir sans inconvénient et j'ai maintes fois constaté que la suppression totale de la viande est très mal supportée par beaucoup d'arthritiques, même quand ils ne sont pas entéroptosiques.

Enfin un dernier point, et des plus importants aussi, est de surveiller la mastication. Beaucoup de personnes ne mastiquent pas leur nourriture ou la mastiquent mal, et il en résulte des accidents digestifs très sérieux, des pesanteurs, des stases, des fermentations anormales. Il faut donc souvent apprendre au malade à mastiquer, à manger lentement, à insaliver convenablement le bol alimentaire(même liquide, comme la soupe, le lait, les crèmes fluides). L'état de la dentition devra en conséquence être l'objet d'un examen attentif, afin que soient faites toutes les réparations nécessaires.

Grâce à ce régime de restriction et aux précautions diverses dont on l'entoure, grâce au choix et à la préparation convenables des aliments, on verra disparaître promptement tous les troubles constatés, digestifs, hépatiques, rénaux, nerveux, diminuer l'hyperfonctionnement et les échanges revenir vers la normale. La constipation, si tenace parfois et qui préoccupe tant certains malades, cessera d'elle-même par le simple effet du changement de régime,

à la condition toutefois, comme le veut Burlureaux, qu'on n'ait pas recours au purgatif, qui entretient l'irritation intestinale et augmente le spasme. Mais il faut reconnaître néanmoins que cette diététique, si efficace qu'elle soit dans tous les cas, est très difficile à faire accepter par les préarthritiques, presque tous gros mangeurs et qui n'ont encore éprouvé, la plupart du temps, que des troubles passagers ou des accidents peu graves en apparence, et restent par conséquent sceptiques et indociles. Cette difficulté, plus sérieuse qu'on ne croit, ne peut être vaincue que par le traitement moral dont je parlerai tout à l'heure.

Mais si le régime alimentaire du préarthritique est déjà sévère, il l'est cependant beaucoup moins que celui des différentes formes de l'arthritisme franc et de l'artério-sclérose, dont nous allons dire quelques mots.

Chez les goutteux, il faut supprimer aussi complètement que possible les aliments riches en substances puriques et capables d'augmenter la proportion d'acide urique ; on défendra donc la viande et même les légumineuses, les œufs, le lait, du moins pour les personnes en imminence d'accès ou dont les accès sont très rapprochés et tendent à la chronicité. Néanmoins, il ne faut pas pousser la restriction trop loin et supprimer, comme le demandent quelques auteurs, l'albumine de la ration. Il faut seulement la diminuer et l'emprunter de préférence aux céréales et pâtes alimentaires. Avec ces derniers aliments, les légumes herbacés et les fruits constitueront le régime, dans lequel, au surplus, il faut aussi réduire considérablement le sucre et les corps gras (sauf un peu de beurre frais pour assaisonner les légumes, et d'huile d'olive pour les salades) et les aliments riches en acide oxalique. Par conséquent, pas de confitures, de marmelades, d'entremets sucrés, pas de crèmes ni de sauces grasses, pas d'oseille ni d'épinards. Les légumes crus, tels que concombre, salade, céleri, radis, etc., sont assurément fort utiles par les oxydases et les matières

salines qu'ils renferment. Il ne convient pas cependant d'en abuser. Les médecins végétariens ont la fâcheuse tendance d'en exagérer l'utilité et d'en négliger les inconvénients. Ils sont, en effet, ces aliments crus, fort peu digestes et leur abus entraîne facilement des accidents digestifs qui se superposent aux troubles goutteux pour les aggraver notablement. Quant aux boissons, composées uniquement d'eaux faiblement minéralisées ou légèrement alcalines, ou encore de tisanes indifférentes, peu sucrées, leur quantité dépend de l'état de la pression sanguine : si cette pression est normale ou du moins n'oscille que faiblement, en plus ou en moins, autour de la normale, on peut et on doit prescrire des boissons abondantes, qui facilitent toujours, dans une certaine mesure, l'élimination des déchets; si, au contraire, il y a hypertension, on restreindra les boissons, de manière à ne pas accroître la masse liquide du sang.

Chez les obèses, le régime est encore plus difficile à formuler et à pratiquer, parce que, comme on le sait, les obèses *font* de la graisse avec toutes les sortes d'aliments et, de plus, sont presque toujours de gros mangeurs. Aussi, le principe de la restriction alimentaire étant admis, la première difficulté à vaincre est-elle de diminuer l'apport nutritif tout en laissant au malade cette impression de réplétion digestive à laquelle il est fortement habitué. On y arrive en lui donnant, en abondance, des aliments peu nutritifs : légumes verts, brèdes, salades et fruits, avec boissons suffisamment copieuses (non alcooliques). On a traité quelquefois les obèses par la réduction des liquides. C'est une méthode qui amène, en effet, l'amaigrissement, mais qui produit en même temps la dénutrition et l'affaiblissement. On doit donc y renoncer. Une autre méthode consiste à permettre au malade de faire, le matin, dès le lever, un repas assez copieux, de manger à sa faim, ne lui laissant consommer ensuite, au cours du reste de la journée, que des légumes herbacés et des fruits, *sans pain*. Les résultats obtenus ainsi sont assez

satisfaisants, mais on a quelquefois constaté de la dénutrition, le malade n'ayant pas d'appétit le matin et se trouvant avoir de la sorte une ration insuffisante. Il ne faut pas oublier, en effet, que les obèses font souvent des exercices physiques assez énergiques, destinés à mobiliser les graisses, et que ces exercices réclament aussi de l'albumine pour pourvoir à l'assimilation fonctionnelle des muscles. Par suite, sous peine de dénutrition et d'accidents parfois très sérieux, il faut que la ration contienne au moins 50 à 60 centigrammes d'albumine *assimilable* par kilogramme brut du corps, ce qui représente sensiblement 1 gramme d'albumine par kilogramme vivant (la masse adipeuse n'est pas considérée comme une partie intégrante des tissus vivants). Le thé et le café peuvent être permis, en quantité modérée, aux obèses, mais naturellement les spiritueux et liqueurs, le vin, la bière et le cidre leur sont rigoureusement interdits.

Chez les diabétiques, la prescription classique est de supprimer complètement du régime non seulement le sucre en nature et les aliments qui en contiennent (melon, raisin, carotte, betterave, prune, etc.), mais aussi les féculents, légumineuses et céréales, dont l'amidon donne en effet du sucre par dédoublement. La pomme de terre seule a trouvé grâce depuis les travaux de Mossé (de Toulouse), et encore certains médecins, comme de Grandmaison, se refusent-ils toujours à la permettre. Mais cette prescription paraît, aujourd'hui que nous connaissons un peu mieux la physiologie pathologique du diabète, trop rigoureuse et même dangereuse, si l'on remarque que la suppression des fécules du régime entraîne une augmentation considérable de la ration carnée, augmentation qui, par l'hyperacidité humorale qu'elle entraîne, accroît fâcheusement les chances de coma diabétique. D'ailleurs, il n'est pas exact que tout le sucre ou l'amidon ingéré par le diabétique fasse du sucre éliminable par l'urine. Il est bien prouvé maintenant, depuis les travaux de Laufer et de Labbé, que tout diabétique peut utiliser une

quantité d'hydrates de carbone, variable à la vérité, mais telle que si on ne la dépasse pas dans la ration, le sucre urinaire n'augmente pas et diminue même peu à peu. Par conséquent, la détermination, par tâtonnements successifs, de cette quantité doit être le point de départ de l'organisation du régime qui convient à un diabétique donné. La quantité d'hydrates de carbone ainsi utilisée est représentée dans la ration, non par des sucres, mais par des amidons, et il faut l'emprunter de préférence non pas au pain, qui a des cendres acides, mais à la pomme de terre, dont les cendres sont alcalines. L'alcalinité des aliments doit être la seconde préoccupation. Quoi qu'on en dise, il faut restreindre autant que possible les viandes; l'hyperazoturie, sous forme d'urée, n'est souvent que la conséquence d'un excès d'aliments carnés et elle diminue aussitôt qu'on restreint l'usage de ces aliments. L'autophagie elle-même ne s'observe nettement que dans le diabète pancréatique grave. Enfin, c'est à tort que l'on considère comme d'un pronostic grave l'amaigrissement des diabétiques. Cet amaigrissement est plutôt favorable quand il est le résultat du régime. Toujours pour les mêmes raisons, il ne faut pas non plus abuser des corps gras. En somme, ration normale de viande (en deux fois si l'on veut, mais de préférence à midi), pommes de terre pour remplacer le pain, au prorata de l'utilisation sans augmentation du sucre urinaire et, pour compléter la ration, légumes à minéralisation alcaline (choux, salsifis, cardons, céleri, salades) et fruits peu sucrés (noix, amandes, groseilles, cassis, cerises aigres, pommes, etc.). Comme boisson, de l'eau ou du vin très largement coupé, en quantité correspondante à la soif du malade. Il ne faut jamais le priver de boire, car les boissons abondantes éliminent le sucre en excès et les déchets toxiques. On peut permettre un peu de thé ou de café sans sucre (interdire la saccharine à cause de son action nocive sur l'appareil digestif), mais pas d'alcool pur, pas de liqueurs, de vins sucrés. de cidres.

Le lait est souvent interdit aux diabétiques, en raison du lactose qu'il contient. Mais cette interdiction, comme on le comprend maintenant, n'est pas justifiée, au moins dans certains cas. La clinique prouve en effet que le régime lacté améliore souvent d'une manière remarquable les diabètes avec auto-intoxication, hypertension et albuminurie.

Tout récemment, Guelpa (de Paris) a simplifié le traitement diététique du diabète. Il a prescrit un jeûne rigoureux, absolu, de *trois jours pleins*, pendant lesquels on ne prend qu'une bouteille quotidienne d'Hunyadi-Janos. D'après cet auteur, le sucre diminue rapidement et disparaît même complètement au troisième jour. Ce résultat a été constaté par Albert Robin chez un diabétique de son service. Il s'explique du reste par l'abstinence même et les physiologistes savent depuis longtemps que l'inanition diminue et supprime la glycosurie. Mais faire disparaître un symptôme n'est pas guérir le malade. D'ailleurs, dans l'intervalle des périodes de jeûne, le sucre remonte rapidement à son taux précédent. Cependant Guelpa affirme que, au bout de quatre à cinq périodes d'abstinence et de purgation, le sucre parfois ne reparaît plus. La chose est surprenante, mais possible après tout chez les diabétiques arthritiques, gros mangeurs, car la cure de Guelpa réalise évidemment la restriction idéale. Néanmoins, ce procédé radical n'est peut-être pas, comme l'a dit Linossier, inoffensif chez tous les diabétiques, et c'est pourquoi il ne faut y recourir que sur l'avis formel de son médecin.

L'hygiène alimentaire des déminéralisés et spécialement des phosphaturiques est sensiblement celle des préarthritiques, mais il faut insister sur les céréales et les légumes verts qui sont particulièrement riches en phosphates. Si le malade n'a pas, comme cela arrive souvent, d'hypertension, on peut autoriser le bouillon gras avec beaucoup de légumes et surtout du bouillon d'os bien frais, les œufs, les cervelles, le poisson, même le bœuf et le mouton, les petits oiseaux

grillés. Interdire les sucreries, les pâtisseries, les condiments. Comme boisson, du vin rouge non acide largement coupé.

Enfin, dans la néphrite interstitielle et l'artério-sclérose, le régime doit être aussi restreint que possible en albumine, pour ne pas augmenter les déchets toxiques qui s'accumulent d'autant plus facilement que le rein est moins perméable; en eau, pour ne pas augmenter le travail du rein et l'hypertension; en chlorure de sodium, pour éviter les œdèmes ou favoriser leur résorption, s'il s'en produit. En conséquence, il faut prescrire le régime végétarien pur, sans lait, œufs, viandes ni légumineuses, alcool, café, thé ou chocolat. On se nourrira exclusivement de pâtes alimentaires, de légumes frais et verts cuits à l'étuvée et dans leur eau de condensation, de pommes de terre et de riz, de fruits, de compotes, de marmelades, de confitures, d'entremets sucrés; pas de pain frais, un peu de pain grillé ou des biscottes; comme boisson, de l'eau ou une tisane indifférente (tilleul, camomille, menthe), pas plus de 150 centimètres cubes par repas (quatre repas peu copieux par jour). Ce régime doit être aussi peu salé que possible; mais, quand il y a des œdèmes, il faut s'efforcer de supprimer le sel culinaire, celui qu'on ajoute aux aliments : pain, légumes, etc., lors de leur préparation. Or le régime déchloruré est très difficile à supporter; il amène promptement le dégoût et la dénutrition et peut d'ailleurs donner lieu à des troubles gastriques. Il ne faut donc l'utiliser que pendant quelques jours, jusqu'à ce qu'il ait produit la résorption des œdèmes. Quand cette résorption, traduite par une abondante diurèse, aura eu lieu, il faudra revenir progressivement au régime chloruré normal. Si la résorption ne se produit pas au bout de cinq à six jours, revenir au régime végétarien ordinaire et recourir, suivant les cas, à la théobromine ou à la digitale. Le médecin seul sera juge de la drogue à prescrire et de ses doses.

Dans la néphrite interstitielle aussi bien que dans l'artério-sclérose et les cardiopathies artérielles, le régime lacté est loin de toujours donner de bons résultats ; il est trop riche en albuminoïdes et en beurre ; il favorise l'hydrémie et l'hypertension si on le prend à la dose de 3 ou 4 litres; si on le prend à dose plus faible, 1 litre ou 1 litre 1/2, il ne suffit plus à couvrir les besoins nutritifs, surtout en sucre. Pour ces raisons, il convient de lui préférer le régime végétal pur, tel qu'il a été ci-dessus formulé.

b) Hygiène générale. — Au point de vue de l'hygiène générale, comme à celui de la diététique, le repos relatif s'impose et pour les mêmes raisons. Ici encore naturellement, repos relatif veut dire simplement que le travail exigé des différents organes doit être strictement proportionné au rendement qu'ils peuvent fournir.

A cette fin, dans l'ordre des moyens physiques d'abord, l'hydrothérapie rend de grands services, principalement sous forme de douches tièdes, qui sont éminemment sédatives, et de grands bains tièdes à 34°-35° C., assez fréquents, qui modèrent promptement l'excitabilité des malades et favorisent la diurèse. Mais, comme nous le verrons plus loin, ces bains sont contre-indiqués dans certains cas. Les douches froides, le tub froid, réussissent beaucoup moins bien, parce que les arthritiques et même souvent les préarthritiques font mal leur réaction, et que d'ailleurs ces procédés sont nettement excitants.

Le massage général doux, sous forme d'effleurage, de pression lente et peu appuyée, qui facilite la circulation périphérique et la progression des déchets et décongestionne les viscères, est indispensable, surtout chez les pléthoriques. Il en est de même du massage abdominal, à la condition qu'il soit très surveillé et pratiqué par un médecin spécialiste, car il peut avoir de nombreuses contre-indications, même dès le début des insuffisances, ainsi que Cautru l'a

montré. Enfin les frictions cutanées, sèches ou alcooliques, avec le gant de flanelle ou de crin, sont presque toujours très utiles, parce qu'elles rétablissent ou activent les fonctions de la peau, ordinairement troublées ou viciées. Comme très utiles encore, chez maints arthritiques, il faut mentionner les bains de lumière et de soleil. Les bains de lumière exigent un outillage très compliqué et leurs effets me paraissent beaucoup plus restreints et beaucoup moins sûrs que ceux des bains de soleil. Pour ces derniers, que Malgat en particulier a préconisés, il n'est besoin, en réalité, ni d'appareils coûteux, ni même de l'atmosphère limpide et chaude du Midi. Il suffit de couvrir la tête du malade, de le vêtir d'un maillot de laine à mailles lâches et de le laisser exposé, pendant un temps variable (de quelques minutes à une demi-heure, même une heure), aux radiations solaires diffuses ou directes. Ces radiations paraissent agir comme des agents très actifs de l'équilibration du fonctionnement, puisque l'on constate que le bain de soleil (qu'il faut toujours préférer au simple bain d'air) produit une sensation très agréable de bien-être, l'amélioration des échanges et le calme nerveux.

En ce qui concerne les exercices physiques, je me range à l'avis de Pascault. Il faut être très sobre de prescriptions à leur égard. En dehors des mouvements de gymnastique passifs, puis actifs, très méthodiquement réglés, on ne peut recommander que la marche et une marche lente, progressive et peu à peu variée. A cette condition, la marche devient un exercice excellent pour les arthritiques, car elle augmente l'hématose, régularise la respiration, tonifie les muscles, active les échanges sans fatiguer le cœur ni les reins. Mais il convient toujours de s'arrêter avant l'apparition d'une lassitude appréciable, car autrement on ne ferait qu'aggraver l'état d'auto-intoxication. C'est pourquoi les exercices violents et prolongés, comme la bicyclette en vitesse, les jeux sportifs, les ascensions pénibles, etc., doi-

vent demeurer absolument interdits, à mon avis du moins, aux préarthritiques ordinaires et, *à fortiori*, aux arthritiques francs et aux artério-scléreux. Ils ont, en effet, le grave inconvénient de produire un double surmenage, musculaire et nerveux, dont les poisons s'ajoutent à ceux déjà existants, de telle sorte que les organes de transformation et d'élimination menacent de devenir insuffisants, et que le cœur se fatigue. Les palpitations, l'essoufflement, l'angoisse traduisent ces troubles. L'expérience prouve d'ailleurs, contrairement à ce qu'on croit communément, que ces exercices violents n'ont pas d'action sensible sur l'oxydation finale des déchets, en ce sens que l'abondante production des déchets tissulaires compense et au delà la combustion plus active des graisses de l'organisme.

Cette interdiction toutefois ne s'applique pas à certains préarthritiques et même à quelques arthritiques bien entraînés, qui arrivent à exécuter, sans phénomènes de fatigue (ce qui atteste leur adaptation), de longues marches, des courses en montagne, des jeux de plein air, tous exercices très favorables, quand ils sont bien supportés, à d'avantageuses modifications des échanges cellulaires. On peut, au surplus, arriver à un certain degré d'entraînement chez les préarthritiques les plus sédentaires, à cœur et à reins normaux ; il faut même s'efforcer, dans ces conditions, de l'obtenir, en raison de la transformation qui en résulte dans les conditions d'existence de ces malades, transformation qui est, nous le savons, un facteur important de la cure. Notons enfin, avec P. Le Gendre, que l'automobilisme à allures modérées et pendant peu de temps chaque jour est favorable par les réactions cutanées et la sédation qu'il produit.

On conseille souvent aux préarthritiques de dormir peu. C'est à mon avis une erreur. Pendant le sommeil, il n'y a pas d'apports alimentaires et la production des déchets de fonctionnement est réduite au minimum. Par l'élimination

urinaire, qui est continue, la teneur des poisons diminue donc dans le milieu intérieur en même temps que certains organes de la vie de relation jouissent d'un repos relatif. On sait que certains préarthritiques, au début des insuffisances hépatiques et nerveuses, éprouvent, en se levant le matin, une lassitude plus grande qu'au moment du coucher. Il suffit, comme je l'ai constaté à plusieurs reprises, de prolonger d'une heure ou deux le séjour au lit, pour voir disparaître cette sensation de fatigue, à la condition toutefois que le repas de la veille au soir ait été, comme il est de règle pour ces malades, très sobre. Remarquons aussi que, pour les raisons précédemment dites, la diurèse est souvent augmentée par l'alitement, notamment chez les petits hypertendus. C'est pourquoi, bien loin de restreindre le sommeil et le repos au lit, chez les préarthritiques, je leur conseille au contraire de se coucher tôt après le dîner (les veilles tardives sont d'ailleurs particulièrement excitantes et fatigantes), de se lever d'assez bonne heure (neuf à dix heures de lit suffisent) et de dormir ou du moins de s'étendre sur le lit ou la chaise longue pendant une heure environ après le repas de midi. Les animaux, d'ailleurs, dorment toujours après avoir mangé, et cet instinct a une raison d'être que les expériences bien connues de Vulpian mettent en évidence.

Étant donné le rôle capital du système nerveux dans l'hyperfonctionnement et le dysfonctionnement, l'hygiène nerveuse et psychique a nécessairement une importance de premier ordre. Par la diététique, le repos et les moyens physiques, on peut déjà obtenir une sédation réflexe incontestable. Mais cela est loin de toujours suffire. Beaucoup de préarthritiques sont des cérébraux dont l'activité mentale est considérable, et cette activité exagérée n'est pas moins fâcheuse que le surmenage alimentaire et musculaire. Il est très difficile de l'enrayer. On y peut cependant arriver par deux méthodes différentes : le changement complet des

habitudes et des occupations qui est fréquemment impossible, en raison des nécessités de la vie, et l'éducation de la volonté.

Le « retour à la terre », à la vie des champs, à ses occupations lentes et monotones, sédatives de nature et par le milieu où elles s'exécutent, donne, quand il est accepté, des résultats immédiats et sûrs, dont j'ai fourni précédemment un exemple caractéristique. Mais bien peu de personnes consentent à cet abandon de leur bien-être, de leur profession, de leurs relations, de leurs habitudes et de leurs plaisirs, et d'ailleurs, bon nombre, même le voulant, ne le peuvent pas. Car il ne s'agit pas seulement d'aller vivre au grand air, dans une propriété confortable, en conservant la fâcheuse manière de vivre du citadin aisé ou riche. Il s'agit de mener la vie rude et frugale du paysan, sinon sous ses habits et dans sa chaumière, du moins en gardant le caractère physique et extérieur de ses travaux. Quel bourgeois, non contraint par les circonstances, s'y résignerait? On peut à la rigueur substituer à ce changement, trop radical pour beaucoup, et quand les ressources le permettent, la cure de campagne, au voisinage des bois, ou la cure d'altitude, par exemple dans un chalet un peu isolé et éloigné surtout des stations connues. Il n'est pas besoin de monter très haut : 600, 800, 1 000 mètres au plus suffisent. Le malade y vivra au grand air et au repos, faisant d'abord de très courtes marches, se nourrissant comme le montagnard de laitage, de pommes de terre et de pain. La cure marine, au contraire, est souvent contre-indiquée ; elle est beaucoup trop excitante, à moins qu'on ne choisisse les petites criques tranquilles de la côte des Maures et de l'Estérel, ou de la Corse, qui sont plutôt sédatives. On conçoit trop bien comment ce changement de milieu et de préoccupations influence et calme le système nerveux pour que j'y insiste. Mais il importe cependant que le malade ne passe pas subitement d'une activité débordante à une inertie intellectuelle trop

grande. Il faut et il suffit qu'il se crée des occupations nouvelles plus simples, moins excitantes : la pêche, le jardinage (la chasse est quelquefois trop fatigante, du moins au début de la cure), les collections de plantes, d'insectes, de fossiles, de minéraux, la photographie, le dessin ou la peinture (sans prétention au grand art, ce qui est particulièrement énervant), le modelage, les arts mécaniques, etc. Pas trop de lectures et seulement celles qui sont d'un intérêt immédiat, par conséquent plutôt des ouvrages techniques que des œuvres d'imagination, poésies, pièces de théâtre et romans; les bons classiques seuls seront exceptés de cette prohibition. Pas trop de correspondances non plus, même et surtout quand elles ont un caractère sentimental. Naturellement un facteur très favorable est la longue durée de ces transplantations. Si elles sont courtes (quelques semaines), l'effet produit est trop superficiel pour amener un résultat durable. C'est pourquoi je n'aime pas beaucoup les voyages, les voyages « circulaires » en particulier, pour les préarthritiques. Ils y goûtent sans doute des distractions utiles, mais la multiplicité des impressions et les déplacements répétés augmentent l'énervement et la fatigue, sans compter les troubles qui dérivent d'une nourriture changeante et surabondante, quoique le plus habituellement mauvaise.

A la vérité, la transplantation, chez les préarthritiques, est très pénible. Le malade s'y plie à la longue et même finit par y trouver des satisfactions toutes nouvelles, mais, au début, il lui faut faire un énergique appel à sa volonté. C'est alors surtout que les suggestions du médecin traitant doivent venir à son aide. Le rôle de ce dernier, en effet, est de préparer son client à tous les changements qu'il est obligé de lui imposer, dans sa nourriture, dans son hygiène, dans sa manière de vivre. Presque toujours le malade se refuse d'abord à ces changements, parce qu'il n'en comprend pas les raisons, se sentant ou se croyant moins exposé qu'il ne

l'est en réalité, et aussi parce que sa volonté est trop faible pour résister à l'entraînement des habitudes, des sentiments et des passions. Le médecin doit donc lui expliquer, avec patience et clarté, la nécessité des différents termes du traitement, puis lui indiquer comment il dressera sa volonté à les observer rigoureusement. A cet égard, les moyens diffèrent : suggestion et auto-suggestion continue, journal de cure, confession écrite des fautes commises contre le traitement, etc.; tous sont bons pourvu qu'ils réussissent, et ils réussissent toujours si le médecin a pu, dès le début, prendre, par son autorité, son tact, sa fermeté, un empire suffisant sur l'esprit du malade. La transplantation rompt trop souvent ces liens; il importe de les maintenir le plus longtemps possible par l'envoi réciproque de brèves communications, le malade exposant, sans phrase, les résultats obtenus et les fautes commises, le médecin y répondant par des encouragements, des blâmes modérés et, s'il y a lieu, la nature des modifications à introduire dans la thérapeutique.

Ce qui précède s'applique spécialement, comme on l'a vu, aux préarthritiques et aux arthritiques francs au début de la période des manifestations défensives. Quand il s'agit d'arthritiques plus gravement atteints, les règles de l'hygiène générale doivent nécessairement être plus ou moins modifiées.

Ainsi, chez les goutteux, il faut recommander le repos dès que s'annoncent les signes prémonitoires de l'accès; la marche ne sera reprise qu'avec prudence au moment de la convalescence. D'autre part, chez ces malades, les soins de la peau ont une importance toute particulière ; il faut recourir aux frictions sèches régulières et aux affusions d'eau tiède. Bien que tolérées par Lécorché, les affusions froides rendent de moins bons services. Les bains chauds alcalins (35°-36° C.) sont excellents; on a également vanté les bains électriques lithinés, qui activent la résorption des tophus et des exsudats articulaires, mais, pour ma part, je n'ai jamais

constaté, par cette méthode, de résultats bien nets. Enfin le goutteux, chronique ou non, doit éviter les climats froids et humides; ce sont les régions sèches qui lui conviennent le mieux, dans nos pays tempérés.

Chez les obèses, l'exercice est très utile, parce qu'il active la fonte et l'oxydation des dépôts adipeux; mais, en raison de l'état du cœur, il faut qu'il soit modéré. La cure d'Œrtel, en terrain varié, n'obtient guère qu'une sudation abondante, et si le malade boit ensuite, il récupère presque immédiatement la perte de poids qui résulte de l'élimination d'eau. Il faut lui préférer souvent la gymnastique suédoise, avec mouvements passifs et actifs progressifs. On doit utiliser également le massage doux et non le pétrissage. Les bains de lumière, de soleil, les bains chauds, les bains de vapeur sont excellents, mais ces derniers doivent être cependant rigoureusement interdits aux obèses cardiaques.

Chez les diabétiques florides, les règles de l'hygiène générale restent celles que nous avons exposées à propos des préarthritiques. Notons cependant qu'il faut leur éviter toute sudation abondante, et notamment les bains trop chauds, les bains de vapeur, les marches et les voyages en pleine chaleur de l'été, etc., qui peuvent déterminer des accidents graves et même mortels. Les bains tièdes et les lotions d'eau de Cologne ou d'eau de lavande (qui aseptisent en quelque sorte la peau) sont, au contraire, très recommandables, de même que les bains de lumière et les courants de haute fréquence : ces derniers s'appliquent principalement aux diabétiques déjà sérieusement atteints, avec hypertension forte et continue. En raison de la facilité des infections pulmonaires, ces malades doivent éviter les refroidissements et, dans ce but, ne porter que des vêtements de laine. Les climats de faible altitude, sans variations thermiques trop grandes, leur sont particulièrement favorables. Enfin, il faut éviter toute émotion forte et tout excès, la fatigue physique comme le surmenage intellectuel, sans cependant

tomber dans l'oisiveté, qui entraîne souvent la mélancolie.

Chez les artério-scléreux, de plus strictes précautions sont nécessaires. On pratiquera les frictions cutanées, les lotions tièdes, le massage général et abdominal, parce que tous ces moyens agissent sur le cœur périphérique pour soulager le cœur central; pour cette même raison, on évitera toute cause de fatigue, et notamment la marche en ascension, qui surmène le cœur central. Les bains carbo-gazeux (Royat, Bourbon-Lancy) et les courants de haute fréquence peuvent être plus utiles, parce qu'ils tendent à diminuer l'hypertension, modèrent la dyspnée et font disparaître la sensibilité anormale au froid. Enfin, il faut leur prescrire d'éviter les endroits où l'air est confiné, et de vivre dans une région de faible altitude (ne pas dépasser 500 à 600 mètres), à l'abri du vent et des variations brusques de température. On leur interdira les rapports sexuels, bien entendu, et le tabac. S'il y a des œdèmes (néphrite), on ordonnera le lit, les bains de jambes à 38° centigrades, réchauffés jusqu'à 42° centigrades (30 à 40 minutes) et tous les soins les plus minutieux de propreté tant de la peau que des muqueuses.

c) *Traitement médicamenteux et hydrominéral.* — Dans la thérapeutique des préarthritiques, le traitement médicamenteux ne me paraît qu'exceptionnellement utile. C'est à la diététique et à l'hygiène qu'il faut demander avant tout non seulement la prévention des accidents de l'arthritisme franc, mais aussi la disparition définitive des troubles constatés. Cependant, étant donnée l'hypéracidité humorale qui est censée les caractériser, l'emploi du bicarbonate et du sulfate de soude (1 gramme le matin à jeun dans un verre d'eau), la cure d'oranges ou de citron, la cure de raisin, qui alcalinisent les humeurs, donnent souvent de bons résultats. Cette dernière est également utile contre certains troubles gastro-intestinaux.

Contre l'encombrement intestinal, presque constant, et qui entraîne des altérations fonctionnelles du foie et de l'estomac, Pascault préconise la double purgation successive à l'huile de ricin et à l'ipéca (à doses fractionnées, non vomitives), qui a pour but d'évacuer non seulement les résidus alimentaires, mais le dépôt muqueux qui encrasse les parois intestinales, l'*entéro-ripose*. Je ne suis pas très partisan de la purgation, qui entraîne un choc intense, constaté par la dépression marquée du patient. La plupart du temps, le changement de régime amène une évacuation naturelle et l'atténuation progressive de l'entéroripose. Dans certains cas cependant, s'il n'a pas été déjà fait un abus des laxatifs et des purgatifs et si le spasme entérique n'est pas trop accusé, et quand, notamment, l'encombrement intestinal est énorme, malgré de petites selles journalières, la purgation est indispensable et doit être utilisée, malgré ses inconvénients. On prescrira les purgatifs salins ou les eaux purgatives, si le rein est normal, l'huile de ricin ou l'eau-de-vie allemande, si, au contraire, il est fragile ou déjà touché.

On n'a que rarement l'occasion d'employer les uratolytiques, c'est-à-dire les médicaments qui favorisent la solubilisation et l'élimination des urates ou modèrent leur formation. Si cela est nécessaire pourtant, on donnera la préférence à l'acide thyminique (solurol), qui est, nous l'avons vu, d'après Schmoll, le dissolvant ou solubilisant physiologique de l'acide urique, et qui, chez certains goutteux et lithiasiques rénaux, m'a donné des résultats tout à fait remarquables. Le sidonal et l'urotropine sont aussi de bons uratolytiques; les benzoates sont déjà moins actifs (à ce point de vue seulement, car ils agissent efficacement sur le foie), et quant aux sels de lithine, ils seraient, d'après Fauvel, tout à fait inefficaces. Les produits du groupe du pyramidon, et particulièrement le quino-salicylate (antalgol), lequel peut se substituer au salicylate de soude

comme moins offensant pour le rein, sont des médicaments très précieux dans toutes les formes de douleurs toxiques, dans les névralgies, migraines et douleurs rhumatoïdes. Ils sont énergiquement analgésiques, tout en paraissant augmenter les échanges et les oxydations intra-organiques, contrairement aux drogues qui les restreignent, comme l'antipyrine et l'aspirine, plus toxiques, et qui sont par suite contre-indiqués.

Enfin, comme cures hydro-minérales, on n'a guère que l'embarras du choix, étant données la richesse, l'abondance et la spécialisation des stations françaises. Nous n'indiquerons donc ici, principalement comme eaux de simple lavage, en boissons abondantes, destinées surtout à débarrasser l'économie des déchets qui l'encrassent, que, d'une part, Alet, pour tous ceux qui souffrent à un titre quelconque du surmenage digestif, et d'autre part la source Alliot à Plombières et la source Cachat à Évian. Ces sources sont extrêmement peu minéralisées et la source Alliot jouit, en outre, de propriétés radio-actives remarquables sur la valeur thérapeutique desquelles cependant nous ne sommes pas encore définitivement fixés.

Dans les diverses formes de l'arthritisme franc, en revanche, on use souvent trop surabondamment des remèdes. Je ne saurais naturellement passer ici en revue, même sommairement, tous les traitements qui ont été proposés et qui souvent diffèrent profondément les uns des autres. Je dois cependant fournir quelques indications.

En ce qui concerne la goutte d'abord, il faut distinguer le traitement de la crise du traitement général. Le premier comporte les soins à donner à l'arthrite; ils se résument en ceci : immobilisation de la jointure malade, applications émollientes, enveloppement avec du coton hydrophile recouvert de taffetas gommé; si la douleur est très vive, on recourra aux badigeonnages de laudanum ou aux onctions avec la pommade belladonée. Nous avons vu déjà qu'il fallait

aussi prescrire la diète hydrique ou lactée et des boissons abondantes (limonades citriques) pour augmenter la diurèse et faciliter l'élimination des déchets uriques. Comme médicaments à l'intérieur, quand la crise est particulièrement douloureuse et longue, on doit indiquer d'une part le colchique, sous forme de teinture, de vin ou de pilules, ou encore la liqueur Laville ou la potion diurétique de Graves, et, d'autre part, le salicylate de soude ou mieux l'antalgol (quino-salicylate de pyramidon), qui est un puissant analgésique, favorisant les combustions intraorganiques et la diurèse.

Dans l'intervalle des crises, on devra suivre le traitement général indiqué précédemment pour les arthritiques, mais on y adjoindra l'usage alternatif de la médication alcaline et des uratolytiques (solurol, sidonal, antalgol, urotropine, etc.); enfin une cure hydro-minérale sera recommandée : Évian, Vittel, Martigny, Contrexéville, pour les goutteux sans complications spéciales; Vichy, pour les goutteux avec foie gros et gras; Châtelguyon ou Plombières, pour les goutteux constipés et entéritiques; Alet, pour les goutteux hypersthéniques; La Bourboule, Aix, Bourbonne-les-Bains, pour les goutteux chroniques.

Les manifestations viscérales de la goutte seront naturellement traitées suivant leur nature propre et la modalité particulière qu'elles affectent. Quant à la goutte asthénique (goutte chronique à la période cachectique), il importe surtout de pallier à ses dangers par une médication tonique (arséniate de soude, cacodylates) et d'utiliser, si l'on constate l'hypoacidité urinaire, l'acide phosphorique, suivant la méthode de Joulie.

Nous nous contenterons de rappeler ici pour mémoire le traitement chirurgical, qui a pour objet de débarrasser la partie malade de ses tophus douloureux ou de ses concrétions uratiques et d'extirper en même temps la capsule articulaire. Les résultats de ce traitement semblent favorables,

mais ne sont pas encore fort nombreux; on a d'ailleurs bien rarement à y recourir.

Le traitement de la lithiase rénale (goutte rénale) est celui même de la goutte, en ce qui concerne du moins le traitement général. La colique néphrétique comporte, comme indications principales, le repos, la diète hydrique et les bains tièdes prolongés, qui calment les douleurs et favorisent la diurèse et l'élimination du calcul. Si la crise est longue et particulièrement douloureuse, on peut recourir aux injections d'héroïne ou de morphine, mais en agissant avec beaucoup de prudence, car ces injections, outre qu'elles peuvent être l'origine d'une opiomanie, ont tendance à prolonger la crise en ralentissant la sécrétion urinaire. Enfin, si les calculs sont volumineux, logés dans le rein ou la vessie, s'ils déterminent de l'hydronéphrose, de la suppuration, de la cystite, des douleurs, de la fièvre, il faut recourir à l'intervention chirurgicale, soit lithotritie (quand le calcul est dans la vessie), soit néphrotomie ou même néphrectomie, si le rein est intéressé.

Du traitement de l'obésité, il n'y a pas grand'chose à dire, parce que l'obésité sans complication aucune (qui est rare) est uniquement dépendante du régime, de l'hygiène et des moyens physiques indiqués ci-dessus, et que l'obésité compliquée doit être traitée suivant la nature et l'importance de la complication. Il convient cependant d'indiquer la cure alcaline, sous forme d'un grand verre d'eau de Vichy tiédie au bain-marie et pris le matin à jeun (15 jours par mois), et surtout l'iode, sous forme soit d'iodure alcalin, soit d'iode organique (iodalose, iodone, iodocéréol, etc.) pris à petites doses, mais continué pendant longtemps (avec interruption de 10 jours par mois au moins). Les préparations de glandes thyroïdes et la thyroïdine ont été vantées comme particulièrement efficaces contre l'obésité; elles déterminent en effet un amaigrissement assez rapide, mais aussi des accidents cardiaques et nerveux qui doivent absolument les

faire repousser, sauf dans le cas d'obésité compliquée de myxœdème. Comme cure hydro-minérale, une surtout est à recommander, c'est celle de Brides (Savoie). Châtelguyon donne également de bons résultats chez les constipés; à l'étranger, Marienbad, Kissingen et Hambourg sont les stations indiquées de préférence contre l'obésité.

Extrêmement nombreux et complexes sont les divers traitements du diabète, et souvent contradictoires aussi parce qu'ils s'inspirent d'une pathogénie encore incertaine en bien des points. Je n'indiquerai ici que les principaux. La médication alcaline, sous forme de bicarbonate de soude ou d'eaux naturelles bicarbonatées sodiques (Vichy, Vals, Carlsbad), est, comme l'a dit Lécorché, la pierre de touche du diabète; tous les cas qu'elle n'amende pas doivent être considérés comme graves. Elle est cependant contre-indiquée dans la forme pancréatique et le diabète maigre ou cachectique et dans la tuberculose pulmonaire avérée. Cette médication constitue souvent une mesure préventive à l'égard du coma diabétique dont nous parlerons tout à l'heure. La médication sédative, par l'opium ou la morphine, la valériane, les bromures, a été préconisée par les auteurs qui considèrent le diabète comme le résultat d'une exagération notable des échanges, d'origine nerveuse. L'opium (qu'il faut préférer à ses alcaloïdes : morphine, codéine, etc.) ne semble en réalité indiqué que dans les formes nerveuses de la maladie; il peut alors produire la diminution et même la disparition du sucre urinaire. Les bromures, moins dangereux, donnent, suivant Albert Robin, de bons résultats dans le diabète hyperazoturique. Ce même auteur préconise aussi l'emploi de l'antipyrine, qui diminue les échanges. Le sulfate de quinine a également été utilisé avec succès. Comme médicament modérateur, on a enfin vanté l'arsenic, sous ses diverses formes : liqueur de Fowler, cacodylate, arrhénal, eaux naturelles arsenicales; cependant Frerich lui dénie toute valeur et le considère même comme dangereux.

Le glycogène a donné quelques résultats très satisfaisants, mais il n'a pas encore été suffisamment expérimenté. La médication opothérapique a suscité beaucoup d'espérances. Dans le diabète gras, Gilbert, Carnot, Lépine ont obtenu des résultats assez encourageants avec des extraits hépatiques, mais à la condition qu'il n'y ait pas hyperhépatie (c'est-à dire fonctionnement exagéré du foie), car alors, sous l'influence de cette médication, la glycosurie monte au lieu de diminuer. Dans le diabète maigre, pancréatique, Lancereaux a préconisé l'opothérapie pancréatique, qui a en effet donné quelques résultats, précisément dans les cas ou l'opothérapie hépatique échoue. Toutefois ces deux méthodes en sont encore à leurs débuts et il faut attendre, pour juger définitivement de leur valeur, de plus nombreuses observations. Rappelons aussi le procédé de Guelpa, mentionné cidessus, consistant en jeûne absolu et purgation par périodes de trois jours, qui paraît faire disparaître momentanément le sucre urinaire, mais semble aussi capable, chez certains pléthoriques faisant purement de la glycosurie alimentaire, de déterminer une amélioration décisive. Enfin, il faut se souvenir que, en raison de la facilité avec laquelle il s'infecte, toute opération chirurgicale est dangereuse chez le diabétique et que, par conséquent, il ne faut y recourir qu'en cas de nécessité, et en prenant toutes les mesures possibles d'antisepsie et d'asepsie. En outre, dans le cas, par exemple, d'une intervention pour la gangrène diabétique d'un membre, il faut administrer au malade, avant l'opération, des doses élevées d'alcalins, et l'anesthésier à l'éther, de préférence au chloroforme. Enfin, quant au coma diabétique, il ne paraît guère curable et son traitement est encore purement empirique. On recommande l'usage, à la période prémonitoire d'apathie et de somnolence, du bicarbonate de soude à très fortes doses (30 à 50 grammes par jour), le lavage de l'estomac, les purgatifs drastiques, les inhalations d'oxygène, et, quand la période comateuse est commencée, des

injections hypodermiques d'eau salée ou mieux intraveineuses d'une solution stérilisée de bicarbonate de soude à 4-5 pour 100. D'après Lépine, on a obtenu, par ces moyens, dans quelques cas, une amélioration et la disparition, au moins temporaire, des accidents comateux.

Comme cures hydro-thermales pour les diabétiques : Vichy et Carlsbad, chez les diabétiques francs; Saint-Nectaire, chez les diabétiques albuminuriques; Pougues, Vittel, Contrexéville, Martigny, Capvern, pour les diabétiques goutteux et lithiasiques; Brides, pour les diabétiques obèses; la Bourboule, Forges, Orezza, pour les diabétiques anémiés, épuisés; et Royat enfin pour les diabétiques qui veulent recourir aux bains carbo-gazeux. Naturellement ces cures sont interdites aux malades qui présentent des altérations scléreuses.

Le traitement de l'artério-sclérose confirmée comporte un certain nombre de moyens visant, les uns l'état général, les autres les symptômes.

Parmi les premiers, il faut avant tout mentionner les bains carbo-gazeux (Royat, Bourbon-Lancy, Nauheim) appliqués de telle sorte que l'on obtienne la dépression périphérique sans accélérer l'action cardiaque, et la d'*arsonvalisation*, ou courants de haute fréquence agissant exclusivement par auto-conduction. Comme troisième moyen, on a préconisé le sérum de Trunecek, à base de sels alcalins. Mais l'expérience clinique a prouvé que ce sérum artificiel, tout en paraissant pouvoir agir contre l'athérome, n'est en rien capable de modifier les lésions scléreuses; il semble cependant abaisser quelque peu la pression artérielle, et c'est pourquoi quelques cliniciens continuent à l'employer, soit par la voie gastrique, soit par la voie rectale, soit enfin et de préférence par la voie sous cutanée. Plus volontiers, du reste, on prescrit les iodures alcalins. L'iodure de potassium ou de sodium ou les iodes organiques, qui évitent les accidents d'iodisme, doivent être pris à petites

doses (20 à 30 centigrammes par jour d'iodure, d'après Huchard), mais continuées pendant longtemps. On interrompra toutefois la cure d'iode au moins 8 à 10 jours par mois.

L'auto-intoxication étant, comme il a été dit précédemment, un des éléments déterminants des troubles et des accidents de l'artério-sclérose, il convient de la combattre par tous les moyens, et notamment par l'emploi : des purgatifs salins à petites doses (une cuillerée à café de citrate de magnésie ou de sulfate de soude, le matin à jeun, dans un peu d'eau); du régime lacté ou déchloruré, suivant les cas, dont il a été parlé ci-dessus, et enfin des diurétiques, tels que la théobromine (0 gr. 50 à 1 gramme par jour, associée ou non au benzoate de soude), qui active l'élimination des poisons et facilite la résorption des œdèmes.

Pour amener la dilatation périphérique des vaisseaux et soulager ainsi le travail du cœur, on prescrit soit la trinitrine, soit le tétranitrol. La première ayant une action inconstante et fugace et déterminant souvent de la céphalée pulsatile, on ordonne plus ordinairement le second (à la dose de 10 à 20 milligrammes par jour), dont l'action est plus durable, mais qui transforme l'hémoglobine en méthémoglobine.

Contre les paroxysmes dyspnéiques, on peut utiliser les vapeurs d'iodure d'amyle. S'ils sont dus à l'œdème aigu du poumon, il faut pratiquer d'urgence la saignée.

Quand le cœur commence à faiblir, à se dilater, on doit recourir à la digitale, surtout à la digitaline cristallisée qui, à petites doses (cinq gouttes de la solution au 1 000e de digitaline cristallisée pendant 8 à 10 jours), est le toni-cardiaque par excellence. D'ailleurs, à cette période, la digitale est le meilleur des remèdes contre la dyspnée, les palpitations, quand le cœur et les reins sont touchés à la fois. Même quand le muscle cardiaque est sclérosé, que les cavités cardiaques sont dilatées et que les œdèmes apparaissent, la digitale donne encore de bons résultats, ainsi que l'a montré Huchard. Dans ce cas, il convient d'associer à la médication

digitalique le repos au lit, le régime hydro-lacté réduit, la théobromine. Enfin à la période ultime de la maladie, quand s'installe l'insuffisance du cœur d'origine valvulaire, c'est aux injections de caféine qu'il faut s'adresser comme médicament d'urgence. Rappelons enfin que l'on peut aussi utiliser contre la dyspnée et les palpitations, pour faciliter la diurèse, le sulfate de spartéine, la strophantine et les teintures de grindelia robusta, de convallaria maialis et de scille.

Comme cures hydro-minérales, on ne peut guère recommander aux artério-scléreux que : Évian, Vittel, Contrexéville, Martigny, Capvern, et encore à petites doses, pour éviter d'accroître l'hypertension, et, à titre de médication iodurée, les eaux de Bondonneau (Drôme) et de Saxon (Valais).

Pour résumer brièvement tout ce qui précède, on peut dire que l'arthritisme n'est réellement et même facilement curable qu'à sa période prémonitoire. A partir du moment où les troubles fonctionnels se localisent et où les lésions tendent à apparaître, la guérison devient moins probable; elle est même relativement rare, malgré les soins prodigués au malade et l'énergie qu'il met alors, trop tardivement souvent, à observer son régime. A une période plus avancée enfin, quand les insuffisances se sont généralisées et que la sclérose frappe les organes, la guérison cesse d'être réalisable. Mais, même alors, et *à fortiori*, pendant l'étape des manifestations franches de l'arthritisme : goutte et lithiases, obésité, diabète, etc., de grandes améliorations. sont toujours possibles, qui permettent au malade de vivre encore très longtemps, et sans trop souffrir en somme de sa maladie. Mais ces améliorations, si importantes, si nettes parfois qu'on serait tenté de les confondre avec la guérison, ne peuvent être obtenues que par un régime et une hygiène très sévères, scrupuleusement observés et ne laissant prise ni aux imprudences, ni aux négligences, ni aux omissions

Et c'est là qu'est la plus grande difficulté du traitement des arthritiques. A la phase des insuffisances, quand tous les organes fléchissent peu à peu, le malade, qui s'en rend compte, ne demanderait pas mieux alors que de se soigner, mais il est trop tard et la thérapeutique la plus énergique n'obtient guère qu'une palliation momentanée. A la phase floride, au contraire, à la période prémonitoire, l'arthritique, qui se sent peu touché, résiste aux conseils de son médecin et s'obstine dans ses habitudes dangereuses et sa manière de vivre. Si, par hasard, il se soumet au traitement qu'on lui impose, ce n'est que pour peu de temps, car il ne veut pas comprendre que ses fonctions ne se sont pas troublées en un jour, et que ce n'est pas non plus en un jour qu'elles reviendront à la normale, qu'il faut pour cela des mois et des années parfois. Et cependant le moment est précieux. Si on le laisse passer, tout espoir de guérison peut être perdu, tandis que, si on en profite, la santé rétablie est au bout des efforts que l'on va tenter. Ces efforts sont pénibles, certes; ils demandent de l'attention, de la volonté, de l'énergie, mais ne demandent guère que cela. C'est pourquoi, en fait d'arthritisme et surtout de préarthritisme, le malade est, bien plus que le médecin, l'auteur de sa propre cure; il suffit qu'il ait pris la ferme résolution de se soigner pour être assuré d'une amélioration décisive et peut-être d'une prochaine et définitive guérison.

INDEX-LEXIQUE

Endothermique (Réaction), 24.
Energétique, 24. Qui est relatif à l'énergie.
Entéralgie, 60. Du gr. *entéron*, intestin, et *algos*, douleur. Douleur aiguë des intestins.
Entérite, 36. Inflammation de l'intestin.
Entéro-colite, 41. Inflammation de l'intestin grêle et du colon.
Entéroptose, 19.
Entéro-ripose, 123. Dépôt muqueux à la surface interne des intestins, qui empêche l'absorption intestinale.

Floride (Type, aspect), 14.

Gangrène, 80. Mort locale des tissus.
Gastrite, 36. Inflammation de la membrane muqueuse de l'estomac.
Gastro-entérite, 80. Association d'une gastrite et d'une entérite.
Gingivite, 73. Inflammation des gencives.
Glycosurie, 77.
Goutte, 55; — asthénique, 68; — cérébrale, 60; — larvée, 60; — remontée, 60; — rénale, 62.
Gravelle, 62.

Hématose, 68. Transformation, dans les poumons, du sang veineux en sang artériel.
Hémoptysie, 91. Du gr. *haima*, sang, et *ptusis*, crachement. Crachement de sang.
Hémorroïdes, 61.
Hérédo-arthritisme, 43.
Histologie. Étude des tissus.
Hydrémie, 114. Du gr. *udôr*, eau, et *haima*, sang. Etat du sang dilué par une quantité exagérée de liquide.
Hydronéphrose, 63. Du gr. *udôr*, eau, et *néphros*, rein. Distension du rein par l'accumulation de l'urine.
Hyper. Le préfixe *hyper*, du gr. *uper*, au delà, marque un excès.
Hyperactivité, 19. Activité exagérée.
Hyperazoturie, 111. Exagération de la quantité des produits azotés de l'urine.
Hyperfonctionnement, 37.
Hypersthénique, 22.
Hypertension, 19.
Hypertrophie, 36. De *hyper*, et du gr. *trophè*, nourriture. Excès de nutrition et de développement d'un organe.

Hypo. Le préfixe *hypo*, du gr. *upo*, au-dessous, marque une diminution.
Hypofonctionnement, 37.
Hyposthénique, 22.
Hypotension, 19.

Impétigo, 56. Dermatose donnant lieu à la formation de pustules.
Iritis, 61. Inflammation de l'iris de l'œil.

Laryngite striduleuse, 8. Faux croup.
Leucémie, 50. Du gr. *leukos*, blanc, et *haima*, sang. Maladie causée par l'augmentation des globules blancs du sang.
Leucocyte, 8. Du gr. *leukos*, blanc, et *kutos*, cellule. Globule blanc du sang.
Leucomaïnes, 48. Substances à réaction basique qui se forment dans les tissus au cours de leur fonctionnement.
Lithiase rénale, 62. Lithiase, du gr. *lithos*, pierre. Affection consistant dans la formation de sables ou de petites pierres dans le rein.
Lithotritie, 126. Du gr. *lithos*, pierre, et du lat. *terere*, broyer. Opération qui consiste à broyer, dans la vessie même, les calculs urinaires.

Maladie de Basedow, 74. Goitre exophtalmique, hypertrophie de la glande thyroïde.
Malaria, 50. Fièvre paludéenne.
Mal perforant plantaire, 80. Ulcère de la plante du pied qui progresse en profondeur.
Méat urinaire, 64. Orifice du canal urinaire.
Ménopause, 17. Du gr. *mèn*, mois, et *pausis*, cessation. Cessation définitive des règles.
Myocardite, 61. Du gr. *mus*, muscle, et *kardia*, cœur. Inflammation du myocarde, partie musculaire du cœur.
Myxœdème, 68. Atrophie de la glande thyroïde.

Néphrectomie, 126. Du gr. *néphros*, rein, et *tomè*, section. Extirpation totale ou partielle du rein.
Néphrite, 36. Du gr. *néphros*, rein. Inflammation du rein.
Néphroptose, 19.
Néphrotomie, 126. Incision du rein.
Neurasthénique (état), 12. Du gr. *neuron*, nerf, *a* privatif, et *sthénos*, force.

Neurone, 27. Du gr. *neuron*, nerf. Cellule nerveuse.
Nucléine, 51. Substance active du noyau cellulaire.

Obésité, 66.
Œdème, 58. Du gr. *oidein*, grossir. Enflure produite par l'infiltration de la sérosité du sang dans les tissus.
Opothérapie, 128. Du gr. *opos*, suc, et *thérapeia*, traitement. Traitement par les sucs extraits des glandes ou des tissus de provenance animale.
Ostéite, 59. Inflammation du tissu osseux.
Otite, 61. Inflammation de l'oreille.
Oxydase, 77.

Pathogénie, 9. Du gr. *pathos*, souffrance, et *génésis*, origine. Partie de la médecine qui s'occupe de la manière dont les maladies sont produites.
Périartérite cérébrale, 61. Inflammation de la tunique externe des artères cérébrales.
Pharyngite granuleuse, 56.
Phlébite, 61. Du gr. *phleps*, *phlébos*, veine. Inflammation des veines.
Phlegmon périnéphrétique, 64. Inflammation du tissu qui enveloppe le rein.
Phosphaturie, 81.
Pituite, 36. Rejet, sous forme de crachat ou de vomissement, d'un liquide glaireux venant de l'estomac.
Pneumococcies, 75. Maladies déterminées par le *pneumocoque*, microbe de la pneumonie.
Polydipsie, 73.
Polyphagie, 73.
Polyurie, 73.
Préarthritisme, 38.
Présclérose, 86.
Protéiques (Dérivés), 73. Matières albuminoïdes.
Protoplasma, 28. Du gr. *prôtos*, premier, et *plasma*, formation. Substance qui constitue le corps de la cellule vivante.
Psychasthénique (État), 12. Du gr. *psukhé*, âme, *a* privatif, et *sthénos*, force.
Ptomaïnes, 48.
Ptose, 10.
Purines, 49.
Purpura, 8. Taches rougeâtres de la peau, dues à l'issue des globules rouges des vaisseaux.
Pyélite. Du gr. *puélos*, bassin. Inflammation de la muqueuse du bassinet et des calices du rein.
Pyélo-néphrite, 64. Association d'une pyélite et d'une néphrite.

Rétinite, 61. Inflammation de la rétine.

Sclérose, 37. Du gr. *skléros*, dur. Induration pathologique d'un tissu par développement exagéré des cellules de soutien.
Stase, 107. Du gr. *stasis*, arrêt. Arrêt, dans l'organisme, d'une matière circulante.
Streptococcies, 75. Maladies déterminées par le *streptocoque*, bacille en chaînettes qui cause l'érysipèle, la suppuration, la phlébite, la fièvre puerpérale, etc.
Synergie, 27. Association coordonnée de plusieurs organes pour l'accomplissement d'une fonction.

Tabès, 80. Incoordination des mouvements ou paralysie spasmodique dues à une lésion de la moelle épinière.
Thrombose, 60. Du gr. *thrombos*, caillot. Formation de caillots dans les vaisseaux sanguins.
Tophus, 59.
Toxalbumines, 48.
Toxémie, 9. Ensemble des accidents occasionnés par la présence de toxines dans le sang.
Toxolécithides, 48.
Trachéo-bronchite, 8.
Traumatisme, 56.

Urémie, 14, 92.
Uricémie, 61. De *urique*, et du gr. *haima*, sang. Accumulation d'acide urique dans le sang.

Vaso-constriction, 9.
Vésanies, 74. Du lat. *vesanus*, insensé. Nom donné à toutes les maladies mentales.

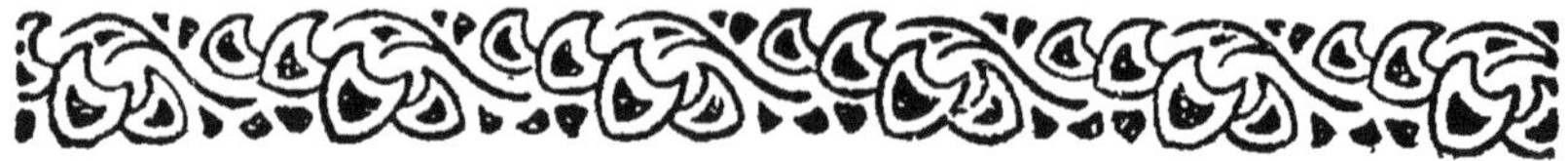

TABLE DES MATIÈRES

Paris. — Imp. LAROUSSE, 17, rue Montparnasse.

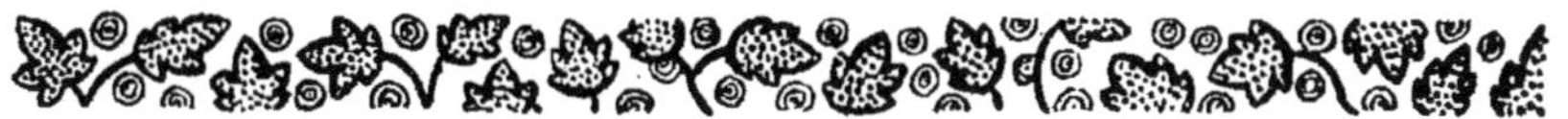

EXTRAIT DU CATALOGUE DE LA LIBRAIRIE LAROUSSE

13-17, rue Montparnasse, Paris (6e)

Ajouter **10 %** *au prix des ouvrages pour le port et l'emballage (pour les grands ouvrages vendus à terme, les frais sont strictement décomptés et ajoutés au montant de la facture).*

Dictionnaires Larousse

encyclopédiques et illustrés

Les *Dictionnaires Larousse* sont aujourd'hui universellement connus. Partout on s'accorde à les considérer comme les meilleurs des dictionnaires et, peut-on dire, comme les types mêmes du genre. A l'heure actuelle où les conditions de la vie nous obligent plus que jamais à avoir en toutes choses des idées précises et des renseignements exacts, ce sont des ouvrages qui ont leur place marquée dans tous les foyers. Il existe des éditions de tous prix, dont l'ensemble constitue une série unique au monde. Enrichissant sans relâche cette incomparable collection, la Librairie Larousse a entrepris, à côté des *dictionnaires encyclopédiques généraux*, la publication de *dictionnaires spéciaux*, en vue de répondre à tous les besoins de l'existence présente.

DICTIONNAIRES ENCYCLOPÉDIQUES GÉNÉRAUX

publiés sous la direction de Claude AUGÉ

Nouveau Larousse illustré, en *huit volumes.* Le plus remarquablement documenté et illustré des grands dictionnaires encyclopédiques, rédigé par plus de 400 collaborateurs d'élite. 7 600 pages (format 32 × 26), 237 000 articles, 49 000 gravures, 504 cartes en noir et en couleurs, 89 planches en couleurs. Broché, **525 fr.**; relié demi-chagrin . . . . . . **725** francs
Payable à raison de 50 francs par mois (au comptant, 10 % d'escompte).

N. B. — *Le* Nouveau Larousse *est tenu indéfiniment à jour par le* Larousse mensuel *(quatre volumes en vente [années 1907-1919]; le Tome V [1920-1922] paraîtra en janvier 1923). — Voir plus loin.*

Souscription globale au Nouveau Larousse *en* huit *volumes et au* Larousse mensuel *en* cinq *volumes, soit treize volumes, reliure demi-chagrin* . . . . 1 100 *francs*
Payable à raison de 65 francs par mois (au comptant, 10 % d'escompte).

Larousse mensuel illustré

Périodique encyclopédique

publié sous la direction de Claude AUGÉ.

Le Larousse de l'actualité : enregistre chaque mois dans l'ordre *alphabétique*, sous une forme documentaire, toutes les manifestations de la vie contemporaine; tient au courant de tout, forme la *mise à jour* indéfinie du *Nouveau Larousse illustré* (voir plus haut). Paraît le premier samedi du mois. Le numéro illustré de nombreuses grav. (format 32 × 26). **2** fr. **50**

Abonnement pour 1922 : France et Colonies . . . . **26** francs
— — Etranger (Union postale). . . . . **30** francs

(Un numéro spécimen est envoyé au prix réduit de 1 fr. 50.)

En vente : **Tome I (1907-1910).** Br., **55** fr.; relié demi-ch. . **80** francs
Tome II (1911-1913). Br., **65** fr.; relié demi-ch. **90** francs
Tome III (1914-1916). Br., **75** fr.; relié demi-ch. **100** francs
Tome IV (1917-1919). Br., **80** fr.; relié demi-ch. . **105** francs

Payable par mensualités de 7 fr. 50 par 100 fr. (remise au comptant).

Le **Tome V (1920-1922)** paraîtra en janvier 1923.

Le Larousse mensuel *est le complément indispensable du* Nouveau Larousse *(voir plus haut les conditions de la souscription globale aux deux publications).*

Dictionnaires divers

Dictionnaire synoptique d'étymologie française, par Henri Stappers, donnant la dérivation des mots usuels, classés sous leur racine commune et en divers groupes : latin, grec, langues germaniques, etc. Un volume in-12 de 960 pages. Relié toile. . . . . **18** francs.

Dictionnaire méthodique et pratique des rimes françaises, par Ph. Martinon, bien au courant de la langue de notre temps et précédé d'un excellent traité de versification. Un vol. petit in-12 de 300 pages. Cart. **4** fr. **50**

Annuaire général
de la France et de l'étranger

Recueil de documentation générale sans analogue en France, constituant une véritable encyclopédie de la vie active des peuples; tous les renseignements utiles au point de vue politique, économique, etc., sur toutes les nations du globe. *Edition 1922.* XXXII-1 118 pages bourrées de faits, de chiffres et de statistiques. Un vol. in-8°, br., **30** fr.; relié toile. **35** francs

L'Allemagne contemporaine illustrée, par P. JOUSSET. 588 gravures photogr., 8 cartes en coul., 14 cartes ou plans en noir. Br. **30** francs
Relié demi-chagrin. . . . . **55** francs

La Belgique illustrée, par DUMONT-WILDEN. 570 gravures photographiques, 10 planches hors texte, 4 planches en couleurs, 28 cartes en noir et en couleurs. Broché, **40** fr. ; relié demi-chagrin . . . . . **65** francs

L'Espagne et le Portugal illustrés, par P. JOUSSET. 772 gravures photographiques, 19 planches hors texte, 10 cartes et plans en couleurs, 11 cartes et plans en noir. Broché, **45** fr. ; relié demi-chagrin. **70** francs

La Hollande illustrée. 349 gravures photographiques, 15 planches en noir, 2 planches en couleurs, 39 cartes en noir et en couleurs. Broché, **24** fr. ; relié demi-chagrin. . . . . **42** francs

Le Japon illustré, par Félicien CHALLAYE. 677 gravures photogr., 4 planches en couleurs, 8 planches en noir, 11 cartes et plans en couleurs, 15 cartes et plans en noir. Broché, **45** fr. ; relié demi-chagrin. . **70** francs

La Suisse illustrée, par A. DAUZAT. 635 gravures photographiques, 10 cartes en noir, 11 cartes en couleurs, 2 planches en couleurs, 12 planches en noir. Broché, **42** fr. ; relié demi-chagrin . . . . **67** francs

HISTOIRE

Histoire de France illustrée (des origines à la fin de la guerre de 1870-71), *en deux volumes.* Toute la vie française à travers les siècles : un texte précis et impartial, une documentation iconographique sans analogue. 2028 gravures photographiques, 43 planches en couleurs, 9 cartes en coul., 96 cartes en noir. Br., **100** fr. ; relié demi-ch. **150** francs

Histoire de France contemporaine (1871-1913). Tableau complet et documenté : histoire politique, sociale, littéraire, artistique, etc. 1 164 gravures photographiques, 40 tableaux, 11 planches en couleurs, 22 cartes en noir et en couleurs. Br., **55** fr. ; relié demi-chagrin . **85** francs

La France héroïque et ses Alliés (1914-1919), *en deux volumes,* par G. GEFFROY, L. LACOUR, L. LUMET. Un récit clair, vivant et bien coordonné, animé d'une saisissante illustration photographique. 1 279 gravures photographiques, 51 planches hors texte en noir et en couleurs, 26 cartes en noir et en couleurs. Broché, **110** fr. ; relié demi-chagrin . . . **160** francs

Ces trois ouvrages forment, en cinq volumes, une histoire de France complète, la plus vivante et la plus intéressante qui existe.

ARTS

Le Musée d'Art (des Origines au XIXe siècle), publié avec la collaboration de critiques d'art et écrivains autorisés. Splendide ouvrage d'initiation artistique. 900 gravures photographiques, 50 planches hors texte. Broché, **45** fr. ; relié demi-chagrin. . . . . **70** francs

Le Musée d'Art (XIXe siècle), publié avec la collaboration de critiques d'art et écrivains autorisés. 1 000 gravures photographiques, 58 planches hors texte. Broché, **45** fr. ; relié demi-chagrin. . . . . **75** francs

SPORTS

Les Sports modernes illustrés. Théorie et pratique de tous les sports. 813 grav., 28 pl. hors texte. Br., **30** fr. ; relié demi-ch. **55** francs

Littérature

Chefs-d'œuvre des grands écrivains

BIBLIOTHÈQUE LAROUSSE

Tout le monde devrait posséder les grandes œuvres qui sont le patrimoine de l'esprit humain. La *Bibliothèque Larousse* les met à la portée de tous en des volumes d'un beau format et d'une présentation originale et attrayante. Leur typographie nette et élégante, leur intéressante illustration (fac-similés de gravures des éditions originales, portraits, autographes, etc.), les notices et annotations sobres et documentées qui accompagnent les textes sans les surcharger, donnent à ces éditions une place à part entre toutes les collections de ce genre. Ajoutons qu'elles rendent accessibles à tous un certain nombre d'ouvrages que leur étendue ne permet généralement pas de lire intégralement : les larges extraits qu'elles en donnent sont reliés entre eux par des notices analytiques ; on peut suivre ainsi la pensée de l'auteur et avoir une idée de l'ensemble.

XVIe siècle

Ronsard : Œuvres choisies illustrées .... 1 vol.
Rabelais : Gargantua et Pantagruel .... 3 vol.

XVIIe siècle

Corneille : Théâtre choisi illustré .... 3 vol.
Racine : Théâtre complet illustré .... 3 vol.
Molière : Théâtre complet illustré .... 8 vol.
Chefs-d'œuvre comiques des successeurs de Molière . 2 vol.
La Fontaine : Fables illustrées .... 2 vol.
Boileau : Œuvres poétiques illustrées .... 1 vol.
Bossuet : Œuvres choisies illustrées .... 2 vol.
La Bruyère : Les Caractères .... 2 vol.
La Rochefoucauld : Maximes .... 1 vol.
Mme de Sévigné : Lettres choisies illustrées .... 2 vol.
Mme de La Fayette : La Princesse de Clèves .... 1 vol.

XVIIIe siècle

Regnard : Théâtre choisi illustré .... 2 vol.
Abbé Prévost : Manon Lescaut .... 1 vol.
J.-J. Rousseau : Les Confessions (extraits suivis) ...... 1 vol.
— **Emile** (extraits suivis) .... 1 vol.
Voltaire : Romans .... 3 vol.
— **Théâtre choisi illustré** .... 1 vol.
— **Œuvre poétique** .... 1 vol.
— **Histoire de Charles XII** .... 1 vol.
Diderot : Œuvres choisies illustrées .... 3 vol.
Montesquieu : Lettres persanes .... 1 vol.
Beaumarchais : Théâtre choisi illustré .... 2 vol.
Bernardin de Saint-Pierre : Paul et Virginie .... 1 vol.

Littérature
Études, histoire littéraire, etc.

La Littérature française aux XIXe et XXe siècles, par Ch. Le Goffic, avec un appendice sur les *Écrivains morts pour la patrie,* par Aug. Dupouy. Tableau d'ensemble précis et complet du mouvement littéraire en France depuis le début du XIXe siècle, accompagné de *pages-types. Deux volumes* illustrés de 76 gravures, sous couverture rempliée, tranches rognées. Chaque volume.......................... **6 fr. 50**

Anthologie des écrivains morts pour la Patrie, par Carlos Larronde, avec préface de Maurice Barrès. Les plus belles pages de Péguy, Psichari, etc. Quatre brochures in-18. Chaque brochure. **1 fr. 25**

L'Ame de la France dans ses poètes, par P. Verrier. **1 franc**

Comment on prononce le français, par Ph. Martinon. Traité complet de prononciation. Un vol. in-12. Br., **6 fr. 50**; rel. toile. **9 francs**

Littérature anglaise, par W. Thomas, agrégé de l'Université. Un volume illustré. Broché, **3 fr.**; relié toile souple........... **3 fr. 75**

Littérature allemande, par W. Thomas. Un volume in-8° illustré. Broché.............................. **3 francs**

Histoire de la Littérature russe, par L. Leger, membre de l'Institut. Un volume in-8° illustré. Broché, **2 fr.**; relié toile souple.. **2 fr. 75**

Fleurs latines, par P. Larousse. Explication des citations tirées de Virgile, Horace, Cicéron, etc. Un vol. gr. in-8°. Br., **18 fr.**; relié. **30 francs**

Beaux-Arts

Anthologie d'Art français : XIXe siècle (Peinture), par Ch. Saunier. *Deux volumes* in-8°, contenant 240 reproductions photographiques en pleine page. Chaque vol., broché, **7 fr. 50**; relié toile. **10 francs**

Anthologie d'Art français : XXe siècle (Peinture), par Ch. Saunier. *Un volume* in-8°, contenant 128 reproductions photographiques en pleine page. Broché, **7 fr. 50**; relié toile........ **10 francs**

Le Musée d'Art (voir plus haut : *Collection in-4° Larousse*).

Les Arts français. Collection publiée de 1917 à 1919 et présentant une documentation originale sur les arts appliqués en France à notre époque. Un vol. in-8° (18,5×26,5), illustré de nombreuses gravures et de hors-texte en noir et en couleurs, reliure genre Bradel...... **45 francs**

Rembrandt, par A. Bréal. Vie de Rembrandt et étude de son œuvre. Un vol. in-8°, illustré de 24 hors-texte. Br., **2 fr.**; relié t. **2 fr. 75**

Puvis de Chavannes, par Léon Riotor. Sa vie, son œuvre, ses conceptions esthétiques. Un volume gr. in-8°, illustré de 32 hors-texte. **4 fr. 50**

Histoire et Géographie

Histoire de France illustrée (v. plus haut : *Collection in-4° Larousse*).

Histoire de France contemporaine (v. pl. haut : *Coll. in-4° Larousse*).

La France héroïque et ses Alliés (v. plus haut : *Coll. in-4° Larousse*).

L'Histoire de la France expliquée au Musée de Cluny, par Edmond HARAUCOURT, directeur du Musée de Cluny. Guide par salles et par séries, avec commentaires. Un volume in-8°, illustré de nombreuses reproductions photographiques hors texte. Broché . . . . 7 francs

Georges Clemenceau, sa vie, son œuvre, par Gustave GEFFROY, de l'Académie Goncourt, avec des pages choisies, annotées par L. LUMET. Biographie de Clemenceau, extraits de ses écrits et de ses discours, opinions et jugements dont il a été l'objet. Un vol. in-4° (22 × 28), illustré de nombreuses gravures en noir et en couleurs. Broché . . . . 20 francs
Relié demi-peau . . . . 30 francs

(Payable 7 fr. 50 par mois; au comptant, 5 %)

La Marine française pendant la Grande Guerre, par G. CLERC-RAMPAL. Très intéressant historique du rôle trop peu connu de notre marine pendant la Grande Guerre. Un vol. in-8°, 90 grav. et 1 carte. Br. 7 fr. 50

La Grande Mêlée des Peuples, récits héroïques de la Grande Guerre, par M. HOLLEBECQUE. Un volume in-8°, illustré de 4 hors-texte. Broché, 3 fr.; relié toile . . . . 6 fr. 50

Histoire des Etats-Unis d'Amérique, par DAVID SAVILLE MUZZEY, traduction de A. de LAPRADELLE. Une histoire claire et documentée, des origines à l'élection du président Harding. Un volume in-8° de 744 pages, illustré de nombreuses gravures et cartes. Br., 25 fr.; relié . . 32 francs

Histoire de Russie, des origines au commencement du XXe siècle, par L. LEGER, membre de l'Institut. Un volume in-8°, illustré de 12 gravures et 2 cartes. Broché, 1 fr. 50; relié toile . . . . 2 fr. 25

Atlas départemental Larousse, livre de références extrêmement documenté sur notre pays, donnant pour chaque département une carte de grandes dimensions, avec un texte très détaillé accompagné de nombreuses et fines gravures. Magnifique volume in-folio (33 × 45), 190 pages de texte, 100 cartes en six couleurs, 10 cartes en noir, 850 gravures photographiques. Relié toile amateur, titre or . . . . 55 francs

(Payable 7 fr. 50 par mois; au comptant, 5 %)

Géographie rapide de la France, par Onésime RECLUS. Un volume in-8° illustré. Broché, 2 fr.; relié toile. . . . . 2 fr. 75

La France, Géographie illustrée (v. plus haut : *Coll. in-4° Larousse*).

L'Allemagne contemporaine, La Belgique illustrée, L'Espagne et le Portugal illustrés, La Hollande illustrée, Le Japon illustré, La Suisse illustrée (voir plus haut : *Collection in-4° Larousse*).

Sciences

La Science française. Ouvrage publié avec la collaboration de BERGSON, DURKHEIM, LAPIE, APPELL, BAILLAUD, BOUTY, de MARGERIE, MASPERO, etc. Introduction de Lucien POINCARÉ, directeur de l'Enseignement supérieur. Exposé, dû à la plume des plus éminents savants français de notre temps, de la part essentielle que la France a apportée au progrès scientifique *Deux volumes* illustrés de nombreux portraits hors texte. Chaque volume, broché, **12** fr.; relié toile.......... **18** francs

Qu'est-ce que la Science? par LE DANTEC. D'intéressants aperçus sur la science, dus à un savant qui fut un des esprits les plus originaux de notre temps. Un volume in-8°, illustré de 88 grav. Broché.. **3** francs

L'Œuvre de Félix Le Dantec, par J. MOREAU. La méthode scientifique; les lois biologiques; les horizons philosophiques. Un volume in-8°, avec un hors-texte. Broché .... **4** francs

Initiation aux théories d'Einstein, par Gaston MOCH. Un volume in-8°, illustré de 10 gravures. Broché............... **4** francs

Histoire Naturelle illustrée, par J. COSTANTIN, L. JOUBIN, F. FAIDEAU et Aug. ROBIN (voir plus haut : *Collection in-4° Larousse*).

La Terre, géologie pittoresque, par Aug. ROBIN (v. plus haut: *Collection in-4° Larousse*).

La Terre, tableaux de géologie, par Aug. ROBIN. Deux tableaux synoptiques en couleurs, avec illustrations (I. *Les Formations sédimentaires.* — II. *Géologie de la région parisienne*). Chaque tableau, en feuille format colombier (63 × 80) .... **2 fr. 50**

La Mer, par CLERC-RAMPAL (v. plus haut : *Collection in-4° Larousse*).

Herbier classique, par F. FAIDEAU. 50 plantes caractéristiques des principales familles analysées et décrites. Un vol. in-8°, illustré de 162 grav. (reprod. photogr. et dessins d'après nature). Br., **3 fr. 50**; rel. toile. **6 fr. 50**

Topographie, par A. BERGET, directeur-adjoint du Laboratoire de Géographie physique de la Sorbonne. Traité complet de topographie, présenté sous une forme claire et accessible, tout en gardant toujours un caractère réellement scientifique. *(Grande médaille Janssen de la Société de Topographie de France.)* Un volume in-8°, 375 gravures. Br. **12** francs

Le Miracle des Hommes: Helen Keller, par Gérard HARRY. Curieux ouvrage scientifique et philosophique sur la célèbre sourde-muette-aveugle. *(Couronné par l'Académie française.)* Un vol. in-16. Br. **5** francs

Méthode Montessori : Pédagogie scientifique. Traduction de M.-R. CROMWELL, avec préface de P. LAPIE, Dr de l'Enseign. primaire. *Deux volumes* gr. in-8°, illustrés de nombreux hors-texte : I. *La Maison des Enfants*, broché, **18** fr.; II. *Education élémentaire*, broché ... **32** francs

La Voix professionnelle, par le Dr Pierre BONNIER, laryngologiste de la clinique médicale de l'Hôtel-Dieu. Leçons pratiques de physiologie appliquée aux carrières vocales. Un volume in-8°, illustré de 39 gravures. Broché, **3** fr.; relié toile souple.......................... **3 fr. 75**

Hygiène et Médecine pratique

Larousse Médical illustré (v. plus haut : *Dictionnaires Larousse*).

Dictionnaire illustré de Médecine usuelle, par le Dr GALTIER-BOISSIÈRE. Ouvrage moins développé que le *Larousse Médical*, contenant les notions essentielles en fait d'hygiène et de soins à donner aux malades. Un vol. in-8° de 576 pages, 849 gravures. Broché. . . . . **18 francs**
Relié toile . . . . **24 francs**

Hygiène nouvelle, par le Dr GALTIER-BOISSIÈRE. Tout ce qu'il est essentiel de savoir sur les maladies contagieuses, les vêtements, l'habitation, etc. Un volume in-8°, illustré de 396 gravures. Broché. . . . **8 fr. 50**

L'Estomac, hygiène, maladies, traitement, par le Dr M.-A. LEGRAND. Un volume illustré de 14 gravures. Broché. . . . . **3 fr. 50**

L'Œil, hygiène, maladies, traitement, par le Dr VALUDE, médecin de la clinique nationale des Quinze-Vingts. Un volume illustré de 54 gravures. Broché, **3 fr. 50** ; relié toile. . . . . **4 fr. 25**

L'Oreille, hygiène, maladies, traitement, par le Dr M.-A. LEGRAND. Un volume illustré de 74 gravures. Broché. . . . . **3 fr. 50**

Le Nez et la gorge, hygiène, maladies, traitement, par le Dr NEPVEU. Un volume illustré de 48 gravures. Broché, **3 fr. 50** ; relié toile. **4 fr. 25**

La Bouche et les dents, hygiène, maladies, traitement, par le Dr ROSENTHAL. Un vol. illustré de 28 gravures. Broché. . . . . **3 fr. 50**
Relié toile. . . . . **4 fr. 25**

La Peau et la chevelure, hygiène, maladies, traitement, par le Dr M.-A. LEGRAND. Un volume illustré de 65 gravures. Broché. **3 fr. 50**

Les Nerfs et leur hygiène, par le Dr GUILLERMIN. Un volume broché, 3 fr. ; relié toile. . . . . **3 fr. 75**

Les Maladies de poitrine, par le Dr GALTIER-BOISSIÈRE. Un volume illustré de 63 gravures. Broché, **3 fr. 50** ; relié toile. . . . . **4 fr. 25**

Arthritisme et artério-sclérose, par le Dr LAUMONIER. Un volume broché, **3 fr. 50** ; relié toile. . . . . **4 fr. 25**

Précis d'alimentation rationnelle, par le Dr PASCAULT. Un volume broché, **3 fr. 50** ; relié toile. . . . . **4 fr. 25**

La Cuisine hygiénique, par Mme Cl. FAURE, avec introduction du Dr GUILLERMIN. Un volume broché. . . . . **3 fr. 50**

Pour élever les nourrissons, par le Dr GALTIER-BOISSIÈRE. Un volume illustré de 62 gravures. Broché, **3 fr. 50** ; relié toile . . . **4 fr. 25**

Pharmacie domestique, préparation et emploi des médicaments, par Paul HUBAULT, pharmacien diplômé de l'Ecole supérieure de pharmacie de Paris. Un volume illustré de 80 gravures. Broché. . . **3 fr. 50**

Livres d'intérêt pratique

Mémento Larousse. Petite encyclopédie de la vie pratique, contenant en un seul volume, classées méthodiquement, toutes les connaissances d'utilité journalière : grammaire, histoire, géographie, arithmétique, sciences, comptabilité, droit usuel, hygiène, savoir-vivre, recettes et procédés, etc. (*Vingt ouvrages en un seul*). Beau volume de 730 pages (format 13,5×20), 900 gravures, 82 cartes dont 50 en coul. Cart. . . **15** francs
Relié toile, titre or. . . . . **17** fr. **50**

Le Livre de la Jeune fille, par M. DOLIDON, M. MUNIÉ, Dr ROSENTHAL, Gabrielle et Léon ROSENTHAL, Maria VÉRONE. Mémento des connaissances pratiques nécessaires à la femme : organisation de la maison, cuisine, soins à donner aux enfants, etc. Un vol. in-8° illustré, cart. artist. **7** fr. **50**

La Cuisine et la Table modernes, guide de la maîtresse de maison, dû à la collaboration d'hommes du métier et donnant non seulement les recettes culinaires proprement dites, mais encore tout ce qu'une femme doit savoir sur le matériel de cuisine, le service de table, etc. Beau volume in-8° de 500 pages, 600 gravures. Br., **12** fr. **50** ; rel. toile. **18** francs

Coupe et confection, par Mme TAPHOUREAU-LAUNAY. Un volume in-8°, 311 grav. dont 160 modèles de patrons. Br., **5** fr. ; relié . **8** francs

Le Dessin de l'artisan et de l'ouvrier, par E. CHEVRIER. Traité pratique de dessin industriel. Un vol. in-8° illustré. Br., **3** fr. ; rel. toile **3** fr. **75**

Peinture usuelle à la maison. Tout ce qu'il est utile de savoir pour opérer soi-même : outillage, badigeons, etc. Brochure in-8° ill. **1** fr. **50**

L'Electricité à la maison, par H. DE GRAFFIGNY. Indications pratiques pour procéder soi-même aux diverses applications de l'électricité, éclairage, sonneries, allumoirs, etc. Un vol. in-8° illustré. Broché. . **3** francs

Le Guide mondain, par la Ctesse DE MAGALLON. Art moderne du savoir-vivre. Un volume in-8°. Broché, **3** fr. ; relié toile. . . . . **3** fr. **75**

La Chasse moderne, encyclopédie du chasseur, due à la collaboration de personnalités autorisées. Beau volume in-8° de 682 pages, illustré de 488 gravures. Broché, **18** fr. ; relié toile. . . . . **25** francs

Pour devenir bon chasseur, par P. GASTINNE-RENETTE et G. VOULQUIN. Conseils pratiques. Un volume in-8° illustré. Broché . . . . **4** fr. **50**

La Pêche moderne, encyclopédie du pêcheur, due à la collaboration de spécialistes. Beau volume in-8° de 600 pages, illustré de 680 gravures. Broché, **14** fr. ; relié toile. . . . . **20** francs

La Comptabilité commerciale, industrielle et domestique, avec notions sur le commerce, le crédit, les sociétés et la législation commerciale, par G. SOREPH. Un volume in-8°. Broché, **7** fr. ; relié toile . . . **10** fr. **50**

Champignons mortels et dangereux, par F. GUÉGUEN, professeur agrégé à l'Ecole supérieure de pharmacie. Un volume in-8°, illustré de 7 planches en couleurs. Relié toile souple . . . . **3** fr. **50**

Agriculture

Larousse Agricole illustré, encyclopédie agricole en deux volumes (voir plus haut : *Dictionnaires Larousse*).

Almanach du Blé 1922, édité sous le patronage du *Comité national du Blé.* Conseils pratiques pour augmenter et améliorer la production du blé, **1** fr. (franco . . . . **1** fr. **25**).

Les Ennemis des plantes cultivées *(Maladies — Insectes)*, par G. Truffaut. Moyens de déterminer d'une façon simple et pratique, d'après l'observation des ravages causés, les ennemis et parasites des plantes ; remèdes à apporter dans les différents cas. Beau volume in-8°, illustré de nombreuses gravures et de 53 planches hors texte. Broché . . . **12** francs

BIBLIOTHÈQUE RURALE

L'Agriculture moderne, encyclopédie de l'agriculteur, par V. Sébastian. 671 gravures. . . . . *(En réimpression).*

Progrès en agriculture (conseils pratiques), par R. Dumont. 92 gravures. Broché . . . . **4** francs

La Ferme moderne, traité des constructions rurales, par M. Abadie. 390 gravures et plans. Broché . . . . **7** fr. **50**

Rotations et Assolements, par Parisot. Br., **5** fr. ; rel. **8** francs

La Culture profonde, par R. Dumont. 33 gravures. Broché. **4** francs
Relié toile. . . . . **7** francs

Les Céréales *(Culture raisonnée)*, par R. Dumont. 116 gravures, 1 planche hors texte. Broché . . . . **9** francs

Les Plantes sarclées *(Racines et tubercules)*, par R. Dumont. 86 gravures, 2 planches hors texte. Broché . . . . **8** francs

Les Sols humides, par R. Dumont. 52 gravures. Broché. **6** francs
Relié toile. . . . . **9** francs

La Laiterie moderne, par Wauters et Haentjens. 75 gravures. Broché . . . . **4** fr. **50**

La Médecine vétérinaire à la ferme, par le Dr Moussu. 85 gravures. Broché . . . . **7** fr. **50**

Toute la Basse-Cour, par Voitellier. 59 grav. Broché. . **4** fr. **50**

Elevage en grand de la volaille, par Palmer. 15 gravures. Broché. . . . . **3** francs

L'Arboriculture fruitière en images, par Vercier. 101 planches avec texte explicatif en regard. Broché. . . . . **7** fr. **50**

Le Pommier à cidre et les meilleurs fruits de pressoir, par E. Fau. 30 gravures et 32 planches. Broché, **5** fr. ; relié toile. **8** francs

BIBLIOTHÈQUE RURALE

(suite)

Viticulture en images, par VERCIER. 27 planches. Broché. **3** francs

Le Jardin moderne, par P. BERTRAND. 103 gravures. Broché. **4** fr. **50**

Le Verger moderne, par P. BERTRAND. 193 grav. Broché. **4** fr. **50**

La Fumure raisonnée, par R. DUMONT. Trois volumes : *Légumes et cultures maraîchères,* br., **6** fr. ; rel., **9** fr. — *Arbres fruitiers et vigne,* br., **6** fr. ; rel., **9** fr. — *Fleurs et plantes ornementales,* broché. **4** fr. **50**
Relié toile . . . . **7** fr. **50**

Apiculture moderne, par CLÉMENT. 154 gravures. Broché. **5** francs

Pisciculture pratique, par HUMBERT. 125 gr. Br., **6** fr. ; rel. **9** francs

L'Elevage pratique du gibier, par BLANCHON. 176 gravures. Broché, **7** fr. **50** ; relié toile . . . . **10** fr. **50**

Destruction des insectes et autres animaux nuisibles, par CLÉMENT. 400 gravures. Broché . . . . **4** fr. **50**

L'Eau pure, par LECOINTRE-PATIN. 119 gravures. Broché . . **7** fr. **50**

Le Secrétaire rural, par JULLIEN et LÉPÉE. Broché . . . . . **4** fr. **50**

BROCHURES LAROUSSE

Traitant de sujets moins généraux que la *Bibliothèque rurale*, les *Brochures Larousse* étudient une à une les spécialités agricoles, qu'il s'agisse de culture, d'élevage, de construction, etc. Succinctes et économiques, elles concernent plus spécialement les petits élevages et petites cultures de rapport.

52 brochures illustrées :

1° **Elevages:** Lapin. — Poule. — Poulet et poularde. — Oie. — Dindon. — Pigeon. — Canard. — Abeille. — Escargot. — Cheval de labour. — Bœuf. — Porc. — Vache et Veau. — Mouton. — Chèvre.

2° **Cultures :** Pomme de terre. — Haricot. — Chou. — Artichaut. — Asperge. — Betterave. — Salades et condiments. — Champignon. — Fraise. — Prunes et pruneaux. — Blé. — Luzerne. — Prés et pâtures. — Bois et boisement.

3° **Constructions :** Ruche et rucher. — Bâtiments ruraux. — Maison. — Matériaux de construction. — Maçonneries et hourdis. — Béton et ciment. — Pisé et clayonnages. — Charpentes et couvertures. — Logement des animaux. — Annexes rurales. — Reconstructions. — L'Arpentage à la portée du cultivateur.

4° **Industries :** Miel et cire. — Œuf. — Lait. — Beurre. — Fromage. — Conserves. — Boissons hygiéniques. — Vin. — Cidre et Poiré. — Engrais. — Richesses perdues.

Chaque brochure : **1** fr. **50**

Ouvrages pour la jeunesse

Les Livres roses pour la jeunesse. Les lectures les plus attrayantes, les plus saines et les plus variées, pour les enfants de six à treize ans : contes, légendes, récits de la vie moderne, etc., illustrées de nombreuses gravures dues au crayon de vrais artistes (depuis le nº 265, ces gravures sont tirées en couleurs). Deux volumes par mois (premier et troisième samedi). Le volume.......................... **0** fr. **30**

Abonnement d'un an : France, **9** fr.; étranger, **10** francs.

Demander la liste des volumes en vente.

L'Encyclopédie de la jeunesse (Qui? Pourquoi? Comment?). Une publication unique en France : tout le savoir humain mis à la portée des jeunes intelligences sous la forme la plus accessible, la plus nouvelle et la plus attrayante *(La Terre et son histoire; Tous les pays; Le livre de la Nature; Choses qu'il faut connaître; Pages à lire et à retenir;* etc.). Six beaux volumes de 720 pages (format 16×25), illustrés chacun de 900 gravures et de superbes hors-texte. Chaque volume, relié toile amateur, tête dorée.................................... **26** francs

Les six volumes pris ensemble........................ **150** francs

Payable **15** *francs par mois (au comptant,* 5 %).

La Science amusante, par Tom Tit. Cent expériences instructives et amusantes, exécutées avec les objets usuels que tout le monde a sous la main, bouchons, allumettes, fourchettes, épingles, etc. *(Médaille d'honneur de la Société d'Encouragement au bien).* Un volume in-8º, illustré de nombreuses gravures. Broché............................ **7** francs

Relié toile...................................... **12** francs

Deux cents Jouets qu'on fait soi-même avec des plantes, par V. Delosière. Indications pratiques pour faire une foule de jouets ingénieux avec les plantes les plus communes. Joli volume in-4º, illustré de 200 gravures et 4 planches en couleurs. Cartonné .... **8** francs

Dansez, chantez, par Chavannes et Rousseau. Chansons et danses mimées, avec accompagnements pour piano. Album in-4º illustré, tirage en deux tons. Broché.................................. **5** fr. **50**

Relié toile...................................... **8** francs

A la belle Image. Poésies illustrées pour le jeune âge. Album in-4º illustré. Cartonné.................................. **4** fr. **50**

Trésor poétique, par Larousse et Boyer. 300 morceaux de poésie empruntés pour la plupart aux poètes du XIXe siècle. Joli volume de près de 500 pages. Cartonné .... **6** fr. **90**

OUVRAGES POUR LA JEUNESSE
(suite)

La Geste héroïque des petits soldats de bois et de plomb, par George Auriol. Un volume in-8°, illustré de 70 dessins d'André Hellé. Broché, 1 fr. 30; sur hollande . . . . 6 fr. 50

Rabelais pour la jeunesse. Les amusantes aventures de Gargantua et de Pantagruel, mises à la portée de la jeunesse. Texte adapté par Marie Butts. *Trois jolis volumes (Gargantua,* 1 vol.; *Pantagruel,* 2 vol.), avec illustrations en noir et en couleurs. Chaque volume, couverture en couleurs . . . . 6 fr. 50

Contes héroïques de douce France : *Flore et Blanchefleur. Berthe aux grands pieds,* texte adapté par Marie Butts, 1 vol.; — *Roland le vaillant paladin,* texte adapté par Marie Butts, 1 vol; — *Les Aventures de Huon de Bordeaux,* texte adapté par Marie Butts, 1 vol.; — *Les Infortunes d'Ogier le Danois,* texte adapté par Marie Butts, 1 vol.; — *Jeanne la Bonne Lorraine,* par J.-B. Coissac, 1 vol. — Chaque volume, avec illustrations en noir et en couleurs, couverture en couleurs. . . . . . . 6 fr. 50

L'Art, simples entretiens à l'usage de la jeunesse, par Pécaut et Baude. Excellent ouvrage d'initiation artistique *(Couronné par l'Académie française).* Un volume in-8°, illustré de 140 gravures. Broché . . . . 10 francs
Cartonné, 12 fr. 50; relié toile . . . . 15 francs

La Voix des Fleurs, par Clarisse Juranville. Origine des emblèmes donnés aux plantes, souvenirs et légendes qui y sont attachés, etc. Un volume in-8°. Broché, 3 fr.; relié toile . . . . 4 francs

La Nature en images, par. F. Faideau et Aug. Robin. *Quatre volumes.* illustrés d'un grand nombre de photographies et de planches en couleurs:
La Terre et l'Eau . . . . 10 francs
Les Plantes et les Fleurs . . . . 10 francs
L'Homme et les Bêtes . . . . 10 francs

Le Fils à Guignol, par Claude Hinot. Petites scènes avec chants pour théâtre Guignol et théâtre de salon. *Deux volumes* in-8°, illustrés de nombreuses gravures. Chaque volume, broché . . . . 4 fr. 50
Relié toile . . . . 8 fr. 50

Théâtre d'éducation. Nombreux choix de pièces pour les deux sexes et les différents âges. Chaque pièce en un acte, 0 fr. 75; en deux actes, 1 fr.; en trois actes . . . . 1 fr. 50

(Demander la liste détaillée)

Pièces tirées des Contes de Perrault et des Fables de La Fontaine, par Eugène Grangié (E. de Surgès) et Marie Soudart. Sept charmantes brochures, illustrées de dessins originaux de F. Fau, pour enfants de 6 à 13 ans. Chaque brochure . . . . 0 fr. 75

(Demander la liste détaillée.)

Saynètes et scènes comiques, par Emile Gouget, pour jeunes filles et pour jeunes gens. Chaque numéro . . . . 0 fr. 75
Chaque série de dix numéros . . . . 8 fr. 50

(Demander la liste détaillée.)

Paris. — Imp. Larousse, 17, rue Montparnasse. — 655-722.

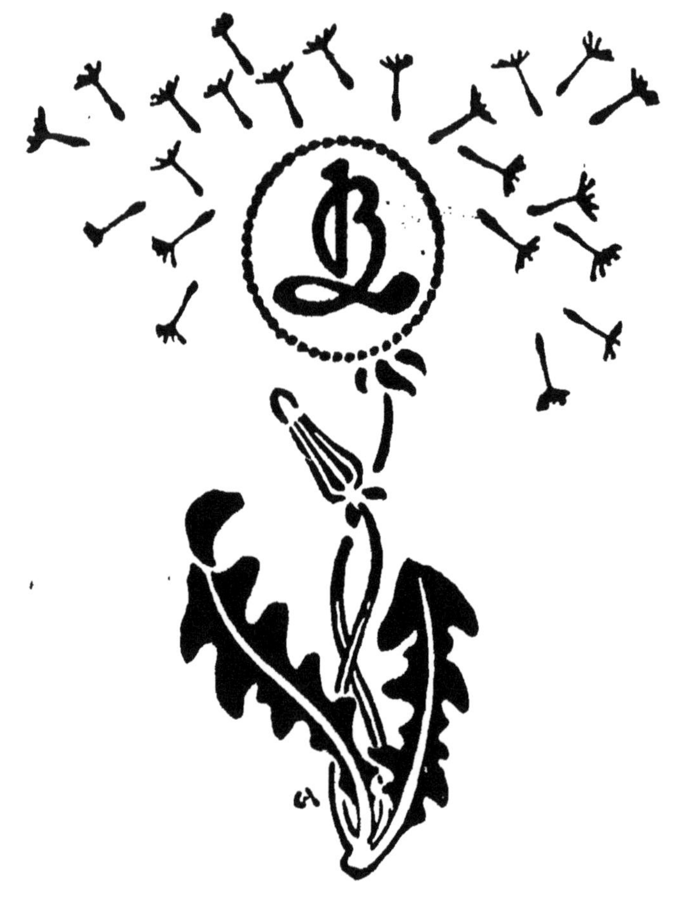

Prix : 2 fr. 50

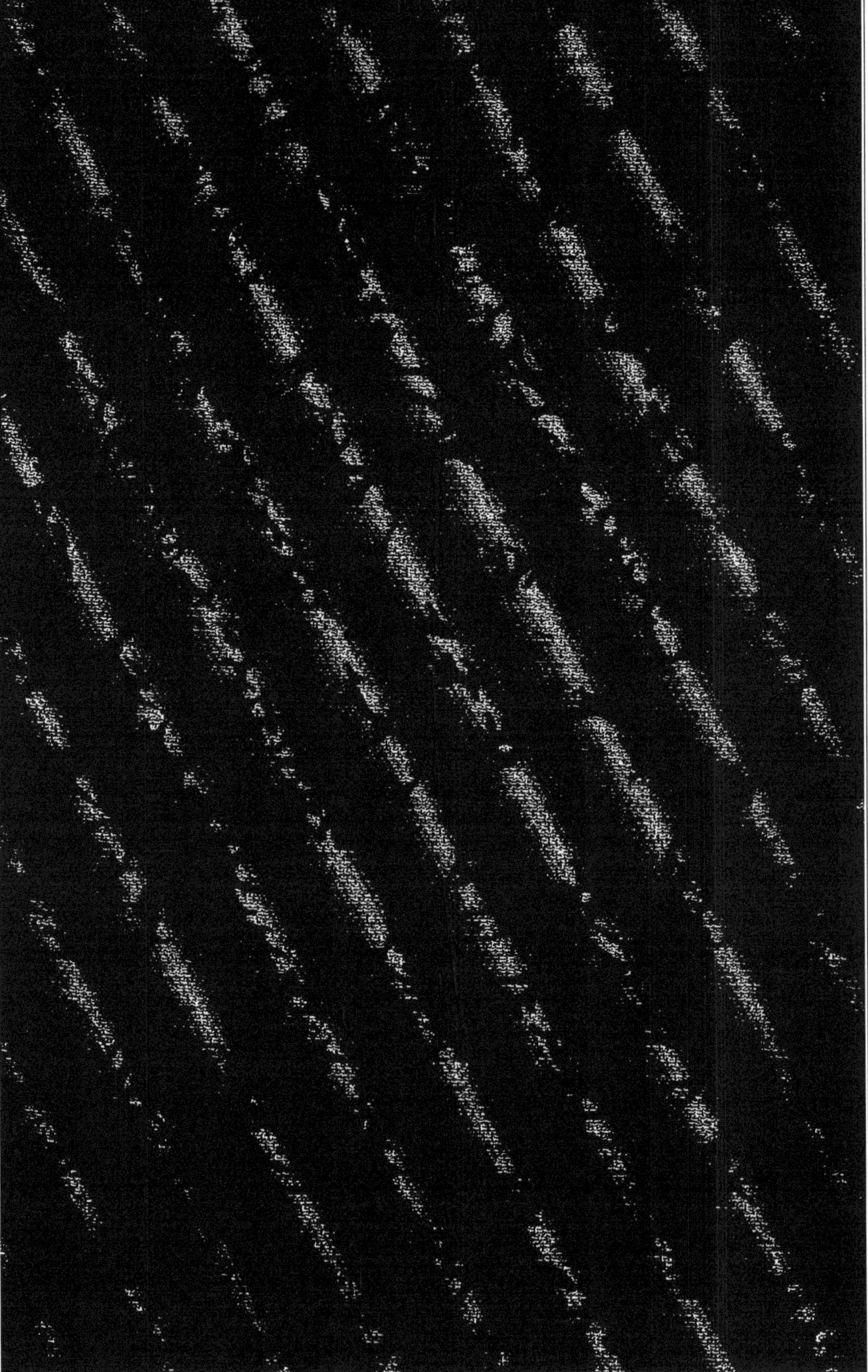

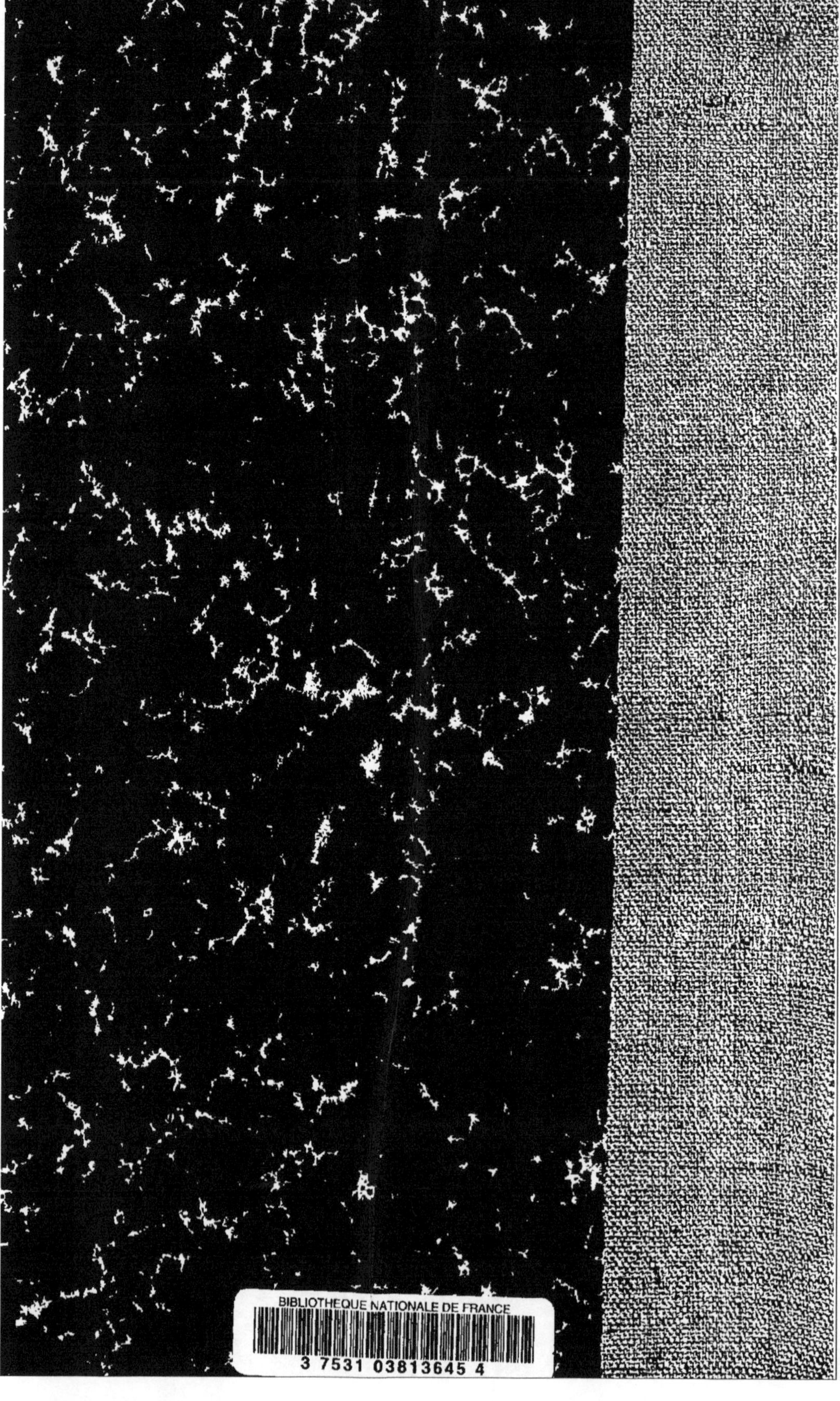

www.ingramcontent.com/pod-product-compliance
Ingram Content Group UK Ltd.
Pitfield, Milton Keynes, MK11 3LW, UK
UKHW020253230726
13925UKWH00001B/24

9 782014 434484